Fritz Hollwich

Augenheilkunde

Ein kurzgefaßtes Lehrbuch mit
487 Prüfungsfragen

7., neubearbeitete Auflage

312 Abbildungen in 408 Einzeldarstellungen,
davon 25 farbig, 9 Tabellen

Georg Thieme Verlag Stuttgart 1974

Prof. Dr. med. Fritz Hollwich
Direktor der Universitäts-Augenklinik, Münster/Westfalen

1. Auflage 1947
2. Auflage 1953
3. Auflage 1957
4. Auflage 1964
5. Auflage 1966
6. Auflage 1968

1. griechische Ausgabe 1973

Satz und Umbruch: Adam Götz, Stuttgart-Bad Cannstatt
Druck: Druckhaus Dörr, Ludwigsburg

ISBN 3 13 355107 8

Prof. Dr. med. Rudolf Thiel
zum Gedächtnis

Vorwort zur siebenten Auflage

Die seit nahezu Jahresfrist vergriffene „Einführung in die Augenheilkunde“ liegt in ihrer 7. Auflage nunmehr in völlig neuer Gestalt, als flexibles Taschenbuch, vor.

Als weitere Neuerung wurde ein Fragenkatalog mit 331 Prüfungsfragen für Examenskandidaten angefügt. Diese Fragensammlung, auf deren Beantwortung mittels entsprechender Seitenzahlen hingewiesen wird, dient der Kontrolle des erlernten Wissensstoffes. Zur Vorbereitung auf die zu erwartende schriftliche Prüfung wurden weitere 156 Fragen im Multiple-choice-System mit den zugehörigen Antworten erstellt.

Was den Text betrifft, wurden Unklarheiten beseitigt und solche Ergänzungen (u. a. Funktionsprüfung und Untersuchungsmethoden, Glaukomdiagnostik und -operationen, Cryoverfahren, Windschutzscheibenverletzungen) eingefügt, die infolge der ständigen Weiterentwicklung des Faches „Augenheilkunde“ erforderlich wurden. Auch das nach didaktischen Gesichtspunkten ausgerichtete Bildmaterial hat eine beträchtliche Vermehrung erfahren. Die Zeichnungen fertigten Fräulein Kraehmer, Herr Spitzer und Frau Haas.

Am Ende eines jeden Kapitels finden sich als weitere Neuerung zur besseren Einprägung Kurzdefinitionen der wesentlichen Krankheitsbilder. Ebenso dienen synoptische Übersichten der raschen Orientierung und Aneignung des Wissensstoffes.

Mein Dank gilt zahlreichen Kollegen und Studenten für Anregungen, kritische Äußerungen und Verbesserungsvorschläge, die in der Neuauflage berücksichtigt und auch zukünftig entsprechende Beachtung finden werden.

Mein besonderer Dank gilt meiner langjährigen Mitarbeiterin, Frau Dr. B. Verbeck, für ihre ebenso unermüdliche wie wertvolle Hilfe bei der Neugestaltung.

Herrn Dr. med. h. c. G. Hauff danke ich verbindlichst für die Anregung, die 7. Auflage im Taschenbuchformat herauszubringen.

Den Mitarbeitern des Georg Thieme Verlages danke ich für die verständnisvolle Zusammenarbeit.

Münster i. W., im September 1973 F. Hollwich

Vorwort zur vierten Auflage

Die „Einführung in die Augenheilkunde" von P. A. JAENSCH erschien erstmals 1947. Weitere Auflagen folgten 1953 und 1957. Leider war es dem verdienten Autor nicht mehr beschieden, die 4. Auflage vorzubereiten. Da zu Prof. JAENSCH persönliche und fachliche Berührungspunkte bestanden, bin ich gerne der Aufforderung des Georg Thieme Verlages nachgekommen, diese Aufgabe zu übernehmen.

Das großzügige Entgegenkommen des Verlages, sämtliche Abbildungen — unter Erhöhung der Zahl auf 340 — neu herauszubringen, erlaubte es, die Darstellung ganz auf den bildhaften Eindruck auszurichten, wodurch eine Neufassung des Textes nach Form und Inhalt unumgänglich wurde.

Mit dankenswerter Zustimmung von Autor und Verlag konnten 16, im Text entsprechend gekennzeichnete Abbildungen aus der 6. Auflage des „Atlas der Augenkrankheiten" von R. THIEL gebracht werden. Eine Abbildung ist der „Histologie und mikroskopischen Anatomie des Menschen" von W. BARGMANN entnommen.

Die Photographien fertigten Frau TIED und Frau KRAUSSE, die Zeichnungen Herr SCHENK und Frl. KRAEHMER. Bei der Bearbeitung des Bildmaterials unterstützten mich Frau Dr. LEMKE und Herr. Dr. KREBS. Ebenso wie den Genannten danke ich Herrn Oberarzt Dr. BRANDT für die Anfertigung des Sachverzeichnisses.

Schließlich gilt mein ganz besonderer Dank Herrn GÜNTHER HAUFF und seinen Mitarbeitern im Georg Thieme Verlag für die große Mühewaltung bei der Fertigstellung und die sorgfältige Ausstattung.

Jena/Münster i. W., Spätsommer 1964 F. HOLLWICH

Inhaltsverzeichnis

Kapitel 11

Kapitel 12

Physiologisch-anatomische Vorbemerkungen

Ophthalmologie ist die Wissenschaft vom Auge, unserem wichtigsten Sinnesorgan und damit ein Teil der Medizin, der Lehre vom gesunden und kranken Organismus.

Das Auge nimmt eine Sonderstellung ein. Durch das korneale Fenster der Außenwelt zugewendet, enthält es einmal aus optischen Gründen wenig differenzierte bradytrophe Gewebe wie Hornhaut, Lederhaut, Linse und Glaskörper; zum anderen ist es durch die höchst differenzierte Netzhaut über den N. opticus (= Fasciculus opticus) an die Sehbahn und damit an das Zentralnervensystem angeschlossen.

Die kameraartige Optik des vorderen Augenabschnittes und der lichtperzipierende, aus der Gehirnanlage entstandene hintere Abschnitt ermöglichen die hohe funktionelle Leistung. Das menschliche Auge vermittelt nicht nur verschiedene Stufen des Sehens – Helligkeits-, Bild- und Farbensehen –, sondern durch die sensorische Koppelung beider Augen auch das räumliche oder Tiefensehen.

Darüber hinaus haben neue Untersuchungen ergeben, daß eine vom Sehvorgang unabhängige Lichtreizwirkung auf das Zwischenhirn-Hypophysen-System besteht. Aus funktionellen Gründen erweist es sich deshalb als zweckmäßig, bei der Sehbahn einen *optischen Anteil* und einen *energetischen Anteil* (vgl. Abb. 14.2) zu unterscheiden. Der *optische Anteil* vermittelt den eigentlichen Sehvorgang, der über Sehnervenkreuzung, laterale Kniehöcker und Gratioletsche Sehstrahlung zur Sehrinde läuft. Der *energetische Anteil* zieht vom Chiasma weg zum Zwischenhirn. Dadurch ist einmal eine unmittelbare Beeinflussung vegetativer Funktionen in Abhängigkeit vom qualitativen und vom quantitativen Lichteinfall in das Auge möglich. Zum anderen ist auf diese Weise der Organismus über das Auge an den Hell-Dunkel-Wechsel und damit an die 24-Stunden-Rhythmik angeschlossen.

KAPITEL 1

Der Augapfel (Bulbus oculi)

Der 7,5 g schwere, 24 mm lange Augapfel (Abb. 1, Tafel I) und seine Adnexe bilden das Sehorgan. Mit seinen 3 *Hüllen* und 3 *Räumen* (Abb. 1.1 u. 1.2) ist der Augapfel in die *Adnexe* eingebettet. Trotz seiner exponierten Lage geben dieselben einen beträchtlichen Schutz gegenüber äußeren Schädigungsmöglichkeiten.

Die 3 Hüllen betreffen: die aus Hornhaut (Kornea) und Lederhaut (Sklera) bestehende äußere Haut (Tunica fibrosa),

die aus Regenbogenhaut (Iris), Strahlenkörper (Corpus ciliare) und Aderhaut (Chorioidea) bestehende mittlere Haut (Tunica vasculosa), die aus Sinnes- und Neuroepithel der Netzhaut (Retina) bestehende innere Haut (Tunica nervosa).

Die 3 Räume betreffen: die *vordere Augenkammer* mit dem Kammerwinkel als Abflußstätte des Kammerwassers,

die *hintere Augenkammer* mit der Ziliardrüse als Bildungsstätte des Kammerwassers,

den *Glaskörperraum* mit dem gelartigen Glaskörper (Corpus vitreum).

Die Adnexe betreffen: die Schutzorgane *Ober- und Unterlid* mit den Wimpern sowie den Augenbrauen einschließlich der Lidheber- und Lidschließmuskeln,

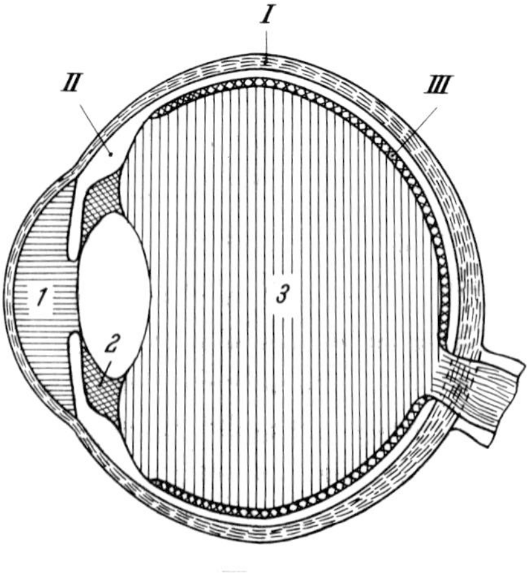

Abb. 1.1 Hüllen (I—III) und Räume (1—3) des Augapfels.
- I Hornhaut und Lederhaut (äußere Haut),
- II Regenbogenhaut, Ziliarkörper, Aderhaut (mittlere Haut),
- III Netzhaut (innere Haut),
- 1 vordere Augenkammer,
- 2 hintere Augenkammer,
- 3 Glaskörperraum

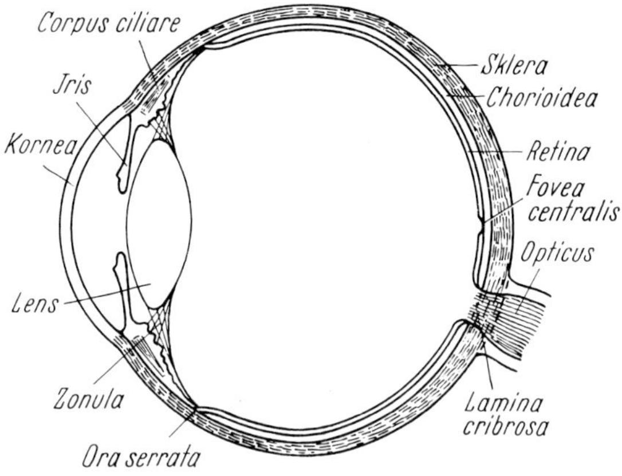

Abb. 1.2 Schnitt durch den Augapfel

die *Tränendrüse,* die das gefäßlose, zur Austrocknung neigende Hornhautepithel befeuchtet und klar erhält,

die *ableitenden Tränenwege,* die in Form einer biologischen Irrigation den Bindehautsack nicht nur auf mechanische Weise sauber halten, sondern auch durch den Lysozymgehalt der Tränenflüssigkeit eine bakterizide Wirkung auf die Bindehautkeime entfalten,

die *Orbita mit ihrem Inhalt,* d. h. den Augenmuskeln mit Tenonscher Kapsel, Gefäßen und Nerven sowie dem Fettpolster und Bindegewebsapparat.

Bau und Aufgabengebiet der drei Augenhüllen einschließlich ihrer Blut- und Nervenversorgung

Äußere Augenhaut (Hornhaut und Lederhaut)

Im Augapfel fallen Schwer- und Drehpunkt zusammen. Dadurch entsteht ein nach allen Richtungen höchst bewegliches Kapselorgan.

Hornhaut und **Lederhaut** bilden seine derbe, widerstandsfähige Hülle, sein „Skelett". Die durchsichtig-klare Hornhaut sitzt mit einem falzartigen Übergang dem Limbus corneae, der skleralen Bindegewebskapsel auf. Beide zusammen bilden eine Einheit von hoher Zug- und Dehnungsfestigkeit. Auch bei schnellen, durch kräftigen Zug der Augenmuskeln erzeugten Blickbewegungen bleiben Form und Achsenlänge des Bulbus im Interesse der Sehfunktion konstant. Die Transparenz der Hornhautgrundsubstanz wird trotz des auf ihr lastenden, 15–20 mm Hg betragenden Augeninnendrucks durch den hohen Wassergehalt von 75 % gewährleistet. Durch je eine nach außen *(Bowmansche)* und eine nach innen *(Descemetsche* Membran) abdichtende Glashaut wird derselbe konstant erhalten. Die undurchsichtige Lederhaut hilft mit, von außen auffallendes Streulicht abzuhalten, so daß der auf die Pupillaröffnung ausgerichtete optische Vorgang keine Störung erleidet.

Mittlere Augenhaut (Uvea)

Die wie ein Blutschwamm aussehende Uvea ist die mittlere der zwiebelschalenartig übereinanderliegenden Hüllen des Bulbus (vgl. Abb. 1, Tafel I). Sie gliedert sich in 3 Abschnitte: Zwischen der den Augapfel innen auskleidenden *Aderhaut* (Chorioidea) und der nach vorn zu sichtbar die Pupille bildenden *Regenbogenhaut* (Iris) liegt der aus Ziliarmuskel und Ziliardrüse bestehende *Strahlenkörper* (Corpus ciliare). Die Aufgaben der mittleren Augenhaut erstrecken sich auf die Regulierung des Lichteinfalles durch die Pupille, die Akkommodation und Kammerwasserbildung durch den Strahlenkörper sowie die Ernährung der Stäbchen- und Zapfenschicht der Netzhaut einschließlich des Pigmentepithels.

Die **Aderhaut** besteht aus 3 Schichten:

der Schicht der großen Gefäße (Lamina vasculosa),
der Schicht der kleinen Gefäße (Choriokapillaris),
der *Bruch*schen Membran (Lamina vitrea oder basalis).

Sie ist gleichzeitig Haupternährungsstätte und — durch ihren schwammartigen Bau — Blutreservoir des Auges. Ihre Versorgung erfolgt vom *Ziliarkreislauf*, der aus der A. ophthalmica entspringt (vgl. Blutversorgung des Augapfels, S. 7).

Innere Augenhaut (Netzhaut)

Die **Netzhaut** ist die innerste der 3 zwiebelschalenartig übereinanderliegenden Schichten des Augapfels (vgl. Abb. 1.2). Sie ist ein dünnes Häutchen, durchsichtig wie Cellophan, mit hohem Sauerstoffverbrauch. Ihre größte Dicke mit 0,5 mm besitzt sie am hinteren Pol. Nach außen, zur Lederhaut zu, ist die Netzhaut durch eine dunkelbraune Pigmenthülle (Stratum pigmenti, Abb. 2, Tafel I) lichtdicht abgeschirmt. Die Netzhaut enthält 2 Arten von Photorezeptoren: Zapfen und Stäbchen. Bei der Umwandlung des Energiepotentials

„Licht" in einen elektroretinographisch meßbaren nervalen Reiz bedienen sich die Photorezeptoren ihrer chemisch aktiven Sehpigmente. Diese gehören der Klasse der Karotinoide an und sind an Eiweißkörper ihres Rezeptors gebunden. Die Zapfen enthalten die rasch regenerierenden Sehpigmente Jodopsin und Zyanopsin, die Stäbchen das langsam regenerierende Rhodopsin (den früheren „Sehpurpur") und Porphyropsin. Die Sehpigmente sind photosensibel. Durch Lichteinfall in das Auge werden sie zersetzt; ihr Zerfall löst eine Erregung im zugehörigen Rezeptor (Zapfen, Stäbchen) aus: Durch Umwandlung der photochemischen in nervöse Erregung treten Potentialschwankungen in den Ganglienzellen der Netzhaut auf, die schon im primären Sehzentrum (Corpus geniculatum externum) Erregungsmuster der dargebotenen Licht- und Farbreize entstehen lassen. Beim Sehvorgang selbst strecken sich die Zapfen bei hellem Licht glaskörperwärts, d. h. dem Licht entgegen. Gleichzeitig ziehen sich die Stäbchen in das Dunkel des Pigmentepithels zurück. Bei dämmerigem Licht ergibt sich das umgekehrte „retinomotorische Verhalten": Die Stäbchen strecken sich lichtwärts, die Zapfen weichen in Richtung auf das Pigmentepithel zurück.

Die Netzhaut enthält 10 Schichten. Diese sind in 2 Funktionseinheiten bzw. 3 Neurone gegliedert. Die *äußere*, aderhautwärts, d. h. dem Licht abgewendete Funktionseinheit enthält die als Photorezeptoren wirkenden Zapfen und Stäbchen. Sie dient der Umwandlung der photochemischen in die nervöse Erregung und bildet das I. Neuron der Sehbahn, weshalb sie auch als *Sinnesepithelschicht* (Stratum neuroepitheliale) bezeichnet wird. Die *innere*, glaskörperwärts, d. h. dem Licht zugewendete Funktionseinheit enthält den Reizleitungsapparat und dient der Fortleitung des auf chemischem Wege transformierten Empfindungsreizes. Sie bildet das II. und III. Neuron und wird als *Gehirnschicht* (Stratum cerebrale) bezeichnet.

Trotz der Durchsichtigkeit der Netzhaut läßt sich mit Hilfe des Augenspiegels eine orientierende Aussage über die Tiefenanordnung der beiden Schichten machen. Der Grund liegt darin, daß die Netzhautgefäße in der oberflächlicheren der beiden, d. h. in der sogenannten Gehirnschicht verlaufen. Wir stoßen hier bereits auf eine Besonderheit der Netzhautanlage: Nur die Gehirnschicht (II. und III. Neuron) hat ein eigenes nutritives Gefäßnetz. Die Sinnesepithelschicht (I. Neuron) enthält keine Blutgefäße, auch keine Kapillaren. Ihre Ernährung einschließlich des ihr zugehörigen Pigmentepithels erfolgt durch dieses und die Lamina vitrea der Chorioidea (*Bruch*sche Membran) hindurch in Form der Diffusion von Nährstoffen aus der Choriokapillaris der Aderhaut. Die gefäßlose Sinnesepithelschicht, das Pigmentepithel und die Choriokapillaris bilden die eine „Leistungseinheit" der Netzhaut. Die Gehirnschicht mit Ganglienzell- und Nervenfaserschicht sowie dem Netzhautgefäßsystem bilden die andere.

Die beiden funktionell bedeutsamen Stellen der Netzhaut (vgl. Abb. 23, Tafel 11) sind die in der Netzhautmitte gelegene Macula lutea (gelber Fleck = Stelle schärfsten Sehens) und die nasenwärts gelegene Papille (blinder Fleck = Stelle absoluten Sehausfalls).

Beim *gelben* Fleck (Macula lutea) handelt es sich funktionell um die Stelle des schärfsten Sehens. Der flachovale, etwa 5 mm^2 umfassende Netzhautbezirk ist durch einen Farbstoff, das Karotinoid „Xanthophyll", zitronengelb gefärbt. Dem Pigment kommt u. a. die Aufgabe zu, die auch bei maximaler Miosis dem Lichteinfall ausgesetzten Zapfen der Makula vor Blendung zu schützen. Diese 5 mm^2 sind die wertvollsten des menschlichen Organismus (Amsler). Hier bildet die Netzhaut die dem I. Neuron zugehörige stäbchenfreie Sehgrube, die *Fovea centralis.* Die vorgelagerte Gehirnschicht (II. und III. Neuron) ist durch Verdrängung zu den Seiten hin verdünnt, wodurch eine grubenförmige Einsenkung entsteht. Dieser stäbchenfreie, exakt in der Sehachse liegende optische Mittelpunkt der Netzhaut enthält nur Zapfen. Auf engstem Raum drängen sich hier ein Großteil der rund 6,5 Mill. Zapfen der Netzhaut zusammen. Die Lichtstrahlen brauchen nur eine dünne vorgelagerte, auf etwa $^1/_5$ reduzierte Gewebsschicht zu durchdringen, um auf die in der Sehgrube stark verschmälerten und verlängerten Sehzapfen zu treffen. Die Sehschärfe der verschiedenen Netzhautareale ist abhängig von ihrer Zapfendichte. Während im fovealen Bereich die Sehschärfe 1,0 und die Zapfenzahl pro Quadratmillimeter rund 147 000 beträgt, fällt sie schon 3 mm von der Fovea entfernt auf 0,3, die Zapfenzahl auf 6000 und 10 mm entfernt auf 0,1 und die Zapfenzahl auf 3300 ab. — Gegensätzlich verhalten sich die 115 Mill. Stäbchen. Sie liegen parafoveal noch spärlich, erreichen jedoch bereits 5 mm von der Fovea entfernt ihr Maximum mit 160 000/mm^2, um dann zur Peripherie hin wieder abzunehmen.

Beim *blinden* oder *Mariotte*schen Fleck handelt es sich funktionell um die Stelle absoluten Sehausfalles im Gesichtsfeld. Er entspricht anatomisch der nasenwärts gelegenen, 1,5 mm breiten Papille. Hier fehlen die lichtempfindlichen Sinneszellen, da die Photorezeptoren an der Austrittsstelle des Sehnerven haltmachen. Lediglich die Nervenfasern der Gehirnschicht ziehen über den Papillenrand hinweg, um sich auf engstem Raum zusammenzudrängen. In einzelne Bündel formiert, treten sie durch die Siebplatte, d. h. durch dort vorhandene Löcher in der Lederhaut, aus dem Augapfel, um sich sodann zu einem drehrunden Strang zusammenzuschließen. Der *N. opticus* ist von den gleichen Hüllen — Pia, Arachnoidea, Dura und dem normalerweise jedoch liquorfreien Zwischenscheidenraum — umgeben wie das Gehirn. Entsprechend seinem Feinbau und seiner Abkunft wird er von den Anatomen folgerichtig als *Fasciculus opticus* bezeichnet, ohne daß diese Bezeichnung bisher Eingang in die Ophthalmologie finden konnte.

Blutversorgung des Augapfels

Arterielle Versorgung

Diese erfolgt durch die A. ophthalmica, einem Ast der A. carotis interna (Abb. 1.3).

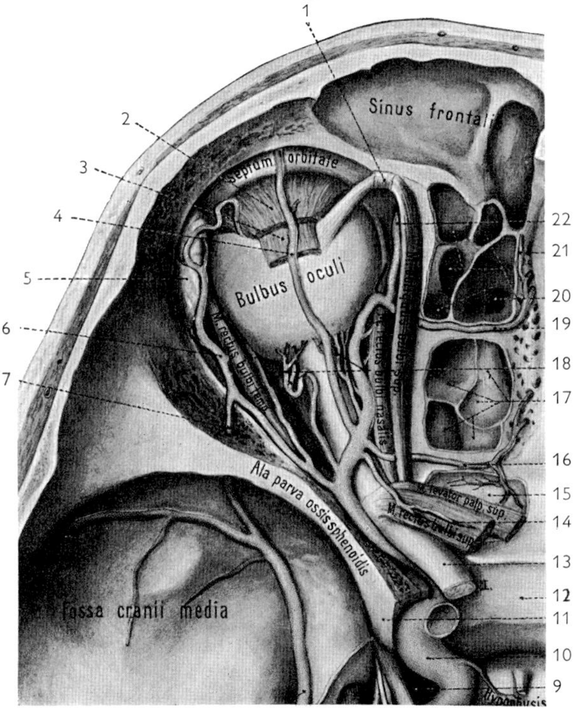

Abb. 1.3 A. ophthalmica und ihre Äste (aus Thiel *).

1 Trochlea, 2 M. levator palpebrae superioris, 3 M. rectus superior, 4 A. frontalis lateralis, 5 Glandula lacrimalis, 6 A. lacrimalis, 7 R. meningicus, 8 A. meningea media, 9 Sinus cavernosus, 10 **A. carotis interna**, 11 Processus alae parvae, 12 Sulcus n. optici, 13 N. *opticus* (= Fasciculus opticus) 14 R. muscularis, 15 Mukosa des Sinus sphenoid., 16 A. ethmoidalis posterior, 17 Sinus ethmoidei posteriores, 18 Aa. chorioideae et iridis, 19 A. ethmoidalis anterior, 20 Sinus ethmoidales anteriores, 21 A. meningea frontalis, 22 A. frontalis medialis

* Abb. 1.3, 1.4, 1.6, 1.7, 1.10, 1.11, 1.13, 4.7, 4.9, 4.13, 7.1, 7.2, 12.2, 19.1 sowie die farbigen Abb. 1, 2, 4, 16, 17 aus R. Thiel: Atlas der Augenkrankheiten, 6. Aufl. Thieme, Stuttgart 1964

Die **Netzhaut** – und zwar nur ihre innere oder Gehirnschicht – wird durch ein Ästchen der A. ophthalmica, die A. centralis retinae versorgt. Diese gelangt mit dem Sehnerven in das Augeninnere und teilt sich auf der Papille in ihre Äste (4 Haupt- und die makularen Nebenäste) (Abb. 1.4).

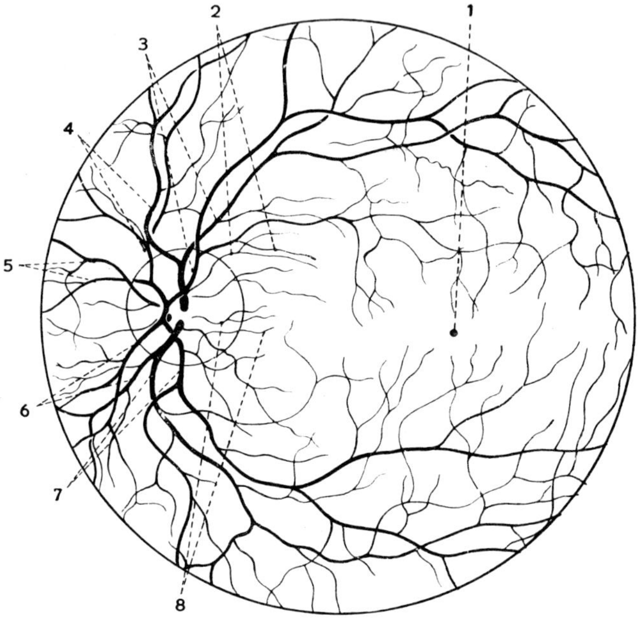

Abb. 1.4 Blutgefäße der Netzhaut des Auges (aus THIEL).

1 Macula lutea, 2 Arteriola (Venula) macularis superior, 3 Arteriola (Venula) temporalis retinae superior, 4 Arteriola (Venula) nasalis retinae superior, 5 Arteriola (Venula) medialis retinae, 6 Arteriola (Venula) nasalis retinae inferior, 7 Arteriola (Venula) temporalis retinae inferior, 8 Arteriola (Venula) macularis inferior

Die **Uvea** wird vom Ziliarkreislauf der A. ophthalmica versorgt. Dieser besteht aus 3 Gefäßabschnitten: Den 20 hinteren kurzen (Aa. ciliares posteriores breves), den 2 hinteren langen (Aa. ciliares posteriores longae) und den 4 vorderen Zilliararterien (Aa. ciliares anteriores) (Abb. 1.5).

Die *Aa. ciliares posteriores breves* – auch als Aa. chorioideae bezeichnet – durchbohren mit ihren etwa 20 Ästen die Lederhaut in ringförmiger Anordnung mit dem Sehnerven als Mittelpunkt. Sie versor-

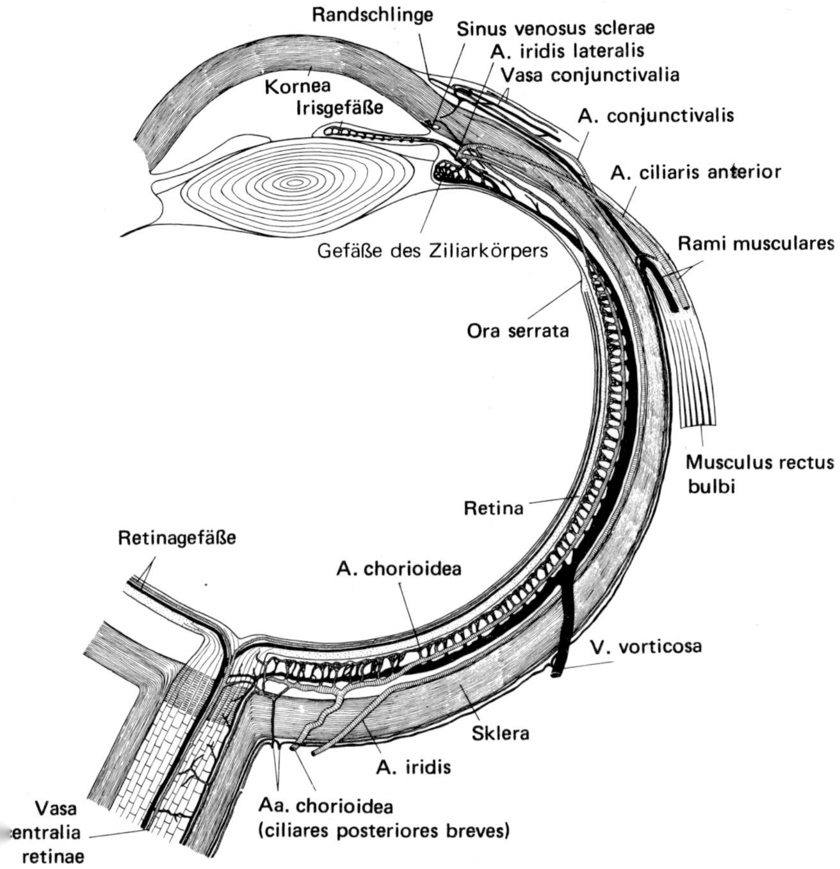

Abb. 1.5 Schema der Blutgefäße des Auges (aus W. BARGMANN: Histologie und mikroskopische Anatomie des Menschen, 5. Aufl. Thieme, Stuttgart 1964)

gen die Chorioidea und bilden 2 Gefäßschichten: die Schicht der großen Gefäße und das Kapillarnetz, die Choriokapillaris. Die Choriokapillaris ernährt das Pigmentepithel einschließlich der anliegenden Zapfen- und Stäbchenschicht der Netzhaut.

Die *Aa. ciliares posteriores longae* – auch als Aa. iridis bezeichnet – bestehen aus 2 Ästen, von denen der eine nasal, der andere temporal vom N. opticus (Fasciculus opticus) in die Lederhaut eindringt. Sie

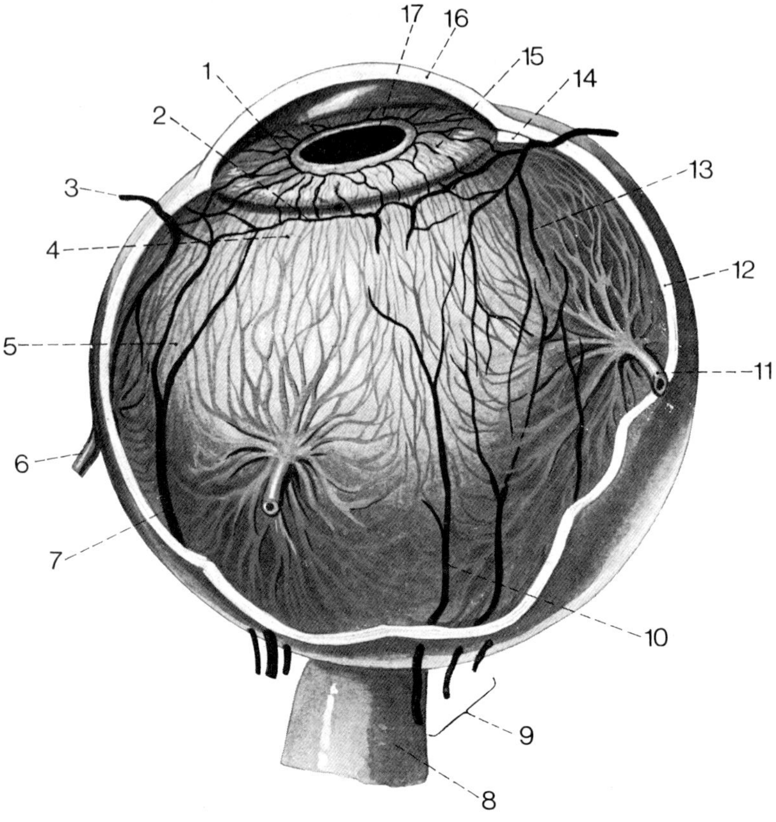

Abb. 1.6 Blutgefäße der Tunica vasculosa oculi (aus THIEL).
1 *Circulus arteriosus minor,* 2 *Circulus arteriosus major,* 3 *A. ciliaris anterior,* 4 Corpus ciliare, 5 Chorioidea, 6 V. vorticosa, 7 *A. ciliaris posterior longa,* 8 N. opticus (Fasciculus opticus), 9 *Aa. ciliares posteriores breves,* 10 *A. ciliaris posterior brevis,* 11 V. vorticosa, 12 Sklera, 13 Rückläufiger Ast der A. ciliaris anterior, 14 M. ciliaris, 15 Iris, 16 Kornea, 17 Pupilla

ziehen, ohne sich zu teilen, zwischen Lederhaut und Chorioidea nach vorn, versorgen den Ziliarkörper und bilden den in der Wurzel der Regenbogenhaut gelegenen Circulus arteriosus major. Durch Zweige, die sich weiter zum Pupillenrand erstrecken und in der Krause der Regenbogenhaut anastomosieren, wird der Circulus arteriosus minor gebildet (Abb. 1.5 u. 1.6).

Die *Aa. ciliares anteriores* streben mit den 4 geraden Augenmuskeln nach vorn und durchbohren – zumeist mit bloßem Auge sichtbar – die Lederhaut in einer Entfernung von 5–6 mm vom Hornhautrand. Sie geben Äste ab zum Randschlingennetz, zur Bindehaut, Lederhaut und anastomosieren mit den hinteren langen Ziliararterien, wodurch sie sich am Aufbau des Circulus arteriosus iridis major beteiligen (Abb. 1.5 u. 1.6).

Venöser Abfluß

Nahezu die gesamte Blutmenge aus der vorderen und hinteren Uvea wird von den 4 (seltener 6) Wirbel- oder Strudelvenen abgeführt

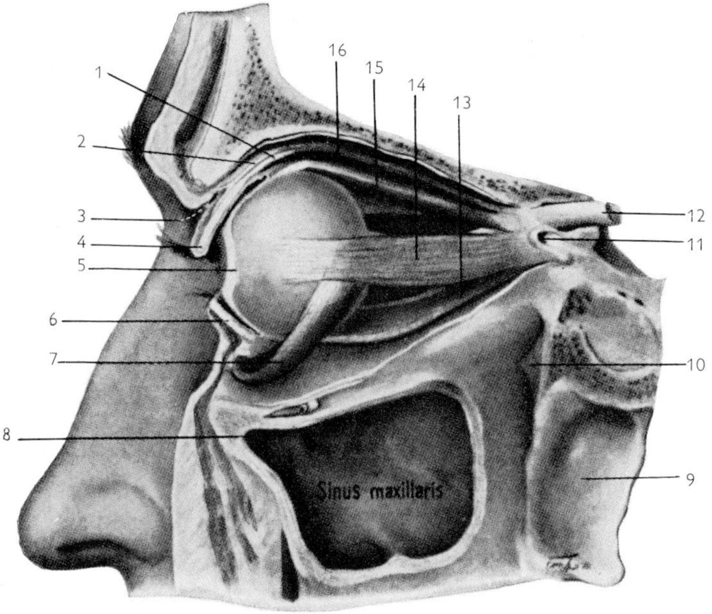

Abb. 1.7 Muskeln der linken Augenhöhle von der Seite dargestellt (aus Thiel).

1 Lamina profunda des M. levator palpebrae superioris, 2 Lamina superficialis des M. levator palpebrae superioris, 3 Sulcus palpebralis superior, 4 Palpebra superior, 5 Schnittrand der Conjunctiva bulbi, 6 Palpebra inferior, 7 *M. obliquus inferior*, 8 Ostium maxillare sinus maxillaris, 9 Lamina lateralis processus pterygoidei, 10 Fossa pterygopalatina, 11 Loch im Ursprung des M. rectus temporalis zum Durchtritt von Nerven, 12 *N. opticus* (Fasciculus opticus), 13 *M. rectus inferior*, 14 *M. rectus temporalis*, 15 *M. rectus superior*, 16 *M. levator palpebrae superioris*

(vgl. Abb. 1.6). Lediglich die vorderen Ziliarvenen führen Blut aus dem Ziliarkörperbereich ab.

Die 4 stricknadeldicken Vortexvenen (Vv. vorticosae) durchsetzen in schräger rückläufiger Richtung den Augapfel, um zwischen den geraden Augenmuskeln auszutreten. Der Austritt erfolgt etwas hinter dem Äquator, d. h. in der Ebene des Augapfel-Drehpunktes. Hier ist die Lederhaut nicht nur am dünnsten, sondern gleichzeitig am wenigsten der Gefahr der Zerrung bei raschen Blickbewegungen ausgesetzt.

Nervale Versorgung des Augapfels

Motorische Nerven

Der Bewegung des Augapfels dienen 6 quergestreifte (4 gerade und 2 schräge) äußere Augenmuskeln (Abb. 1.7). In deren Innervation teilen sich der *N. oculomotorius,* der vier (M. rectus internus, M. rectus superior, M. rectus inferior, M. obliquus inferior), und *N. trochlearis* (M. obliquus superior) sowie *N. abducens* (M. rectus externus), die je einen äußeren Augenmuskel versorgen.

Sensible Nerven

Der Sensibilität des Augapfels einschließlich seiner Adnexe dient der N. trigeminus mit seinem 1. Ast, dem N. ophthalmicus. Schon beim Eintritt in die Fissura orbitalis superior erfolgt seine Aufteilung in 3 Faserzüge, den N. frontalis, den N. lacrimalis und den N. naso-

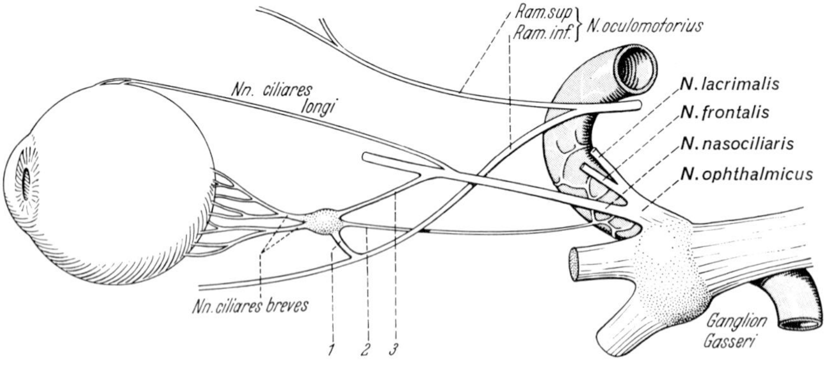

Abb. 1.8 Wurzeln des Ganglion ciliare.
1 Radix brevis (N. oculomotorius), 2 Radix sympathica (sympathisches Geflecht vom Plexus caroticus internus), 3 Radix longa (N. nasociliaris)

ciliaris. Von dem zuletzt genannten entspringt die Radix longa, d. h. eine der 3 Wurzeln (parasympathisch, sensibel, sympathisch) des Ganglion ciliare (Abb. 1.8).

Autonome Nerven

Die *sympathischen Nerven* stammen aus dem Ganglion cervicale superius im kranialen Teil des Grenzstranges. Sie bilden die Radix sympathica des Ziliarganglions und versorgen u. a. folgende **glatte**

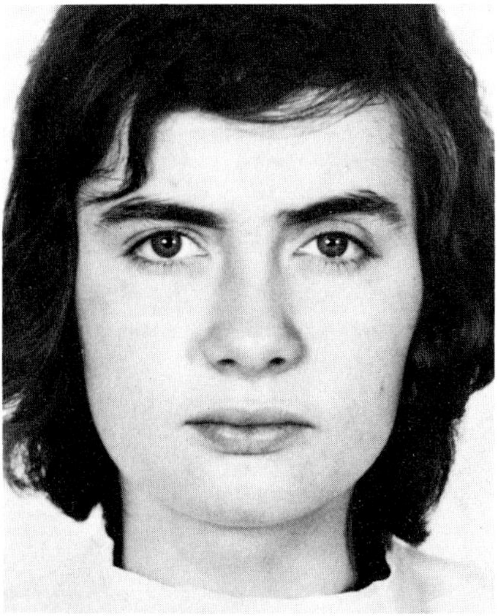

Abb. 1.9 a u. b
Horner-Syndrom *links* (Ptosis, Miosis, Enophthalmus).

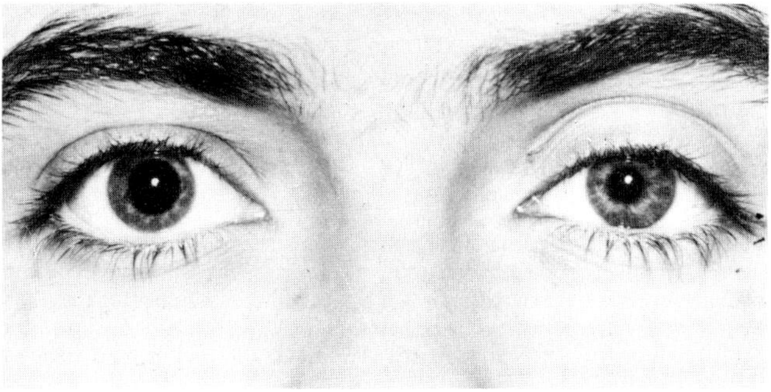

Abb. 1.9 b

Muskeln: in der Orbita den *Müller*schen oder *Landströms*chen Orbitalmuskel, im Augapfel den M. dilator pupillae und am Oberlid den M. tarsalis oder *Müller*schen Lidheber. Beim Ausfall der sympathischen Versorgung entsteht bekanntlich der *Horner*sche Symptomenkomplex mit Ptosis, Miosis und Enophthalmus (Abb. 1.9).

Die *parasympathischen Nerven* erreichen den Bulbus über den N. oculomotorius. Sie bilden die Radix brevis oculomotoria des Ziliarganglions und innervieren den Akkommodationsmuskel (M. ciliaris) sowie den Schließmuskel der Pupille (M. sphincter pupillae).

Die 3 Räume des Augapfels

Vordere Augenkammer (vgl. Abb. 1.2)

Diese ist nach vorn begrenzt von der Hornhautrückfläche, nach rückwärts von der Regenbogenhaut und der Linsenvorderkapsel. Die Tiefe der vorderen Augenkammer, d. h. der Abstand zwischen Hornhaut-

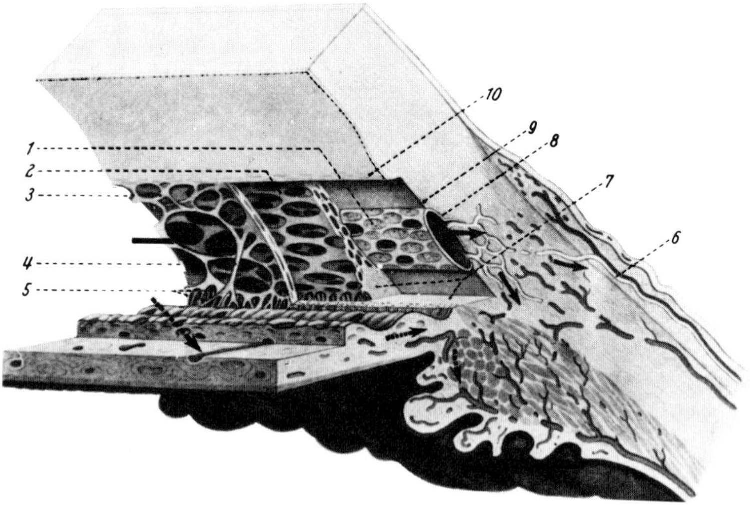

Abb. 1.10 Bildungsort, Abflußwege und Zirkulation des Kammerwassers (aus THIEL). Stufenschnitt durch die Kammerbucht (halbschematisch).
1 Trabeculum cribriforme, 2 Trabeculum corneosclerale, 3 Trabeculum uveale, 4 Iristrabekel, 5 Sehnen des M. ciliaris, 6 *Kammerwasservene*, 7 Skleralsporn, 8 **Schlemmscher Kanal**, 9 Skleralseptum, 10 Vorderer *Schwalbe*scher Grenzring

rückfläche und Linsenvorderkapsel, beträgt im Mittel 3,4 mm. Sie schwankt in Abhängigkeit von Refraktion, Akkommodationszustand und Alter.

Im Kammerwinkel liegt der Abflußweg des Kammerwassers. Es handelt sich um jenen spitzen Winkel, den die Hornhaut am Übergang zur Lederhaut und die Regenbogenhaut am Übergang zum Ziliarkörper einschließen. Hinter der Winkelspitze liegt der *Schlemm*sche Kanal (Sinus venosus sclerae), dem für Kammerwasser durchgängiges Gewebe, das lockere Trabeculum corneosclerale, vorgelagert ist. Beim *Schlemm*schen Kanal (Abb. 1.10 u. 1.11) handelt es sich um einen, dem Hornhautrand parallel verlaufenden Abflußring in der Lederhaut. Dieser steht über eigene Abflußkanälchen mit den sogenannten Kammerwasservenen und dem episkleralen Venennetz in Verbindung, führt jedoch normalerweise kein Blut.

Die Menge des in beiden Augenkammern vorhandenen Kammerwassers beträgt etwa 1,3 ml. Zufluß und Abfluß stehen so im Gleichgewicht, daß sich etwa alle 10 Std. der Inhalt der Augenkammer erneuert.

Hintere Augenkammer

Diese ist nach vorn und außen begrenzt von der Irisrückfläche und dem Ziliarkörper, nach rückwärts von der Linse und der Glaskörper-

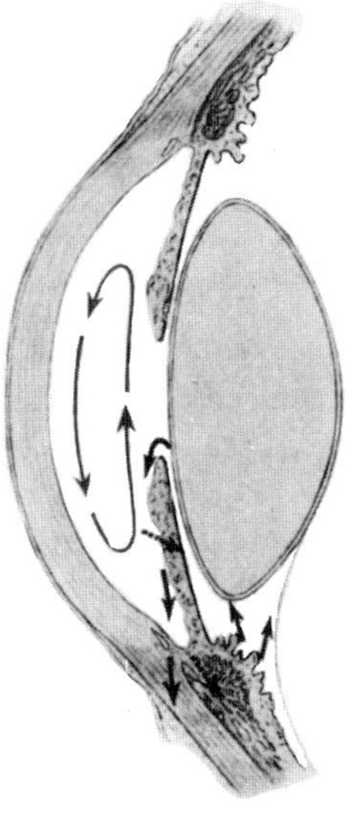

Abb. 1.11 Sagittalschnitt durch den vorderen Augapfelabschnitt (aus Thiel). Bildungsort, Abflußwege und Wärmezirkulation des Kammerwassers.

grenzmembran. Die hintere Augenkammer wird außerdem von dem Aufhängeband der Linse, den Zonulafasern, durchzogen (vgl. Abb. 1.1 u. 1.2).

Sie enthält die Bildungsstätte der wasserklaren Kammerflüssigkeit, die Ziliardrüse mit ihren 70–80 zottenartigen Fortsätzen (Processus ciliares). Diese entsprechen den Plexus chorioidei der Hirnventrikel.

Glaskörperraum

Der Glaskörper nimmt mit knapp 4 cm^2 den größten Raum, d. h. 65 % des Augapfelinhaltes, ein. Er besteht aus einem ultramikroskopisch nachweisbaren und im optischen Schnitt der Spaltlampe sichtbaren Gerüstwerk, in dessen Maschen die Glaskörperflüssigkeit gebunden liegt. Seine Beschaffenheit ist ausgesprochen gallertig. Die Bindung der Flüssigkeit an das sehr feinfädige Glaskörpergerüst wird durch den Gehalt an Hyaluronsäure bewirkt.

Von der Linsenrückfläche zur Sehnervenscheibe durchzieht den Glaskörper ein feiner 1–2 mm breiter Spalt. Es handelt sich um den *Cloquet*schen Kanal. Dieser enthält bis zum Abschluß der Linsenentwicklung die A. hyaloidea. Im postfetalen Leben ist er jedoch leer, da sich die Arterie vollständig zurückbildet.

Adnexe des Augapfels

Lider

Diese bestehen aus einem *äußeren Lidblatt* mit Haut, Unterhautzellgewebe und den beiden quergestreiften Muskeln, dem vom N. facialis innervierten *M. orbicularis,* der den Lidabschluß, und dem an den N. oculomotorius angeschlossenen *M. levator,* der die Lidhebung bewirkt. Wimpern und Zilien sind ebenfalls Bestandteile des äußeren Lidblattes.

Das *innere Lidblatt* (Abb. 1.12) besteht aus der Knorpelplatte (Tarsus) mit ihren *Meibom*schen Drüsenschläuchen und dem zugehörigen Bindehautabschnitt (Conjunctiva tarsi) sowie dem sympathisch innervierten glatten Lidheber *(M. tarsalis).*

Blutgefäße der Lider

Die Lider verfügen über ein stark ausgeprägtes Anastomosennetz, weshalb bei Entzündung eine starke Neigung zur Ödembildung, bei

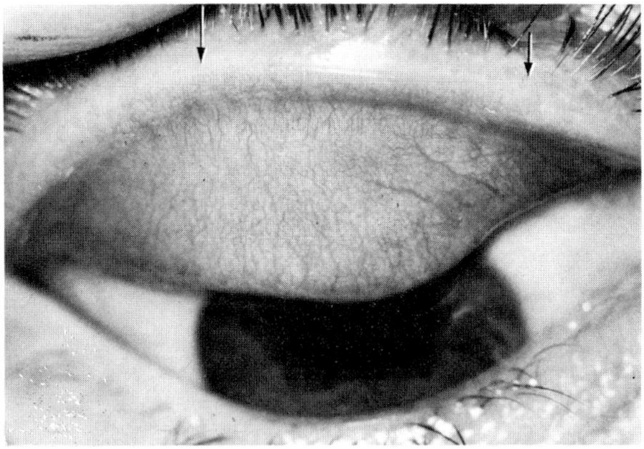

Abb. 1.12 Ektropionierter Tarsus. Parallel der Lidkante liegen die kleinen punktförmigen Ausführungsgänge der *Meibom*schen Drüsen (durch Tusche markiert, siehe Pfeile!)

Verletzung zur Blutung besteht. Bei operativen Eingriffen besteht daher eine gute Heilungstendenz.

An der Versorgung beteiligen sich Äste der Carotis externa (A. frontalis und A. lacrimalis) und der Carotis interna (Aa. temporalis superficialis und angularis). Durch Anastomosierung entstehen am Oberlid der doppelte und am Unterlid der einfache Arcus tarsalis.

Das venöse Blut der Orbitalregion fließt über die V. ophthalmica superior, die V. temporalis und V. angularis gesichtswärts ab, vom Unterlid über die V. facialis anterior und V. ophthalmica inferior.

Lymphgefäße der Lider

Vom Oberlid fließt die Lymphe in die regionären präaurikularen vor dem Tragus gelegenen Lymphknoten, vom nasalen Lidwinkel und Unterlid zu den submandibulären Lymphknoten.

Tränendrüse

Diese besteht aus 2 Teilen, einem oberen orbitalen und einem unteren palpebralen (Abb. 1.13). Das palpebrale Drüsenläppchen ist durch Ektropionieren mit Hilfe eines Lidhalters beim gleichzeitigen Blick des Untersuchten nach einwärts und unten sichtbar zu machen. Die Ausführungsgänge beider Drüsenanteile münden im schläfenwärtigen

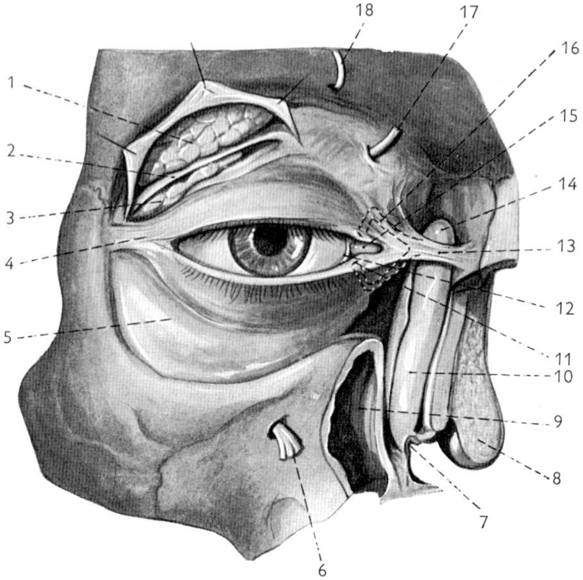

Abb. 1.13 Tränendrüse und Abflußwege der Tränenflüssigkeit des rechten Auges (aus THIEL).

1 *Glandula lacrimalis superior* (pars orbitalis), 2 Laterale Ausbreitung der Sehne des M. levator palpebrae superioris, 3 *Glandula lacrimalis inferior* (Pars palpebralis), 4 Raphe palpebralis lateralis, 5 Septum orbitale, 6 N. infraorbitalis, 7 *Mündung des Ductus nasolacrimalis,* 8 Concha inferior, 9 Sinus maxillaris, 10 *Ductus nasolacrimalis,* 11 Papilla lacrimalis mit Punctum lacrimale, 12 Plica semilunaris conjunctivae, 13 Lig. palpebrale nasale, 14 *Saccus lacrimalis,* 15 Caruncula lacrimalis, 16 Ductus lacrimalis superior, 17 R. frontalis n. frontalis und n. supratrochlearis, 18 N. supraorbitalis

oberen Augenwinkel. Die lysozymhaltige Tränenflüssigkeit schützt bei offenen Augen das Hornhautepithel vor Austrocknung.

Ableitende Tränenwege

Zu ihnen gehören der Bindehautsack, der die Tränenflüssigkeit aufnimmt; der nasale Augenwinkel, in dem sie sich sammelt; das obere und untere Tränenpünktchen, in die sie angesaugt wird; die Tränenröhrchen, der Tränensack mit dem Tränennasengang, in den sie abfließt (vgl. Abb. 1.13).

Der knapp 15 mm lange Tränensack liegt außerhalb der Augenhöhle in einer eigenen Grube, der Fossa lacrimalis. Seine Kuppe liegt hinter dem nasalen Lidbändchen, das die Tränensackgrube überspannt. Das Lidbändchen (vgl. Abb. 1.13) springt als Strang unter der Lidhaut vor, wenn man die Lider mit dem Zeigefinger zum äußeren Lidwinkel hin spannt. Ebenfalls unter der Lidhaut tastbar ist die kammartig vorspringende vordere Tränenleiste (Crista lacrimalis anterior), die die nasale Begrenzung der Tränensackgrube darstellt.

Orbita und Inhalt

Die Orbita ist ausgefüllt vom Fettkörper, dem Corpus adiposum orbitae. Als Abschluß dienen zu den Seiten hin das Periost, zum Bulbus hin die Tenonsche Kapsel, nach vorn zu das Septum orbitale und die Lider. Der Inhalt setzt sich zusammen aus dem S-förmig gekrümmten Sehnerv, den 4 geraden und 2 schrägen äußeren Augenmuskeln, dem Gefäß- und Nervenapparat (vgl. Abb. 1.3 u. 1.7).

Zusammenfassung

1. Augapfel

Der Augapfel mit seinen 3 Hüllen bzw. Häuten und seinen 3 Räumen bildet mit den Adnexen (Lider, Tränendrüse, Tränenwege) und dem Orbitalinhalt (Augenmuskeln, Gefäße, Nerven) eine Einheit. Durch seine 6 Hirnnerven ist das Auge mit dem Zentralnervensystem eng verbunden. Die in 2 Funktionseinheiten gegliederte Netzhaut vermittelt neben dem Sehvorgang Lichtimpulse, die das Zwischenhirnhypophysensystem induzieren und damit das Endokrinium und den Stoffwechsel stimulieren. Von den 3 Hüllen des Augapfels dienen die äußere mit Hornhaut und Lederhaut der Optik und Stabilität, die mittlere (Uvea) mit Aderhaut, Strahlenkörper und Regenbogenhaut der Ernährung, die innere (Netzhaut) mit ihren Zapfen (Form- und Farbensehen) und ihren Stäbchen (Dämmerungssehen) dem Sehvorgang.

Die Bildungsstätte des Kammerwassers, das Augenvorder- und -hinterkammer mit Flüssigkeit erfüllt, liegt in der Ziliardrüse, seine Abflußstelle im Filterband (Trabeculum corneosclerale) und dem *Schlemm*schen Kanal.

KAPITEL 2

Lider

Allgemeines

Form und Gestalt der Lider sind entsprechend ihrer Schutzfunktion so beschaffen, daß beim Lidschluß der Augapfel vollkommen bedeckt ist. (Abb. 2.1 a). Zusammen mit der Bindehaut bilden die Lider einen sackartigen Abschluß der Orbita nach vorn. Bei geöffneten Lidern wird nur jener Ausschnitt des Augapfels sichtbar, der für den Sehvorgang in den verschiedenen Blickrichtungen erforderlich ist. Es handelt sich um die Hornhaut und 2 seitliche, im Lidspaltenbereich liegende Abschnitte der Lederhaut (Abb. 2.1 b).

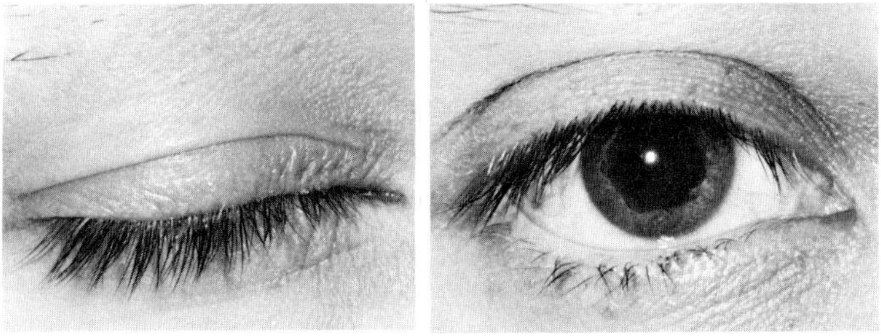

a b

Abb. 2.1 a) Normales Auge geschlossen. Lidrandparallele Deckfalte in Höhe des oberen Tarsusendes. b) Normales Auge geöffnet. Lidspalte 8—10 mm weit. Das Oberlid bedeckt den oberen Hornhautrand. Das Unterlid läßt einen schmalen Streifen Sklera frei. Im nasalen Lidwinkel Plica semilunaris und Karunkel

---

Abb. 2.2 Einfaches Ektropionieren: Eindrücken eines Glasstabes in die Gegend der Oberliddeckfalte, d. h. des oberen Tarsusrandes, und Abziehen des Lides

Abb. 2.3 Umstülpen des Tarsus. Darstellen der Conjunctiva tarsi

Abb. 2.4 Doppeltes Ektropionieren: Ansetzen des löffelartigen Desmarresschen Lidhalters

Abb. 2.5 Darstellen des oberen Bindehautabschnittes einschließlich der oberen Übergangsfalte

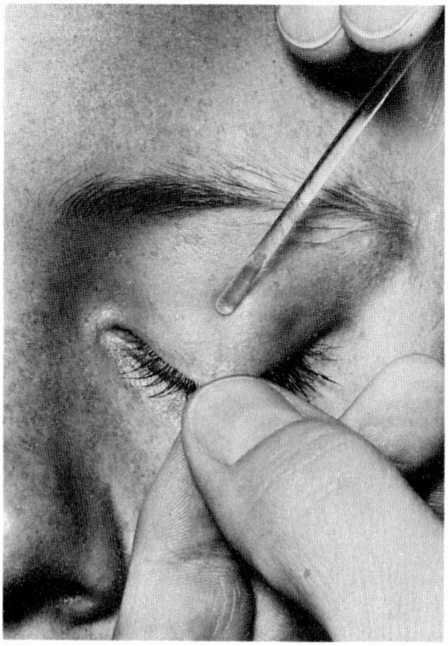

Abb. 2.2

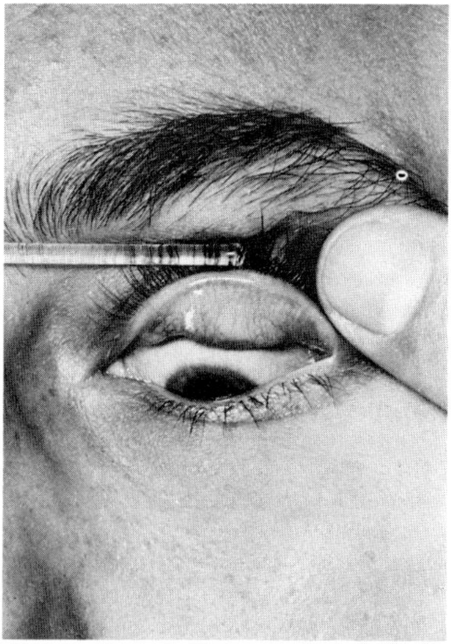

Abb. 2.3

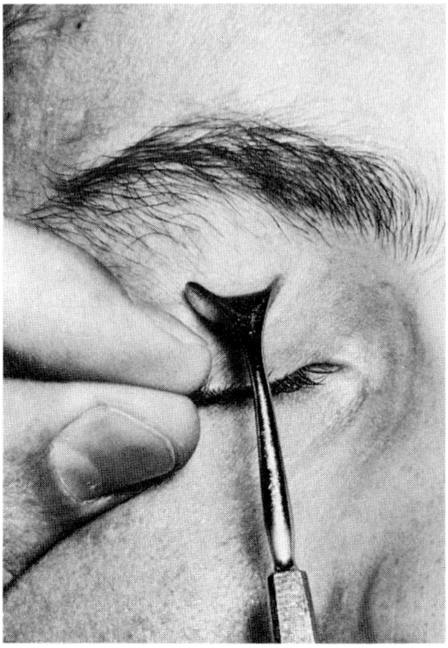

Abb. 2.4

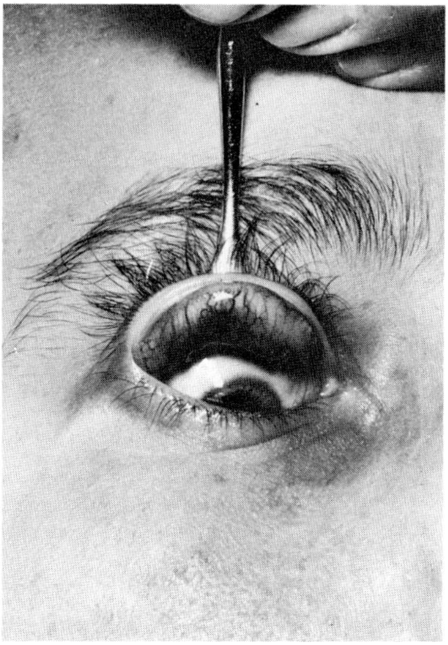

Abb. 2.5

Untersuchung der Lider: Durch die Inspektion, d. h. die bloße Betrachtung möglichst bei Tageslicht, untersuchen wir die Beschaffenheit der Lider (Stellung der Lider und des Lidrandes, Aussehen der Lidhaut) sowie des Lidspaltes (Form und Weite) und der sichtbaren Bindehaut. Durch einfaches und doppeltes Ektropionieren läßt sich die Bindehaut des Tarsus und der Übergangsfalte darstellen (Abb. 2.2—2.5).

Beschaffenheit der Lider: Das Lid besteht aus 2 Blättern, der äußeren bedeckenden Haut mit der quergestreiften Muskulatur für willkürlichen, d. h. aktiven Lidschluß (M. orbicularis) und Lidhebung M. levator palpebrae);

dem Lidknorpel (Tarsus) mit dem glatten Lidheber (M. tarsalis *Müller*), der passiv den Tonus des Oberlides und damit die Weite des

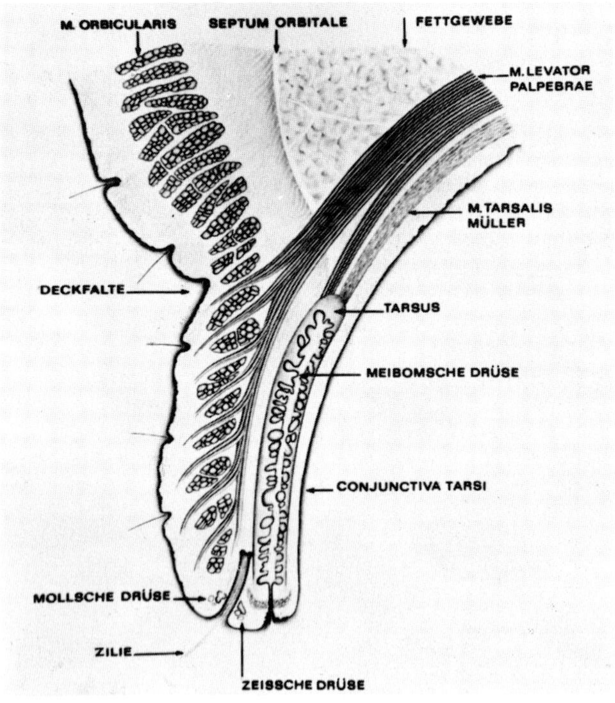

Abb. 2.6 Querschnitt durch das obere Augenlid (schematisch). Die Talgdrüsen (*Meibom*sche und *Zeis*sche Drüse) fetten den Lidrand ein, so daß die Tränen bei normaler Sekretion nicht überlaufen. Die Mollsche Drüse ist eine Schweißdrüse

Lidspaltes reguliert, sowie der Bindehaut des Lides, die die Innenseite auskleidet (Abb. 2.6).

Form der Lidspalte: liegendes horizontales Oval mit abgerundetem innerem und spitz zulaufendem äußerem Lidwinkel (vgl. Abb. 2.1 b). Abweichungen: mongoloide Schrägstellung nach oben, negroide nach unten. Verengung in horizontaler Richtung: Blepharophimose (angeboren, senil).

Weite der Lidspalte: Individuell verschieden zwischen 6 und 10 mm schwankend. Veränderungen der Form und Weite der Lidspalte können beruhen auf:

1. Unterschiede in der Größe und im Bau des Augapfels. Beispiele: Buphthalmus, Mikrophthalmus.

2. Lageveränderungen des normalen Augapfels. Beispiele: Exophthalmus (Tumor, Hämatom oder Ödem in der Orbita); Enophthalmus (Bruch des Orbitalbodens [Blow-out-Fraktur] mit Einklemmung des M. rectus inferior bzw. M. obliquus inferior), Schrumpfung des Orbitalfettes nach Trauma.

3. Erkrankungen der Nerven bzw. Muskeln der Lider. Beispiele: unvollständiger Lidschluß infolge Lähmung des M. orbicularis oculi (Fazialisparese); Klaffen der Lidspalte infolge Übererregbarkeit des N. sympathicus (*Basedow* [vgl. Endokriner Exophthalmus, S. 263], Schreck, Angst); enge Lidspalte durch kongenitale Ptose (Parese des N. oculomotorius oder Ptosis sympathica (Parese des vom N. sympathicus versorgten M. tarsalis *Müller*).

Erkrankungen der Lidhaut

Die Lidhaut beteiligt sich an den infektiösen *Exanthemen* (Masern, Scharlach, Varizellen). Das angioneurotische *Lidödem* nach Quincke, die urtikariellen Ödeme bei allergischen Krankheiten entstehen durch kissenartige Ansammlung seröser Flüssigkeit unter der dünnen verschieblichen Lidhaut. Ähnliches Aussehen bei blasser Gesichtshaut haben die Ödeme bei Niereninsuffizienz. Zu beachten sind weiter *Blasen* und *Pusteln* beim *Zoster* (vgl. Abb. 5.10 a) und bei *Vakzineinfektion* (Abb. 2.7), *Effloreszenzen* bei der in Form des *Lupus vulgaris* auf die Haut der Lider übergreifenden Hauttuberkulose sowie beim *Pemphigus vulgaris*. Effloreszenzen und *Gumma* der Lider kennzeichnen die Manifestation der *Lues* in den 3 Stadien. Zu beachten sind auch *Lidekzeme*, z. B. das impetiginöse Ekzem oder die Kontaktdermatitis als Ausdruck einer Überempfindlichkeit gegen lokal verabreichte Medikamente (Atropin, Penizillin, Anästhetika usw.). Beim *Erysipel* sind die Lider meist fortgeleitet von der Gesichtshaut

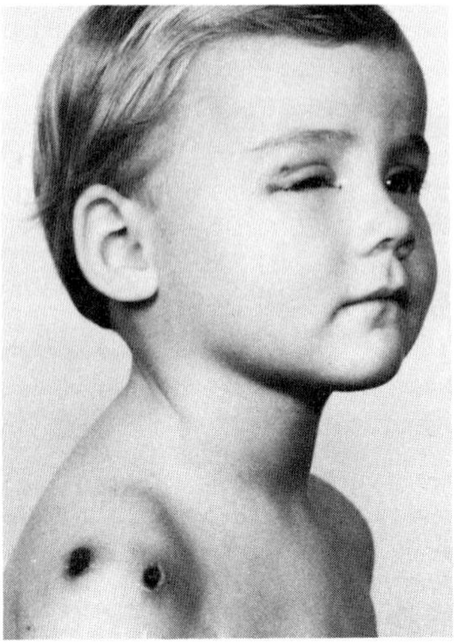

Abb. 2.7

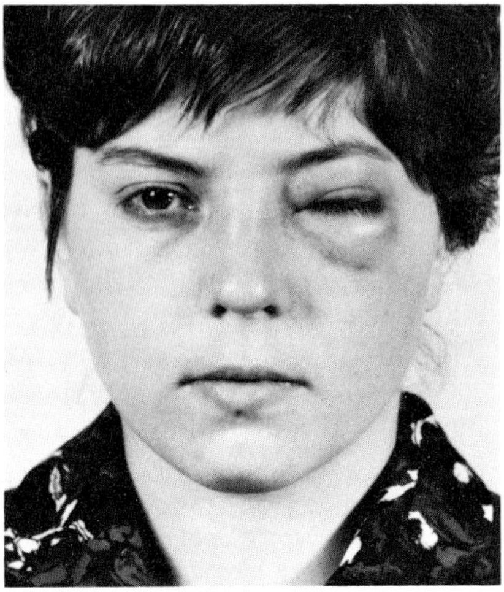

Abb. 2.8

Abb. 2.7 Vaccineinfektion der Lider. 14 Tage nach Erstimpfung Autoinfektion der Lider auf gleicher Seite. ($1^3/_4$ J. ♀)

Abb. 2.8 Luftemphysem mit praller Schwellung der Lider nach Siebbeinverletzung durch Sturz vom Rad. (23 J.)

ergriffen. Harmlos verläuft das *Molluscum contagiosum,* bei dem sich kleine durchscheinende Knötchen der Lidhaut oder des Lidrandes bilden, die in ihrer Mitte eine Eindellung aufweisen. Pralle *Schwellung* der Lider beobachtet man nach Verletzung der Nasennebenhöhlenwand. Es kommt zum *Lidemphysem* durch ventilartiges Eindringen von Luft beim Schneuzen (Abb. 2.8). Entzündliche *Schwellungen* treten auf bei infektiösen Prozessen der Nachbarschaft (Gesichtsfurunkel, Tränensackphlegmone, Sinusitis der Nebenhöhlen), nichtentzündliche bei aseptischer Thrombose des Sinus cavernosus, Tumoren der Orbita. *Durchblutung* der Lider („Brillenhämatom") kommt bei Schädelbasisfraktur vor.

Erwähnung verdienen schließlich noch die schmetterlingsflügelartig angeordneten Einlagerungen der Lider in Form der *Xanthelasmen.* Am häufigsten treten sie bei Frauen jenseits des Klimakteriums auf, aber auch beim Diabetes mellitus, bei Gallengangsaffektionen und Fettstoffwechselstörungen (Abb. 2.9).

Eine ausgesprochene Altersveränderung ist die stets beidseitige senile *Blepharochalase.* Die dünne Lidhaut mit ihrem fettlosen Unterhautzellgewebe hat eine auffallende Neigung zur Erschlaffung. In Form

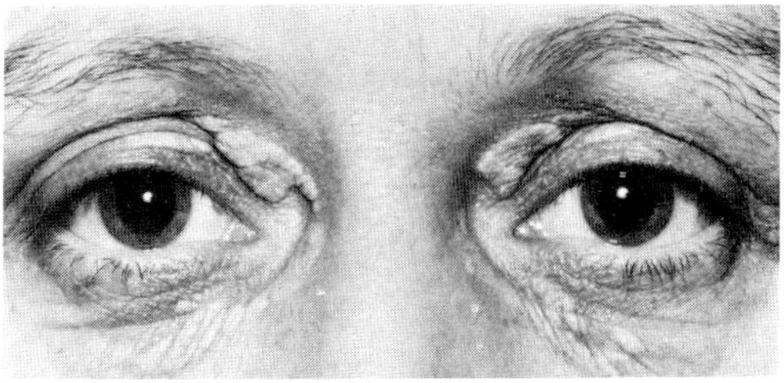

Abb. 2.9
Xanthelasmen. Symmetrisch im inneren Lidwinkel angeordnete Pseudotumoren, d. h. gelbliche erhabene Einlagerungen von Lipoiden in die Lidhaut. (65 J. ♀)

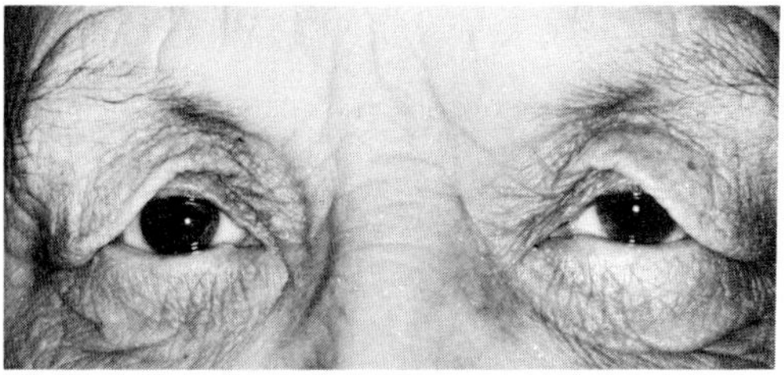

Abb. 2.10
Senile Blepharochalase. Die erschlaffte Deckfalte des Oberlides hängt schildförmig über den Lidrand bis auf das Unterlid herab. (67 J. ♀)

einer schildförmigen Falte hängt die Haut des Oberlides über den Lidrand und den äußeren Lidwinkel herab (Abb. 2.10).

Seltener ist die familiär auftretende, zumeist mit Struma und Doppellippe (Schleimhautduplikatur der Oberlippe) kombinierte juvenile Blepharochalase *(Ascher-Syndrom)*. Auch die Haut des Unterlides kann sich sackartig vorwölben, fälschlich als „Tränensäcke" bezeichnet. Es handelt sich um eine Dehiszenz der Orbitalfaszie. Das orbitale Fett wird nicht mehr zurückgehalten, sondern drängt hernienartig bis unter die Lidhaut vor.

Störungen der Lidbewegung

Ptosis

Das Herabhängen des Oberlides als auffallendste Stellungsanomalie kann verschiedene Ursachen haben.

Ptosis congenita

Die angeborene ein- oder doppelseitige, nicht selten familiäre Parese beruht auf einem nervalen Ausfall in dem für den M. levator palpebrae zuständigen Kerngebiet des N. oculomotorius. Von den beiden Lidhebemuskeln verbleibt der sympathisch innervierte glatte Lidheber (M. tarsalis) funktionstüchtig. Das im ganzen unterentwickelte Oberlid hängt in der Regel bis über die Hornhautmitte herab (Abb. 2.11). Beim Versuch der Hebung wird meist unter gleichzeitiger Rückwärtsneigung des Kopfes der M. frontalis kompensatorisch kontrahiert, wodurch die Stirn stark gerunzelt wird und ein angestrengter Gesichtsausdruck entsteht. Nicht selten besteht gleichzeitig eine Parese des geraden Augenhebers (M. rectus superior), da beide Kerngebiete eng benachbart sind.

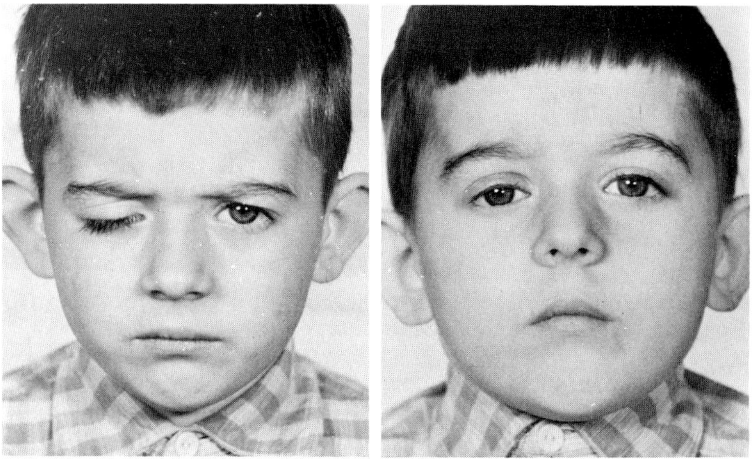

a b

Abb. 2.11 Ptosis congenita. a) Herabhängen des rechten Oberlides bei angeborener Levatorparese. (4 J.). b) 8 Wochen nach Operation nach *v. Blaskovics.* Oberlid kann aktiv gehoben werden. Lidspaltenweite nahezu seitengleich

Therapie. Operative Lidhebung durch Exzision des Tarsus, Verkürzung und Vorlagerung des M. levator (Verfahren nach *v. Blaskovics-Lindner*).

Ptosis sympathica

Einseitig, meist als Teilsymptom des Hornerschen Symptomenkomplexes (Ptosis, Miosis, Enophthalmus) ist diese stets nur mittelgradige Ptose eines sonst normal entwickelten Oberlides Ausdruck einer Sympathikusparese (vgl. Abb. 1.9). **Ursache:** Angeboren (Teilsymptom des zervikalen Status dysraphicus nach *Passow*) oder erworben (Schädigung des kranialen Grenzstranges durch Tumoren im Halsgebiet,

Strumen oder Aneurysmen der Karotis). Im Zweifelsfalle bewirkt eine 3 %ige Kokaineinträufelung in den Bindehautsack keine Veränderung, hingegen auf der Gegenseite Lidspaltenerweiterung, Pupillenerweiterung, geringes Hervortreten des Augapfels (Protrusio bulbi).

Ptosis paralytica

Als Begleitsymptom einer erworbenen Okulomotoriuslähmung (N. III) ist sie stets einseitig und vollständig. Das Oberlid hängt schlaff herab (Abb. 2.12 a). Es bedeckt den leicht vorgedrängten, nach außen unten abgewichenen Augapfel (Abb. 2.12 a). Die Abweichung ist Folge des Muskelzuges der beiden nichtgelähmten M. rectus lateralis (N. VI) und M. obliquus superior (N. IV). Beim Vollbild der totalen Paralyse sind auch die inneren Augenmuskeln (M. sphincter iridis, M. ciliaris) beteiligt: Die Pupille ist weit und reaktionslos, die Akkommodation aufgehoben.

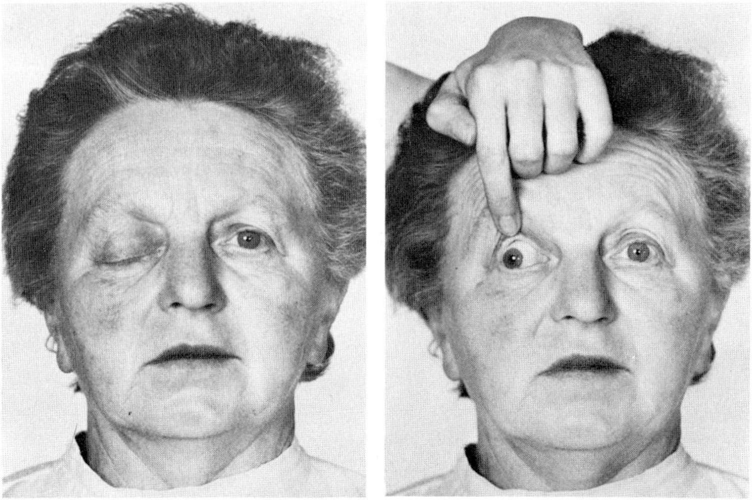

a b

Abb. 2.12 a u. b Okulomotoriusparese *rechts*. Rechtsseitige komplette Ptosis. Nach Anheben des Lides: Bulbus leicht vorstehend, nach unten außen abgewichen. Parese sämtlicher äußeren, vom N. III versorgten Augenmuskeln. N. abducens (M. rectus lateralis) und N. trochlearis (M. obliquus superior) funktionstüchtig. — Geringe Mydriase sowie Licht- und Konvergenzträgheit: Unvollständige innere bei vollständiger äußerer Okulomotoriuslähmung. (60 J.)

Ursachen. Tumoren, Traumen, Gefäßerkrankungen (Arteriosklerose, Embolie, Aneurysmen), entzündliche Erkrankungen (Enzephalitis, Meningitis, multiple Sklerose, Tbc, Lues, Rheumatismus u. a.), Vergiftungen (Blei, Kohlenoxyd).

Therapie. Die Ptosis sympathica bedarf keiner Behandlung. Bei Okulomotoriusparese ist das Grundleiden zu behandeln. Operative Korrektur von Ptose und Augenmuskelparesen nach einem Jahr.

Anmerkung. Ptosis wechselnden Grades mit abendlicher Verschlechterung ist kennzeichnend für *Myasthenia gravis* (Abb. 2.13 a). Diese progressive Störung der neuromuskulären Übertragung an der motorischen Endplatte tritt erst bei Erwachsenen auf. Betroffen sind Augen, Gesichts- und Schultermuskulatur, seltener die Beine. Die Ptose, im Verein mit der Schwäche der mimischen Muskulatur, verursacht den eigentümlich leeren Gesichtsausdruck und das typische myasthenische „fauchende Lächeln". Die Diagnose wird bestätigt, wenn Lidspaltenerweiterung und Lidhebung nach Injektion von Prostigmin, Tensilon oder Mestinon i. m. eintritt (vgl. Abb. 2.13 b).

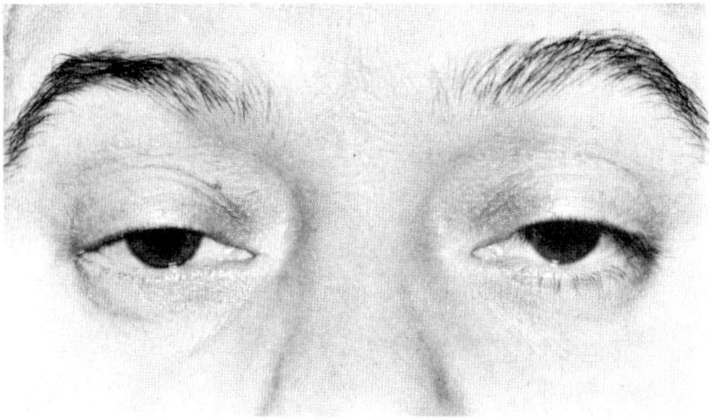

Abb. 2.13 Ptosis bei Myasthenia gravis pseudoparalytica.
a) Eigentümlich leerer Gesichtsausdruck. Lidspaltenweite 6 mm (38 J. ♀).

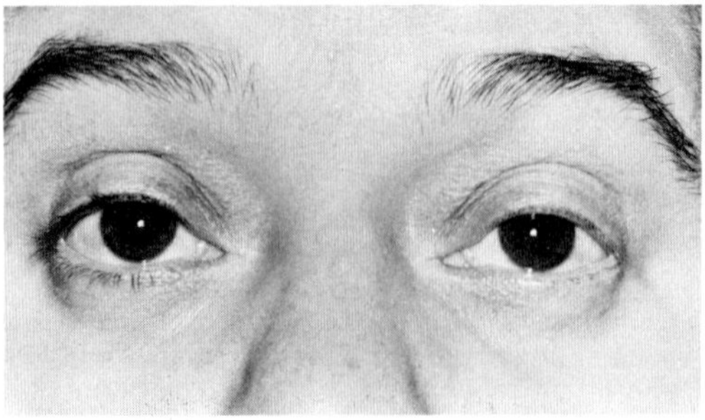

b) Gleiche Patientin (10 Minuten nach 1 mg Prostigmin i.m.): Ansprechbar interessierter Gesichtsausdruck. Lidspaltenweite 10 mm

Störungen der Lidstellung

Als angeborene Anomalie ist der Epikanthus (Mongolenfalte) zu erwähnen. Es handelt sich um eine doppelseitige, sichelförmige Hautfalte. Diese entspringt aus der Deckfalte des Oberlides und bedeckt zu beiden Seiten den inneren Lidwinkel (Abb. 2.14). Bei Kleinkindern ist er häufig, verliert sich aber in der Regel mit dem Wachstum des Nasenrückens. Als Rassenmerkmal tritt er bei den mongolischen Völkern auf. Eine Kombination mit kongenitaler Ptose, Strabismus und kurzer Lidspalte (Blepharophimose) kommt als *Waardenburg*-Syndrom vor (Abb. 2.15).

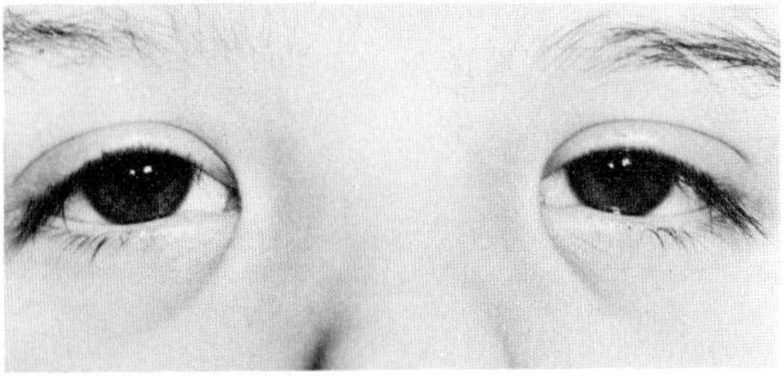

Abb. 2.14 Epikanthus. Die verlängerte Deckfalte des Oberlides zieht über den inneren Lidwinkel und bedeckt Plica und Karunkel. Dadurch entsteht der Eindruck eines „breiten Nasenrückens". (6 J. ♂)

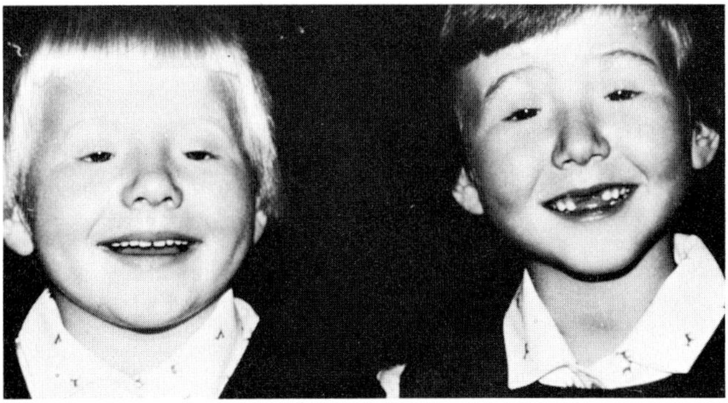

Abb. 2.15 *Waardenburg*-Syndrom: Kombination von Epikanthus mit Ptose und kurzer Lidspalte (Blepharophimose). Kongenitale, erbliche Störung der Lidstellung bei zwei Geschwistern

Ektropium

Ektropium senile

Zumeist ein Wischektropium infolge Tonusverlust und Erschlaffung des M. orbicularis. Kennzeichen: Auswärtskantung des Unterlidrandes, Abstehen des unteren Tränenpünktchens, Tränenträufeln

(„Wischektropium": Durch gleichzeitiges Wischen entsteht ein Circulus vitiosus), Abrundung der inneren Lidkante, Aufrauhung der Conjunctiva tarsi durch Verdickung und Schwellung (Abb. 2.16).

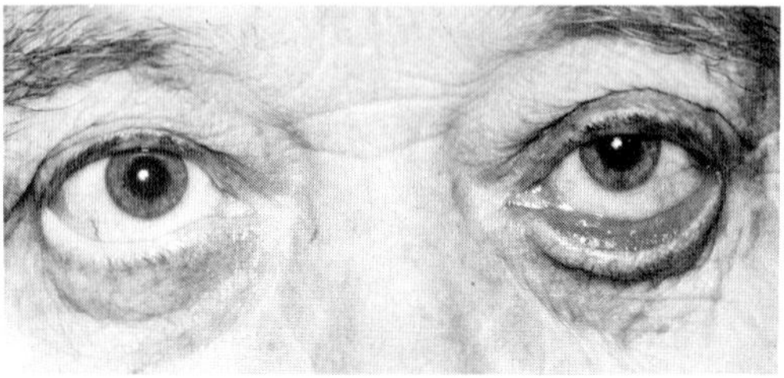

Abb. 2.16
Ektropium senile. Das linke Unterlid ist schlaff ektropioniert, die Unterlidkante abgestumpft, die freiliegende Conjunctiva tarsi verdickt und chronisch entzündet. Das untere Tränenpünktchen steht ab. Epiphora. (73 J. ♀)

Therapie. Operative Verkürzung des Unterlides durch Keilexzision aus dem Tarsus-Bindehautblatt mit Hautverschiebung.

Ektropium paralyticum

Schlaffe Lähmung des M. orbicularis bei Fazialisparese (Abb. 2.17). Kennzeichen: schlaffe Lähmung der Faserzüge des Schließmuskels,

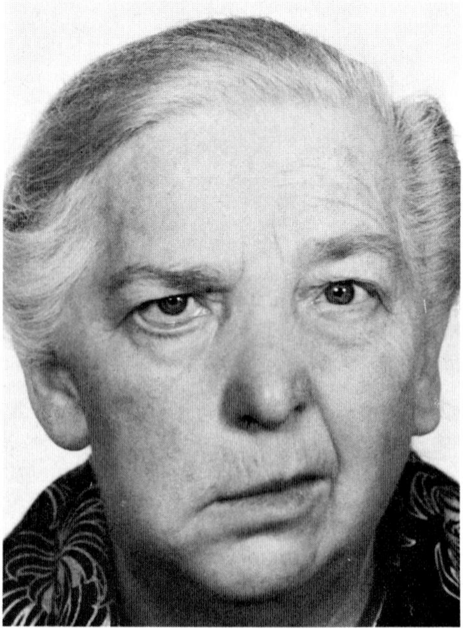

Abb. 2.17 Ektropium paralyticum mit klaffender Lidspalte bei peripherer Fazialisparese *rechts.* Alle 3 Äste betroffen: Stirn- (verstrichene Falten!), Augen- (klaffende Lidspalte!) und Mundast (hängender Mundwinkel!). (68 J. ♂)

unvollständiger Augenschluß (Lagophthalmus) (Abb. 2.18), Übergewicht der antagonistischen Lidheber (M. levator palpebrae, M. tarsalis). Dadurch: Klaffen der Lidspalte, Hervortreten des Augapfels (Protrusio bulbi), Sichtbarwerden eines weißen Lederhautausschnittes auch oberhalb der Hornhaut, Starre des Blickes wie beim Morbus Basedow. Tonusverlust des Unterlides, Abstehen des unteren Tränenpünktchens, mangelhafter Tränenabfluß. Gestörte Tränensekretion, wenn die Leitungsstörung zwischen Brücke und Ganglion geniculatum liegt.

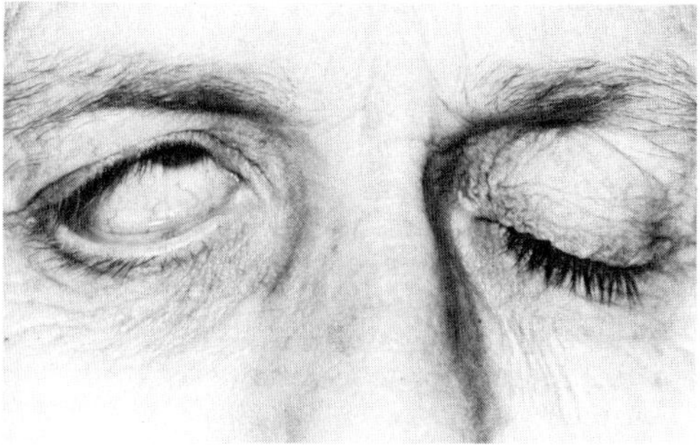

Abb. 2.18 Fehlender Lidschluß (Lagophthalmus) *rechts* bei Fazialisparese. *Bell*sches Phänomen: Augapfel wird beim Lidschluß nach oben gedreht. (56 J. ♀).

Ursache. Rheumatisch (70 %), infektiös-toxisch (Lues, Poliomyelitis, Diphtherie), entzündlich (Osteomyelitis), tumorös (Parotismischtumor, Kleinhirnbrückenwinkeltumoren), Apoplexie, traumatisch (Geburtstrauma, Felsenbeinfraktur).

Sekundärschädigung: Durch Störung des Lidschlages und unvollständigen Lidschluß fehlende Befeuchtung des Hornhautepithels. Austrocknungskeratitis (Keratitis e lagophthalmo) mit halbmondförmigem Defekt am unteren Hornhautrand. Sekundäre Geschwürsbildung. Vermutlich begünstigt durch gleichzeitigen Ausfall trophischer Begleitfasern des N. facialis in den Randpartien der Hornhaut.

Prophylaxe. Uhrglasverband, Tarsorrhaphie.

Therapie. *Beachte:* in 75 % Spontanheilung! Operativer Eingriff erst nach elektrischer Untersuchung der Leitfähigkeit — in frischen Fällen Dekompression, in älteren plastische Operation durch Muskelzügel aus dem M. temporalis oder Feder-Plastikfäden-Technik.

Ektropium cicatriceum

Narbenektropium durch Verätzung, Verbrennung, Gesichtsverletzung und Ekzem. Auch der Lupus der Gesichtshaut kann durch Narbenbildung das Unterlid entstellend abziehen (Abb. 2.19).

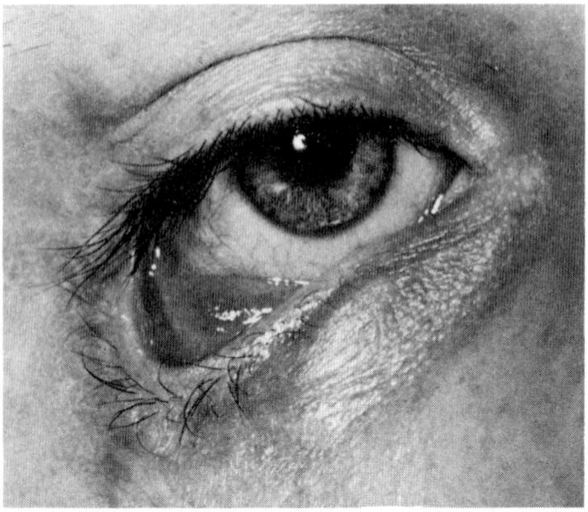

Abb. 2.19 Narbenektropium nach Verletzung. Das Unterlid ist durch einen keloidartigen Narbenstrang vom Bulbus abgezogen. Chronischer Reizzustand der Lidbindehaut, Tränenträufeln. (22 J. ♂)

Therapie. Exzision der am Orbitalrand haftenden Narbenzüge mit plastischer Deckung des Wundbettes.

Entropium

Entropium spasticum oder senile

Altersbedingte Verschiebung des Tonusgleichgewichtes der Fasern des M. orbicularis, die sich beim Öffnen des Lides nicht mehr ausreichend zu entspannen vermögen. Begünstigend wirken die Erschlaffung der Lidhaut, chronische Reizzustände der Bindehaut oder des Lidrandes, intraokulare Entzündung, postoperative Reizzustände, Verband. *Kennzeichen:* Einwärtskantung des Unterlides mit Fehlstellung („Pseudotrichiasis") der Wimpern (Abb. 2.20). Die Wimpern

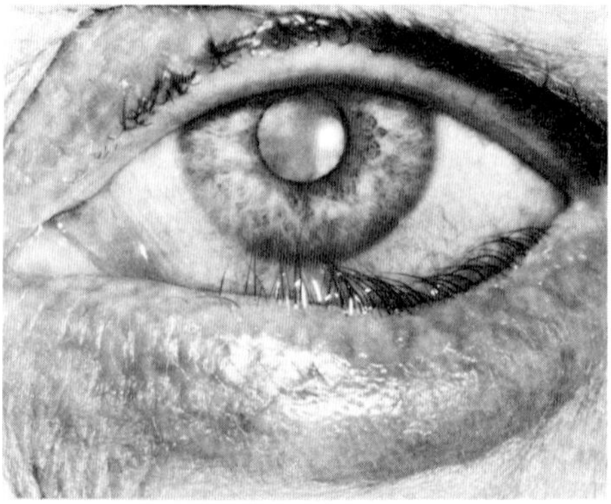

Abb. 2.20 Entropium spasticum senile. Wulstartige Kontraktur des M. orbicularis inferior. Lidrand nach innen gedreht. Wimpern scheuern auf Binde- und Hornhaut (chronische Konjunktivitis, Erosio und Ulcus corneae). Nebenbefund: senile Katarakt. (66 J. ♀)

scheuern auf der Hornhaut: Circulus vitiosus mit Gefahr der Erosio bzw. eines Ulcus corneae.

Therapie. Konservative Behandlung etwaiger Entzündungszustände. Zur Unterstützung Abziehen des Unterlides durch Heftpflasterstreifen. Bei stationärem Zustandsbild operative Straffung der Unterlidhaut bei gleichzeitiger Exzision lidrandnaher Orbikularisfasern.

Entropium cicatriceum

Narbenbildung an der Innenseite der Lider bei Trachom. Verätzungen oder Verbrennungen können ebenfalls zur Verziehung und Einwärtsdrehung des Ober- oder Unterlides führen.

Erkrankungen des Lidrandes

Die Blepharitis (Lidrandentzündung) kann begünstigt durch Rauch, Staub oder Überanstrengung auf dem Boden einer seborrhoischen Konstitution oder als Staphylokokkeninfektion in 2 Formen auftreten:

Als **Blepharitis squamosa:** gekennzeichnet durch chronisch-entzündliche Rötung der Lidränder, kleieartige Schuppenbildung zwischen den Wimpern, Ausfall der Wimpern (Madarosis) durch Lockerung des miterkrankten Wimpernbodens.

Als **Blepharitis ulcerosa:** gekennzeichnet durch gelbliche Krusten und Borken der entzündlich verdickten Lidränder. Mutiple Abszesse liegen im Bereich der Ausführungsgänge der den Wimpern zugehörigen Talgdrüsen, zerstören die Haarbälge, führen zu Ausfall (Madarosis) oder Fehlstellung (Trichiasis) der Wimpern.

Therapie. Lösen der Borken mit Salicylsalbe 1 %ig. Touchieren mit $AgNO_3$ ½ %ig. Versuchsweise Einstreichen von Noviformsalbe, Aristamidsalbe, evtl. antibiotische Salben. In hartnäckigen Fällen Kortisonkombinationspräparate (z. B. Terracortrilsalbe). Bei Rückfällen Umstimmungstherapie (Eigenblut 5 ml i. m. 2mal wöchentlich).

Erkrankungen der Liddrüsen

Hordeolum oder Gerstenkorn

Hordeolum externum

Akut-eitrige Staphylokokken-, seltener Streptokokkenentzündung der *Zeis*schen Talg- oder *Moll*schen Schweißdrüsen. Sie ist gekennzeichnet durch ein stark entzündliches Ödem der Lider und der angrenzenden Bindehaut (Chemosis), eine umschriebene hochrote, exzessiv schmerzhafte Vorwölbung der Lidhaut im Wimpernbereich. Im fortgeschrittenen Stadium: gelblicher Eiterhof (Abb. 2.21), Schwellung der regionären Lymphdrüse (Präaurikulardrüse), Temperatursteigerung.

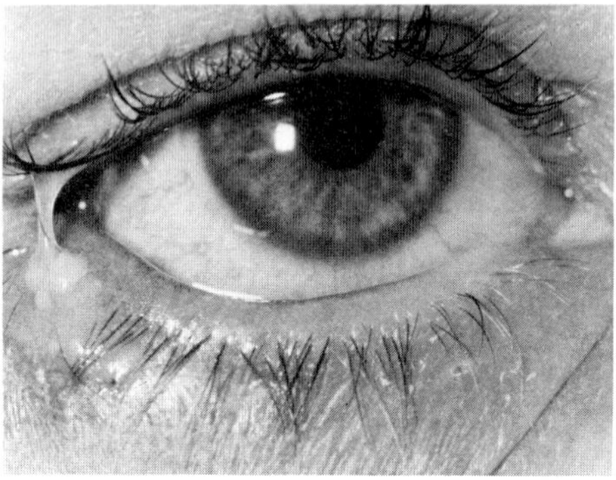

Abb. 2.21
Hordeolum externum. Akute Entzündung einer Talgdrüse (Follikulitis) des Unterlides am äußeren Lidwinkel. Spontanperforation am Austritt einer Zilie. Fadenziehender Eiter klebt am Oberlidrand. (42 J. ♀)

Hordeolum internum

Akute Staphylokokken-, seltener Streptokokkenentzündung der im Tarsus gelegenen *Meibom*schen Drüsen (vgl. Abb. 2.6). Sie ist gekennzeichnet durch ein Ödem von Lid- und Bindehaut, eine umschriebene, exzessiv schmerzhafte, hochrote Vorwölbung der Lidkante (Abb. 2.22 a) und der Lidbindehaut. Im fortgeschrittenen Stadium: Durchbruchsneigung zur Bindehautseite (Abb. 2.22 b), kollaterales

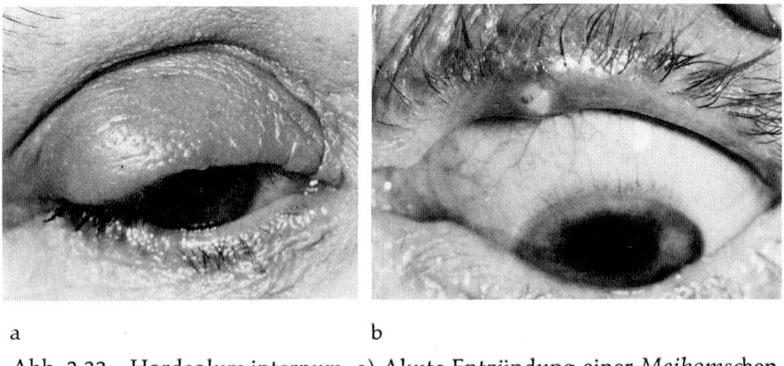

a b

Abb. 2.22 Hordeolum internum. a) Akute Entzündung einer *Meibom*schen Drüse. Schläfenwärts im Tarsus gelegener Entzündungsherd, Lidödem, Schmerz. Angedeutete Paragraphenform des Oberlides, Deckfalte noch erhalten. (48 J. ♀). b) Beim Abziehen des Oberlides wird die Eiterkuppe am Ausführungsgang einer *Meibom*schen Tarsusdrüse sichtbar. (62 J. ♀)

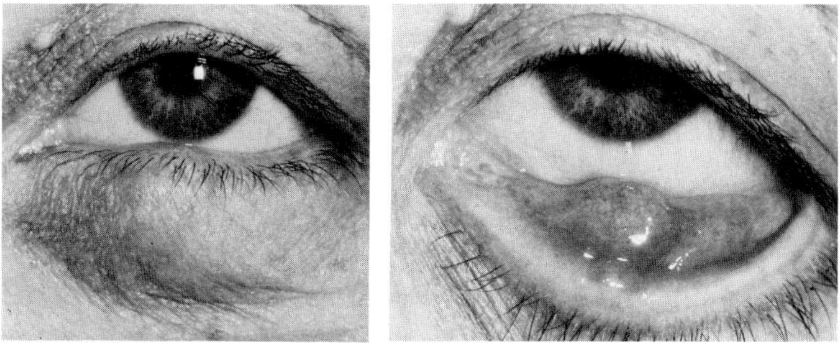

a b

Abb. 2.23 Chalazion. a) Chronische Sekretstauung einer *Meibom*schen Tarsusdrüse. Fehlen entzündlicher Reizerscheinungen. Schmerzlose, in der Lidmitte gelegene derbe Vorwölbung. (49 J. ♀). b) Beim Abziehen des Unterlides wird an der Innenfläche ein reizloser Knoten sichtbar, der entsprechend der Lage der Drüse den Tarsus zur Lidkante hin auftreibt. (49 J. ♀)

Ödem, Schwellung der Präaurikulardrüse, Temperatursteigerung, Störung des Allgemeinbefindens, Gefahr der Thrombophlebitis der V. angularis.

Therapie. Feuchte Wärme, Noviform-, Irgamid-, Peniazolsalbe. Bei Rezidiven Hefekur, Eigenblut, Autovakzine. Auf Diabetes achten.

Chalazion oder Hagelkorn

Chronische Entzündung durch Sekretstauung der *Meibom*schen Drüsen. Sie ist gekennzeichnet durch einen schmerzfreien, reizlosen, bis hagelkorngroßen, derben Knoten. Die Lidhaut ist darüber frei verschieblich, da die Geschwulst innerhalb des Tarsus liegt (Abb. 2.23). Der gut abgegrenzte Knoten besteht aus zellreichem Granulationsgewebe, das von einer Art Kapsel umschlossen ist.

Therapie. Ausschälung. In unklaren Fällen: Histologische Untersuchung (Cave Adenokarzinom!).

Lidabszeß

Ursache. Infizierte Verletzungen der Lidhaut, metastatische Eiterung bei akuten Infektionskrankheiten oder bei Staphylokokkensepsis, Osteomyelitis des Orbitalrandes, eitrige Prozesse der Nebenhöhlen oder des Orbitalinhaltes.

Kennzeichen. Breite, das ganze Lid umfassende Rötung und fluktuierende Schwellung. Verengung bzw. Verschluß des Lidspaltes (vgl. Abb. 16.3 a). Druckschmerzhafte Schwellung der Präaurikulardrüse, evtl. der Kieferwinkeldrüsen.

Therapie. Lidrandparallele Inzision in Höhe des Orbitalrandes. Drainage (vgl. Abb. 16.3 b). Erforderlichenfalls Antibiotikaschutz.

Zysten und Geschwülste der Lider

Die **gutartigen Formen** betreffen die vorwiegend in den Lidwinkeln gelegenen kugeligen Retentionszysten der *Moll*schen Schweißdrüsen (Abb. 2.24), die stecknadelkopfgroßen, oberflächlich in der Haut der Lider gelegenen weißen Milia (Hornperlen) sowie die halbkugeligen, auf dem Tarsus verschieblichen Atherome. Auf einer lokalen Stoffwechselstörung beruht das Xanthelasma (Abb. 2.24), das am häufigsten bei Frauen jenseits des Klimakteriums, aber auch beim Diabetes mellitus, bei Gallengangsaffektionen und Fettstoffwechselstörungen auftritt. Hinzu kommen *Lidwarzen* (Verrucae) (Abb. 2.25), *Hauthörner* und *Papillome, Dermoide, Lipome, Fibrome* und *Neurofibrome* (Abb. 2.26 u. 2.27) sowie die Blutgeschwülste (Hämangiome) (Abb. 2.28 u. 2.29) und die im allgemeinen gutartigen *Nävi* der Lider.

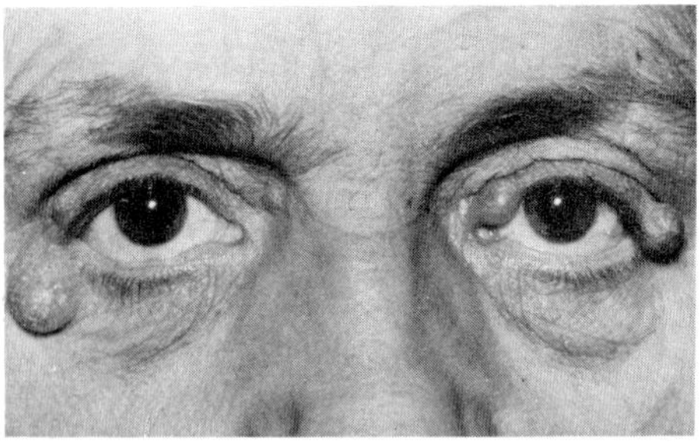

Abb. 2.24 Retentionszysten der *Moll*schen Drüsen. An den Lidwinkeln hängende Zystensäcke der Schweißdrüsen mit wasserklarer, leicht glasig durchschimmernder Füllung. (67 J. ♀)

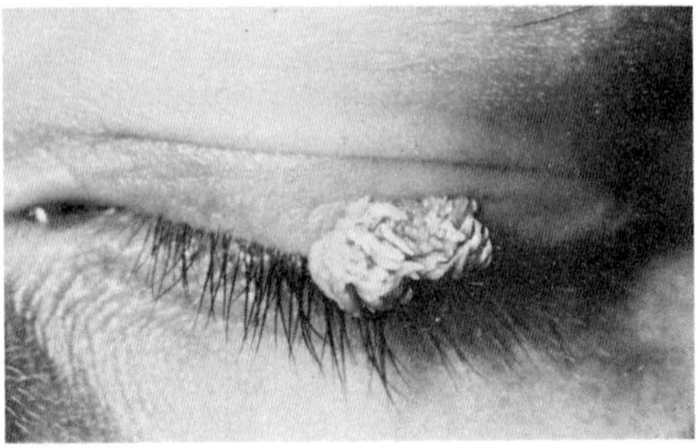

Abb. 2.25 Verruca vulgaris. Aus einer kleinen Hauterhebung entwickelt sich ein verhorntes Gebilde mit stachlig-zerklüfteter Oberfläche. Gutartig. (40 J. ♀)

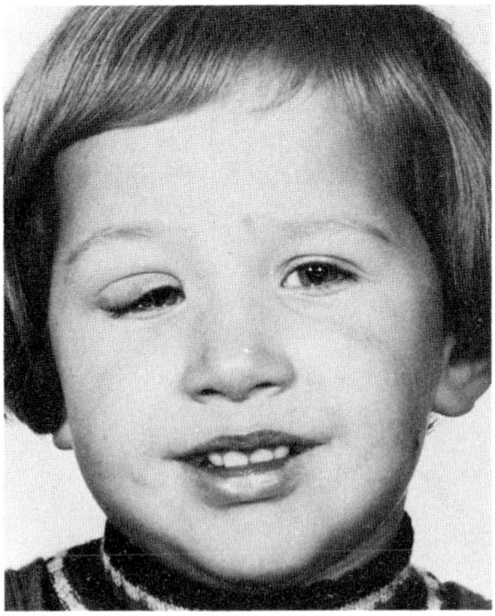

Abb. 2.26

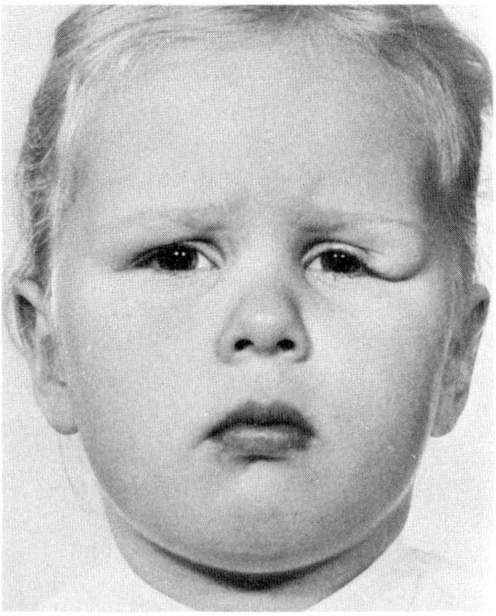

Abb. 2.27

Abb. 2.26 Beginnende Elephantiasis des rechten Oberlides bei Neurofibromatose *v. Recklinghausen.* Weiche, diffuse gutartige Geschwulst (Neurofibrom) im rechten Oberlid verursacht das Herabhängen des rechten Lides. Wachstum mit Verdrängung des Augapfels möglich. Häufig ist dieses Erbleiden kombiniert mit Café-au-lait-Flecken, Neurofibromen der Haut, seltener mit Buphthalmus und Netzhauttumoren der betroffenen Seite

Abb. 2.27 Epidermoid *links.* Prallelastische kugelige Vorwölbung am temporalen Lidwinkel. Angeborene Abschnürung eines dermalen Keimes. Sitz in Nähe der Knochennähte. Darüberliegende Haut verschieblich

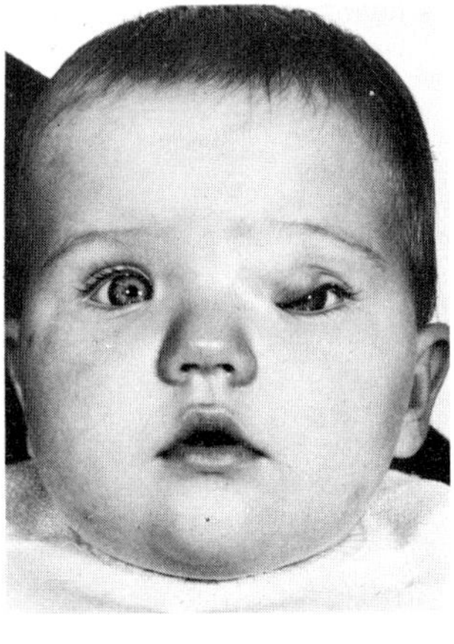

Abb. 2.28 Hämangiom *links.* Bläulichrote, durch die Haut schimmernde Verfärbung mit Anschwellung im nasalen Lidwinkel. Weiche Konsistenz. Zunahme der Schwellung beim Schreien des Kindes durch vermehrte Blutfülle. Langsame spontane Rückbildung möglich

Therapie *der gutartigen Lidgeschwülste:* Exzision, falls erforderlich plastische Deckung des Defektes. Cave Neurofibromatose, da Tendenz zu erneuter Sprossung!

Therapie *der Hämangiome:* Spontane Rückbildung innerhalb Jahresfrist abwarten! Sonst Therapie der Wahl: Röntgen- oder Radiumbestrahlung; bevorzugt Betabestrahlung, da die benachbarten strahlenempfindlichen Gewebe (Linse) hierdurch optimal geschont werden; chirurgische Behandlung nur bei kleinen, oberflächlich sitzenden Hämangiomen (Abb. 2.29).

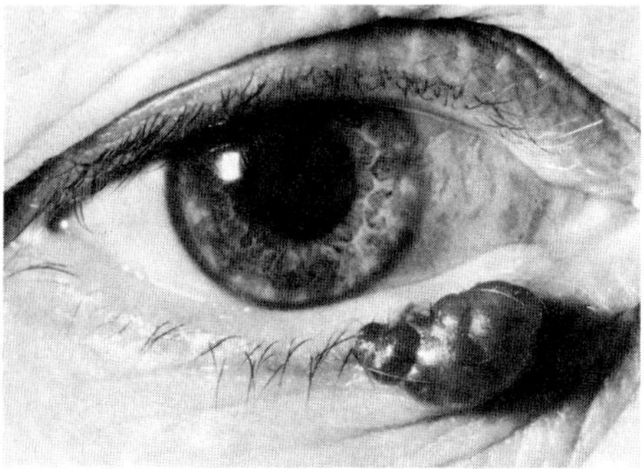

Abb. 2.29. Oberflächliches Hämangiom. Brombeerartige, blaurote Geschwulst mit höckriger Oberfläche (angeborenes gekammertes Angiom). Mit gestielter Basis dem Unterlidrand aufsitzend (48 J. ♀)

Die **bösartigen Formen** betreffen die *Lidkarzinome.* Am häufigsten sind die Basalzellenkrebse *(Basaliome),* etwa 10mal seltener die Stachelzellenkrebse *(Spinaliome).* Beide Formen beginnen zumeist als lidrandnahe graue Knötchen. Die Mitte ist unregelmäßig eingezogen und von leicht blutenden Krusten bedeckt. Der Rand ist derb. Der Basalzellenkrebs (Abb. 230) bevorzugt das flächenhafte Fortschreiten (Ulcus rodens). Er zeigt bekanntlich weder an den Lidern noch an der übrigen Haut Neigung zur Metastasierung. Im Gegensatz dazu steht

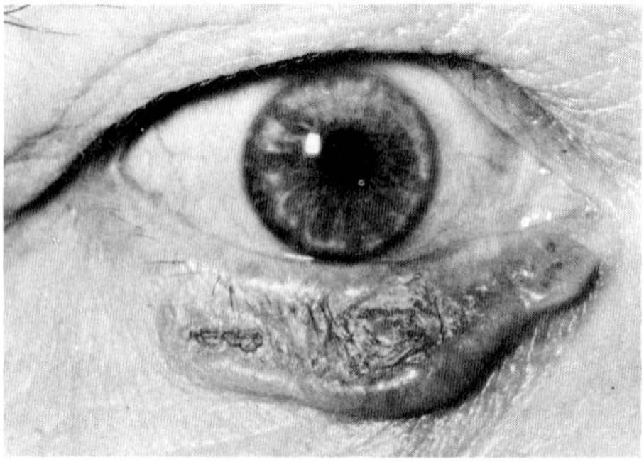

Abb. 2.30 Lidkarzinom. Flächenhaft wachsende plattenartige Geschwulst am Unterlid. Wallartig aufgeworfener, derber Rand. Geschwürig zerfallender, leicht blutender Grund. Histologisch: Basaliom des Lides. (54 J. ♀)

der infiltrierend sich ausbreitende Stachelzellen- oder Hornkrebs, das Spinaliom. Er kann nicht nur verhornen, sondern auch über die Lymphwege metastasieren.

Sehr selten sind *Epitheliome,* die als *Adenokarzinome* von den Talgdrüsen ausgehen oder als *Pigmenttumoren* in Form der *Melanosarkome* der Lider in Erscheinung treten.

Die *prognostische Beurteilung* richtet sich in erster Linie nach Art, Verschieblichkeit und Übergreifen der Geschwulst auf die Nachbarschaft, d. h. auf Tarsus, Lidrand, Bindehaut, Tränensack oder Periost des Orbitalrandes sowie auf Metastasierung (Spinaliome!).

Therapie. In jedem Falle ist der *frühzeitigen* chirurgischen Behandlung der Vorzug vor der Bestrahlung zu geben. Diese erlaubt die Ausschneidung im Gesunden sowie die histologische Diagnose der Geschwulst. Die Dekkung des Defektes erfordert jedoch ausreichende plastisch-chirurgische Erfahrung.

Zusammenfassung

Die Lider bestehen aus 2 Blättern: dem äußeren Haut-Muskel-Blatt und dem inneren Knorpel-Bindehaut-Blatt. Neben ihrer Schutzfunktion helfen sie die Hornhaut stets gleichmäßig feucht, durchsichtig und klar zu halten. Die Erkrankungen der Lidhaut betreffen vorwiegend *Exantheme, Ödeme* und *Ekzeme.* Bemerkenswert ist weiter das *Luftemphysem,* das *Lidhämatom,* die *Xanthelasmen* sowie die *Blepharochalase.* Am auffallendsten sind Störungen der Lidbewegung *(Ptosis)* sowie der Lidstellung *(Epikanthus, Ektropium, Entropium* und *Lagophthalmus).* Neben den Erkrankungen des Lidrandes *(Blepharitis)* und den Erkrankungen der Liddrüsen *(Gerstenkorn, Hagelkorn)* sind vor allem die *Tumoren* von Bedeutung. Die gutartigen sind die *Milia,* die *Dermoidzysten* und *Atherome,* die *Papillome, Lipome, Fibrome, Neurofibrome* sowie das *Hämangiom.* Die bösartigen *Lidkarzinome (Basaliom, Spinaliom)* werden in ihrem Anfangsstadium häufig verkannt.

KAPITEL 3

Tränenorgane

Allgemeines

Die Tränenorgane bestehen aus einem *tränenbildenden* und einem *tränenableitenden* Teil.

Tränenbildender Teil. Die Bildung der leicht alkalischen Tränenflüssigkeit erfolgt in der Tränendrüse. Diese liegt dicht unter dem schläfenwärtigen oberen Orbitalrand. Die Sehnenplatte des Lidhebers (M. levator) unterteilt die Drüse in ein oberes orbitales und ein unteres palpebrales Läppchen (vgl. Abb. 1.13). Das palpebrale Drüsenläppchen läßt sich beim Blick nach nasal unten durch Anheben des Oberlides als flache Vorwölbung unter der Übergangsfalte der Bindehaut sichtbar machen. Hinzu kommen multiple kleine akzessorische Tränendrüschen im Bereich der oberen und unteren Übergangsfalte der Bindehaut.

Die Tränenflüssigkeit wird durch den unwillkürlichen Lidschlag gleichmäßig verteilt. Sie dient der regelmäßigen Befeuchtung der Hornhaut und der mechanischen Reinigung (biologische Irrigation) des Bindehautsackes. Darüber hinaus kommt ihr durch ihren Lysozymgehalt – von dem Oxforder Bakteriologen *A. Fleming* 1926 entdeckt – eine nicht zu unterschätzende bakterizide Wirkung zu. Mit seinem Adjutanten „Zufall" – wie FLEMING schreibt – entdeckte er 1944 auch das Penicillin.

Tränenableitender Teil. Das obere und untere Tränenröhrchen, der Tränensack und der Tränennasenkanal besorgen den Abfluß der Tränenflüssigkeit (vgl. (Abb. 1.13). Dieser erfolgt aktiv. Synchron mit dem Lidschlag schließen und öffnen sich Tränenpünktchen und Tränenröhrchen. Die intermittierend einströmende Tränenflüssigkeit wird durch den Sog der Atemluft, die aus der Nase ausströmt, in den Tränensack und den Tränennasenkanal abgesaugt. Unterstützend wirken 3 physiologische, windkesselartige Engen in den Abflußwegen (vgl. Abb. 1.13).

Erkrankungen der Tränenorgane

Verminderte und vermehrte Tränenbildung

Verminderte Tränenbildung („trockenes Auge"): Diese kommt am häufigsten beim *Sjögren*-Syndrom (generalisierte sekundäre Störung der Sekretion der Drüsen und Schleimhäute des Auges, des Mundes und der Nase) vor (vgl. S. 86). Meist postklimakterisch treten Austrocknungserscheinungen von Bindehaut und Hornhaut (Keratoconjunctivitis sicca) auf. Diese kombinieren sich u. a. mit solchen der Mund- und Nasenschleimhaut (Xerostomie, Rhinitis, Laryngitis), mit Achylie, Anämie, hoher Senkung und Gelenkbeschwerden (chronische Polyarthritis). Weitere seltene Ursachen sind Lähmungen des N. facialis oberhalb des Ganglion geniculatum, die A-Avitaminose und das *Mikulicz*sche Syndrom (beiderseitige schmerzlose Anschwellung der Tränen- und Speicheldrüsen). Physiologisch ist das Nachlassen der Tränenbildung im Alter.

Nachweis der Hyposekretion: Dieser erfolgt mit der *Schirmer*schen Probe: Einhängen eines Fließpapierstreifens (5 × 30 mm) in den unteren Bindehautsack (Abb. 3.1). Normalwert: Befeuchtung von 15 mm in 5 Min.

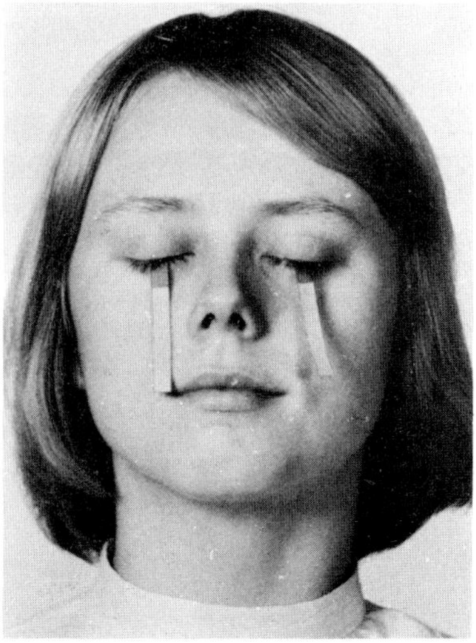

Abb. 3.1 Prüfung der Tränensekretion, *Schirmer*sche Probe. Fließpapierstreifen (Lackmuspapier) von 5 mm Breite, am Ende umgeknickt, in den Bindehautsack eingehängt. Untere Grenze: Befeuchtung von 15 mm in 5 Min.

Therapie. vgl. *Sjögren*-Syndrom, S. 86.

Vermehrte Tränenbildung („nasses Auge"): Diese kommt vor bei psychischer Erregung (Weinen) und als Teilsymptom der Abwehrtrias (Lichtscheu, Tränen, Lidkrampf) bei Reizerscheinungen am Auge. In Frage kommen: Fremdkörperreizung, Verletzung, Verätzung des Auges, intraokulare Entzündungen, Reizgase, große Kälte, Blendung durch ultraviolette Strahlung (Höhensonne), reflektorische Übertragung rhinogener Reize (z. B. Niesen).

Untersuchungen beim gestörten Tränenabfluß

Inspektion und Palpation. Zu beachten ist, ob die unteren Tränenpünktchen in den Tränensee tauchen oder abstehen (Eversio puncti lacrimalis) (vgl. Abb. 2.16 u. 2.18). Weiter kann durch Fingerdruck auf den Tränensack geklärt werden, ob sich im Falle einer Stenose verhaltenes Sekret (Schleim, Eiter) rückläufig aus dem unteren Tränenpünktchen entleert.

Fluoresceinversuch und Spülung. In den Bindehautsack eingeträufelte 2 %ige Fluoresceinkalilösung färbt beim Schneuzversuch, d. h. beim Zuhalten der Nasenöffnung der Gegenseite, die abfließende Tränenflüssigkeit gelbgrün.

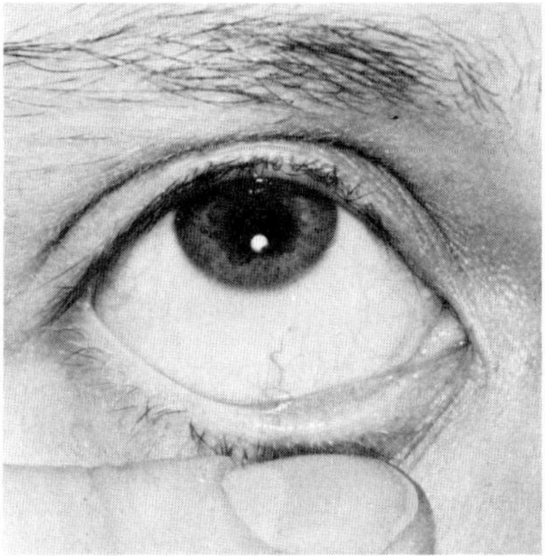

a

Abb. 3.2 Spülen der Tränenwege. a) Darstellung des unteren Tränenpünktchens durch Ektropionieren. b) Erweitern des Tränenpünktchens. Die konische Sonde wird zuerst senkrecht aufgesetzt, sodann unter Drehbewegungen horizontal geführt. c) Einführen der Tränenwegkanüle zur Spülung

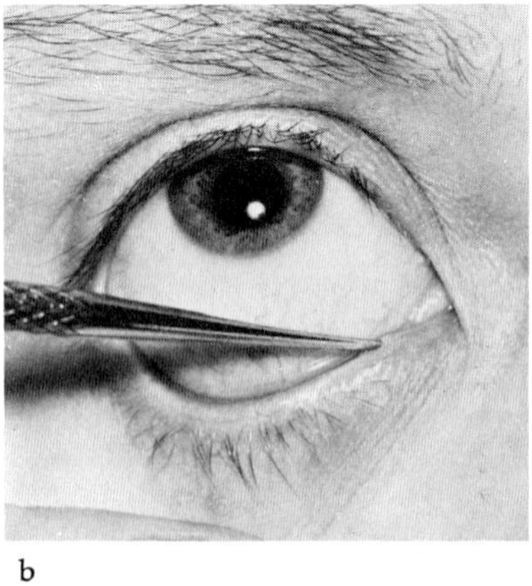

b

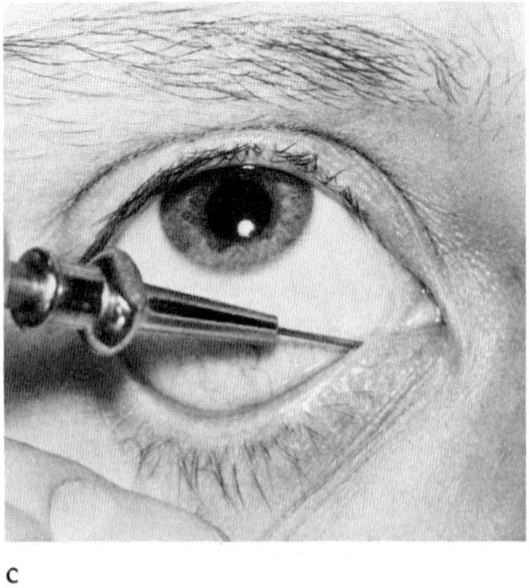

c

Nach Anästhesierung des Bindehautsackes durch 2 Tropfen 1 %iges Cornecain läßt sich das untere Tränenpünktchen mit konischer Sonde beschwerdelos erweitern (Abb. 3.2). Durch Einführung einer *Bowman*schen Knopfsonde überzeugt man sich, ob das Tränenröhrchen bis zur Einmündung in den Tränensack durchgängig ist. Sodann spült man zunächst mit Kochsalzlösung (Abb. 3.2 c); bei Nichterfolg mit einer abschwellenden Lösung von Suprarenin 1 : 1000 mit 2 %igem Kokain versetzt (5 : 1) oder Privin 1 ml. Bei Kopfneigung nach vorn fließt bei freier Durchgängigkeit die Spülflüssigkeit durch die Nase ab.

Sondierung und Röntgendarstellung. Die Sondierung gehört in die Hand des erfahrenen Augenarztes (Abb. 3.3). Nach Anästhesierung und vorbereitender Spülung mit abschwellender Flüssigkeit (siehe oben) ist bei der Führung der Sonde der anatomische Verlaufsweg der Tränenwege zu beachten (vgl. Abb. 1.3).

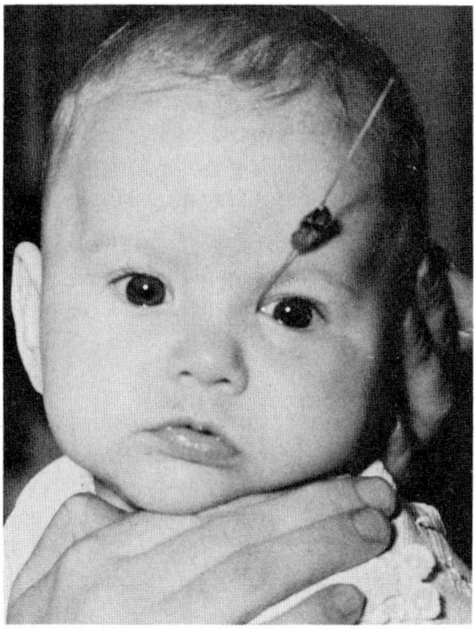

Abb. 3.3 Sondierung der Tränenwege beim Kleinkind nach vorheriger Tropfanästhesie und Spülung mit Privin

Die Füllung des Tränensackes mit einem Kontrastmittel (z. B. Lipiodol 40 %) erlaubt die röntgenologische Darstellung von Stenosen.

Erkrankungen der Tränenableitung

Leitsymptom Epiphora. Unter Tränenträufeln (Epiphora) versteht man das spontane Überlaufen der Tränen über den Lidrand. Zwei Ursachen kommen in Frage: vermehrte Tränenbildung und gestörter

Tränenabfluß durch mechanische (Abstehen des unteren Tränenpünktchens, Stenose der Tränenröhrchen, des Tränennasenganges) oder entzündliche Veränderungen (Dakryozystitis, Dakryophlegmone) der Abflußwege. Diese haben eine Länge von rund 27,9 mm (Tränenröhrchen 0,9 mm, Tränensack 12 mm und Tränennasengang 15 mm).

Stenose der Tränenpünktchen und Tränenröhrchen. Verschlüsse der *Tränenpünktchen* durch kongenitale Atresie, Verätzung, Verletzung sind selten.

Häufiger liegt eine Undurchdringlichkeit der *Tränenröhrchen* vor. In Frage kommen: Fremdkörper (Wimpern, Pilzkonkremente), Entzündungen (Konjunktivitis, Trachom), Verwachsungen (Verletzung, Röntgenbestrahlung). Bevorzugter Sitz der Stenose ist die physiologische Enge an der Einmündung des Tränenröhrchens in den Tränensack.

Stenose des Tränensackes und -nasenganges. Da der Tränensack nach rückwärts dem Knochen anliegt und nach vorn sich ausdehnen kann (vgl. Abb. 1.3) sind Strikturen selten. Am häufigsten finden sich solche im Tränennasengang (Ductus nasolacrimalis). Dieser ist allseitig vom Knochen umschlossen, kann sich nicht ausdehnen und weist 2 physiologische Engen auf: an der Einmündung des Tränensackes und am Ausgang in die untere Nasenmuschel.

In Frage kommen: Schleimhautschwellungen und Faltenbildungen, absteigend (selten!) von der Bindehaut (Konjunktivitis, Trachom) oder häufiger aufsteigend von der Nasenschleimhaut und den Nebenhöhlen.

Komplikationen. Herabgesetzte oder völlige Undurchgängigkeit führt in der Regel zur Keimbesiedlung (Pneumo-, Strepto-, Staphylokokken). Im Falle einer Hornhautverletzung kann dadurch ein Geschwür (Ulcus corneae, Ulcus serpens) entstehen (vgl. Abb. 5.7 a).

Dacryocystitis neonatorum

Die kongenitale Atresie, d. h. der bei Geburt erhalten gebliebene häutige Verschluß des Tränennasenganges an der Mündungsstelle (*Hasner*sche Klappe), ist die anatomische Ursache der meist einseitigen Abflußbehinderung beim Neugeborenen. Seltener ist der funktionelle Verschluß durch Epithelpfropf. Symptomatisch: Ansammlung von eitrigem Sekret im kaum gereizten Bindehautsack, reizlose kugelige Schwellung unterhalb des inneren Lidbändchens, Entleerung schleimig-eitriger Flüssigkeit beim Druck auf diese Stelle.

Therapie. Mehrmalige abschwellende Spülung; wenn nicht ausreichend: Sondierung (vgl. Abb. 3.2 c u. 3.3).

Dacryocystitis chronica

Kennzeichen. Lange bestehendes, einseitiges Tränenträufeln, zähflüssige klare bis schleimig-eitrige Sekretion im Bindehautsack (Pseudokonjunktivitis), Entleerung von großen Sekretmengen beim Druck auf den erweiterten Tränensack.

Ursache. Verengung oder Verschluß des Tränennasenganges, z. B. durch chronische Entzündung der Nasenschleimhaut, sekundäre Beteiligung der Schleimhaut des Tränensackes.

Therapie. Endonasale Behandlung (wenn erforderlich), abschwellende Spülung im Wechsel mit Instillation bakterizider Lösungen oder Gele, vorsichtige Sondierung mit Knopfsonde (stets nur nach vorheriger Anämisierung der Schleimhaut!), Dakryozystorhinostomie nach *Toti* (Cave Tbc!).

Dacryocystitis acuta (purulenta, phlegmonosa)

Kennzeichen. Flächenhaft harte, hochrot-entzündliche, schmerzhafte Schwellung der Tränensackgegend (Abb. 3.4 a), Begleitödem von Lidern und Nasenrücken, im Perforationsstadium Fluktuation, Schwellung der regionären Lymphdrüse von Ohr und Unterkieferwinkel, subfebrile Temperaturen.

Ursache. Zumeist vorausgehende Dacryocystitis chronica. Schädigung des Tränensackepithels durch die chronische Entzündung oder auch mechanisch (Sondierungsdefekt). Durchwandern der Erreger in die Submukosa des Tränensackes. Phlegmonöses Fortschreiten der Entzündung in Richtung zur Oberfläche.

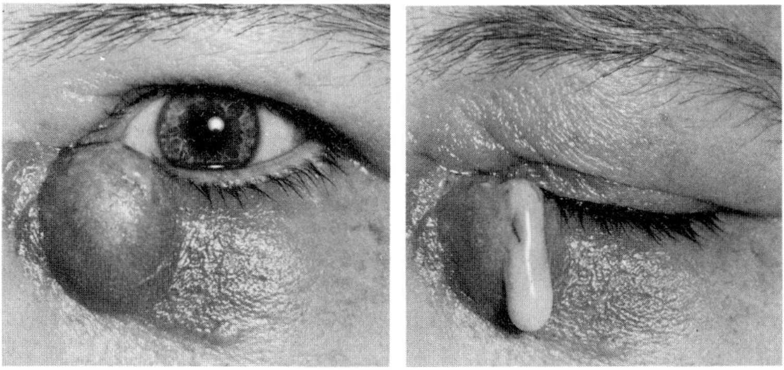

a b

Abb. 3.4 Dakryophlegmone. a) Hochrot-entzündliche, schmerzhafte Anschwellung mit typischer Lokalisation am inneren Lidwinkel. Fluktuation. (48 J. ♀). b) Unmittelbar nach Inzision. Aus der senkrechten Stichinzision entleert sich dickflüssiger Eiter

Therapie. Laufend Umschläge mit Rivanol 2 ‰, Bettruhe, Sulfonamide, Antibiotika nach dem Allgemeinbefund, bei Fluktuation Eröffnung des Tränensackes durch Stichinzision dicht unterhalb der Mitte des inneren Lidbändchens (Abb. 3.4 b), nach Abklingen der Entzündung Operation nach *Toti.*

Erkrankungen der Tränendrüse

Dacryoadenitis acuta

Kennzeichen. Ein- oder doppelseitige druckschmerzhafte Schwellung des Oberlides, das bogenförmig nach temporal unten hängt (Paragraphenform!) (Abb. 3.5), schon beim geringen Anheben des Oberlides Hervortreten des entzündlich geschwollenen palpebralen Tränendrüsenläppchens, Schwellung der Präaurikulardrüse.

Differentialdiagnose. Hordeolum internum, Lidabszeß, Periostitis des Orbitalrandes. Unterscheidungsmerkmal: sichtbare Schwellung der Tränendrüse bei Dakryoadenitis.

Ursache. Resistenzmindernde Infektionskrankheiten (Mumps, Masern, Scharlach, Grippe). Erreger: Staphylokokken, Pneumokokken.

Therapie. Rivanol-Umschläge, Einstreichen antibiotischer Salben in den Bindehautsack.

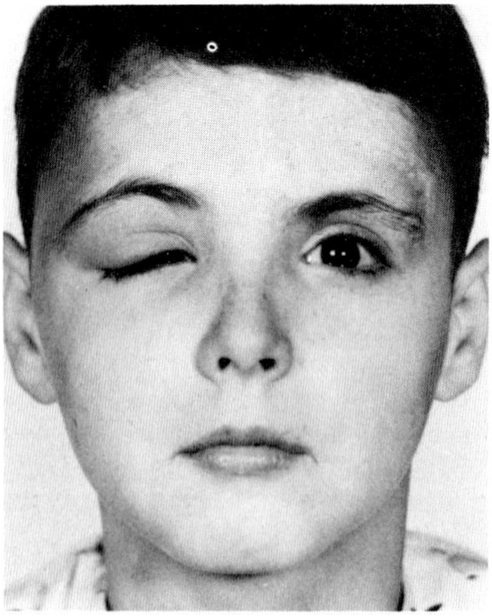

Abb. 3.5 Akute Dakryoadenitis. Druckschmerzhafte, entzündliche Schwellung am oberen äußeren Orbitalrand. Entzündliche *Pseudoptose.* Liegende Paragraphenform des Oberlides. (12 J. ♂)

Dacryoadenitis chronica

Kennzeichen. Allmählich sich entwickelnde, schmerzlose Schwellung des Oberlides in Paragraphenform, derbe, durch die Lidhaut tastbare Schwellung der Tränendrüsengegend.

Ursache. Trachom, Tuberkulose, Lues, Leukämie, *Mikulicz*sche Erkrankung.

Therapie. Behandlung des Grundleidens.

Tumoren der Tränendrüse

Benigne Form. Adenome, Lymphangiome, Dakryops (Zyste der palpebralen Tränendrüse, Pilzkonkremente in den Ausführungsgängen). *Mikulicz*sche Erkrankung, eine Retikuloendotheliose infektiösen Ursprungs (beidseitig sind Tränen- und Speicheldrüsen befallen!).

Maligne Form. Mischgeschwulst, seltener Sarkome, Karzinome.

Kennzeichen. Pseudoptose; tastbare Knotenbildung unter dem äußeren oberen Orbitalrand; Exophthalmus mit Verdrängung des Augapfels nach innen unten; Bewegungseinschränkung des Augapfels beim Blick nach außen oben (Doppelbilder!), Verschattung der Augenhöhle.

Therapie der malignen Formen. Chirurgisches Vorgehen (Orbitotomie), Strahlenbehandlung.

Zusammenfassung

Einfache verminderte Tränenbildung *(„trockenes Auge")* ist im Alter häufig (Schirmer-Probe). Als führendes Symptom gehört sie zum *Sjögren*schen Symptomenkomplex *(Keratoconjunctivitis sicca, Xerostomie, Rhinitis, Laryngitis, Achylie, Anämie, hohe Blutsenkung, chronische Polyarthritis)*. Vermehrte Tränenbildung kommt psychisch, reflektorisch und als Teilsymptom der Abwehrtrias *(Lichtscheu, Tränen, Blepharospasmus)* bei Reizzuständen des Auges vor.

Der gestörte Tränenabfluß beruht beim Neugeborenen *(Dacryozystitis neonatorum)* auf dem häutigen Verschluß der Mündung des Tränennasenganges in die untere Muschel, beim Erwachsenen auf einer *Eversio puncti lacrimalis, Dakryostenose, Dakryozystitis, seltener Dakryophlegmone des Tränensackes.* Entzündung der Tränendrüse *(Dakryoadenitis)* und Tumoren *(Adenome, Lymphangiome, Mikuliczsche Erkrankung, Sarkome, Karzinome)* sind ausgesprochen selten.

KAPITEL 4

Bindehaut

Allgemeines

Die Bindehaut stellt einen sackartigen Schleimhautüberzug dar, der Lider und Augapfel unter Freilassung der Hornhaut zu einer beweglichen Einheit verbindet. Auf diese Weise wird ein Abschluß erreicht, der das Eindringen von Fremdkörpern, Keimen und sonstigen Schädigungen in rückwärtige Abschnitte verhütet. Hinter diesem schützenden Vorhang liegen die Tränendrüse, das Orbitalgewebe mit den zum Augapfel ziehenden Gefäßen und Nerven, die 6 äußeren Augenmuskeln sowie der gesamte hintere Bulbusabschnitt einschließlich des Sehnerven.

Die Bindehaut ist durchsichtig, von zartrosa Farbe. Ihre sichtbaren großen Gefäße sind hellrot und mit einem Glasstab zu verschieben. Sie ist feucht, glatt und glänzend und gliedert sich in *3 Abschnitte:*

Bindehaut des Augapfels (Conjunctiva bulbi),
Bindehaut der Lider (Conjunctiva tarsi),
Bindehaut der Übergangsfalten (Conjunctiva fornicis).

Durch Inspektion, d. h. durch bloße Betrachtung, ist nur die Bindehaut des Augapfels im Bereich der Lidspalte zugänglich. Die übrigen

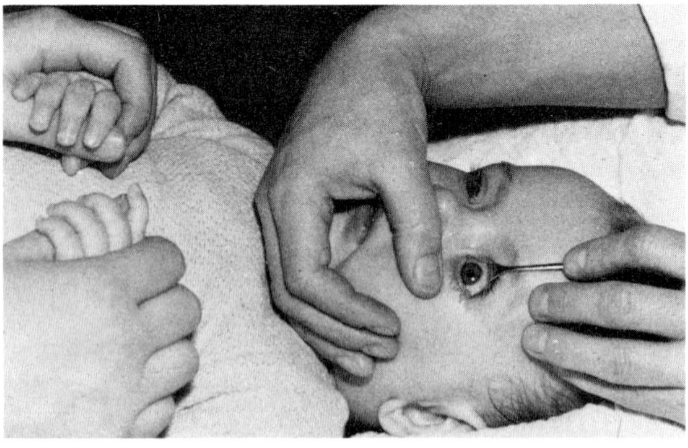

Abb. 4.1 Inspektion des Bindehautsackes beim Kleinkind. Durch Einlegen eines *Desmarres*schen Lidhalters und Abziehen des Unterlides liegt der Bindehautsack zur Inspektion oder Spülung frei

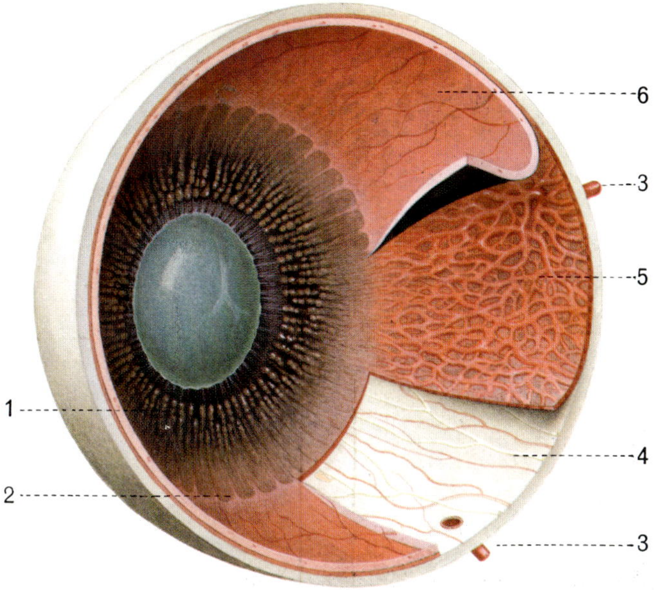

Abb. 1 Vordere Hälfte eines Augapfels, von hinten gesehen (aus THIEL). 1 Processus ciliaris, 2 Ora serrata, 3 Vv. vorticosae, 4 Sklera (Tunica fibrosa), 5 Chorioidea (Tunica vasculosa), 6 Retina (Tunica nervosa)

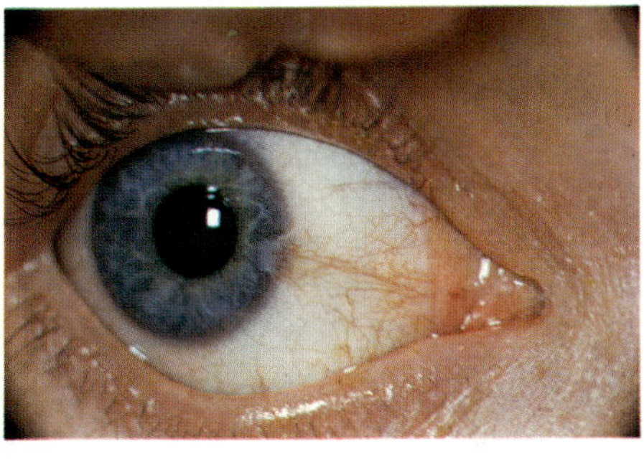

Abb. 3 Pterygium. Dreieckige Falte der Bindehaut mit Basis zum inneren Lidwinkel und an der Hornhaut adhärenter Spitze. (23 J. ♂)

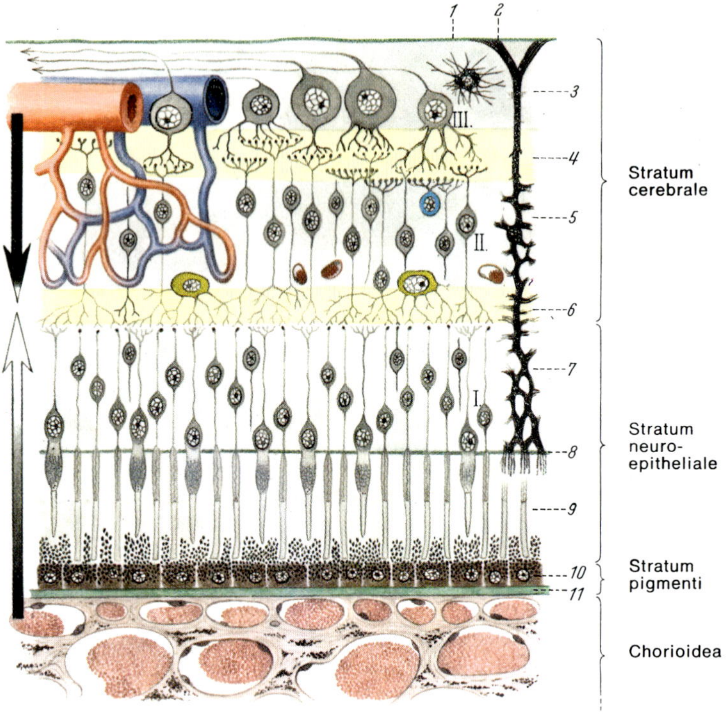

Abb. 2 Querschnitt durch die Netzhaut (aus THIEL).

I.: Erstes Neuron (9—7); II.: Zweites Neuron (6+5); III.: Drittes Neuron 4+3).

1 Membrana limitans interna, 2 Basalkegel der *Müller*schen Stützfaser, 3 Nervenfaser- und Ganglienzellenschicht, 4 Innere plexiforme Schicht, 5 Innere Körnerschicht, 6 Äußere plexiforme Schicht, 7 Äußere Körnerschicht, 8 Membrana limitans externa, 9 Stäbchen-Zapfen-Schicht, 10 Pigmentepithel, 11 Lamina vitrea basalis (*Bruch*sche Membran)

Die Pfeile am linken Bildrand weisen auf den inneren vom Gefäßsystem der Netzhaut und den äußeren von der Choriokapillaris der Aderhaut stammenden ernährenden Saftstrom hin.

Abb. 4 Verhalten der Bindehautgefäße bei den verschiedenen Erkrankungen des Augapfels (Konjunktivitis, Keratitis, Iritis).

a) *Konjunktivale Injektion.* Ziegelrote mit der Bindehaut verschiebliche Gefäße. Das einzelne Gefäß ist mit seinen Verzweigungen deutlich erkennbar.

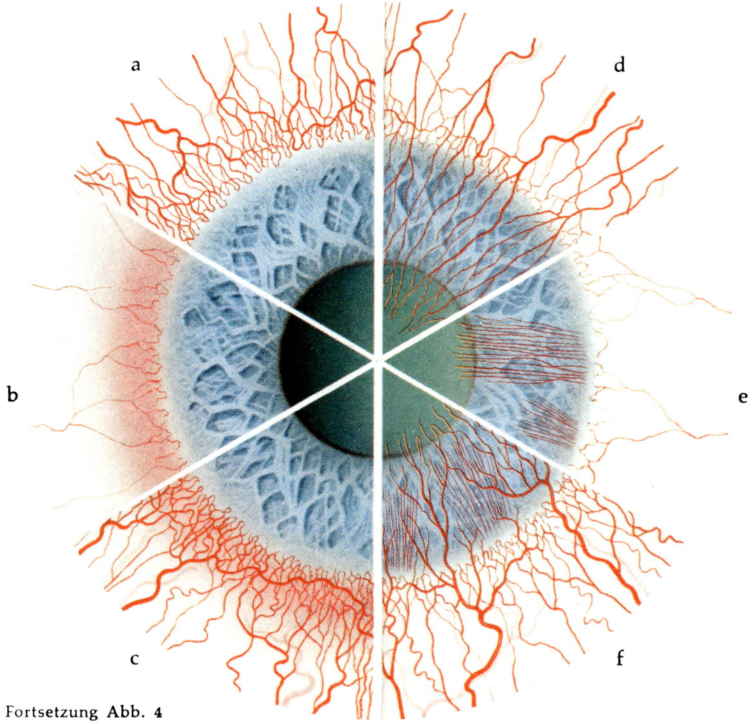

Fortsetzung Abb. 4

b) *Ziliare Injektion.* Bläulichrote diffuse Verfärbung, entsprechend der Lage des Randschlingennetzes, am deutlichsten am Hornhautrande. Bindehautgefäße über der bläulichroten Verfärbung der Hornhaut frei verschieblich.

c) *Gemischte, konjunktivale und ziliare Injektion.* Sichtbare Bindehautgefäße. Darüberliegende bläulichrote Verfärbung der Lederhaut im Hornhautrandbereich.

d) *Oberflächliche Hornhautvaskularisation (Pannus).* Oberflächliche hellrote, in Windungen verlaufende Gefäße, die sich baumförmig aufsplittern und Anastomosen bilden. Da sie aus den Bindehautgefäßen entspringen, ziehen sie ohne Unterbrechung zur Hornhautoberfläche hinüber.

e) *Tiefe Hornhautvaskularisation.* Dunkelrote, besenreiserförmig im Hornhautgrundgewebe angeordnete Gefäße, die sich stets dichotomisch verzweigen. Sie entstammen aus dem Randschlingennetz und stehen in keiner Verbindung zu den Bindehautgefäßen.

f) *Gemischte, oberflächliche und tiefe Vaskularisation.* Aus den Bindehautgefäßen (oberflächlich!) und aus dem Randschlingennetz (tief!) sprossen Gefäße in die Hornhaut ein

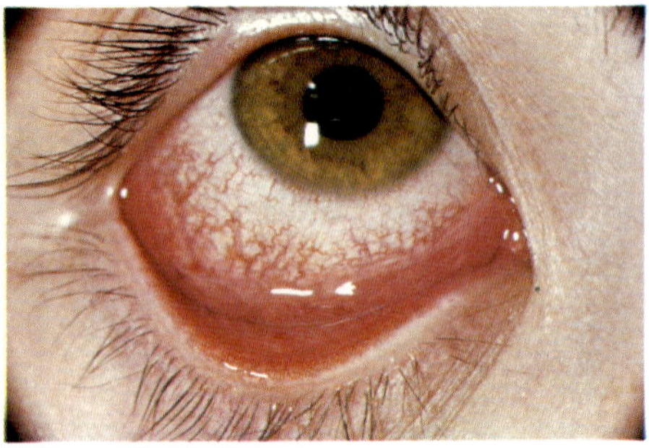

Abb. 5 Akute Konjunktivitis (rechtes Auge). Hyperämie und Schwellung aller 3 Abschnitte der Bindehaut (7 J. ♀)

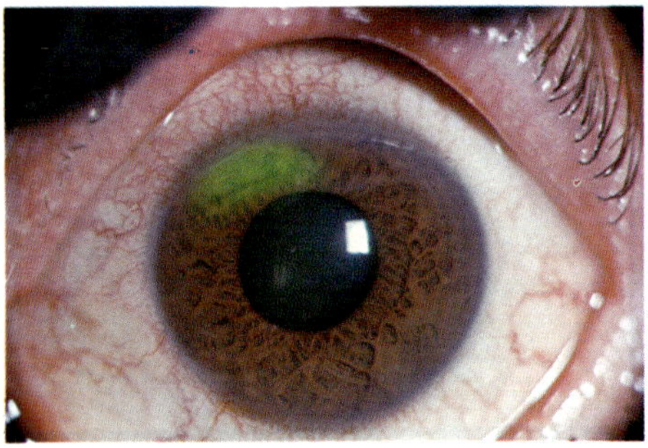

Abb. 6 Erosio corneae. Flächenhafte Epitelabschürfung im oberen Hornhautbereich. Grünfärbung durch Fluoreszein. Angrenzende perikorneale bzw. ziliare Injektion. (49 J. ♂)

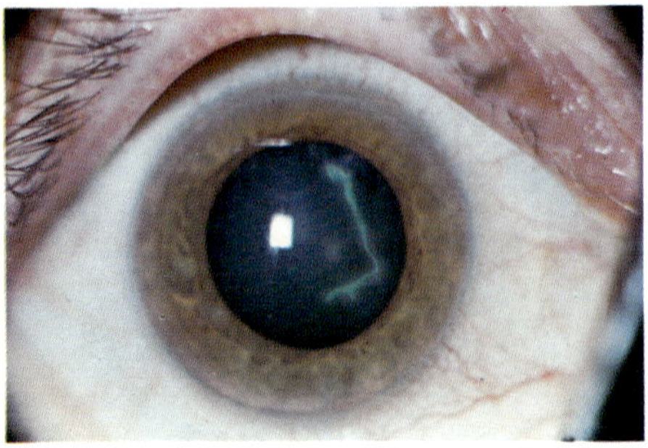

Abb. 7 Herpes corneae (Keratitis dendritica). Astförmig verzweigte Herpesrinne im Hornhautepithel. Grünfärbung durch Fluorescein. (42 J. ♂)

Abschnitte der Bindehaut müssen durch Einlegen von Lidhaltern (Abb. 4.1) oder durch Ektropionieren (Umstülpen) zugänglich gemacht werden. Unter Ektropionieren versteht man die Sichtbarmachung der Innenfläche der Lider. Man unterscheidet:

Einfaches Ektropionieren, d. h. Darstellen der den Lidknorpel bedekkenden Bindehaut (Conjunctiva tarsi) (vgl. Abb. 2.2 u. 2. 3).

Doppeltes Ektropionieren, d. h. Darstellen der den Lidknorpel bedekkenden Bindehaut *und* der Bindehaut der Übergangsfalte (Conjunctiva fornicis) (vgl. Abb. 2.4 u. 2.5).

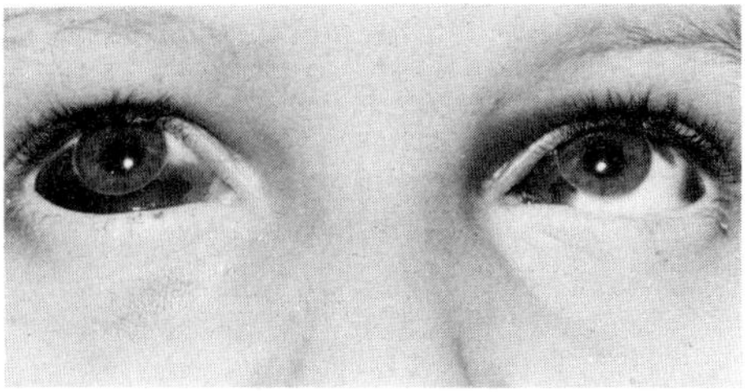

Abb. 4.2 Hyposphagma nach Keuchhusten. Flächenhafte subkonjunktivale Blutung. (9 J. ♂)

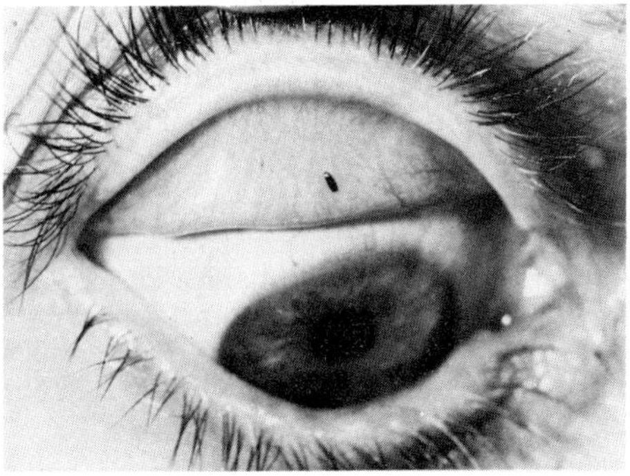

Abb. 4.3 Subtarsaler Fremdkörper (Insektenflügel). Beim Ektropionieren aus dem Sulcus subtarsalis nach unten abgeglitten. (57 J. ♂)

Die *Bindehaut des Augapfels* ist nur lose mit der weiß durchschimmernden Lederhaut verbunden. Sie kann mit einer Pinzette nahezu schmerzfrei in Falten abgehoben werden. Aus diesem Grunde unterblutet sie leicht (Abb. 4.2) in Form des *Hyposphagma.* Am Hornhautrand bildet sie einen flachen, etwa 2 mm breiten Wulst, den *Limbus corneae.*

Die *Bindehaut der Lider* ist fest mit dem darunterliegenden graurötlichen Lidknorpel (Tarsus) verwachsen. Sie enthält eine Lage makroskopisch nicht sichtbarer Lymphfollikel, die bei Entzündung der Bindehaut anschwellen und ein Fremdkörpergefühl verursachen. Im Tarsus liegen die *Meibom*schen Drüsenschläuche, die durch Druck mit einem Glasstab sichtbar gemacht werden können. Wichtig ist hier, auf den Sulcus subtarsalis hinzuweisen. Es handelt sich um eine lidrandnahe seichte Tarsusrinne, in die sich häufig Fremdkörper festsetzen (Abb. 4.3).

Die *Bindehaut der Übergangsfalten* ist eine buchten- und faltenreiche Tasche; sie bildet sogenannte Reservefalten, die die volle Beweglichkeit des Augapfels gewährleisten.

Gesondert zu besprechen ist die *Bindehaut des Augapfels im Lidspaltenbezirk*. Diese besitzt 2 charakteristische Merkmale:

Die Plica semilunaris. Diese stellt eine halbmondförmige Bindehautfalte im nasalen Augenwinkel dar und entspricht als rudimentäre dritte Lidbildung (Palpebra tertia) der bei vielen Tieren vorkommenden Nickhaut (vgl. Abb. 2.1 b).

Die Karunkel. Diese schließt nasal an die Plica semilunaris an. Es handelt sich um eine kleine warzenartige Erhebung von rötlicher Farbe. Die Karunkel hat Hautcharakter und ist mit zarten Lanugohaaren, Talg- und Knäueldrüsen besetzt (vgl. Abb. 2.1 b).

Degenerative Veränderungen

Pinguecula, Lidspaltenfleck

Es handelt sich um eine gelbliche Einlagerung und Verdickung der Bindehaut im Lidspaltenbereich. Die Basis des meist dreieckigen Gebildes läuft dem Hornhautrand parallel. Die Spitze ist gegen den Lidwinkel gerichtet. Die Verdickung und Verfärbung ist harmlos. Sie beruht auf hyaliner Degeneration des subepithelialen Gewebes. Höheres Alter und äußere Schädlichkeiten (Sonne, Wind, Staub) begünstigen das Auftreten.

Pterygium, Flügelfell

Es handelt sich um eine dreieckige Bindehautfalte, die sich im Lidspaltenbereich – häufiger nasal als temporal – zur Hornhautmitte hin vorschiebt (Abb. 3, Tafel 1). Die Spitze des Dreiecks wird als Kopf, die Basis als Körper bezeichnet. Zwischen dem gefäßlosen, gelblich-sulzigen Kopf und dem gefäßhaltigen glatt-glänzenden Körper liegt der Hals des Flügelfells. Kopf und Hals sind mit dem Hornhautepithel verwachsen. Der Körper des Pterygiums ist zu den Seiten in Falten gelegt, die sich zur Peripherie hin ohne scharfe Grenze in der Bindehaut verlieren. In der Regel überschreitet das Pterygium nur knapp den Hornhautrand. Die selteneren progressiven Formen tragen am Kopf einen leicht erhabenen sulzigen Saum.

Ätiologie. Degeneratives Leiden; Beziehung zur Pinguecula wird vermutet.

Therapie. Ablösen von Kopf und Hals, nach seitlicher Unterminierung Versenken und Fixieren der Spitze in der unteren Übergangsfalte, Deckung des Defektes durch Mobilisation und Verschiebung.

Pseudo- oder Narbenpterygium

Es handelt sich um eine meist unregelmäßig verdickte Bindehautfalte, die an der Verwachsungsstelle mit der Hornhaut keinen „Kopf" trägt. Kein Fortschreiten.

Ätiologie. Verbrennung, Verätzung, Zustand nach operativer Deckung einer Hornhautperforation mit Bindehaut.

Therapie. Abtragung und plastische Deckung durch Bindehaut aus der Nachbarschaft.

Kalkinfarkte

Sekretverhaltungen der *Meibom*schen Tarsusdrüsen. Eintrocknung führt zur Verhärtung und verursacht durch Fremdkörperwirkung (Reiben, Schaben) chronische Reizzustände der Bindehaut.

Therapie. Entfernung durch Stichinzision mit abgeschliffenem *Graefe*-Messer.

Erkrankungen der Bindehaut (Konjunktivitis)

Allgemeines

Die Bindehaut des Augapfels ist eine Schleimhaut wie Mund- oder Nasenschleimhaut, nur wesentlich zarter und durchsichtiger. Sie wird dauernd feucht gehalten durch kleine eigene, subkonjunktival gelegene akzessorische Drüschen, vor allem aber durch die Tränenflüssigkeit der orbitalen und palpebralen Tränendrüse. Im Verein mit der laufenden „biologischen Irrigation" durch die Tränen sorgt das Lysozym der Tränenflüssigkeit für weitgehende Keimfreiheit des Bindehautsackes. Die Bindehaut der Lider befeuchtet und reinigt bei jedem Lidschlag (Scheibenwischfunktion!) das zur Austrocknung neigende Hornhautepithel (Cave Narkoseschaden, wenn vom Anästhesisten nicht auf Lidschluß geachtet wird). Beim Lidschluß schließlich ist der Augapfel in die schützende Hülle sämtlicher Bindhautabschnitte eingebettet. In der Bezeichnung „Bindehaut" ist somit bereits ihre Funktion gekennzeichnet: sie verbindet Augapfel und Lider zu einer beweglichen Einheit.

Bei der Untersuchung der Bindehaut (Abb. 4, Tafel 3) achte man im einzelnen auf *Verschieblichkeit, Farbe, Oberfläche, Gefäßfüllung, Sekret* und *pathogene Keime:*

Die Verschieblichkeit kann in ihrem locker der Lederhaut aufliegenden bulbären Teil gestört sein durch Chemose (blasenartige Abhebung durch Flüssigkeitserguß) oder durch verkürzende Narbenstränge (Symblepharon, z. B. nach Verätzung [vgl. Abb. 20.4] oder Trachom). Die blaßrosa *Farbe* kann in ein auffallendes helles Rot umschlagen, wenn akute Entzündungen vorliegen. Die *Oberfläche,* z. B. der Lider, kann durch pflastersteinartige Wucherungen beim Frühjahrskatarrh unregelmäßig höckerig sein. Die sonst unauffälligen *Gefäße* können bei entzündlicher Hyperämie einschließlich der normalerweise unsichtbaren Ruhekapillaren strotzend gefüllt sein. Das *Sekret* kann wäßrig, schleimig, eitrig, fadenziehend oder blutig sein. Die pathogenen *Keime* können Bakterien oder Viren sein.

Allgemeine Kennzeichen der Konjunktivitis

Die Entzündungen der Bindehaut betreffen stets beide Augen. Entsprechend ihrem Schleimhautcharakter verlaufen sie in der Form eines Katarrhs. Die Beschwerden bestehen in Jucken, Brennen, Fremdkörpergefühl. In stärkerer Ausprägung bei der akuten, in abgeschwächter bei der chronischen Form, finden wir folgendes klinisches Bild:

Abwehrtrias: Lichtscheu, Tränen, Lidkrampf.

Rötung: Konjunktivale Injektion der 3 Bindehautabschnitte (Abb. 5, Tafel 4).

Schwellung: Ödematöse Durchtränkung des subepithelialen Bindegewebes bis zur Chemose, Schwellung und Vermehrung der lymphoiden Zellen.

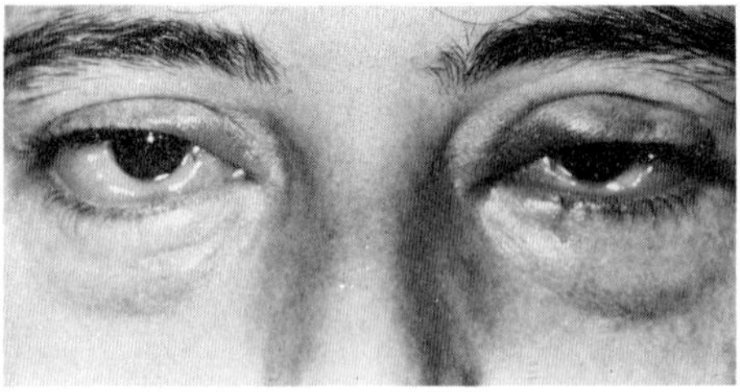

Abb. 4.4 Conjunctivitis allergica. Lidödem. Chemose, d. h. durch Flüssigkeitserguß blasenartige Abhebung der bulbären Bindehaut von der Lederhaut. Allergie auf Getreidepollen. (22 J. ♂)

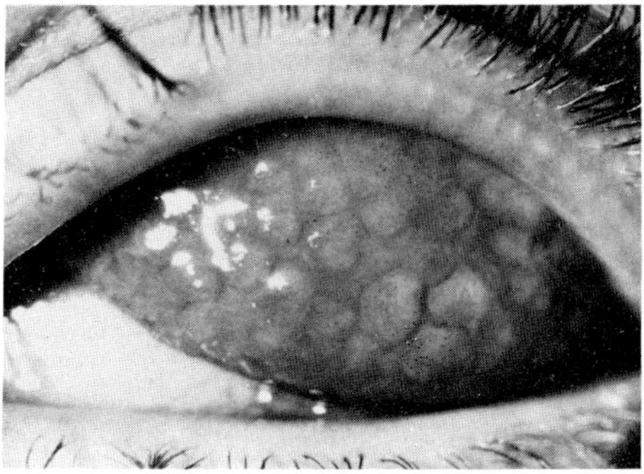

Abb. 4.5 Conjunctivitis vernalis. Pflastersteinartige Wucherungen der Conjunctiva tarsi. (8 J. ♂)

Sekretion: Wässerig-schleimig bis schleimig-eitrig (bei Blennorrhö rahmig-eitrig).

Ursachen. Diplokokken, Pneumokokken, Staphylokokken, Streptokokken, Gonokokken. Diplobakterien, Koch-Weeks-Bakterien, Xerosebakterien, Diphtheriebakterien u. a. In seltcnen Fällen Pilze.

Virusinfektion: Herpes-simplex-Virus; Keratoconjunctivitis-epidemica-Virus; Röteln-, Masern-, Influenza-, Mumpsvirus; okulogenitales Virus; Trachom u. a.

Mechanische oder physikalisch-chemische Schädigungen: Fremdkörper, Strahlung (Höhensonne, Schweißen), Verätzung, Verbrennung.

Allergische Vorgänge: Heuschnupfen (Abb. 4.4), Frühjahrskatarrh (Abb. 4.5), Medikamente.

Akute infektiöse Bindehautentzündungen

In dieser Gruppe sind hauptsächlich jene Bindehautentzündungen zusammengefaßt, deren klinisches Bild durch bestimmte Erreger geprägt ist. Nachfolgend sind die wichtigsten klinischen Symptome der in Tab. 1 genannten Entzündungsformen sowie deren Behandlung angeführt.

Pneumokokken-Konjunktivitis

Klinisches Bild. Stets beidseitige starke Rötung und Schwellung der 3 Bindehautabschnitte, Blutungen in die Bindehaut durch toxische Schädigung der Gefäßwand (Abb. 4.6), heftige serös-eitrige Sekretion. *Subjektiv:* Druck-, Spannungs- oder Fremdkörpergefühl durch Verlust der Gleitfähigkeit des Bindehautepithels.

Tab. 1 Akute infektiöse Bindehautentzündungen

Bindehaut-Erkrankungen	Erreger	Inkubationszeit	Klinisches Bild	Sekretion	Komplikationen
1. akute Konjunktivitis	a) Pneumokokken, *Koch-Weeks*-Bakterien	1—2 Tage	Rötung, Schwellung, Blutaustritte	serös-eitrig	Hornhaut-Epithel-Läsionen, Keratitis superficialis punctata
	b) hämolysierende Streptokokken	2—6 Std.	Rötung, Schwellung, Pseudomembranbildung	wäßrig-schleimig	Ulcus corneae
2. Gonoblennorrhö	Gonokokken *(Neisser)*	2—4 Tage 2—4 Std. (beim Erw.)	Lidschwellung, Chemosis	rahmig-eitrig	Ulcus corneae**
3. Einschlußblennorrhö (Paratrachom)	okulogenitales Virus (Einschlußkörperchen)	6—10 Tage	hahnenkammartige Schwellung der Übergangsfalten	flockig-eitrig	keine
4. Schwimmbadkonjunktivitis (Paratrachom)	okulogenitales Virus (Einschlußkörperchen)	8—14 Tage	hahnenkammartige Schwellung der Übergangsfalten	schleimig-wäßrig	keine
5. Conjunctivitis epidemica	Virus (APC*)-Virusgruppe Typus 8 bzw. 3)	8—14 Tage	Pseudoptosis, Karunkel-, Plicaschwellung, Membranen	schleimig-wäßrig	multiple zarte, subepitheliale Hornhaut-Narben
6. Conjunctivitis diphtherica	Diphtheriebakterien *(Löffler)*	1—2 Tage	Membranbildung (Bindehautkrupp)	anfangs wäßrig, später serös-eitrig	Ulcus corneae**, Lidgangrän, Nephritis, Nervenlähmungen

* Adeno-Pharyngo-Conjunctival ** Gonokokken und Diphtheriebakterien dringen *ohne* Epithelläsion ins Gewebe!

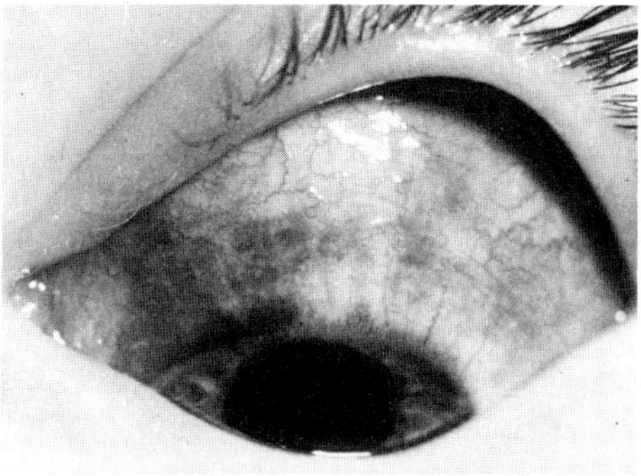

Abb. 4.6 Pneumokokkenkonjunktivitis mit streifigen Blutaustritten aus den Bindehautgefäßen. (6 J. ♂)

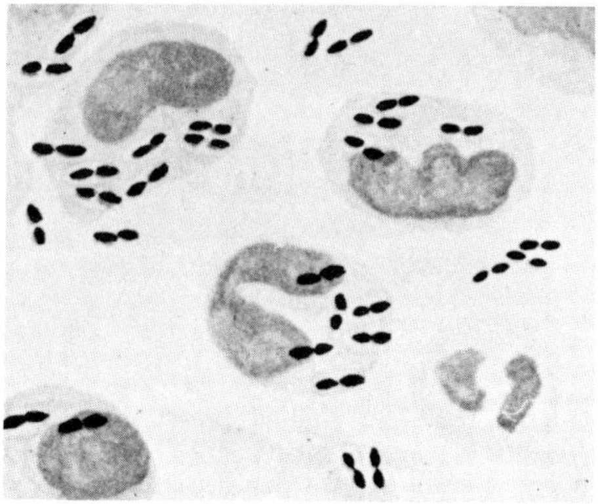

Abb. 4.7 Pneumokokken. Grampositive lanzettförmige Doppelkokken mit Kapsel

Ursache. Pneumokokken (Abb. 4.7). Gleichartige Krankheitsbilder werden hervorgerufen durch Koch-Weeks-Bakterien, hämolysierende Streptokokken (Pseudomembranbildung!).

Therapie. Touchieren mit 1/2—1 %iger Silbernitratlösung, daneben Anwendung von Antibiotika (Chibro-Rifamycin), Tetracyclinen oder Chloramphenicol in Tropfen oder Salbenform (1 %ig: Aquamycetin, Leukomycin-Augentropfen oder -Augensalbe, Aureomycin-, Terramycin-Augensalbe).

Gonokokken-Konjunktivitis (Gonoblennorrhoea neonatorum, adultorum)

Klinisches Bild. Inkubationszeit 2—4 Tage beim *Neugeborenen*, 2—4 Std. beim *Erwachsenen*. Ödematöse Schwellung und hochrote Verfärbung der Lider. Aus dem zusammengepreßten Lidspalt quillt rahmiger Eiter (Abb. 4.8). Beim Öffnen des Lidspaltes mit Lidhaltern: enorme Chemose der Bindehaut. Das gestaute Sekret kann spritzen. Untersuchung nur mit Schutzbrille! Die ödematöse, glasig geschwollene Bindehaut kann sich wulstförmig vorwölben, so daß die am Rande verdeckte Hornhaut in der Tiefe eines Loches (Chemosis) zu liegen scheint. Unbehandelt schmilzt die Hornhaut – durch Druck des Transsudates, toxische Schädigung des Randschlingennetzes, proteolytische Fermentwirkung der Leukozyten – wie der Schnee an der Sonne hinweg.

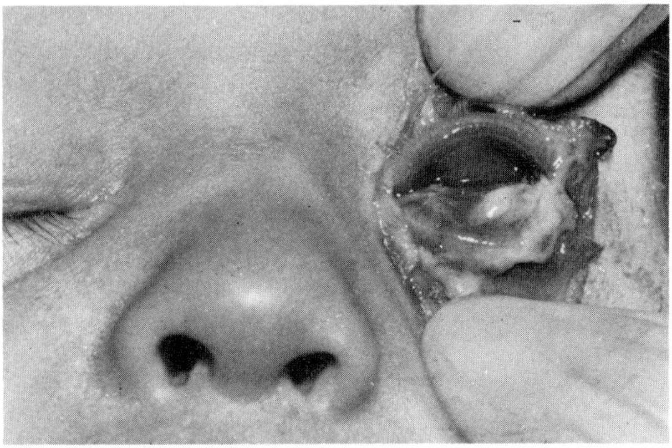

Abb. 4.8 Gonoblennorrhö. Lider ödematös. Rahmiger Eiter quillt aus dem Lidspalt. Hausgeburt. *Credé*sche Prophylaxe erst 2 Std. nach Geburt. Einseitiger Befall, da offenbar der Silbernitrattropfen links nicht vollständig in den Bindehautsack (Kneifen!) gelangte. (3 Tage ♂)

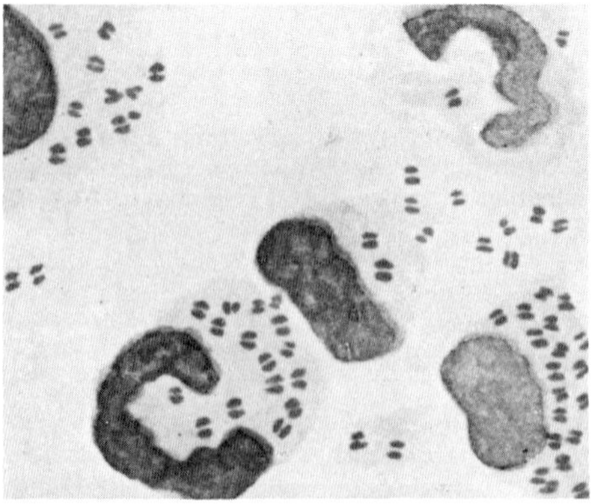

Abb. 4.9 Gonokokken. Gramnegative semmelförmige, intrazellulär gelegene Doppelkokken

Ursache. Gonokokken (*Neisser*) (Abb. 4.9).

Therapie. Prophylaxe nach *Credé:* Unmittelbar nach der Geburt Einträufeln von 1 ⁰/₀igem $AgNO_3$ in den Bindehautsack beider Augen.

Neugeborenenblennorrhö. Penicillinbehandlung. Alle 10 Min. 1 Tropfen Penicillin (500 E pro cm^3) in den Bindehautsack. Laufendes Abspülen neugebildeten Eiters mit körperwarmer Kochsalzlösung. Unterstützend wirkt die Fieberbehandlung durch i.m. Injektion von frisch abgekochter Milch. Dosierung: 2—4 ml beim Neugeborenen, 10 ml beim Erwachsenen. Wenn keine fachgerechte Lokalbehandlung möglich: Täglich i.m. Injektion von 200 000 E Depot-Penicillin. Spülung auf jeden Fall sowie 4mal täglich Einstreichen von Penicillinsalbe.

Erwachsenenblennorrhö. Sofortiger Schutz des zweiten, nichtbefallenen Auges durch Uhrglasverband. Behandlung wie beim Neugeborenen. Auf jeden Fall lokale *und* allgemeine Behandlung, da die Gonokokken-Konjunktivitis beim Erwachsenen erfahrungsgemäß unbehandelt zur raschen Einschmelzung und Perforation der Hornhaut führt.

Einschlußblennorrhö

Klinisches Bild. Beim *Neugeborenen* lassen Lidschwellung, starke flockig-eitrige Absonderung der ödematösen Bindehaut Verwechslung mit Gonoblennorrhö zu. Abweichend sind der gutartige, nicht selten einseitige Verlauf, das Fehlen von Gonokokken im Epithelabstrich und in der Kultur sowie die längere Inkubationszeit (6—10 Tage).

Ursache. Virusgenitalerkrankung der Mutter (Chlamydozoon oculogenitale). Die Einschlußblennorrhö wird vielfach auch als *Paratrachom* be zeichnet, da nicht selten Einschlußkörperchen wie beim Trachom im Epithelabstrich der Bindehaut und des mütterlichen Urogenitale gefunden werden.

Therapie. Ausspülen des Eiters aus dem Bindehautsack durch Kochsalzlösung mit Hilfe einer Undine. Täglich mehrmaliges Einstreichen von Aureomycinsalbe.

Schwimmbadkonjunktivitis

Ätiologie. Okulogenitales Virus (wie bei Einschlußblennorrhö). Übertragung durch verunreinigtes Wasser in Hallenbädern. Wegen Einschlußkörperchen zum Paratrachom gerechnet. Gelegentlich gleichzeitig Urethritis. Epidemieartiges Auftreten.

Klinisches Bild. Pseudoptosis. Starke, meist einseitige Rötung und Schwellung der Bindehaut des Tarsus und der Übergangsfalten mit reichlicher gleichmäßiger Follikelbildung (Abb. 4.10). Die Schwellung der Übergangsfalte kann hahnenkammartige Ausmaße annehmen. Schwellung des regionären Lymphknotens. Unterschiedlich starke schleimig-wäßrige Sekretion. Benigner Verlauf mit erheblichem lokalem Fremdkörpergefühl. Störung des Allgemeinbefindens.

Therapie. Touchieren mit 1/2 %iger Silbernitratlösung; Aureomycin-, Sulfonamidsalbe. Bei starken Beschwerden zusätzlich Kortisonaugensalbe.

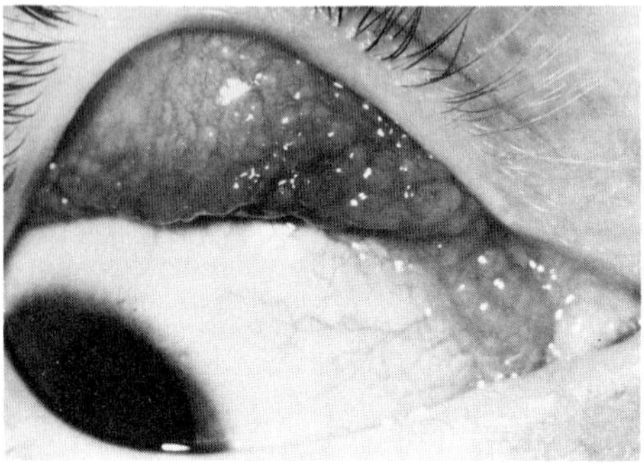

Abb. 4.10 Schwimmbadkonjunktivitis. Hahnenkammartige Schwellung und Rötung der Bindehaut am Übergang zur Conjunctiva fornicis. Ausbildung zahlreicher Follikel. (13 J. ♂)

Keratoconjunctivitis epidemica

Ätiologie. Viruserkrankung. Als Erreger kommt regionär unterschiedlich der Typ 3 oder Typ 8 der Adeno-Pharyngo-Conjunctival-Virusgruppe (APC) in Betracht.

Klinisches Bild. *Stadium I:* einseitiger Beginn (Abb. 4.11), Pseudoptosis, heftige Schwellung und Rötung der Bindehaut. *Auffallendes Kennzeichen:* hochrote Schwellung von Karunkel und Plica semilunaris, Schwellung der Follikel der Übergangsfalten, Bindehautblutungen je nach Ausmaß der virusbedingten Gefäßwandschädigung, regionär unterschiedliche Pseudomembranbildung, Sekretion wäßrig. Schwellung der Präaurikular- sowie Nachbardrüsen. *Stadium II:* bei den letzten Epidemien kaum noch, in früheren zu 50 % Befall der Hornhaut, nach 10–14tägigem Bestehen und bereits eingetretenem Abklingen der akuten Bindehautentzündung: Auftreten feinster, über

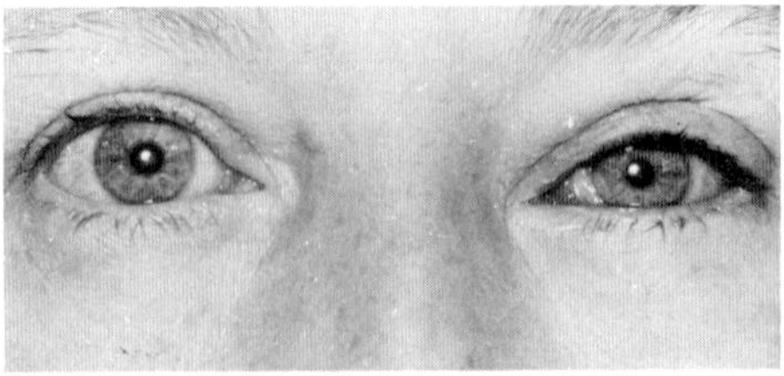

Abb. 4.11 Keratoconjunctivitis epidemica. *Linkes* Auge: Vollbild mit Pseudoptose, Schwellung von Plica und Karunkel. Rötung und Chemose der Bindehaut. *Rechtes* Auge: Initialstadium. (39 J. ♀)

die ganze Hornhautoberfläche verteilter, subepithelial gelegener Infiltrate von Stecknadelkopfgröße (Keratitis punctata superficialis). Die Effloreszenzen färben sich mit Fluorescein, Übergang in schneeflockenartige Trübungen, die sich rückbilden oder – seltener – als gering die Funktion störende Narben bleiben können.

Das zweite Auge erkrankt, wenn nach 8–10 Tagen die akuten Erscheinungen am ersten abzuklingen beginnen, grippeähnliche Allgemeinsymptome mit subfebrilen Temperaturen, starke Kontagiosität, familiäres Auftreten, Hausinfektion. Daher: nur Rezeptur, keine poliklinische Behandlung aus Tropffläschchen oder Salbenkruken.

Therapie. Symptomatisch. Targesin 2–5 %ig. Aureomycinsalbe. Leukomycin-N-Tropfen. Chloramphenicollösung oder -salbe. Synmiolsalbe.

Conjunctivitis diphtherica

Ätiologie. Diphtheriebakterien (*Löffler*).

Klinisches Bild. Ödematös pralle Schwellung der Lider. Lidhaut bläulichrot. Oberlid wegen praller Spannung der Lidhaut kaum ektropionierbar. Bildung von schmutzig graugelben Membranen auf der hochroten Conjunctiva tarsi (Bindehautkrupp). Die Membranen lassen sich nur unter Blutung abziehen, da sie tief im Gewebe verankert sind (Abb. 4.12). Durch starken Gewebsdruck anfänglich Blässe des Bindehautgewebes. Tendenz zur Nekrose der Bindehaut. Bei nekrotisierender Beteiligung der Bulbusbindehaut: Gefahr der Hornhautperforation (Mischinfektion durch Streptokokken!). Lidrandgeschwür, Lidgangrän durch Kontaktinfektion. Sekretion anfangs wäßrig, später serös eitrig. Bei Ausheilung Gefahr der Bindehautschrumpfung, Symblepharonbildung. Allgemein: Fieber, Nasen-Rachen-Beteiligung, Drüsenschwellung.

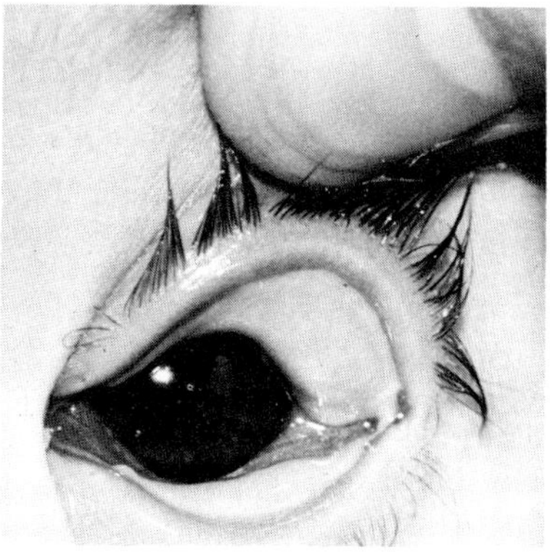

Abb. 4.12 Conjunctivitis diphtherica. Membranartige Verdikkung der Conjunctiva tarsi von Ober- und Unterlid. (15 Monate ♀)

Therapie. *Allgemein:* Behandlung auf Isolierstation. Diphtherieserum 4—10 000 AE i. m. *Lokal:* Penicillinaugensalbe. Abschwellende Kompressen auf die Lider. — Meldepflichtig.

Chronische infektiöse Bindehautentzündungen

Diese Gruppe erfaßt chronische Entzündungen der Bindehaut, die durch Diplobakterien, Trachom, Tularämie, Tuberkulose oder Syphilis hervorgerufen werden.

Nachfolgend sind 2 der in Tab. 2 aufgeführten chronisch-infektiösen Erkrankungsformen der Bindehaut (Diplobakterien-Konjunktivitis, Trachom) — entsprechend ihrer regionären Bedeutung — unter Einbeziehung der Therapie ausführlicher behandelt.

Diplobakterien-Konjunktivitis (Blepharoconjunctivitis angularis)

Ätiologie. Diplobakterien (gramnegative plumpe Doppelstäbchen).

Klinisches Bild. Mattrosa Verfärbung der weißlich-zähes Sekret enthaltenden Lidwinkel. Auffallend geringe konjunktivale Injektion. Nässendes Ekzem der Lidhaut, das auf die mazerierten Lidwinkel (Blepharitis angularis) beschränkt ist. Nicht selten sind auch Mundwinkel und Naseneingang in gleicher Weise verändert.

Therapie. Touchieren mit 1—2 %igen Zinktropfen und Einstreichen von Zinkaugensalbe 1 %ig (spezifische Zinkwirkung!). Greifswalder Farbstoffmischung.

Conjunctivitis trachomatosa (Trachom, ägyptische Körnerkrankheit)

Ätiologie. Die Conjunctivitis trachomatosa granulosa ist eine weltweit verbreitete, langwierig verlaufende Virusinfektion des Auges. Sie ist in unseren Breiten kaum noch, in Ägypten, Afrika, China, Indien und auch noch in Teilen Osteuropas häufig anzutreffen (Bietti).

Klinisches Bild. Übertragung durch hochinfektiöses, erregerhaltiges Bindehautsekret (okulotropes Virus). Im Bindehautepithel: *Halberstädter-Prowazek*sche Einschlußkörperchen (vgl. Einschlußblennorrhö, Schwimmbadkonjunktivitis).

1. *Stadium der Konjunktivitis:* Beiderseitige, zumeist subakute Bindehautentzündung mit bläulichroter Verfärbung, Trübung und Auflockerung des Gewebes.

2. *Stadium der Follikelbildung:* Auftreten subepithelial gelegener Follikel (Trachomkörner). Es handelt sich um lymphoide Zellhaufen,

Tab. 2 Chronische infektiöse Bindehautentzündungen

Bindehaut-erkrankung	Erreger	Inkubations-zeit	Klinisches Bild	Sekretion	Komplikationen
Diplobakterien-Konjunktivitis	Diplobakterien *(Morax-Axenfeld)*	4 Tage	geringe Schwellung und Rötung, nässendes Lidwinkelekzem	faden-ziehend	keine
Trachom (Conjunctivitis trachomatosa sive granulosa)	Pararickettsia trachomatis (Einschlußkörperchen, freie Initialkörper)	6—10 Tage	Schwellungskatarrh mit Follikelbildung, Pannus trachomatosus, Ptosis trachomatosa	schleimig-eitrig	Ptosis, Entropium, Trichiasis, Bindehautschrumpfung, Hornhautnarben, Xerose
Tularaemia oculo-glandularis (*Parinaud*sche Konjunktivitis)	Pasteurella tularensis	2—3 Tage	einseitige Lid-Lymphknoten- und Parotisschwellung, Knötchenkatarrh der Conjunctiva tarsi et fornicis	schleimig-eitrig	keine
Tuberkulose der Bindehaut	Mycobacterium tuberculosis	3—6 Wochen (bei primärem Befall)	einseitige Bindehautknötchen, Bindehautgeschwüre, episklerale Infiltrate, Lymphknotenbefall	wäßrig-schleimig	Narbenbildung
Syphilis der Bindehaut	Spirochaeta pallida	3 Wochen	einseitige Geschwürsbildung der Conj. tarsi, Conj. bulbi oder der Karunkel (Primäraffekt!), Schwellung der Präaurikulardrüse	keine	Narbenbildung

die sulzig-glasig durchscheinen (Abb. 4.13 a). Befall und Aufrauhung der Bindehaut der Lider, der Übergangsfalten, der Karunkel und Plica semilunaris. Die bulbäre Bindehaut bleibt frei.

Differentialdiagnostisch wichtig: Befall der Conjunctiva tarsi des Oberlides mit Verdecken der *Meibom*schen Drüsenschläuche. — Pannus trachomatosus, d. h. vorhangartige Trübung, die von oben her die Hornhautrandpartien überzieht.

3. Stadium der Vernarbung: Das Platzen der Follikel leitet Narbenbildung und Heilung ein: Schrumpfung der austrocknenden Bindehaut der Lider, Verkürzung der Übergangsfalten, kahnförmige Krümmung des Tarsus, Ptosis trachomatosa. Entropium cicatriceum, Trichiasis (Abb. 4.13 b).

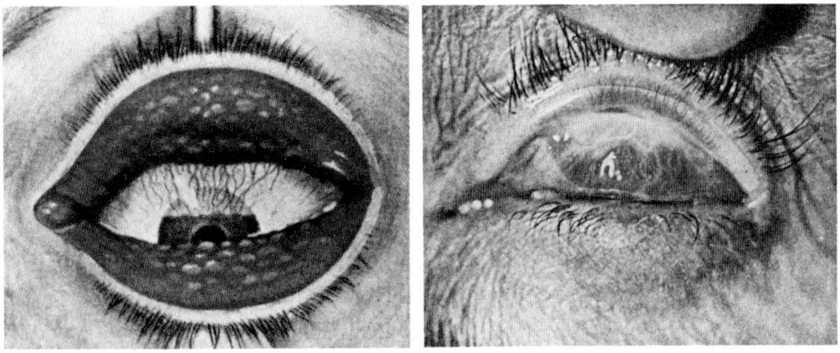

a b

Abb. 4.13 Conjunctivitis trachomatosa (aus THIEL). a) Akutes Stadium mit Trachomfollikel und Pannus trachomatosus, d. h., gefäßreiches Bindehautgewebe ist vorhangartig in die Hornhautoberfläche eingesproßt. b) Vernarbungsstadium

Therapie. *Lokal:* Touchieren, Adstringentien (Argentum nitricum ½ %ig, Targesin 3 %ig, Aureomycinsalbe). Cave Cortison! *Allgemein:* Sulfonamidstoßbehandlung (täglich 2,5—3 g 14 Tage lang. Nach 1 Woche Pause: Wiederholung). Evtl. Kombination mit Aureomycin. Neuerdings Beta-Strontium-90 (60 % Heilerfolge).

Akute nichtinfektiöse Bindehautentzündungen

In dieser Gruppe sind jene Entzündungsformen der Bindehaut zusammengefaßt, die durch äußere mechanische, physikalisch-chemische Schädigungen, durch Strahlenwirkung, allergische Reaktion oder Raupenhaare verusacht werden. Einzelheiten sind in der Tab. 3 aufgeführt.

Tab. 3 Akute nichtinfektiöse Bindehautentzündungen

Bindehaut-erkrankung	Ursache	Latenzzeit	Klinisches Bild	Sekretion	Komplikationen
akute Konjunktivitis	mechanische Reize (Staub, Fremdkörper), physikalisch-chemische Schädigungen (Säuren, Laugen, Tintenstift)	1—4 Std.	Rötung, Schwellung, Chemosis	wäßrig-schleimig	keine Symblepharon, trophische Schädigung der Hornhaut, Hornhautnekrose
Conjunctivitis photoelectrica (Ophthalmia electrica)	UV-Strahlen	4—6 Std.	Blepharospasmus, Rötung, Schwellung bis zur Chemosis	wäßrig-schleimig	Erosio corneae
allergische Konjunktivitis	a) Heuschnupfen, Medikamente, pflanzliche, tierische Stoffe	12—24 Std.	akuter Schwellungskatarrh, Follikelbildung	wäßrig-schleimig	keine
	b) Hämatogen (Masern, Röteln, Gonorrhö)		Knötchen, Infiltrate, auch der Hornhaut (bei Gonorrhö)	wäßrig-schleimig	keine
Conjunctivitis nodosa	Raupenhaare (Brombeer- und Prozessionsspinner)	1. Stadium: Stunden bis Tage	Rötung, Schwellung	wäßrig-schleimig	Einwandern in die Augengewebe (Hornhaut, Uvea, Netzhaut)
		2. Stadium: Wochen bis Jahre	Knötchenbildung	schleimig	Ophthalmia nodosa (pseudotuberculosa), Phthisis bulbi)

Chronische nichtinfektiöse Bindehautentzündungen

Diese Gruppe enthält jene chronisch verlaufenden Entzündungsformen der Bindehaut, die nichtinfektiöser Natur sind. Einzelheiten sind in der Tab. 4 zusammengefaßt.

Bindehaut-Hornhaut-Erkrankungen bei Hautleiden

Zahlreiche Hautleiden gehen mit Bindehautbeteiligung einher. Einen kurzen Überblick vermittelt die Zusammenstellung der Tab. 5.

Zusammenfassung

Die Bindehaut verbindet den Augapfel mit den Lidern. Sie ist eine Schleimhaut, die nicht nur die reibungslose Bewegung des Augapfels erlaubt, sondern durch ihren Lysozymgehalt aus der Tränenflüssigkeit auch bakterizid wirkt.

Die *Entzündungen* verlaufen stets beidseitig akut oder chronisch in Form eines *Katarrhs.* Durch ihre lockere Auflage auf der Lederhaut unterblutet die Bindehaut leicht (Hyposphagma). *Degenerative Veränderungen,* Pinguekula und Pterygium entstehen sichtbar im Lidspaltenbereich. Man unterscheidet *akute infektiöse* Entzündungen (z. B. akute Pneumokokkenkonjunktivitis, Gonoblenorhö, Einschlußblenorhö, Schwimmbadkonjunktivitis, Conjunctivitis epidemica, Conjunctivitis diphtherica) und *chronisch infektiöse* Entzündungen (z. B. Diplobazillenkonjunktivitis, Trachom, Tularämie, Tuberkulose und Syphilis der Bindehaut) sowie *akute nichtinfektiöse* (Fremdkörper- bzw. Säure-Laugen-Konjunktivitis, Conjunctivitis photoelectrica, allergische Konjunktivitis und Conjunctivitis nodosa) und *chronisch nichtinfektiöse* (Conjunctivitis simplex, sicca, follicularis und vernalis). Häufig ist auch ein gleichzeitiges Auftreten von Bindehaut- und Hornhaut-Erkrankungen bei Hautleiden (Skrofulose, Tuberkulose, Zoster, Rosazea, Erythema multiforme, Pemphigus).

Tab. 4 Chronische nichtinfektiöse Bindehautentzündungen

Bindehaut-erkrankung	Ursache	Latenzzeit	Klinisches Bild	Sekretion	Komplikationen
Conjunctivitis catarrhalis chronica (simplex)	Staub, Rauch, Nasen-Nebenhöhlenaffektionen, Refraktionsanomalien, Störungen des Muskelgleichgewichtes	wechselnd nach dem Grundleiden	Rötung, Schwellung, Follikelbildung	schleimig	keine
Conjunctivitis sicca	Teilsymptom des *Sjögren*schen Symptomenkomplexes (gelegentlich Alterserscheinung)	Jahre	Rötung, papilläre Hypertrophie und Verdickung der Bindehaut des Unterlides und der unteren Übergangsfalte, herabgesetzte Tränensekretion	fadenziehend	Keratitis filiformis
Conjunctivitis follicularis	konstitutioneller Lymphatismus (zusätzlich: Refraktionsfehler)	unbestimmt	Rötung, Schwellung, Follikelbildung im Bereich der Übergangsfalten	schleimig	keine
Conjunctivitis vernalis	exsudativ-allergische Genese, Frühjahrserkrankung männlicher Jugendlicher	4—6 Wochen (in Abhängigkeit von der Jahreszeit)	Palpebrale Form: milchigweiße Trübung, pflastersteinartige Wucherung der Conjunctiva tarsi Bulbäre Form: grauweiße Wucherungen der perilimbären Bindehaut	schleimig	keine Übergreifen der Wucherungen auf die Hornhaut

Tab. 5 Bindehaut-Hornhaut-Erkrankungen bei Hautleiden

Bindehaut-Hornhaut-Erkrankung	Ursache	Klinisches Bild	Komplikationen
Keratoconjunctivitis: scrophulosa (eccematosa)	lymphatisch-exsudative Diathese (positiver Tuberkulin-Hauttest)	mäßige Rötung, Knötchenbildung in der Bindehaut, am Hornhautrand (Phlyktänen), Hornhautinfiltrate, Pannus scrophulosus, Facies scrophulosa	Hornhautnarben
Tuberkuloide der Konjunktiva	Allergische Reaktion beim Abbau hämatogen eingestreuter Tuberkelbakterien	feinste glasige Knötchen (Lichen scrophulorum) mit wechselndem Sitz in der Konjunktiva	keine
Keratokonjunktivitis beim Zoster ophthalmicus	Zostervirus	Blaseneruptionen der Bindehaut (selten) und der Hornhaut	Hornhautnarben, Hornhautnekrose, Myositis zosterica
Konjunktivitis und Keratitis bei Rosazea	Rosazea	graugelbe phlyktänenartige Bindehautknötchen, landkartenförmiger Hornhautbefall, Hornhautinfiltrate, Ulzerationen, dicht vaskularisierter Pannus	Hornhautnarben
Konjunktivitis beim Erythema multiforme	Erythema exsudativum multiforme	Alterationen: palpebrale (Kokarden), konjunktivale (Schwellung, Membranen, Blasenbildung), korneale (Blasen, Ulzerationen); Sonderform: pluriorifizielle Ektodermose	Symblepharon, Entropium, Hornhautnarben
Pemphigus conjunctivae	a) Pemphigus mucosus (Parapemphigus)	Blasenbildung der Bindehaut, Pseudomembranbildung	Xerose (bis zur Bindehautverödung)
	b) Pemphigus vulgaris	Strangfixationen, Trübungen des Hornhautparenchyms	Trichiasis, Hornhautnarben

KAPITEL 5

Hornhaut

Allgemeines

Die Hornhaut ist das optische Fenster des Auges. Sie ist uhrglasartig mit seichter Randfurche, dem Limbus corneae, in die schwächer gekrümmte Lederhaut eingefügt. Das 5schichtige Hornhautgewebe (Abb. 5.1) ist von plexiglasartiger Beschaffenheit. Es vereinigt Durchsichtigkeit und Elastizität.

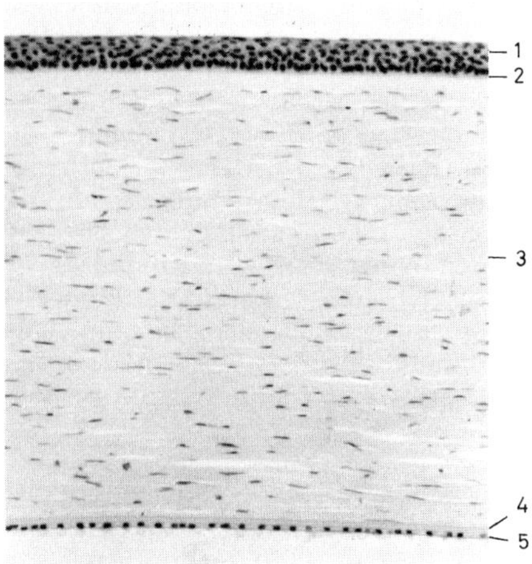

Abb. 5.1 Querschnitt durch eine normale Hornhaut: Das 5schichtige Hornhautgewebe besteht aus dem oberflächlich gelegenen Hornhautepithel (1) der darunterliegenden *Bowman*schen Membran (2), dem Hornhautstroma (3), das den größten Anteil der Hornhaut darstellt. Zur Vorderkammer hin schließt sich dem Stroma die *Descemet*sche Membran (4) an, der die dünne Epithelschicht (5) aufliegt

Die **Durchsichtigkeit** ist Vorbedingung für die Brauchbarkeit der Hornhaut als optisches Medium. Feinstruktur, Wassergehalt und Krümmung der Hornhaut sind ihrer optischen Funktion angepaßt. Der hohe Wassergehalt des Hornhautparenchyms von 75 % wird von außen her durch die Tätigkeit des Epithelblattes, von innen durch das Endothelblatt konstant gehalten. Beide wirken als semipermeable Membranen und ergänzen den Wassergehalt sowohl von der Tränenflüssigkeit als auch vom Kammerwasser her. Die Krümmung der Hornhaut schließlich ist so gestaltet, daß ihre optische Mitte in einem Bereich von 2 mm^2 nahezu optimal plan verläuft.

Der 5schichtige Aufbau des Hornhautgewebes zeigt Zellarmut, Gefäß- und Strukturlosigkeit. Der Stoffwechsel ist träge, so daß die Hornhaut wie Linse, Lederhaut und Glaskörper zu den bradytrophen Geweben zählt. Die Ernährung erfolgt aus 3 Quellen: durch Diffusion aus dem Randschlingennetz, durch Stoff- und Ionenaustausch aus Tränenflüssigkeit und Kammerwasser.

Gleich wie die Optikusfasern in der Netzhaut sind auch die Nervenfasern der Hornhaut marklos, d. h., sie verlieren die optisch störenden Markscheiden beim Eintritt in das Hornhautparenchym.

Die **Elastizität** schützt vor Verletzungen, indem sie Druck und Stoß von außen abfedert. Darüber hinaus gleicht sie die oft beträchtlichen Zugwirkungen der 4 geraden Augenmuskeln aus; sie verhütet dadurch Formveränderungen der Hornhautwölbung, die sonst den Abbildungsvorgang verzerren könnten.

Das bekannte mangelhafte Regenerationsvermögen bradytropher Gewebe erstreckt sich nicht auf das *Hornhautepithel.* Im Wettlauf mit den Keimen der Außenwelt und des Bindehautsackes werden *Epitheldefekte* durch Zellverschiebung und rasche mitotische Neubildung in Stundenfrist geschlossen. Die unter dem Epithel liegende Basalmembran *(Bowmansche Membran)* ist eine Glashaut von höchster Widerstandsfähigkeit. Sie schützt erfahrungsgemäß sogar das Hornhautparenchym vor den ungeübten Bewegungen des Anfängers beim Entfernen eines Hornhautfremdkörpers mit Nadel oder Meißel. Die *Descemet*sche Membran ist dünner, jedoch hochelastisch. Wie das Beispiel der Descemetozele zeigt, ist sie — hernienartig in die Geschwürslücke vorgewölbt — noch über viele Stunden in der Lage, dem intraokularen Druck und damit der Perforation standzuhalten.

Erkrankungen der Hornhaut

Allgemeines

Untersuchung der Hornhaut. Auf folgende Einzelheiten ist zu achten:

Größe: *Zu große Hornhaut:* Die angeborene, abnorm große Megalokornea erreicht Werte von 13—15 mm (Abb. 5.2). Normaler Horizontaldurchmesser: 11,6 mm. Differentialdiagnostisch kommt beim Kleinkind die durch erhöhten Augeninnendruck (Buphthalmus) erworbene Vergrößerung der Hornhaut in Frage (vgl. Abb. 10.22 a). Kombinationen der Megalokornea mit Mikrozephalie, Debilität, Schwerhörigkeit oder Mißbildungen des Auges kommen vor.

Zu kleine Hornhaut: Die angeborene, abnorm kleine Mikrokornea liegt mit ihren Werten unter 10,5 mm (Abb. 5.3). Kleine Hornhäute finden wir in der Regel bei Hyperopie, die im höheren Alter nicht

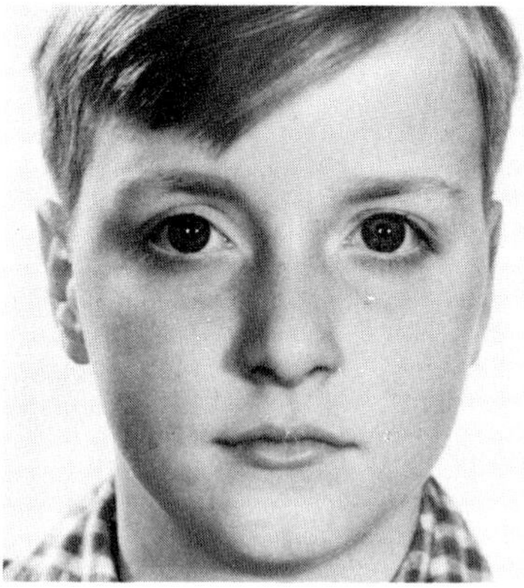

Abb. 5.2

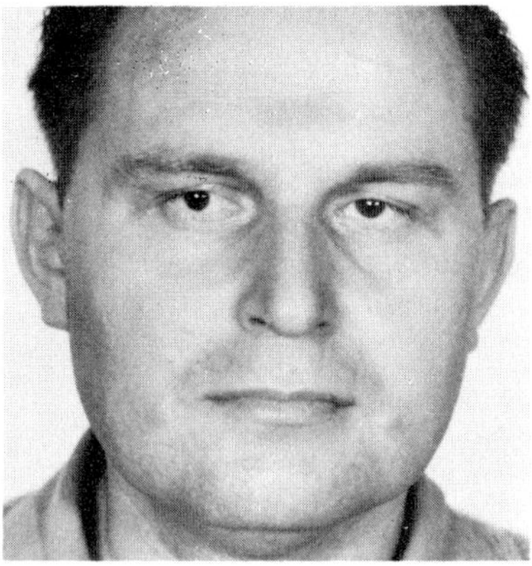

Abb. 5.3

Abb. 5.2 Makrokornea bei sonst regelrechtem Bulbus. HH-Durchmesser bds. 13,0 mm. (10 J.)

Abb. 5.3 Mikrokornea beim Mikrophthalmus. Alle Bulbusanteile verkleinert. HH-Durchmesser rechts 7,5 mm, links 8,0 mm. Papillen- und Aderhautkolobom, Sekundärglaukom. (36 J.)

selten zum Engwinkelglaukom disponiert. Mikrokornea kann Teilsymptom des Mikrophthalmus mit okularen oder Skelettmißbildungen sein.

Wölbung. Mit Hilfe des Reflexbildes, das vom Fensterkreuz auf der Hornhaut entworfen wird, läßt sich bei Tageslicht die Krümmung der Hornhaut ebenso wie ihr Glanz beurteilen. Zur Untersuchung der Regelmäßigkeit der Krümmung (Keratokonus!) benutzt man die Scheibe nach *Placido*, zur Messung der Hornhautkrümmung und zur Feststellung eines etwa vorhandenen Astigmatismus das Ophthalmometer nach *Javal.* Der reguläre Astigmatismus ist eine angeborene Wölbungsanomalie bei klarer Hornhaut. Der irreguläre Astigmatismus ist erworben und entsteht durch Narbentrübung und beim Keratokonus.

Oberflächenglanz. Jede Trübung oder Verletzung des Hornhautepithels läßt das Reflexbild des Fensterkreuzes auf der Hornhaut unscharf, verwaschen erscheinen (Abb. 5.4). Substanzverluste des Epithels durch Erosio oder Ulcus corneae färben sich mit 2 %iger Fluoresceinkaliumlösung leuchtend grün an (vgl. Abb. 6, Tafel 4). Gleiches gilt für die Epithelrinnen („Herpesgänge") beim Herpes corneae (vgl. Abb. 7, Tafel 4). Im Parenchym gelegene Entzündungsprozesse (Keratitis disciformis, vgl. Abb. 5.9, Keratitis parenchymatosa, Kera-

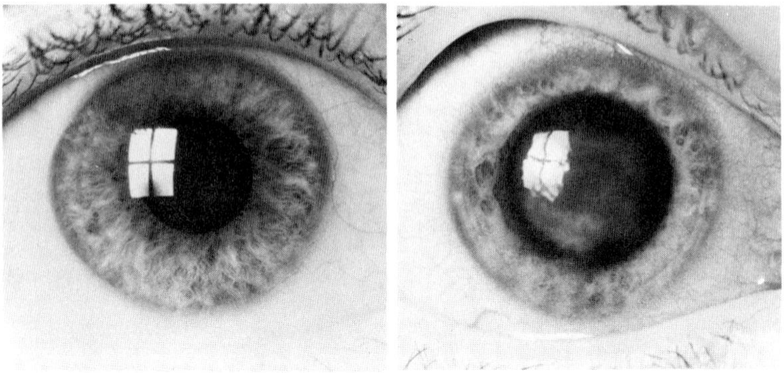

a b

Abb. 5.4 Fensterreflex. a) bei regelrechter Hornhautoberfläche. Konturen glatt, Kanten scharf. b) Bei Narbentrübung. Epithel intakt, Wölbung unregelmäßig. Konturen glatt, Kanten unregelmäßig verzerrt

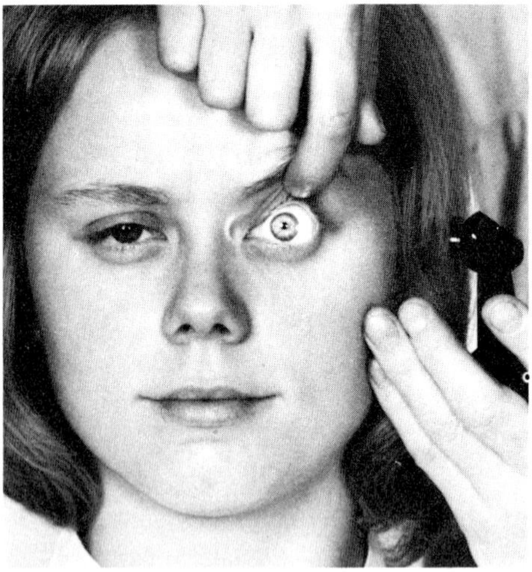

Abb. 5.5 Fokale Beleuchtung mit Handspaltleuchte. Lichtkegel bei 3 Uhr am Limbusrand. Normale Hornhaut leuchtet zartgrau. Pathologische Veränderungen heben sich dunkel ab

titis eccematosa) trüben ebenfalls den Glanz des Epithels. Der Glaukomanfall schließlich führt zum Epithelödem.

Durchsichtigkeit. Trübungen der Hornhaut erscheinen im auffallenden seitlichen Licht (fokale Beleuchtung, Abb. 5.5) zartgrau bis grauweiß, im durchfallenden Licht (Augenspiegel) schwarz vor dem Hintergrund der rot aufleuchtenden Pupille.

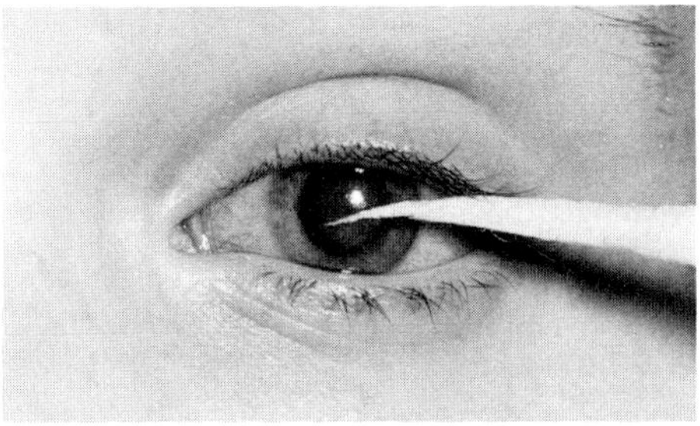

Abb. 5.6 Sensibilitätsprüfung (Keratitis disciformis). Bei Berührung mit Wattestäbchen kein Lidschlußreflex

Sensibilität. Die Hornhautnerven entstammen dem Ramus ophthalmicus des 1. Trigeminusastes (N. nasociliaris) (vgl. Abb. 1.8). Sie dringen mit ihren Ausläufern in großer Dichte bis zu den Epithelzellen vor. Darauf beruht die hohe Schmerzempfindlichkeit der Hornhaut bei Berührung oder Abschürfung der Epithelschicht. Die **Sensibilitätsprüfung** wird mit zur Spitze ausgezogenem Wattefaden durchgeführt (Abb. 5.6). Zur Vermeidung des Fluchtreflexes führt man den Faden von der Seite her zur Hornhautmitte und läßt dabei gleichzeitig den Patienten zur Decke blicken. Die Prüfung hat hohe klinische Bedeutung, da die herpetischen Erkrankungen der Hornhaut herabgesetzte, das Ulcus neuroparalyticum aufgehobene Berührungsempfindlichkeit haben.

Einteilung der Hornhauterkrankungen

Allgemeines

Die nachfolgende Einteilung stellt das ätiologische Moment in den Vordergrund. Es wird unterschieden zwischen exogener und endogener Entstehung. Bei *exogener* Entstehung handelt es sich um einen die Hornhautoberfläche betreffenden Krankheitsprozeß. In jedem Falle liegt primär ein mit Fluorescein anfärbbarer Substanzverlust der Hornhautoberfläche vor (Abb. 6, Tafel 4). Bei *endogener* Entstehung handelt es sich um einen intrakorneal entstehenden allergischen Vorgang, der in Form des Infiltrates auch manchmal bis an die unverletzte Hornhautoberfläche heranreichen kann. Den endogen entstehenden Hornhauterkrankungen ist überdies gemeinsam, daß die zugrundeliegende Krankheitsursache in der Regel auch begleitende Allgemeinveränderungen, insbesondere an Haut und Schleimhäuten hervorruft.

Exogene Hornhauterkrankungen (Beginn im Epithel)

Bakteriell bedingte Hornhauterkrankungen. Beispiel: Ulcus serpens.

Virusbedingte Hornhauterkrankungen. Beispiel: Herpes corneae.

Neurogen bedingte Hornhauterkrankungen. Beispiel: Keratitis neuroparalytica.

Endogene Hornhauterkrankungen (Beginn im Parenchym)

Luisch bedingte Hornhauterkrankungen.
Tuberkulotoxisch bedingte Hornhauterkrankungen,
Ätiologisch unterschiedliche, allergische Hornhauterkrankungen.

Degenerative Hornhautleiden und Wölbungsanomalien

Arcus senilis.
Primäre Hornhautdegenerationen.
Sekundäre Hornhautdegenerationen.
Wölbungsanomalien.

Exogene Hornhauterkrankungen

Bakteriell bedingte Hornhauterkrankungen

Ulcus serpens

Ätiologie. Das typische Ulcus serpens befällt ausschließlich Erwachsene. Es handelt sich um Personen mittleren Alters, die gelegentlichen Verletzungen am Auge ausgesetzt sind (Wald- und Landarbeiter, Steinhauer). In der warmen Jahreszeit ist die Frequenz am häufigsten. In der Regel geht eine Fremdkörperverletzung oder Hornhautabschürfung (z. B. Verletzung durch schnellenden Zweig) voraus. Erforderlich zur Ausbildung eines Ulcus serpens ist neben dem Epitheldefekt die Anwesenheit von Pneumokokken, seltener von Diplobakterien im Bindehaut- und Tränensack.

Das „kriechende" Hornhautgeschwür oder die Hypopyonkeratitis ist gekennzeichnet durch ein *Ulkus,* das mit Eiterbildung in der Vorderkammer einhergeht. Das Ulkus stellt einen infizierten und infiltrierten Substanzverlust dar. Bei der Eiterbildung (Hypopyon) handelt es sich um die chemotaktische Ansammlung steriler Leukozyten am Boden der Vorderkammer aus den Gefäßen der mitgereizten Regenbogenhaut.

Klinisches Bild. *Objektive Zeichen:* Das Ulcus serpens beginnt mit einer grauweißen bis graugelben Scheibe, welche die Hornhautmitte einnimmt (zentraler Sitz). Die Scheibe ist von einem zartgrauen Hof umgeben (Zeichen der ringförmigen Infiltration). Nach einer Seite hin ist der Rand der Scheibe leicht wallartig aufgeworfen, taschenförmig unterminiert und besonders dicht graugelb getrübt (progressiver Rand = sichelförmiger Leukozytenring). Es besteht immer ein Hypopyon mit Begleitiritis (Abb. 5.7).

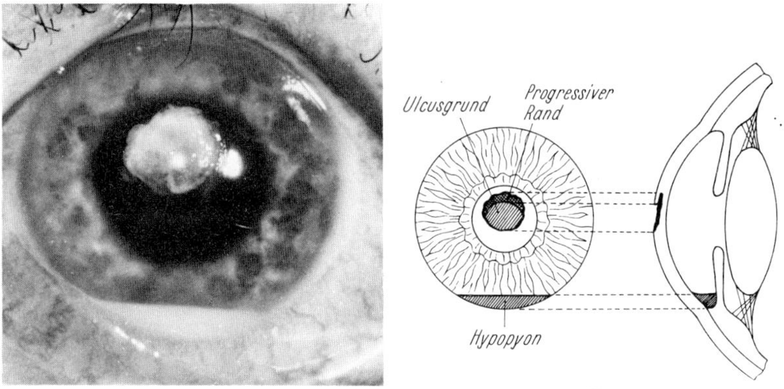

a b

Abb. 5.7 Ulcus serpens (Hypopyon-Keratitis). a) Progressiver Rand von 9 über 12 nach 3 Uhr. 2 mm hohes Hypopyon. Abstrich: Pneumokokken. (47 J. ♂). b) Schematische Wiedergabe

Im Abstrich: Pneumokokken (vgl. Abb. 4.7), aber auch sehr häufig Staphylokokken und Streptokokken, seltener Diplobakterien. Abstrich nicht nur vom Sekret oder der Bindehaut, sondern auch vom Ulkus! Undurchgängigkeit der Tränenwege, chronische Dakryozystitis. Dazu kommen stets heftige ziliare Injektion, starke Chemosis und leichte Lidschwellung (Pseudoptosis).

Subjektive Zeichen: Lichtscheu, Tränen, Lidkrampf, starke Sehherabsetzung.

Die Diagnose sichern:

die Scheibenform,
der zentrale Sitz,
der progressive Rand,
das Hypopyon,
der Pneumokokkennachweis.

Komplikationen. Perforation mit Vorfall der Membrana *Descemeti* (Descemetozele, Keratozele) durch Einschmelzung des Hornhautparenchyms. Perforation mit Abfluß des Kammerwassers *und* Einklemmung der Regenbogenhaut in die Wunde (Irisprolaps). Sekundärglaukom infolge Abflußbehinderung des Kammerwassers durch die Leukozytenansammlung.

Prognose. Immer ernst. Bösartiger Verlauf. Eine der gefährlichsten Erkrankungen des Auges. Nur Sofortbehandlung verhütet die Perforation.

Therapie. Der Erreger ist außerordentlich therapieresistent, jedoch *hitzeempfindlich.* Deshalb Kauterisation mit Dampfkauter nach *Wessely,* Elektrokauter nach *Passow. Ziel der Kauterisation:* Zerstörung des progressiven Randes, da hier die Erreger durch die Epitheldecke geschützt fortkriechen. Reinigung des Geschwürgrundes. Bei Perforationsgefahr (Descemetozele!): Bindehautdeckung. *Weitere Maßnahmen:* Täglich subkonjunktivale Penicillininjektionen. Exstirpation des Tränensackes (Schlupfwinkel und Nachschubstätte der pathogenen Keime!). Wenn nicht sofort möglich: Verschorfung der oberen und unteren Tränenpünktchen durch heiße Sonde. Später *Toti*sche Operation; bei Patienten über 60 Jahre Exstirpation des Tränensackes.

Ringabszeß (selten!)

Ätiologie. Verletzung der Hornhaut. Infektion mit hochvirulenten Keimen (Bakt. subtilis, proteus und pyoceaneus; seltener Pneumo-, Staphylo-, Streptokokken).

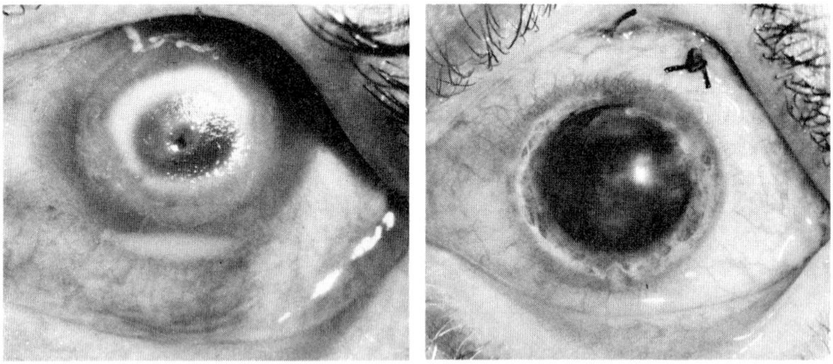

a b

Abb. 5.8 Ringabszeß. a) Ringförmige eitrige Infiltration der mittleren Hornhautperipherie. Zentrale Einschmelzung mit Deszemetozele. Hypopyon. Befund 3 Tage nach Entfernung eines eingebrannten Hornhautfremdkörpers. Kultur: Pseudomonas aeruginosa. (22 J. ♂). b) Zustand desselben Auges 3 Wochen später, nach Abtragung der Bindehautdeckung. Visus 5/7,5

Klinisches Bild. Breite, limbusparallele Leukozyteninfiltration der Hornhaut. Heftige Begleitiritis mit Hypopyon (Abb. 5.8). Toxisch-sequestrierende Einschmelzungstendenz der Hornhaut. Panophthalmiegefahr.

Therapie. Sofortige Bindehautdeckung. Bei Verdacht auf Bakterium pyocyaneum. *Lokal:* Colistin 0,12 %ige Lösung AT Colistin 10 mg subkonjunktival. *Allgemein:* Polymyxcin B, Gentamicin, Microcillin.

Keratomykosis

Früher selten. Durch wahllose Behandlung von Entzündungen des vorderen Augenabschnittes mit Antibiotika und Cortison häufiger geworden.

Probleminfektion, da der mikroskopische Nachweis von Pilzfäden am Auge schwierig und das Kulturverfahren von exzidiertem Gewebe langwierig ist. Schimmel-, Haarpilz- oder Hefepilzerkrankungen. Hypopyon-Keratitis.

Therapie: *Lokal:* Nystatintropfen, Pimaricinsalbe, Kauterisation, Abrasio, im Zweifelsfalle Kombinationspräparate (Pima Biciron).

Allgemein: Griseofulvin oral.

Virusbedingte Hornhauterkrankungen

Herpes corneae

(oberflächliche Form der Herpes-simplex-Infektion)

Man spricht von Herpes corneae, wenn man das Krankheitsbild ätiologisch (Herpes-Virus!) von Keratitis dendritica, wenn man es morphologisch (baumförmig verzweigt!) bezeichnet.

Ätiologie: Bei vorhandener Disposition begünstigen — wie beim Herpes labialis — eine Reihe von Faktoren das Auftreten:

Erkältungen, Infektionskrankheiten, (Resistenzverlust) Schnupfen, Grippe, Pneumonie.

Mittleres Lebensalter, Männer bevorzugt.

Träger des Herpes-Virus (latente Disposition!).

Sensibilitätsverminderung der Hornhaut.

Klinisches Bild. Aufschießen kleiner Herpesbläschen im Epithel der Hornhaut. Zwischen benachbarten Bläschen treten feine subepitheliale Risse auf, schließlich platzen die Bläschen. Es entstehen grau infiltrierte Rinnen, die sogenannten Herpesgänge. Die astförmig oder auch hirschgeweihartig verzweigten Herpesgänge mit ihren aufgeworfenen Rändern färben sich mit Fluorescein leuchtend grün (Abb. 7, Tafel 4).

Sensibilität nicht nur im Herpesbereich, sondern in der ganzen Ausdehnung der Hornhaut herabgesetzt. Keine Einsprossung von Gefäßen. Vaskularisation nur bei eingetretener Mischinfektion. Mischinfektion bei verschlepptem Verlauf durch Keime aus dem Bindehautsack. Auch nicht indizierte Cortisonbehandlung begünstigt. *Prognostisch:* Langwieriger Verlauf, Rezidive!

Wichtig zur Differentialdiagnose. Fluoresceinprobe (Anfärbung der Herpesbläschen und -gänge!). Sensibilitätsprüfung (eindeutige Herabsetzung, daher nur geringe Schmerzempfindung. Fehlen der Gefäße. Vaskularisation nur bei Mischinfektion.

Therapie: *Lokal:* Methode der Wahl: Hitze- oder Kältebehandlung (Bestreichen der Bläschen und Herpesgänge mit Passow-Kauter oder Kryostab). Nicht mehr üblich sind Abrasio corneae und Touchieren mit 5 %iger Jodtinktur. — Aureomycinsalbe oder -tropfen ½stündlich; Chloramphenicoltropfen. — Zur spezifischen Behandlung frischer Herpesfälle eignet sich das Virostatikum IDU, z. B. in Form der Idexurtropfen oder Synmiolaugensalbe (3stündlich. Anwendung in den ersten 48 Std.!). *Allgemein:* Desensibilisierung mit dem Herpes simplex-Antigen.

Keratitis disciformis (tiefe Form der Herpes-simplex-Infektion)

Ätiologie. Sonderform der herpetischen Erkrankung bzw. in das Hornhautparenchym einwandernder Herpes corneae. Das neurotrope Herpesvirus gelangt offenbar auf dem Wege über die Hornhautnerven in die tiefen Schichten der Hornhaut. Komplikationen bei Varizellen-, Vakzineinfektion, beim Herpes zoster ophthamicus.

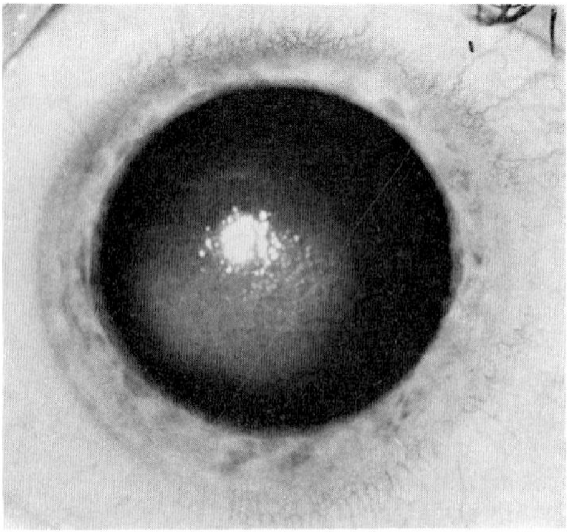

Abb. 5.9 Keratitis disciformis. Zentrale, durch Parenchymquellung prominente, scheibenförmige Trübung. Hornhautrückfläche: Falten der Membrana *Descemeti.* (26 J. ♂)

Klinisches Bild. Grauweiße Scheibe mit oder ohne Randtrübung in den mittleren und tiefen Schichten (Abb. 5.9) der hypästhetischen Hornhaut (vgl. Abb. 5.6). Hornhautparenchym im Entzündungsbereich durch Quellung und Infiltration deutlich verdickt. Hornhautepithel darüber hauchig getrübt. In der Regel kein Substanzverlust. *Descemet*sche Membran in grobe Falten gelegt. Bei stärkerer Beteiligung der Regenbogenhaut (Begleitiritis) treten einzelne dicke Beschläge (Präzipitate) auf der Hornhautrückfläche hinzu. – Ungünstiger, protrahierter, rezidivierender Verlauf.

Therapie. *Lokal:* Synmiolsalbe. Nur bei intaktem Epithel *und* unter laufender augenärztlicher Kontrolle Cortisontropfen- oder -salbenbehandlung. Bei Begleitiritis Mydriatika. Gegen die ödematöse Anschwellung der Hornhaut versuchsweise die entquellend wirkende 50 %ige Traubenzuckersalbe, z. B. Glucosulmid. *Allgemein:* Vitamin-B-Injektionskur (B_1, B_6, B_{12}). Neurotratdragées. Bei langwierigem Verlauf: Prednison.

Zoster ophthalmicus
(oberflächliche Form der Herpesinfektion)

Ätiologie. Herpetische Erkrankung im Versorgungsgebiet des 1. Trigeminusastes (N. nasociliaris). Erreger vermutlich mit Varizellenvirus identisch.

Klinisches Bild. Streng halbseitige Bläschenbildung in Kopfhaut, Stirn, Oberlid und Nasenwurzel (Abb. 5.10). Unterlidbeteiligung weist auf Befall auch des 2. Astes hin. Schmerzen im Eruptionsstadium können heftig, aber auch gering sein.

Komplikationen. Bläschen brechen auf, Kontaktbefall der hypästhetischen Bindehaut und Hornhaut. Es kann sich eine oberflächliche Zosterkeratitis, aber auch eine tiefe Keratitis disciformis anschließen (Abb. 5.9). – *Weitere, seltenere* Komplikationen: Iritis, Skleritis, Neuritis nervi optici, Augenmuskellähmungen, Drucksteigerung (Sekundärglaukom).

Therapie. Am Auge: propyhlaktisches Einträufeln von Idexurtropfen; abends Vitamin-A-Augensalbe. Hauteffloreszenzen: Zinkpaste.

Rezidivierende Erosion

Nach Abheilung einer Erosion tritt Wochen bis Monate später ein heftiger Schmerz, meist beim morgendlichen Erwachen auf. Subjektiv „klebt" das Oberlid an der Hornhaut, ohne daß objektiv ein entsprechender Befund besteht. An der Spaltlampe – infolge Lichtscheu und Blepharospasmus schwierig zu untersuchen – findet man oft nur eine parazentral oben gelegene, kaum anfärbbare, kleine unregelmäßige begrenzte bläschenförmige Epitheltrübung.

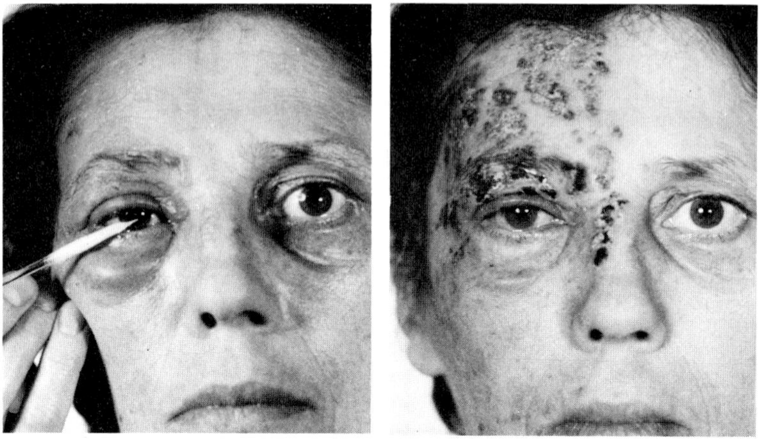

a b

Abb. 5.10 Zoster ophthalmicus (Eruptionsstadium). a) Halbseitiger Befall im Bereich des 1. Trigeminusastes. Glänzende, mit klarer Flüssigkeit gefüllte Bläschen im Stirnbereich (in der Schwarzweißwiedergabe nur angedeutet erkennbar). Ödem der Lider, Pseudoptose, Hornhautsensibilität aufgehoben. b) Durch Platzen der Bläschen mit nachfolgender Sekundärinfektion entstandene Ulzerationen an Stirn, Schläfe, Oberlid und Nasenwurzel (Narbenstadium). (52 J. ♀)

Therapie: Prophylaktisch über längere Zeit abendliche Bepanthensalbenbehandlung. Zusätzlich Vogankapseln oder Arovittabletten. Wenn erfolglos: Kauterisation mit *Passow*-Kauter.

Neurogen bedingte Hornhauterkrankungen

Keratitis neuroparalytica

Bei Lähmung des 1. Trigeminusastes durch operative Ausschaltung des Ganglion *Gasseri* bei Neuralgie, durch Trauma oder Tumoren tritt in etwa 20 % der Fälle eine gleichseitige Schädigung der Hornhaut ein. Es handelt sich um einen im Lidspaltenbereich gelegenen, scheibenförmigen Epitheldefekt (Abb. 5.11). Bei völliger Schmerzfreiheit kann sich ein Ulcus neuroparalyticum entwickeln. Oberflächliche und tiefe Gefäße sprossen ein. Die bei aufgehobener Berührungsempfindlichkeit nicht selten gleichzeitig verminderte Tränensekretion unterstützt die trophisch bedingte „Austrocknung" der Hornhautmitte.

Therapie: Zur Anregung der Epithelesierung: Acetylcholinsalbe, Bepanthensalbe. Gegen die Austrocknung: Tarsorrhaphie, Verödung der Tränenpünktchen. Schutzbrille, evtl. Salben- oder Uhrglasverband (feuchte Kammer!).

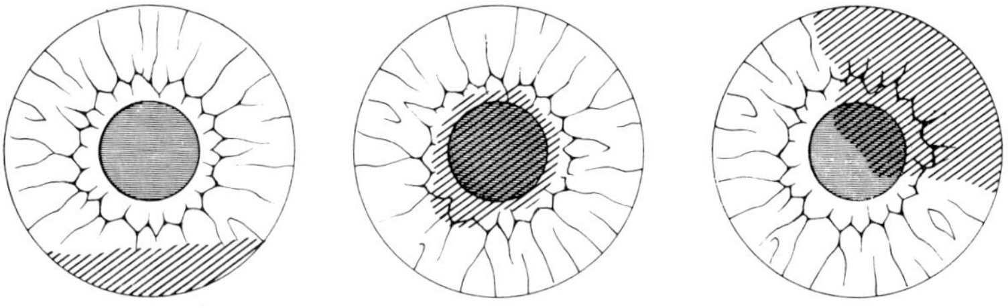

Ulcus e lagophthalmo — *Ulcus neuroparalyticum* — *Ulcus rodens*

Abb. 5.11 Lage und Form seltener Hornhautgeschwüre

Therapie. Tarsorraphie, prophylaktische abendliche Bepanthensalbenbehandlung.

Keratitis e lagophthalmo

Unvollständiger Lidschluß durch Narbenektropium, Ausfall der Fazialisinnervation des M. orbicularis, Exophthalmus, Koma trocknen die Hornhaut aus. Beim Lidschluß und im Schlafe bleibt die untere Hornhauthälfte ungeschützt (vgl. Abb. 2.18). Es entwickelt sich bei erhaltener Hornhautsensibilität ein halbmondförmiger Epitheldefekt am unteren Hornhautrand. Im Falle der Sekundärinfektion sprossen Gefäße ein.

Endogene Hornhauterkrankungen

Keratitis parenchymatosa e lue congenita

Ätiologie. Auftreten im Schulalter (7.—20. Lebensjahr). Bevorzugt sind Mädchen (2:1). Häufung in den beiden Streckungsperioden. *Wassermann*sche Reaktion bei Mutter und Kind positiv. Pathognomonisch ist die von HUTCHINSON schon in der vorserologischen Ära beobachtete Trias. Es handelt sich um eine allergische Erkrankung. Intrauterine Ansiedlung von Spirochäten führt zur fetalen Sensibilisierung der Hornhaut durch Antigenbildung. Während der Wachstums- oder sontigen Belastungsperioden, z. B. Dentition, Pubertät, erfolgt vermehrte Neubildung von Antikörpern im Blut: lokale allergische Antigen-Antikörper-Reaktion. Es erkrankt stets nur ein Teil der konnatalen Jugendlichen. Mitunter wirkt auch eine Fremdkörperverletzung der Hornhaut auslösend.

Klinisches Bild. Ziliare Injektion. Zungenförmiger Beginn mit milchig-grauer Parenchymtrübung. Diese beginnt breitbasig am Rande und schiebt sich gegen die Hornhautmitte vor *(1. Stadium)*. Mattigkeit des Epithels — wie mit Fett bestrichen — über dem verdickten Hornhautabschnitt (Abb. 8, Tafel 5). Tiefe, besenreiserartige Vaskularisation. Befall der Hornhaut in ganzer Ausdehnung *(2. Stadium)*. Allseitige tiefe und hinzutretende oberflächliche Vaskularisation. Die Gefäßeinstrahlung kann unbehandelt so dicht sein, daß die Hornhaut wie ein graurotgefleckter Teppich aussieht. Aufhellung vom Rande her *(3. Stadium)*. Nachfolgende Erkrankung des 2. Auges. Intervall Tage bis Monate.

Komplikationen. Begleitiritis, -Skleritis am hinteren Pol (erworbene Myopie!). Begleitneuritis. Chorioretinitis. Sekundärglaukom.

Hutchinsonsche Trias

Auge: Parenchymatöse Keratitis.

Ohr: Labyrinthäre Innenohrschwerhörigkeit.

Zahn: Tonnenform der Schneidezähne mit konkaven Kauflächen (Schmelzdefekt in Form halbmondförmiger Auskerbung an den auseinanderstehenden mittleren oberen Schneidezähnen).

Außerdem häufig:

Knochenskelett: Sattelnase, zurückliegender Oberkiefer, Verdickung der Tibiakante.

Haut: Rhagaden an den Mundwinkeln (*Parrot*sche Furchen). Blasses Hautkolorit.

Gelenke: Schwellung der Kniegelenke. Indolente Drüsen der Ellenbeuge.

Blut: Positive *Wassermann*sche Reaktion.

Therapie. *Wirksamste Prophylaxe:* Antiluische Behandlung der Mutter während der ersten Schwangerschaftsmonate (Schwangerenfür- und -vorsorge nach *Döderlein*). *Bei Hornhautbefall:* Intensive lokale Cortisontherapie (6—8mal täglich Salbe), Mydriatika (Atropin ½ %ig), auch am 2. Auge durchgeführt, kann sie dort den Befall verhüten. Bleiben Narben: Aufhellung über Monate täglich abends 1 %ige gelbe Augensalbe.

Keratoconjunctivitis eccematosa, scrophulosa, phlyktaenulosa

Ätiologie. Sensibilisierung von Bindehaut und Hornhaut bei tuberkulöser Erstinfektion. Bei späterer erneuter Berührung mit dem Antigen, d. h. mit Bazillensplittern oder Toxinen, die über die Blutbahn zu den Augengeweben gelangen: Allergische Antigen-Antikörper-Reaktion von *Bindehaut* (vgl. Tab. 5) und häufig auch der *Hornhaut.* Im Zustand der Sensibilisierung auch exogene Auslösung möglich durch Bazillen, Toxine oder auch artfremdes Eiweiß (u. a. Schmutz, Bakteriengifte, Staphylokokken), die mit der Bindehaut in Kontakt kommen. Befallen werden schlecht ernährte, mangelhaft gepflegte Kinder im Vorschulalter bis zur Pubertät. Frühjahrsgipfel.

Klinisches Bild. *Allgemeine Symptome*

Lichtscheu, Tränen, Blepharospasmus. Facies scrophulosa: Rüsselförmige Auftreibung und Verdickung von Haut und Schleimhaut der Nase und Lippen (Abb. 5.19). Ekzem der Kopf- und Gesichtshaut. Rhinitis, Rhagaden der Mund- und Nasenschleimhaut. Adenoide Wucherungen in Nasen- und Rachenraum. Exsudative Diathese. Heftige Reaktion auf Tuberkulin-Haut oder Bindehauttest. Pediculi capitis.

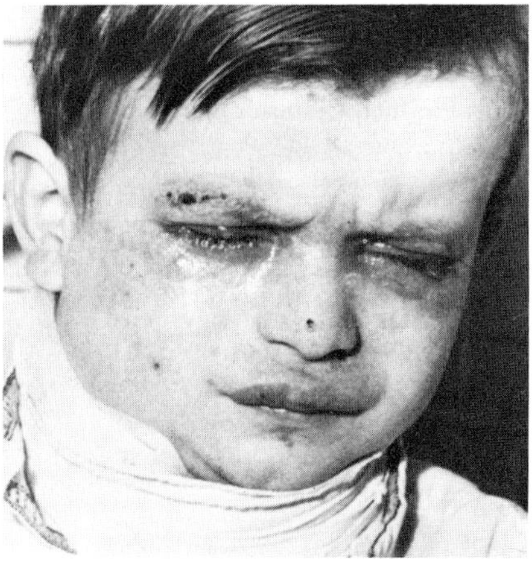

Abb. 5.12 Facies scrophulosa (Sus scropha: Das Hausschwein). Ekzem von Lidern und Gesichtshaut. Lichtscheu, Lidkrampf, Tränenträufeln, rüsselförmige Auftreibung der Oberlippe, Schwellung der Nase. Rechtsseitiges Halsdrüsenpaket. (4 J. ♂)

Okulare Symptome

Bindehautphlyktäne, d. h. wie Bläschen aussehende Knötchen mit gelblicher Kuppe und oberflächlichen Gefäßen. Tuberkuloider Bau (Lymphozyten, Epitheloid- und Riesenzellen) (Abb. 9, Tafel 5).

Hornhautrandphlyktäne (Sandkornphlyktäne). (Abb. 5.13).

Wanderphlyktäne (Gefäßbändchen, Keratitis fascicularis). Subepithelial vom Hornhautrand zur Mitte wanderndes Infiltrat, das Gefäße bandförmig hinter sich herzieht (oberflächliche Vaskularisation!).

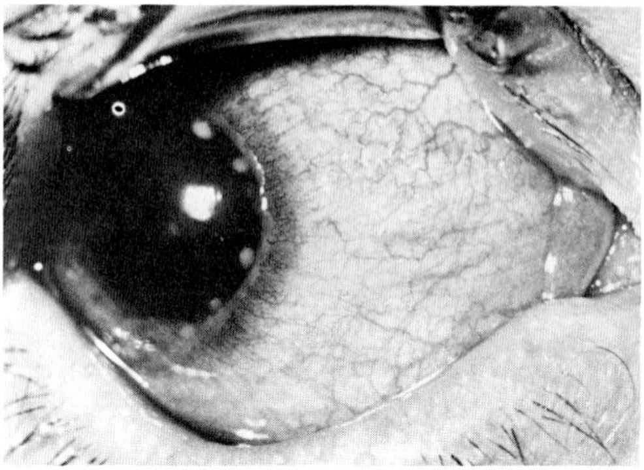

Abb. 5.13 Multiple Sandkornphlyktänen am Hornhautrand. (14 J. ♂)

Therapie. *Lokal:* Cortisontropfen, -Salbe. Bei Mischinfektion Argentumpräparate. Bei Hornhautbefall: Atropinsalbe 1/2 %ig, Schutzgläser. Verband nur bei Hornhautulzera. *Allgmein:* Klinische Pflege, vitaminreiche Kost, Freiluftbehandlung.

Keratitis scrophulosa. Bei Beteiligung der Hornhaut: Zahlreiche subepithelial liegende, graugelbe Infiltrate von Stecknadelkopfgröße, pannusartige oberflächliche Vaskularisation (Abb. 5.14). *Schubweiser Verlauf,* so daß neben schon zerfallenden frische Phlyktänen der Binde- oder Hornhaut auftauchen.

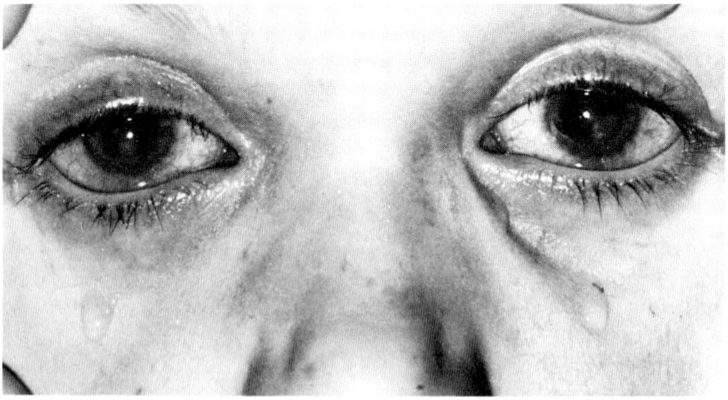

Abb. 5.14 Blepharo-Kerato-Conjunctivitis scrophulosa. Epiphora, Lichtscheu. Gemischte Injektion. (8 J. ♂)

Keratitis parenchymatosa tuberculosa

Sehr selten. Infiltrative fleckförmige, zur Verkäsung neigende Entzündung der tiefen Hornhautschichten. Meist einseitig. Auftreten als Komplikation bei Iridozyklitis und Skleritis tuberculosa.

Sklerosierende Keratitis

Ätiologie: Tuberkulose, Lues, Lepra, Gicht. Grundkrankheit ist die chronisch-rezidivierende tiefe Skleritis mit Beteiligung des Ziliarkörpers.

Klinisches Bild. Der skleritische Prozeß überschreitet oft gleichzeitig an verschiedenen Stellen den Hornhautrand. Graue bis gelbweiße, in den tiefen Hornhautschichten gelegene Infiltrate schieben sich zungenförmig gegen die Hornhautmitte vor, die jedoch zunächst freibleibt. Besonderes Kennzeichen: Die frühzeitige, zur Bindegewebsbildung führende Vaskularisation. Diese gibt der abheilenden Hornhautstelle ein intensiv weißes lederhautähnliches „sklerosierendes" Aussehen.

Therapie. Behandlung des Grundleidens. Cortisontherapie.

Ulcus marginale (Randgeschwür der Hornhaut)

Ätiologie. Die Bezeichnung „Randgeschwür" ist lediglich ein Symptom für vielseitige Entstehungsursachen. Exogene *und* endogene Faktoren kombinieren sich zumeist. Exogen: Chronische Konjunktivitis durch zahlreiche Erreger (Staphylo-, Strepto-, Pneumokokken, Diplobakterien, Koch-Weeks-Bakterien). Endogen: Altersdisposition durch präsenile vegetativ-trophische und nutritive (Randschlingennetz-)Störungen der limbusnahen Hornhautpartien.

Klinisches Bild. Sitz im limbusparallelen Randzonenbereich der Hornhaut. Multiple, durch ihre oberflächliche Lage rasch geschwürig zerfallende Infiltrate. Durch Zusammenfließen entstehen sichelförmige Geschwürsgänge. Chronisch rezidivierender Verlauf bei älteren Patienten.

Einzelne Formen

Das katarrhalische Randgeschwür: Ein chronischer Bindehautkatarrh (Staphylokokken, Streptokokken, Pneumokokken, Diplobakterien und Koch-Weeks-Bakterien greift auf die limbusnahen peripheren oberflächlichen Hornhautanteile über. Die entzündliche Schwellung der Bindehaut setzt sich auf die angrenzende Randzone der Hornhaut fort. Es kommt zu einer grauen Epithelinfiltration, die dann halbmondförmig zerfällt (Abb. 5.15).

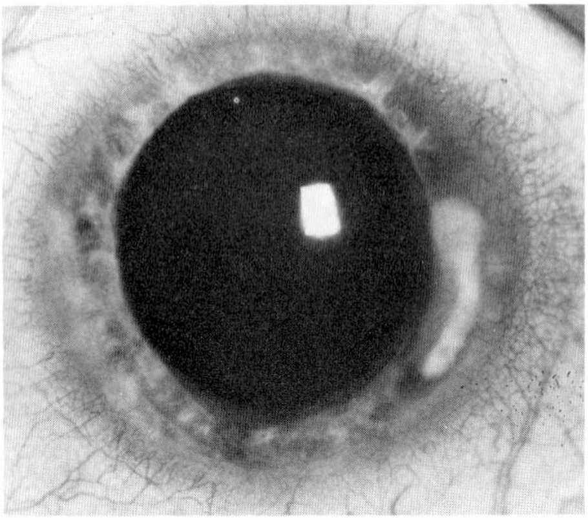

Abb. 5.15 Randulkus. Limbusparalleles, sichelförmiges Hornhautgeschwür von 5—9 Uhr. Chronischer Bindehautkatarrh. Abstrich: Diplobakterien. (53 J. ♀)

Das infektiöse Randgeschwür: Ein meist gramnegativer Mikroorganismus bildet feinste Infiltrate in der disponierten Randzone der Hornhaut, die dann zerfallen und konfluieren.

Das traumatische Randgeschwür: Durch scheuernde Kalkinfarkte entstehen an den Randteilen der Hornhaut kleine Geschwürchen, die konfluieren und so das typisch sichelförmige Randgeschwür bilden.

Randgeschwür beim Arcus senilis: Es treten Substanzverluste offenbar trophischer Herkunft auf. Die in den mittleren Hornhautschichten liegende Fettinfiltration des Greisenbogens beeinträchtigt die Ernährung der darüberliegenden Epithel- und Lamellenschichten (vgl. Abb. 5.19). Jede geringfügige äußere Alteration kann in dem disponierten Gebiet eine „Sequestrierung" einleiten.

Keratokonjunktivitis bei Rosazea

Ätiologie: Acne rosacea des Gesichtes einschließlich Nase und Lider. Bevorzugt Frauen im Klimakterium.

Klinisches Bild. Auffallende Erweiterung einzelner konjunktivaler und episkleraler Gefäßbezirke im Lidspaltenbereich.

Bildung stecknadelkopfgroßer heller Knötchen in der Konjunktiva, seltener Episklera, Ähnlichkeit mit Phlyktänen! Beteiligung der Hornhaut in 2 Formen: *als knötchenförmige Infiltration* mit Befall der Hornhautrandgebiete. Oberflächliche Vaskularisation. Mitunter geschwüriger Zerfall. Abheilung mit grauweißen fleckförmigen Narben (Abb. 5.16). *Als progressive Keratitis,* die durch Zusammenfließen der Infiltrate flächenhaft die Hornhaut befällt. Rezidive. Langwieriger Verlauf.

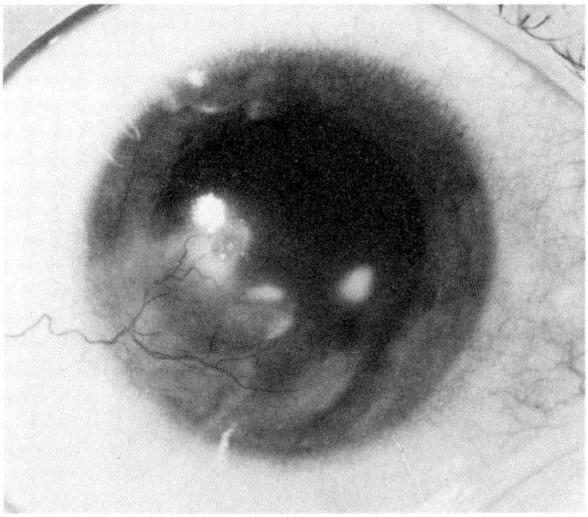

Abb. 5.16 Rosaceae-Keratitis (Rezidiv). Flächenhafte Narbentrübung mit inselförmigen Makulä (alte Infiltrate). Bei 9 Uhr parazentral frischer gefäßführender Infiltratknoten. Oberflächliche Vaskularisation durch dilatiertes Bindehautgefäß. (48 J. ♀)

Therapie. Behandlung der Grundkrankheit. Injektion von Nebennierenrindenhormon. Tagsüber Cortisonsalbe, abends Re-Pla-Serol-Augensalbe. Gegen Mischinfektion: Antibiotische Tropfenbehandlung. Bei Begleitiritis: Mydriatika.

Ulcus corneae rodens (Mooren)

Sehr selten. Progressive dystrophische Keratitis, die sich aus einem sichelförmigen Randgeschwür entwickelt. Grabenförmiger Geschwürsrand. Scharfe Abgrenzung gegenüber dem nichtbefallenen klaren Hornhautabschnitt. Frühzeitige Einsprossung von Narbengewebe. Schubweiser Verlauf. Schlechte Prognose (vgl. Abb. 5.11).

Therapie. Rechtzeitige Umwandlung der Geschwürsfläche in Narbengewebe durch Kauterisation mit anschließender Bindehautdeckung.

Keratitis superficialis punctata

Ätiologie. Akute Conjunctivitis photo-electrica (Ophthalmia electrica). Abortiver Herpes corneae. Keratoconjunctivitis epidemica (subepitheliale Form). Erkrankung des Hornhautepithels, das von feinsten grauen Infiltrationen übersät ist. Fluorescein positiv. Abheilung ohne Sehstörung.

Keratitis sicca (filiformis)

Ätiologie. Zugehörig zum ätiologisch ungeklärten *Sjögren*-Syndrom (Abb. 5.17). Manifestation im Klimakterium. Generalisierte sekretorische Störung der Drüsen und Schleimhäute. Keratokonjunktivitis, Rhinitis, Pharyngitis sicca, Xerostomie, Parotitis, Achylia gastrica, Vulvovaginitis sicca. Chronische Polyarthritis der Finger- und Zehengelenke. Dysproteinämie. Erhöhte Blutsenkung.

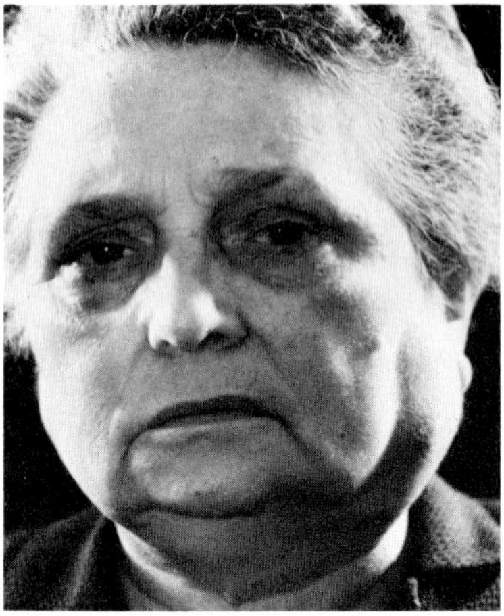

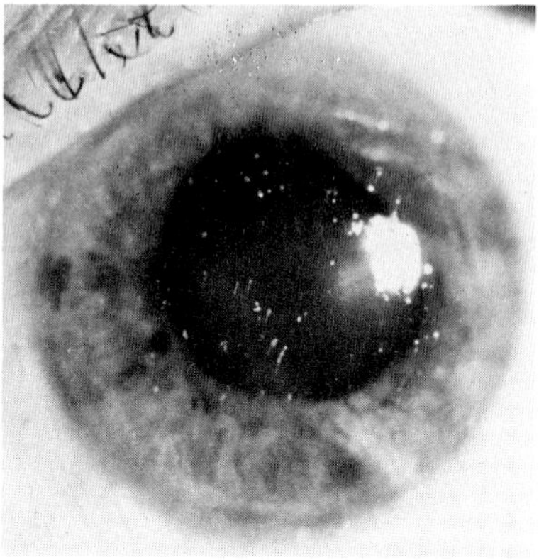

Abb. 5.17 Abb. 5.18

Abb. 5.17 *Sjögren*-Syndrom. Chronische Parotitis. Die seitlichen Halspartien sind hamstertaschenartig vorgewölbt und aufgetrieben. Derbe Infiltration. (62 J. ♀)

Abb. 5.18 Keratitis filiformis beim *Sjögren*-Syndrom. Senkrecht stehende, kommaartig eingerollte Epithelfetzen, durch laufenden Lidschlag abgerissen. (62 J. ♀)

Klinisches Bild. Trockenheit im Bindehautsack (*Schirmer*-Probe) (vgl. Abb. 3.1). Keine Vermehrung der Tränensekretion durch exogene (Kälte, Wind etc.), kaum durch psychische (Weinen) Reize. Fadenziehendes Sekret im Bindehautsack. Fädchenbildung auf der Hornhaut: Durch Fehlen des präkornealen Tränenfilmes trocknet das stoffwechselgestörte Hornhautepithel aus. Es bilden sich durch den Lidschlag eingerollte, an der Basis haftende, feinste bewegliche Epithelabschilferungen (Abb. 5.18). Anfärbbarkeit des fädchenziehenden Bindehautsekretes sowie der Hornhautepithelfetzen durch Rose bengale. *Sekundäre Fädchenbildung:* Beim Platzen von Hornhautepithelbläschen (Glaukom, rezidivierende Erosion, Herpes, Fuchssche Epitheldystrophie).

Therapie. *Lokal:* Physiologische Kochsalzlösung täglich mehrmals bei Fremdkörpergefühl. Abends Versuch mit Re-Pla-Serol-Augensalbe. Ultima ratio: Verödung der Tränenpünktchen. *Allgemein:* Ovarial-Nebennierenpräparate. Vitamin-B-Komplex.

Degenerative Hornhautleiden und Wölbungsanomalien

Arcus senilis corneae

Klinisches Bild. Schmaler, grauweißer Ring, der vom Limbus durch eine klare Randzone getrennt ist (Abb. 5.19). Es handelt sich um eine Lipoideinlagerung in die Substantia propria, die vorwiegend bei älteren (Greisenbogen, Gerontoxon), seltener bei jüngeren Patienten mit gestörtem Fettstoffwechsel beobachtet wird. Das Epithel über dem Arcus senilis ist intakt. Die Hornhautsensibilität ist im Trübungsbezirk herabgesetzt; es besteht Neigung zu Randgeschwüren (vgl. Abb. 5.15). Eine Therapie erfordert diese degenerative Veränderung nicht. Nicht zu verwechseln mit dem Gerontoxon ist jene grünlichgelbe Ringbildung bei der sogenannten *Wilson*schen Erkrankung (hepatolentikuläre Degeneration), die durch organische Kupfereinlagerungen hervorgerufen und zu den sekundären Hornhautpigmentierungen gerechnet wird (*Kayser-Fleischer*-Ring).

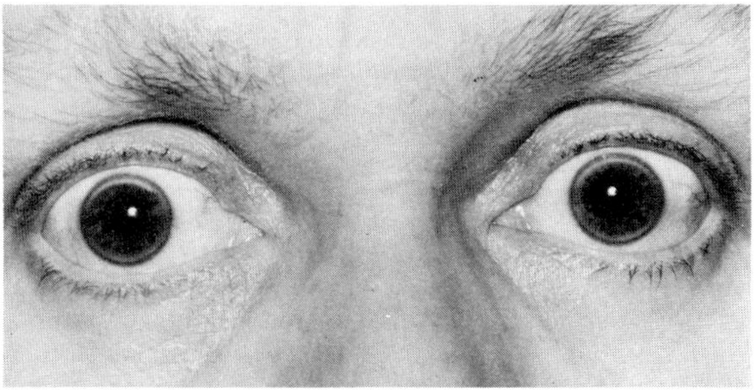

Abb. 5.19 Arcus senilis. Ringförmige schmale Trübung der Hornhaut, vom Limbus durch eine klare Zone getrennt. (66 J. ♂)

Primäre heredofamiliäre Hornhautdegenerationen

Klinisches Bild. Doppelseitige gittrige, bröckelige, fleckförmige oder kristalline Trübungen, die vorwiegend im Hornhautparenchym liegen, oft nur langsam fortschreiten. Charakteristisch ist der dystrophische Verlauf, d. h. das Fehlen entzündlicher Erscheinungen und das Ausbleiben der Gefäßeinsprossung. Die Vererbung kann dominant und rezessiv erfolgen.

Therapie. Konservative Behandlung zwecklos. Keratoplastik (Sautter).

Sekundäre Hornhautdegenerationen

Nach schweren chronischen Entzündungen der Hornhaut oder des Augeninneren beobachtet man sekundäre Degenerationen der Hornhaut. Die wichtigsten Formen sind:

Keratitis bullosa: Epithelödem der Hornhaut, Quellung des Parenchyms, milchigmatte Oberfläche. Durch Platzen der Epithelbläschen treten mitunter akute Schmerzzustände auf.

Bandförmige Hornhautdegeneration: Gürtelförmig im Lidspalt angeordnete, oberflächliche, grauweiße Flecken. Auftreten in schwer geschädigten, meist blinden Augen nach Verletzung, Verätzung, Glaukom und Phthisis bulbi (bezüglich *Still-Chauffard*sche Erkrankung vgl. S. 106).

Blutfärbung (Durchblutung) der Hornhaut: Siehe „Verletzungen", S. 330.

Wölbungsanomalien

Keratokonus

Ätiologie. Neben erblichen Faktoren spielen offenbar nicht näher erforschte endokrine Einflüsse (Bevorzugung des weiblichen Geschlechts!) eine Rolle.

Kennzeichen. Kegelförmige Vorwölbung der Hornhautmitte mit gleichzeitiger Verdünnung des Parenchyms im Bereich der Kegelspitze (Abb. 5.20 a). Die Erkrankung tritt nach der Pubertät auf und bevorzugt das 2. und 3. Lebensjahrzehnt. Mit Hilfe der *Placido*-Scheibe oder des Ophthalmometers erkennt man die unregelmäßige Krümmung der Hornhautmitte. Durch Einrisse der *Descemet*schen Membran und Eindringen von Kammerwasser in das Parenchym kann plötzlich ein „akuter Keratokonus" auftreten.

Therapie. Korrektur des irregulären Astigmatismus mit Haftgläsern, die neben der optischen Wirkung gleichzeitig als „Verband" wirken und die Kegelspitze zurückdrängen. Bei Unverträglichkeit oder stark getrübter Hornhautmitte perforierende Keratoplastik (5.20 b).

Megalokornea: Gleichmäßige Vergrößerung des Durchmessers der Hornhaut bei Erhaltung der Normwerte des Krümmungsradius und der Hornhautdicke (vgl. Abb. 5.2).

Keratoglobus: Während beim Keratokonus nur die Hornhautmitte verdünnt ist, liegt bei diesem Krankheitsbild eine stationäre kugelförmige Ektasie mit gleichmäßiger Verdünnung des Parenchyms auf etwa $^{1}/_{3}$ der Norm vor (Abb. 5.21).

Differentialdiagnose: Megalokornea, Hydrophthalmus.

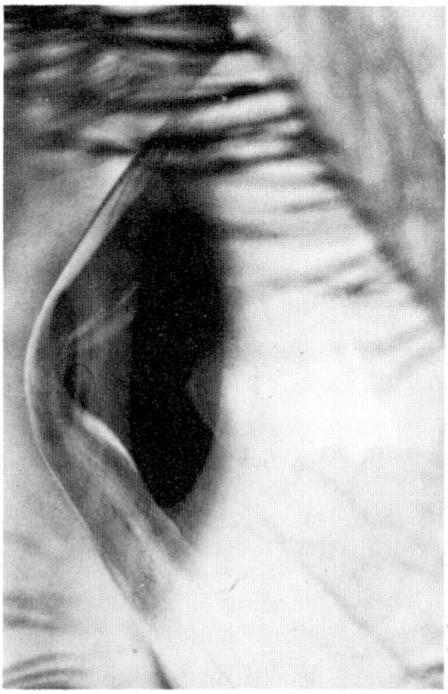

Abb. 5.20 a

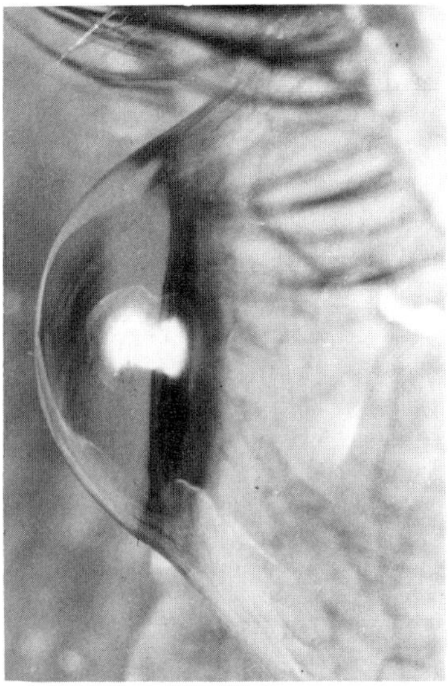

Abb. 5.21

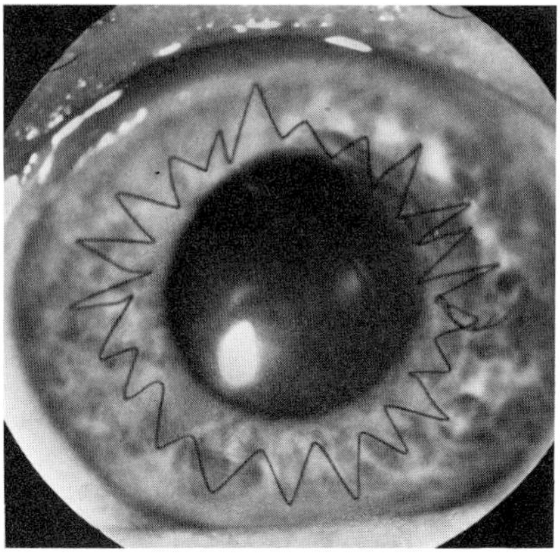

Abb. 5.20 b

Abb. 5.20 Keratokonus.
a) Kegelförmige Wölbung mit Verdünnung des Hornhautzentrums.

b) Zustand nach Keratoplastik mit noch liegenden Fäden (Tübinger Faden nach HARMS)

Abb. 5.21 Keratoglobus. Kuppelförmige Wölbung der gleichmäßig verdünnten Hornhaut. Zentrum leicht abgeplattet

Zusammenfassung

Die Hornhaut — das optische Fenster des Augess — enthält 5 Schichten: 2 elastische Membranen (*Bowmann*sche und *Descemet*sche Membran), das Hornhautstroma oder Parenchym, das nach außen schützende Epithel sowie das nach innen abdichtende Endothel. Bei der Untersuchung ist auf *Durchsichtigkeit* (Entzündung, Narben), auf *Größe* (normaler Durchmesser 11,6 mm) und *Form* (Keratokonus) sowie auf *Sensibilität* (herpetische Virusinfektion!) zu achten.

Die *exogenen* Erkrankungen betreffen in erster Linie bakteriell bedingte (z. B. Ulcus serpens) oder virusbedingte (z. B. Herpes corneae, Keratitis disciformis, Zoster ophthalmicus).

Die *neurogen* bedingten Erkrankungen betreffen die Keratitis neuroparalytica bei Lähmung des 1. Trigeminusastes (nach operativer Ausschaltung bei Neuralgie, Tumoren oder Trauma) und die Keratitis e lagophthalmo bei Fazialisparese.

Die *endogenen* Hornhauterkrankungen betreffen vor allem die Keratitis parenchymatosa e lue congenita, die Keratoconjunctivitis ekzematosa, die extrem seltene Keratitis parenchymatosa tuberculosa und die sklerosierende Keratitis.

Einzelne seltene Sonderformen sind das Ulcus marginale, das katarrhalische Randgeschwür, die Keratokonjunktivitis bei Rosazea, die Keratitis superficialis punctata sowie die Keratitis sicca (filiformis), die als Leitsymptom dem *Sjögren*schen Syndrom zugehört.

Zu den *degenerativen Hornhautleiden* zählen der Arcus senilis (Gerontoxon), der am „Ufer des Randschlingennetzes" *(Rintelen)* Lipoideinlagerungen aufweist, sowie zahlreiche heredofamiliäre Degenerationen. Von den Wölbungsanomalien interessiert in erster Linie der Keratokonus, eine Fehlbildung der Krümmungsabweichung, mit meist exzentrisch liegender Kegelspitze *(Placidoscheibe)*.

KAPITEL 6

Regenbogenhaut (Iris)

Allgemeines

Die Regenbogenhaut schließt mit ihrer Wurzel unmittelbar an den Ziliarkörper an. Sie ist die *Blende* des Auges und bildet gleichzeitig den Abschluß der Uvea nach vorn. Das Irisgewebe ist schwammartig und daher bei Entzündungen besonders schwellfähig. Bemerkenswert sind ihre individuelle Struktur und ihr ausgeprägtes Relief. In ihrer Mitte liegt wie ausgestanzt ein kreisrundes, höchst bewegliches Loch, die Pupille. Zusammen mit der Linse bildet sie das Linsen-Iris-Diaphragma, eine Scheidewand, die das Augeninnere unterteilt.

Sie besteht aus 2 Blättern, dem vorderen mesodermalen Stromablatt und dem hinteren ektodermalen Pigmentblatt. Das *Stromablatt* ist sichtbar durch die Krause der Iris unterteilt in einen Pupillarteil, der den M. sphinkter, und einen Ziliarteil, der die Iriswurzel und den M. dilatator enthält. Die *Iriskrause* ist eine über das Niveau vorstehende Verdichtung des Irisgewebes. Hier liegt unsichtbar der Circulus arteriosus iridis minor. An der Spitze des *Pupillarteiles* liegt der sehr kräftige, ringförmig dem Pupillarsaum anliegende Schließmuskel der Pupille. Der *Ziliarteil* enthält die radspeichenartig angeordneten Trabekel, zwischen denen die Krypten liegen. Die Trabekel dienen den radiär von der Iriswurzel zum Circulus iridis minor und von da zur Pupille ziehenden Ziliargefäßen als Gerüst. Darüber hinaus enthält der Ziliarteil den in der Iriswurzel verankerten M. dilatator pupillae. Es handelt sich um eine netzartige Membran mit radiär gestellten glatten Muskelbündeln zur Erweiterung der Pupille.

Das Pigmentblatt bildet die Rückfläche der Iris und dient der Abschirmung des Lichtes. Es überzieht den Pupillarrand. Beim Pupillenspiel gleitet es beweglich auf der Linsenvorderkapsel und schließt ventilartig die hintere von der vorderen Augenkammer ab.

Die Pupillenweite wird nach dem Gesetz der reziproken Innervation, d. h. der *aktiven* Entspannung des Antagonisten, z. B. des Sphinkters, bei Innervation des Agonisten z. B. des Dilatators, durch den parasympathisch innervierten Sphinkter und den sympathisch innervierten M. Dilatator pupillae gesteuert. Beide Muskeln liegen dicht vor dem Pigmentblatt und hängen durch arkadenförmige Verbindungszüge systemartig zusammen (ROHEN). Das Stärkeverhältnis dieser beiden glatten Muskeln beträgt etwa 3 : 1, d. h., der Schließmuskel ist weitaus kräftiger. Zum Schutze des Auges ist die blitzschnell einsetzende Miosis am wichtigsten, wie das Beispiel der Blendung zeigt. Die Pupillenerweiterung hingegen erfolgt wesentlich langsamer. Ihre funktionelle Bedeutung liegt in der Freigabe der von Stäbchen besetzten Peripherie der Netzhaut beim Dämmerungssehen. Die Pupillenweite schwankt in Abhängigkeit vom Lichteinfall, vom vegetativen Tonus und vom Alter zwischen 1,5 und 8 mm.

Funktionelle Bedeutung der Regenbogenhaut

Sie bestimmt die Farbe des Gesamtauges: Graue Regenbogenhaut = graues, braune = braunes Auge.

Sie ist die Lichtblende.

Sie umschließt die Pupille und bildet das „Sehloch" des Auges.

Sie ist Teil des Iris-Linsen-Diaphragmas.

Sie ist die Scheidewand zwischen der Bildungsstätte des Kammerwassers in der hinteren und dem Abflußgebiet in der vorderen Augenkammer.

Untersuchung der Regenbogenhaut

Eine orientierende Übersicht erhält man mit der fokalen, seitlichen Beleuchtung (vgl. Abb. 5.5). Im einzelnen achte man auf *Lage, Oberfläche, Farbe, Pupille* und *Vorderkammer.*

Lage: Der Abstand zwischen Regenbogenhautvorderfläche und Hornhaut beträgt etwa 3 mm. Mit ihrer Rückfläche liegt die Regenbogenhaut der Linse so auf, daß ihr Pupillarteil die Wölbung der konvexen Linsenvorderfläche annimmt. Auf diese Weise entsteht der sogenannte physiologische Pupillarabschluß, der jedoch schleusenartig den periodischen Übertritt des Kammerwassers aus der hinteren in die vordere Augenkammer zuläßt. Unter bestimmten pathologischen Bedingungen (Engwinkelglaukom, Aphakie, Seclusio pupillae bei Iritis) kann es zu einem Pupillarblock mit Übertrittssperre des Kammerwassers und Anstieg des intraokularen Druckes kommen (vgl. Abb. 6.7).

Oberfläche. Ödematöse Durchtränkung und Exsudataustritt machen die Regenbogenhaut glanzlos, matt und relieflos. Vorhandene Gefäße werden sichtbar bei entzündlicher (Iritis) oder kongestiver (akutes Glaukom) Hyperämie, neugebildete bei Diabetes und Sekundärglaukom. Angeborene Kolombome sind nach unten, operative nach oben gerichtet (Abb. 6.1).

Farbe. Die pigmentarme Iris ist hell, die pigmentreiche dunkel. Beim Albinismus fehlen Pigment und Blendschutz. Bei der Sympathikusheterochromie ist das Stroma der betroffenen Seite pigmentärmer und

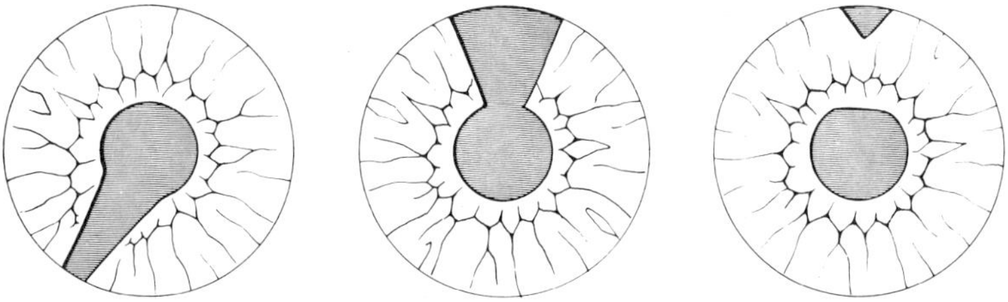

a b c

Abb. 6.1 a) Kongenitales, nach unten gerichtetes Kolobom (vgl. Abb. 12.42, S. 215). b) Operatives totales, nach oben gerichtetes Kolobom. c) Operatives peripheres Kolobom (vgl. Abb. 7.12)

heller. Beim Nävus liegt eine isolierte, bei der Iris bicolor eine flächenhaft unterschiedliche Pigmentdichte vor. Verfärbung tritt auf durch Blutaustritte (Grünfärbung) oder durch Siderose (Braunfärbung).

Pupille. Abweichungen von der runden Form können *traumatische* (Sphinktereinriß, Iridodialyse, vordere Synechie), *neurologische* (*Argyll-Robertson-* und *Adie*-Syndrom) oder *entzündliche* (hintere Synechien bei Iritis) Ursachen haben. *Pupillenreaktionen:* Direkte Verengerung durch Licht oder Naheinstellung, indirekte (konsensuelle durch Belichtung des 2. Auges.

Vorderkammer. Die normale Tiefe kann sich ändern durch *Abflachung* (traumatische oder intumeszente Linsenquellung, Anstieg des intraokularen Druckes) oder durch *Vertiefung* (Linsenluxation, Aphakie). Der optisch klare Inhalt kann sich ändern durch entzündliche Zellaustritte (Iritis), Eiteransammlung (Ulcus serpens, Hypopyonkeratitis) oder Blutansammlung (Kontusions- oder Stauungshyphäma).

Erkrankungen der Regenbogenhaut

Einteilung und Ätiologie der Iridozyklitis

Allen Einteilungsversuchen ist von jeher das Bestreben gemeinsam, klinisches Bild und Ätiologie einer Erkrankung in Einklang zu bringen. Im Falle der Iridozyklitis bleiben jedoch Bemühungen in dieser Richtung weitgehend vergeblich. Das liegt einmal am klinischen Bild, das im Gegensatz zur proteusartigen Fülle der in Frage kommenden pathogenetischen Momente nur wenige, nicht spezifische Variationen zeigt. Zum anderen gelingt auch heute noch die Aufklärung der Ursache der endogenen Iridozyklitis nur in einem bemerkenswert geringen Prozentsatz, der unter 20 % liegt (WITMER, REMKY). Mutmaßliche Pathogenese und klinisches Verhalten lassen sich daher nur selten auf einen Nenner bringen. Die frühere klinische Vorstellung: chronische knötchenförmige Herdentzündung – *Tuberkulose,* akute saumförmige Oberflächenentzündung – *Rheumatismus,* besitzt nur beschränkten ätiologischen, jedoch immer noch arbeitshypothetischen Aussagewert. Produktive Irisknötchen und zipfelige Synechien (Abb. 6.2) finden sich nämlich nicht nur bei der Tuberkuloallergie. Sie sind Ausdruck der chronischen Verlaufsform und besitzen keine pathogene Spezifität. Flächenhafte Exsudation und saumförmige Synechien gehören wiederum zu den Kennzeichen des weitgestreckten Formenkreises der „rheumatoiden Erkrankungen". Diese können von einer Herdinfektion, aber auch von zahlreichen Infektionskrankheiten ausgehen. Hinzu kommt, daß auch – je nach allgemeiner oder lokaler Immunitätslage – die Zuordnung wechseln und Übergänge auftreten können.

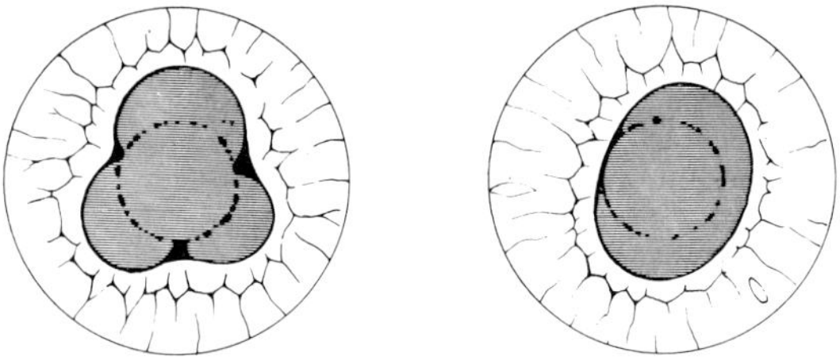

a b

Abb. 6.2 a) Zipflige Synechien bei herdförmiger Iritis. b) Saumförmige Synechien bei Oberflächeniritis (vgl. Abb. 6.11)

Das Mißlingen der Aufklärung der Ursachen der sogenannten endogenen Iridozyklitis und deren Zuordnung zum jeweils bestehenden klinischen Bild oder umgekehrt hat darüber hinaus noch verschiedene andere Gründe.

Einmal kann der auslösende Primärherd im Organismus so klein sein, daß er sich, wie so häufig, der Beobachtung entzieht. Zum anderen führt erfahrungsgemäß die Reaktivierung eines Herdes, der ausreicht, um auf metastatischem Wege zu einer allergisch-hyperergischen Iridozyklitis zu führen, in der Regel nicht zu Allgemeinsymptomen (Fieber, Blutsenkungsbeschleunigung usw.), die auf seine Lokalisation aufmerksam machen. Dies trifft vor allem für die Tuberkulose zu, die lange Zeit als häufigste Ursache der knötchenförmig-chronischen Iridozyklitis bezeichnet wurde. Es ist vielmehr so, daß aktiv-floride tuberkulöse Prozesse eine Beteiligung des Auges nahezu regelmäßig ausschließen.

Weiterhin ist die Art, wie die Regenbogenhaut schon bei der *Erstberührung* mit dem auf dem Blutwege ins Auge gelangenden infektiösen Agens (Fremdeiweiß!) reagiert, abhängig von der Toxizität des Erregers, der Immunitätslage und Abwehrkraft des Organismus sowohl im Herdbereich als im erstmals berührten Augengewebe. Liegt im Falle einer *Zweitberührung* bereits Sensibilisierung des Augengewebes vor, so entscheidet der Grad derselben das allergische Reaktionsgeschehen. Bei Normergie oder mäßiger Hyperergie wird die Antigen-Antikörper-Reaktion im Irisgewebe eher unterschwellig, d. h. in Form einer chronischen Herdentzündung, bei ausgesprochener Hyperergie eher lebhaft, d. h. in Form einer akuten Oberflächenentzündung, verlaufen.

Sämtliche bislang versuchten Einteilungen vermögen daher nur annäherungsweise dem vielgestaltigen Erscheinungsbild der Erkrankung gerecht zu werden. Dies trifft vor allem für die lange Zeit übliche, auf Teilsymptome bezogene klinische Unterteilung in serös, fibrinösplastisch, eitrig, hämorrhagisch zu. Auch die Unterscheidung in akut-diffus-oberflächlich oder chronisch lokalisiert-herdförmig erlaubt ebensowenig bindende Rückschlüsse auf die mögliche Ätiologie. Dies trifft auch für die in letzter Zeit vielfach gebrauchte, praktisch jedoch dasselbe besagende Unterteilung in granulomatös oder nichtgranulomatös zu.

Die Hauptschwierigkeit in der Klassifizierung liegt einmal darin, daß Übergänge jeden Grades vorkommen, zum anderen aber die Iritis bzw. Iridozyklitis nur bei *exogener Entstehung,* durch Verletzung oder als Begleitiritis, z. B. beim Ulcus serpens, einen rein lokal entstandenen und lokal ablaufenden Vorgang darstellt.

Bei der weit überwiegenden *endogenen Entstehung* wissen wir lediglich, daß eine primär im Organismus ablaufende oder abgelaufene Infektion in Frage kommt, die häufiger auf ein schon sensibilisiertes, seltener auf ein noch nicht sensibilisiertes uveales Gewebe trifft. Auch die nachfolgende, heute überwiegend vertretene Einteilung stellt nur einen Versuch dar, dessen Aussagekraft mehr das Kausalitätsbedürfnis des Arztes zufriedenstellt als wirklich wesentlich neue Gesichtspunkte zu bringen.

Exogene Iridozyklitis

In der Frage der Zuordnung des klinischen Bildes zur Ätiologie liegen hier die Dinge einfach, da der pathogenetische Faktor primär von den Augengeweben ausgeht.

In ihrer *primären Form* tritt sie in akuter, zumeist eitrig verlaufender Form auf, z. B. durch eine perforierende Verletzung (Vulnus perforans) oder ein Geschwür (Ulcus serpens), wenn Krankheitserreger oder ihre Toxine zu einer Entzündung des Regenbogenhaut-Strahlenkörpergewebes führen. Bei heftig verlaufender Entzündung mit starker Exsudation in den Glaskörper (Glaskörperabszeß) ist Panophthalmie möglich. — Hingegen verläuft die Raupenhaaririritis bei der Ophthalmia nodosa in chronisch produktiver Form.

In ihrer *sekundären Form* beobachtet man sie als lokale Begleiterscheinung, z. B. bei Erkrankungen der Hornhaut (z. B. Keratitis parenchymatosa), der Lederhaut (Skleritis) oder der Netzhaut (z. B. lange bestehende Amotio retinae). Auch bei schweren Verätzungen oder Verbrennungen ebenso wie nach Insektenstichen kann die Iris beteiligt sein.

Endogene Iridozyklitis

Diese kann in 2 Formen auftreten: als seltene metastatische Entzündung durch direkte Absiedlung virulenter Keime oder gewissermaßen indirekt als häufige allergische Reaktion. In beiden Fällen liegt das ursächliche Krankheitsgeschehen nicht im Auge, sondern fernab im Organismus.

Metastatische Iridozyklitis

Diese klinisch *seltene* Erkrankungsform wird durch eine primär im Organismus ablaufende *manifeste* Infektion, die Regenbogenhaut und Ziliarkörper auf dem Blutwege erstmals affiziert, hervorgerufen. Das Ausmaß der entzündlichen Reaktion des noch nicht sensibilisierten Gewebes auf den Erregerkontakt hängt ab von der Art und Virulenz der Keime sowie von der Abwehrlage des Organismus. In Betracht kommen Tuberkelbakterien (im Kleinkindesalter!), Spirochaeten, Gonokokken oder Brucellen. Auch Viren (Mumps, Influenza, Windpocken u. a.) spielen ursächlich eine Rolle. Bei den genannten Keimen verläuft die Entzündung in der Regel chronisch.

Bei *allgemeiner* Septikämie hingegen gelangen auf metastatischem Wege hochvirulente, sich rasch vermehrende Krankheitskeime Strepto-, Staphylo-, Meningo- oder Pneumokokken) in die Regenbogenhaut. In diesen Fällen entstehen meist akute eitrige Iritiden bzw. metastatische Ophthalmien.

Allergische Iridozyklitis

Diese klinisch *überwiegende* Erkrankungsform wird durch eine *streuende* Infektionsquelle im Organismus hervorgerufen. Bakteriel-

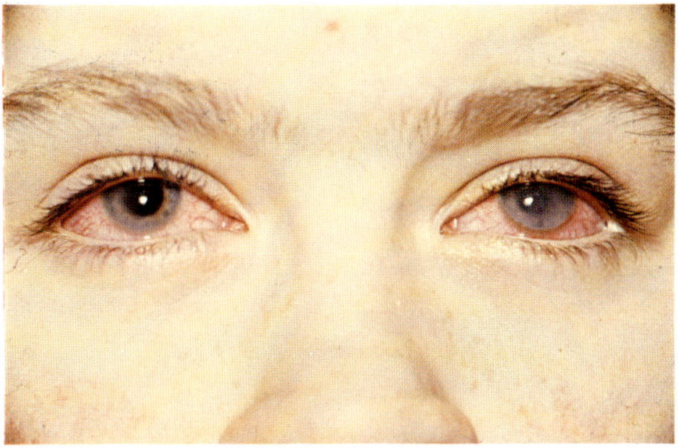

Abb. 8 Keratitis parenchymatosa. *Rechtes* Auge: zungenförmige Eintrübung der Hornhaut von schläfenwärts. Mäßige gemischte Injektion (1. Stadium). *Linkes* Auge: Matte Trübung der ganzen Hornhaut, „wie mit Fett bestrichen". Besenreiserartige, tiefe Gefäßeinsprossung. Gemischte Injektion (2. Stadium). Lues connata, bis dahin unbekannt. War bei Mutter und Kind positiv. Sattelnase, blasses Hautkolorit, Mundwinkelrhagaden, Tonnenzähne. (11 J. ♀)

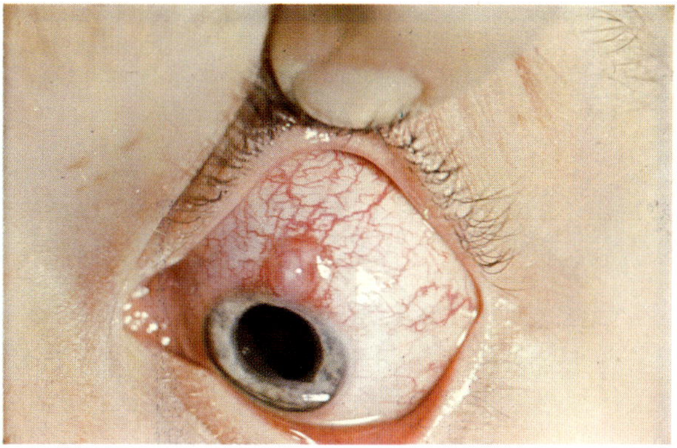

Abb. 9 Bindehautphlyktäne (Phlyctaena larga). Graurötliches 2 mm großes Knötchen, dicht am Hornhautrand gelegen, mit lokaler Gefäßinjektion. (14 J. ♂)

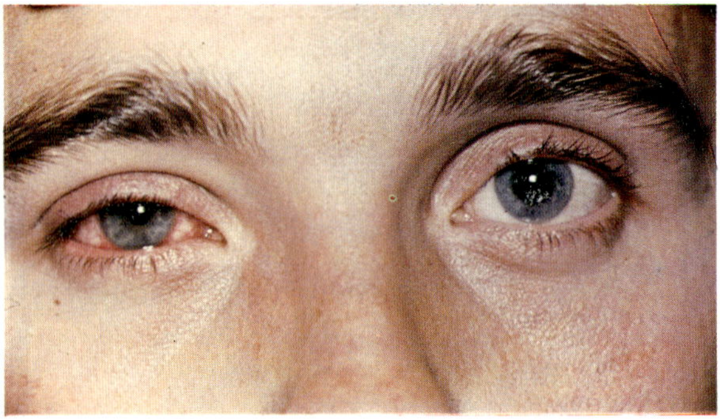

Abb. 10 Akute Iritis. *Rechtes* Auge: Entzündliche Pseudoptose, gemischte Injektion, Reizmiose, verwaschene Irisfarbe. *Linkes* Auge: blaß, reizfrei. Lidspalt und Pupille normal weit. Prompte Pupillenreaktion. (21 J. ♂)

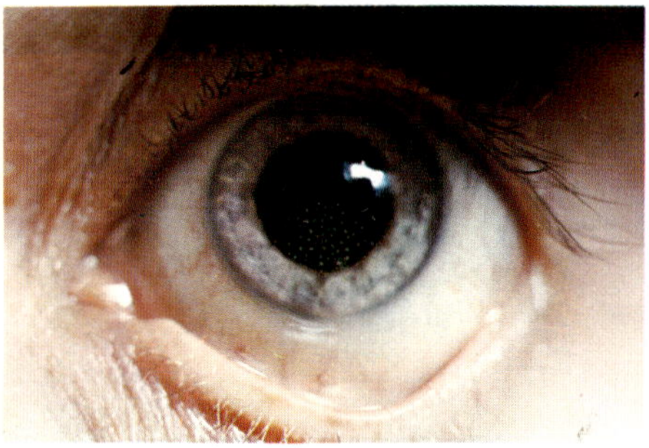

Abb. 11 Präzipitate der Membrana *Descemeti.* In Dreiecksform angeordnete, der Größe nach unten zunehmende, speckige Beschläge der HH-Rückfläche

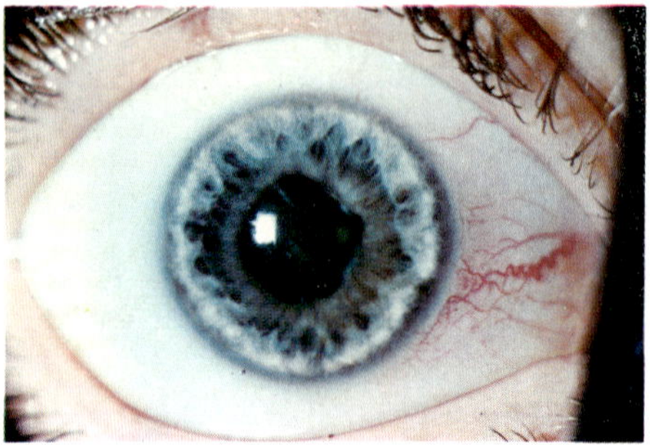

Abb. 12 Rezidivierende herdförmige Iritis (subchronischer Verlauf). Durch Stromaatrophie sichtbar gewordene gefäßführende Knötchen im Pupillar- und Ziliarteil der Regenbogenhaut. Hintere Synechien

les oder virales Fremdeiweiß gelangt auf dem Blutwege in die Gewebe der vorderen Uvea. Es wirkt als Antigen und führt bei der Erstberührung lediglich zur lokalen Bildung von Abwehrstoffen (Antikörpern) und damit zur Sensibilisierung. Die dabei erfolgende lokale Reaktion am Auge ist in der Regel so flüchtig, daß sie unbemerkt verläuft. Zur *allergischen* Iridozyklitis kommt es dann, wenn durch erneute Streuung des primären Herdes Bakterien, bakterielle oder Virusantigene das bereits sensibilisierte Augengewebe erreichen. Dort rufen sie eine *allergische* Antigen-Antikörper-Reaktion hervor. Die Reaktion verläuft stürmischer als bei der Erstberührung und manifestiert sich klinisch als Iridozyklitis. — Ätiologisch kommen u. a. in Betracht: die Tuberkulose, die Lues sowie die Infektallergie der sogenannten Herderkrankungen (Zähne, Tonsillen, Nebenhöhlen, Abdomen, Adnexe, Prostata). Durch Hautreaktionen läßt sich mitunter eine vorausgegangene Sensibilisierung wahrscheinlich machen. Auch die rheumatische Iritis läßt sich am zweckmäßigsten hier einreihen.

Von *Parallergie* spricht man, wenn die Iridozyklitis am bereits sensibilisierten Auge nicht durch spezifische, sondern durch unspezifische Allergene mitbewirkt wird.

Allgemeine Symptomatologie der Iridozyklitis

Iris und Ziliarkörper bilden eine klinische Einheit. Fast stets ist bei Iritis auch eine Zyklitis und umgekehrt vorhanden. Man spricht jedoch von *Iritis,* wenn die Entzündung der Regenbogenhaut, von Irido*zyklitis,* wenn jene des Ziliarkörpers im Vordergrund steht.

Klinisches Bild der 3 Hauptformen der Regenbogenhautentzündung

Kennzeichen der akuten Iritis: Entzündliche Pseudoptose. Ziliare bis gemischte Injektion. Kammerwassertrübung durch zellige Exsudation (Tyndallphänomen + + +). Betauung der Hornhautrückfläche (Vorstufe der Präzipitate). Verengerung (Reizmiosis) und träge Reaktion der Pupille (Abb. 10, Tafel 6). Hyperämie, ödematöse Schwellung und Verfärbung der Regenbogenhaut. Verwaschenheit der Zeichnung des Stromablattes. Stellenweise Verklebung des Pupillarsaumes mit der Linsenvorderkapsel. Schmerzen, Lichtscheu, Sehstörung.

Bei Iridozyklitis treten hinzu:

Glaskörpertrübungen (Zellaustritte aus dem Ziliarkörper). Toxische Begleitneuritis (in 15—20 % der Fälle).

Kennzeichen der Oberflächeniritis (oberflächliche Form der Iritis):

Akuter Befall des Regenbogenhautstromas. Entzündliche Pseudoptose. Gemischte, vorwiegend ziliare Injektion. Grobe Fältelung der Hornhautrückfläche (Membrana *Descemeti*). Dichtes fibrinös-wolkiges bis gelatinöses (seltener eitriges oder hämorrhagisches) Exsudat, das sich aus dem Irisstroma in die Vorderkammer ergießt (Abb. 6.3). Schmutzig-graue Verfärbung der hyperämischen ödematös geschwollenen Regenbogenhaut. Verklebung des Stromas der Regenbogenhaut mit der Linsenvorderkapsel im Exsudatbereich. Subjektiv: Schmerzen, Lichtscheu mit stärkerer Herabsetzung der Sehschärfe.

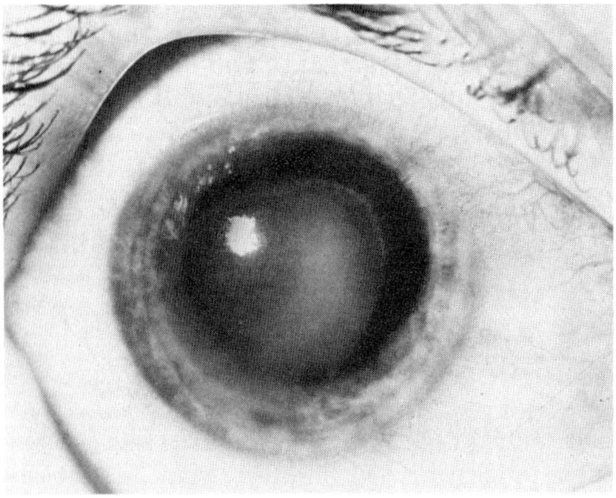

Abb. 6.3
Oberflächeniritis.
Gelatinöses Exsudat
in der Vorderkammer

Kennzeichen der herdförmigen Iritis (tiefe Form der Iritis):

Ziliare Injektion (chronischer Verlauf!). Zellvermehrung in der Vorderkammer (Tyndallphänomen +). In Dreieckform angeordnete speckige Beschläge (Präzipitate) an der Hornhautrückfläche (Abb. 11, Tafel 6 u. 6.4). Knötchenbildung am Pupillarsaum und im Pupillarteil der Regenbogenhaut. Seltener Knotenbildung im Kammerwinkel

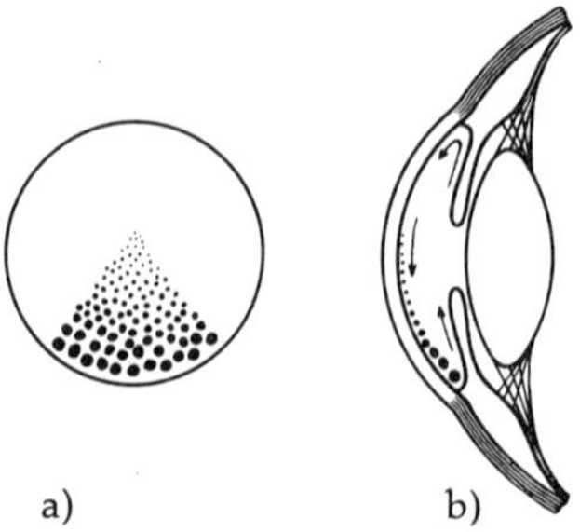

a) b)

Abb. 6.4 Präzipitate der Membrana *Descemeti*.
a) Aufsicht.
b) Schnitt. Die Pfeile geben die Wärmeströmung des Kammerwassers an

(vgl. Abb. 6.10). Zipfelige hintere Synechien (Abb. 6.5). Subjektiv: Nur geringe Beschwerden. Herabsetzung der Sehschärfe erst nach mehrfachen Rezidiven.

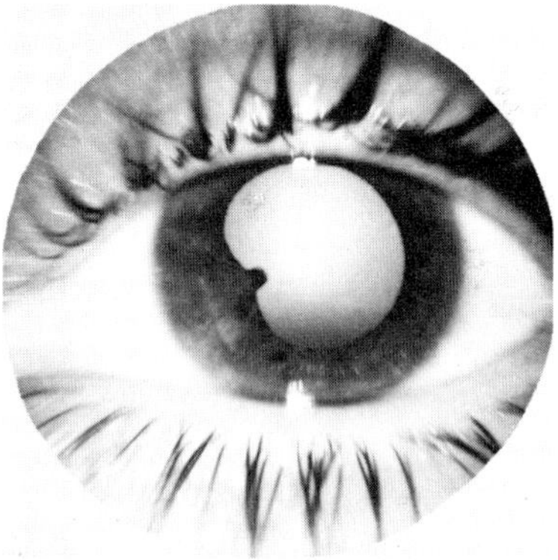

Abb. 6.5

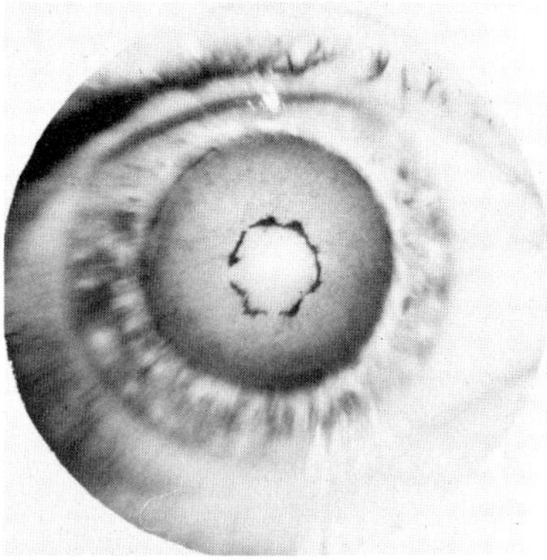

Abb. 6.6

Abb. 6.5 Herdförmige Iritis. Zipfelförmige hintere Pigmentblattsynechie bei 8 Uhr. Pupille dadurch entrundet. Durchfallendes Licht. (36 J. ♀)

Abb. 6.6 Ringförmige Verklebung des Pigmentblattes, durch maximale Pupillenerweiterung gelöst. Die auf der Linsenkapsel zurückgebliebenen Pigmentflecke („Iritische Fußpunkte") kennzeichnen die ehemalige Lage und Weite der Pupille. (52 J. ♂)

Komplikationen bei Iritis, Iridozyklitis

Seclusio pupillae: Pupillarabschluß durch ringförmige hintere Synechien (Abb. 6.6).

a) Hintere Synechie: Der vordere Irisschenkel ist mit der Linsenvorderkapsel verwachsen. In Atropin-Mydriasis verkürzt sich nur der untere Irisschenkel, d. h., die Pupille erweitert sich nur im nichtsynechierten Anteil.

b) Occlusio pupillae: Zirkuläre flächenhafte Verklebung der Regenbogenhaut mit der Linsenvorderkapsel und Schwartenbildung durch Exsudation im Pupillargebiet.

c) Napfkucheniris nach Seclusio pupillae: Abflußbehinderung des Kammerwassers aus der hinteren in die vordere Augenkammer durch zirkuläre Verklebung des Pupillarsaums mit der Linsenvorderkapsel (ringförmige hintere Synechie). Das Kammerwasser staut sich in der Hinterkammer und wölbt dadurch die Iris in Napfkuchenform vor

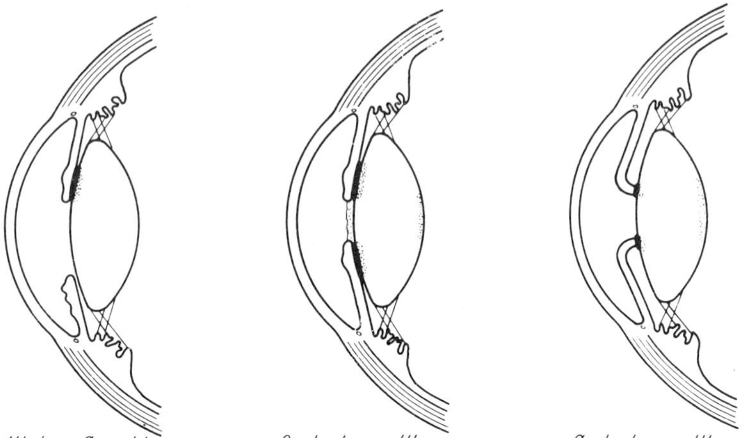

Abb. 6.7 Synechieformen der Iris mit der Linse (Querschnitt).

Occlusio pupillae: Exsudatmembran im Pupillargebiet (Abb. 6.7).

Sekundärglaukom mit Napfkucheniris (Iris bombé) durch Seclusio und Occlusio pupillae. In akuten Fällen initiale Drucksteigerung durch Exsudation in den Kammerwinkel.

Cataracta complicata.
Phthisis bulbi.

Differentialdiagnose

Über die differentialdiagnostisch bei akuter Iritis, akutem Glaukom und akuter Konjunktivitis zu beachtenden Einzelheiten unterrichtet die Tab. 6.

Therapie. Maximale Pupillenerweiterung (innere Ruhigstellung!) durch Atropin 1 %ig oder Scopolamin ½ %ig, in Tropfen-, Öl- oder Salbenform. Erforderlichenfalls Atropin-Cocain-Scopolamin als Salbe oder subconj. Injektion. — Bei Glaukomverdacht siehe *Therapie* S. 114 u. 158 ff. Verband (äußere Ruhigstellung!). Fiebertherapie bei akuter und Oberflächeniritis (Milch 8 ml i. m., Pyrifer, Schwitzkur). Cortisonsalbe (antiexsudative Wirkung!). Lokale feuchte Wärme („Augenprießnitz") zur Resorptionsbeschleunigung nach Rückgang der akuten Erscheinungen.

Anmerkung: Bei akuter Iritis *zuerst* Therapie, dann erst Klärung der Ätiologie.

Tab. 6 Differentialdiagnose: akute Iritis — akutes Glaukom — akute Konjunktivitis

	Akute Iritis	Akutes Glaukom	Akute Konjunktivitis
Beginn	langsam (Tage!)	schlagartig (Stunden!)	langsam (Tage!)
Injektion	gemischt („Entzündungshyperämie“)	kongestiv („Stauungshyperämie“)	konjunktivale Hyperämie
Hornhaut	Epithel glatt, spiegelnd, Parenchym durchsichtig klar, Sensibilität intakt	Epithel matt, gestippt (Epithelödem!). Parenchymquellung, Sensibilität herabgesetzt	Epithel, Parenchym, Sensibilität regelrecht
Vorderkammer	normal tief	abgeflacht	normal tief
Pupille	verengt („Reizmiosis“), träge Reaktion	erweitert („Druckmydriasis“), reaktionslos	Weite und Reaktion regelrecht
Visus	Sehverschlechterung	praktische Erblindung	regelrecht
Tension	palpatorisch unauffällig	palpatorisch steinhart	palpatorisch regelrecht
Schmerz	erträglich, lokalisiert (im Auge)	unerträglich, ausstrahlend (in Schläfe, Hinterhaupt, Zähne)	lokalisiertes Fremdkörpergefühl
Befinden	kaum gestört	bis zum Erbrechen gestört	regelrecht

Spezielle Symptomatologie der Iridozyklitis

Iridocyclitis tuberculosa

Beim Kind. Bei dieser seltenen echten Form handelt es sich um eine metastatische Primärinfektion der Iris und des Ziliarkörpers im 1. Stadium der Allgemeinerkrankung durch Tuberkelbakterien. Kennzeichnend ist das Auftreten großer „konglobierter" Tuberkel, die verkäsen und zur tuberkulösen Panophthalmie mit Untergang des Augapfels führen können. Positive Hautreaktion (*Pirquet, Moro*) und Allgemeinbefund geben differentialdiagnostische Hinweise.

Beim Erwachsenen. Bei dieser atypischen oder larvierten Form der tuberkulösen Iridozyklitis spielt das Mycobacterium tuberculosis – im Gegensatz zur kindlichen Form – nur die Rolle eines Sensibilisators. Die Erkrankung bevorzugt das 30.–50. Lebensjahr und befällt Frauen, bei denen Belastungen durch Gravidität und Klimakterium eine Rolle spielen, häufiger als Männer. Die herdförmige, chronisch-produktive Form überwiegt. In der Regel wird auch das 2. Auge betroffen. Der Primärherd (Bronchialdrüsen, Mesenterialdrüsen, Tonsillen) entzieht sich meist dem klinischen Nachweis. Tritt der Herd erneut streuend in Erscheinung, so wirken „tuberkulotoxische Stoffe" als Antigene und entfachen im bereits sensibilisierten Gewebe eine allergisch-hyperergische Reaktion, die keine spezifischen Merkmale trägt. Floride Tbc und Iridozyklitis schließen sich aus. Das nachstehend geschilderte *Vollbild* der spezifischen Manifestation am Auge entwickelt sich zumeist erst nach *rezidivierendem* Verlauf.

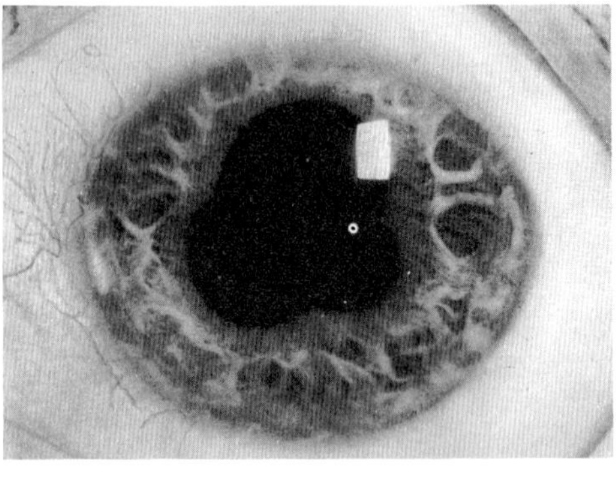

Abb. 6.8
Herdförmige Iritis, Kleeblattpupille (auffallendes Licht).
(56 J. ♀)

Klinisches Bild: Gemischte Injektion. In Dreieckform angeordnete Präzipitate, d. h. speckige Beschläge, die in Abhängigkeit vom Pig-

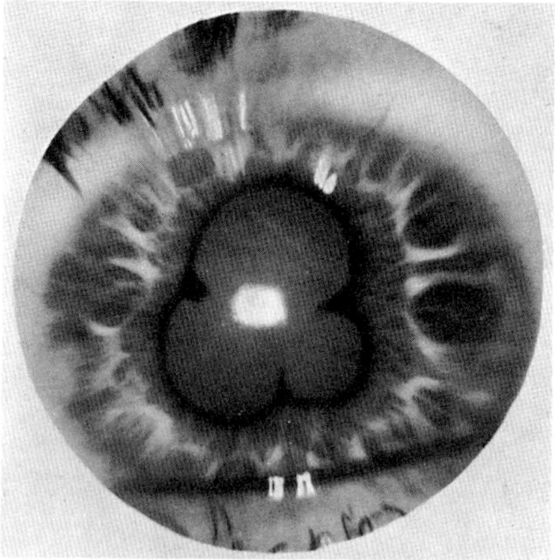

Abb. 6.9 Gleiches Auge wie Abb. 6.8. Kleeblattpupille(durchfallendes Licht)

mentreichtum der Iris und der Dauer der Erkrankung mehr oder weniger pigmentiert sind. Im frischen Stadium deutliche Wärmeströmung (pos. Tyndall) des Kammerwassers, das auch grobe Partikelchen enthalten kann. Pupille verengt und entrundet. Nach Pupillenerweiterung: zipfelförmige hintere Pigmentblattsynechien (Abb. 6.8 u. 6.9). Iris: Stromazeichnung durch Hyperämie und Ödem lokalisiert verwaschen, Stromagewebe an diesen Stellen durch tiefe, herdförmig lokalisierte Knötchen umschrieben vorgebuckelt *(herdförmige Iritis)*. Diese können bei heller Regenbogenhaut sichtbar werden (Abb. 12, Tafel 6). Die nur selten noch zu beobachtenden knotigen Granulome sitzen bevorzugt im Kammerwinkelbereich (Abb. 6.10). Daneben können oberflächlich liegende, glasig-helle Pupillarsaumknötchen auftreten. Diese flüchtigen Knötchen schmelzen unter lokaler Cortisonbehandlung wie der Schnee an der Sonne. Glaskörpertrübungen sind Ausdruck der Beteiligung des Ziliarkörpers.

Differentialdiagnose. Die Diagnose der okularen Tuberkulose beim Erwachsenen ist überwiegend eine Wahrscheinlichkeitsdiagnose. Für *tuberkulöse Ätiologie* sprechen:

Auftreten im Erwachsenenalter (kindliche Manifestation, vgl. S. 102). Prädisposition des weiblichen Geschlechtes. Erstmalige oder rezidivierende Erkrankung nicht selten nach Erkältung, Grippe, Überanstrengung oder sonstigen streßartigen Situationen.

Okulare Hinweise:

Knötchenbildung (herdförmige Iritis): Oberflächliche glasighelle Pupillarsaumknötchen. Tiefe mißfarbene Stromaknötchen. Grobe Knotenbildung im Kammerwinkel.

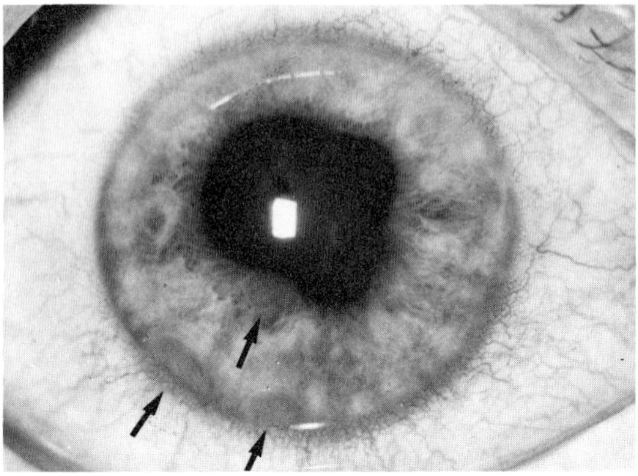

Abb. 6.10 Herdförmige Iritis mit Knotenbildung im synechierten Pupillarteil (7 Uhr) und im Ziliarteil (6 und 7 Uhr) der Regenbogenhaut. (50 J. ♀)

Präzipitate: Große Zahl. Auffallende Größe. Graugelbliche speckige Farbe. Befall mehrerer Augenabschnitte: Iris, Ziliarkörper, Chorioïdea.

Allgemeine Hinweise:

Nachweis von primär abgelaufenen, pulmonalen oder extrapulmonalen Tbc-Veränderungen, ohne klinisch faßbare Zeichen der Aktivität. Auswertung des Schwellenwertes der intrakutanen Tuberkulinreaktion (G.T.). Ausschluß und Beseitigung nichttuberkulöser Herde. Normale Blutsenkungsgeschwindigkeit.

Serodiagnostik der Tbc: Komplementbindungsreaktion nach *Hermann* mit Antigen Essen. Der Aussagewert dieser Methode, die sich in ihren technischen Einzelheiten der *Wassermann*schen Reaktion angleicht, ist jedoch gering. Hämagglutinationstest und Hämolysetest auf Tbc.

Therapie. Siehe S. 100 u. 114.

Iridozyklitis bei Boeckscher Sarkoidose

Ätiologie. Bei der sogenannten *Besnier-Boeck-Schaumann*schen Erkrankung und ihren Sonderformen, dem *Heerfordt*-Syndrom (Febris uveoparotidea) sowie dem *Mikulicz*-Syndrom, handelt es sich um eine lymphoretikuläre Systemerkrankung (Lymphogranulomatosis benigna). Das komplexe Krankheitsbild befällt Haut, Lungen, Lymphknoten, Knochen, Milz, Leber, Nieren, Nervensystem, Speicheldrüsen und endokrine Organe.

Bemerkenswert ist die Häufigkeit des Vorkommens. Bei rund 15% der Patienten eines großen Krankengutes mit chronischer Iridozyklitis ließ sich durch Tomographie, Probeexzision usw. ein Morbus Boeck nachweisen (WEGNER).

Klinisches Bild. Bevorzugt beidseitiger Befall und chronisch-produktive Verlaufsform. Knotenprozesse der Iris bei fast reizfreien Augen stehen im Vordergrund. Die Knoten sind groß und höckerig. In anderen Fällen finden sich speckige Beschläge, die mitunter zu diffuser Quellungstrübung der Hornhaut führen. Selten sind exsudative Zeichen mit Kammerwassertrübung, Synechienbildung, Glaskörpertrübung und Papillitis.

Komplikationen. Sekundärglaukom, Cataracta complicata.

Therapie. Die tuberkulostatische Behandlung (PAS, INH) ist ohne Einfluß. Intensive *lokale* Cortisonbehandlung, wenn notwendig *allgemein* (interne Kontrolle!), bringt auch große Irisknoten zur Einschmelzung.

Iridocyclitis syphilitica

Kinisches Bild. Diese selten gewordene Erkrankung der Lues acquisita beteiligt die Regenbogenhaut flüchtig im Stadium des Hautexanthems mit vorübergehender *Hyperämie des Irisstromas* und heller rundlicher Fleckenbildung nahe der Krause (Roseolen).

Im Sekundärstadium treten mit den Hautpapeln *Effloreszenzen* auf, denen gefäßreiche Stromaknötchen, vor allem im Pupillargebiet der Iris, zugrunde liegen. Die *syphilitischen Knötchen* sind im Gegensatz zu den tuberkulösen exsudatreich, was die Synechien begünstigt, und gefäßreich, was Blutaustritte veranlassen kann. Die Beteiligung des Ziliarkörpers zeigt sich durch feinstaubige Glaskörpertrübung an.

Im Tertiärstadium beobachtet man *Gummen* der Regenbogenhaut, die das Irisstroma vorwölben, und solche des Strahlenkörpers, die den Kammerwinkel ausfüllen. Die Präzipitate bleiben kleiner als bei Iridocyclitis tuberculosa. Bemerkenswert ist der schmerzhafte, heftige Reizzustand und der meist einseitige Befall sowie das Ausbleiben von Rezidiven bei entsprechender Allgemeinbehandlung.

Komplikationen. Chorioiditis, Neuritis nervi optici.

Therapie. *Allgemein:* Behandlung des Grundleidens. *Lokal:* Pupillenerweiterung, Cortisonaugensalbe, Verband.

Iridocyclitis rheumatica

Diese gleichzeitig heftige und schmerzhafte Entzündungsform ist schlechthin der Prototyp der *Oberflächeniritis* (Abb. 6.3 u. 6.11).

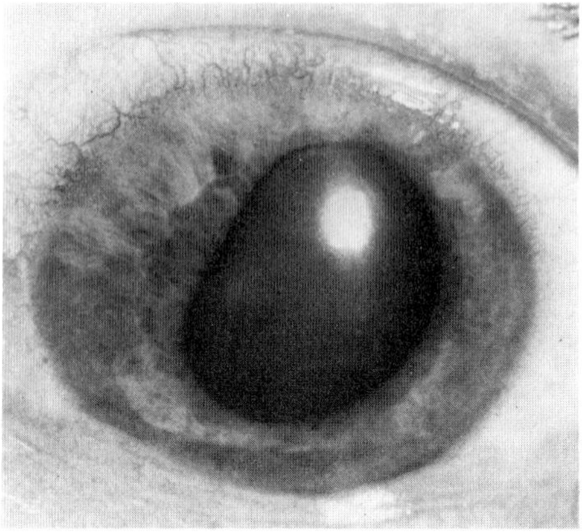

Abb. 6.11 Saumförmige Synechie bei abgeklungener Oberflächeniritis. (61 J. ♂)

Zweifellos tritt sie bevorzugt bei den chronischen Formen des Rheumatismus, aber auch durch andere, vielfach unbekannt bleibende Noxen auf.

Es handelt sich in erster Linie um den Formenkreis der sogenannten rheumatoiden Erkrankungen, die auf einer Herdinfektion beruhen und von polyarthritischer Affektion der Gelenke begleitet sein können. In Frage kommen zahlreiche „stumme Herde" in den Tonsillen, Zähnen, Nebenhöhlen, Prostata, Gallenblase, Appendix. Nach heutiger Anschauung erfolgt bei zeitweiliger Herdstreuung die Beteiligung der Regenbogenhaut in Form der „fokalen Infektion" durch bereits in ihrer Virulenz geschwächte Erreger oder in Form der „Fokaltoxikose" durch Zellzerfall und toxische Stoffwechselprodukte. In den wenigen Fällen, in denen es gelingt, den Streuherd zu ermitteln und zu sanieren, kommt es mit dem Ausschalten seiner Fernwirkung auf das Augengewebe zu schlagartiger Abheilung.

Einen *ätiologischen* Hinweis ergibt neben der Allgemeinuntersuchung die nicht selten erhöhte Blutkörperchen-Senkungsgeschwindigkeit. Weiter kommen ursächlich folgende, *differentialdiagnostisch* gut abgrenzbare, jedoch *seltene* Krankheitsbilder in Frage: Spondylarthrosis ankylo-poetica (Morbus *Bechterew*), *Still-Chauffard*sche Erkrankung der Kinder mit folgender Trias: Gelenke (chronische deformierende Polyarthritis im Kindesalter), rheumatische Fieber, Drüsen-Milz-Schwellung, am Auge: bandförmige Hornhauttrübungen, Iridozyklitis, Cataracta complicata, *Reiter*sche Erkrankung (benigne Iridozyklitis gepaart mit subakuten Gelenkaffektionen), Morbus *Behçet* (Aphthen der Mund- und Genitalschleimhaut, rezidivierende Hypopyoniritis (Abb. 6.12) mit Begleitentzündung des Sehnerven).

Klinisches Bild. Kennzeichnend ist der Austritt eines gelatinösen Exsudates aus dem Stroma der Regenbogenhaut in die Vorderkammer (Abb. 6.3). Die befallene Stromapartie wölbt sich der Schwere nach vor und berührt die Linsenkapsel, wodurch die charakteristischen saumförmigen Stromasynechien entstehen (Abb. 6.11).

Komplikationen. Im frühen Stadium: Drucksteigerung durch Exsudat, das den Kammerwinkel verstopft und den Abfluß des Kammerwassers behindert. Im späteren Stadium: Seclusio pupillae durch hintere Synechien, Sekundärglaukom.

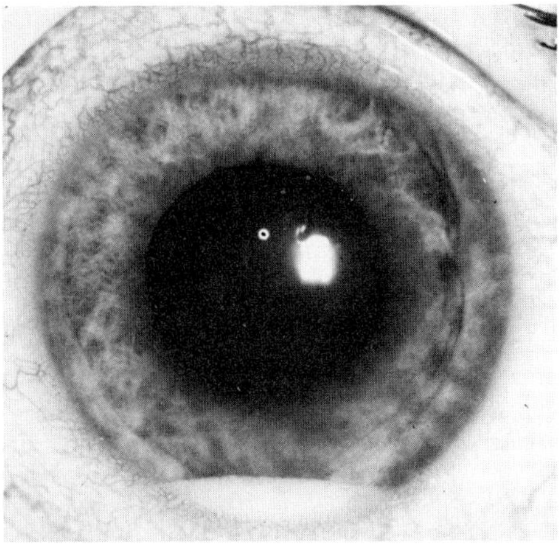

Abb. 6.12 Hypopyoniritis beim Morbus *Behçet.* (24 J. ♂)

Therapie. *Allgemein:* Antirheumatische Maßnahmen, künstliches Fieber, Salizylstoß, Schwitzkur. Fokalsanierung nur im entzündungsfreien Intervall unter Penicillin- und Antihistaminschutz. Resochin-Langzeitbehandlung. *Lokal:* Pupillenerweiterung. Im Wechsel Cortisonaugensalbe und trockene Wärme. Verband. Bei Drucksteigerung Diamox bzw. Nephramid 3 × 250 mg täglich.

Iridocyclitis gonorrhoica

Ätiologie. Zählt zum Formenkreis der rheumatoiden Erkrankungen. Zumeist geht eine einseitige gonorrhoische Arthritis des Knie- oder Handgelenkes, sogenannter Tripperrheumatismus, voraus. Die Erkrankung befällt in der Regel Männer, bei denen die Gonorrhö subjektiv abgeheilt zu sein scheint. Als septisch streuender, die Infektallergie der Iris verursachender Fokus kommt eine chronische Prostatitis oder Vesikulitis in Frage.

Klinisches Bild. Schmerzhafter, stürmisch einsetzender Beginn. Beidseitiger Befall. Lidschwellung, Chemosis. Starke Exsudation der Regenbogenhautoberfläche. Gelatinöses Exsudat in der Vorderkammer. Mitunter Hypopyon, seltener Blutungen. Trotz Rückfällen gute Prognose.

Therapie. *Allgemein:* Fachärztlich urologische Behandlung. Schlagartige Besserung auf Penicillin. *Lokal:* wie bei Iridocyclitis rheumatica.

Iridocyclitis toxoplasmotica

Wenngleich Manifestationen am vorderen Augenabschnitt selten sind, so besteht an dem erregergesicherten Vorkommen einer toxoplasmotischen Iridozyklitis kein Zweifel (Pillat, Duke-Elder). Im klinischen Bild handelt es sich um eine Knötcheniritis. Diese kann sich auch an ein vorausgegangenes Netzhautleiden anschließen oder von einem solchen gefolgt sein.

Seltene Formen der Iridozyklitis

Nahezu alle Infektionskrankheiten können eine mehr oder weniger heftig verlaufende Iridozyklitis auslösen. In Frage kommen: Influenza, Ruhr, Typhus, die Leptospirosen (*Weil*sche Krankheit, Feldfieber), die Brucellosen (Maltafieber, *Bang*sche Infektion), Malaria, auch Impfmalaria, Febris recurrens u. a. m. — Auch die in Europa unbekannte, jedoch bei nahezu der Hälfte der Leprakranken auftretende, knötchenbildende *Iritis leprosa* soll hier Erwähnung finden.

Heterochromia complicata

Ätiologie: Fuchs vermutete bei der nach ihm benannten „Heterochromiezyklitis" eine unbekannte, „nicht intensiv wirkende" Krankheitsursache, die zuerst die Störung der Pigmentierung der Iris, später dann die eigentliche Erkrankung des Auges verursacht.

Seit den Untersuchungen von Passow wissen wir, daß *keine Entzündung* vorliegt. Es handelt sich bei der Heterochromia complicata (*Fuchs*) — ebenso wie bei der Heterochromia sympathica (*v. Herrenschwand*) — um *okulare Merkmale des Symptomenkomplexes von Passow,* der sich bei Patienten mit Status dysraphicus (*Bremer*), einer stationären Mikroform der Syringomyelie, findet.

Ihre Entstehung konnte durch erblich bedingte embryonale Entwicklungsstörungen, Gliosen und Höhlenbildungen am Übergang vom Zervikal- zum Thorakalmark erklärt werden. Diese treten bei der Bildung des Medullarrohres auf und ziehen die Ursprungszellen des Sympathikus im Bereich des Centrum ciliospinale in Mitleidenschaft (cervicodorsale Form des Status dysraphicus). Auch experimentell konnte Passow durch lokalisierte Schädigung des Halssympathikus bei jungen Tieren HORNER und Heterochromie hervorrufen.

Fallen trophisch-motorische Fasern aus, so resultiert das stationäre Bild der Heterochromie mit *Horner* (Heterochromia sympathica). Fallen vasomotorisch-trophische Fasern aus, so kommt es zur progressiven Form der Heterochromia complicata. Es entstehen Präzipitate und Glaskörpertrübungen aus den geschädigten Gefäßen sowie dystrophische Veränderungen von Iris, Ziliarkörper und Linse (Cataracta complicata).

Reichen die kongenitalen dysraphischen Veränderungen vom zervikodorsalen Bezirk bis in die Medulla oblongata, so treten Ausfallserscheinungen an den Hirnnervenkernen (Trigeminus, Abduzens, Fazialis) auf. Mitunter tritt diese „bulbäre Form" des Status dysraphicus — entsprechend der wesensgleichen Syringobulbi — auch isoliert auf.

Das Gesamtbild des „*Passowschen Symptomenkomplexes*" umfaßt daher folgende, auf dysraphischen Störungen beruhende, okulare Merkmale: Heterochromie und *Horner*-Syndrom, *Heterochromia complicata*, kongenitale Trigeminus-(Keratitis neuroparalytica!), Abduzens- und Fazialisparesen.

Okulare Merkmale der „Heterochromia complicata"

Farbunterschiede der Regenbogenhaut. Es kommen 4 Möglichkeiten des Farbverhaltens der Regenbogenhaut vor:

deutliche Farbunterschiede zwischen der betroffenen und der gesunden Regenbogenhaut, die jedoch selten sind (Abb. 6.13 a);

geringe Farbunterschiede zwischen beiden Irides, die die Regel bilden und daher zu Fehldiagnosen Anlaß geben (Abb. 6.13 b);

inverser Farbunterschied: das befallene Auge erscheint dunkler (Heterochromica inversa nach *Franceschetti*) (Abb. 6.13 c);

kein Farbunterschied, wenn die Zyklitis bilateral vorliegt, d. h. *beide* Irides in gleicher Weise befallen und pigmentarm sind (Abb. 6.13 d).

Einzelsymptome. Im einzelnen ist das klinische Bild durch folgende Merkmale gekennzeichnet:

Das dystrophisch-hypochrome Auge ist äußerlich praktisch immer reizfrei. Die „Zyklitis" verläuft schmerzfrei, subakut-chronisch, im Sinne einer „Zyklose".

Die *Descemet*-Beschläge sind über den *ganzen* Bereich der Hornhautrückfläche verstreut (Abb. 6.14).

a

b

c

d

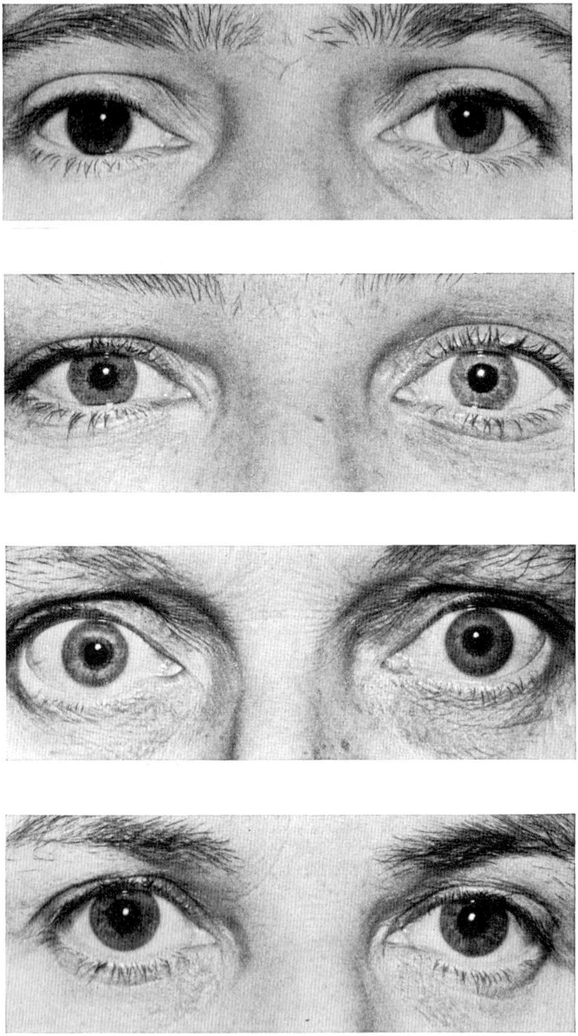

Abb. 6.13 Heterochromia complicata a) *Links*, deutlicher Farbunterschied. (31 J. ♀)
b) *Links*, geringer Farbunterschied. (35 J. ♀)
c) *Links*, inverser Farbunterschied. Linke Iris dunkler. (44 J. ♀)
d) *Beiderseits* (bilaterales Syndrom), kein Farbunterschied. (43 J. ♀)

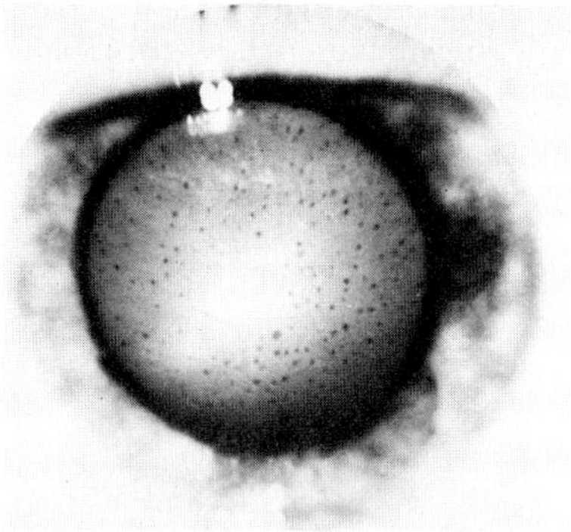

Abb. 6.14 Descemetpräzipitate bei Heterochromia complicata. Gleichmäßige Verteilung über die ganze Hornhautrückfläche. Nahezu gleiche Größe (durchfallendes Licht). (43 J. ♀)

Die Beschläge sind hellweiß, klein bis mittelgroß, rund oder sternförmig und fließen nie zusammen. Sehr oft liegt ein zartes Fasernetz zwischen ihnen.

Das Irisgewebe ist dystrophisch verdünnt. Wandverdickte Irisgefäße scheinen durch.

Synechien fehlen. Hingegen finden sich in etwa einem Drittel der Fälle pigmentlose, glasig-ovale Knötchen am Pupillarrand.

Sehr früh schon bildet sich eine Linsentrübung am hinteren Linsenpol (Cataracta complicata).

Gesteigerte Permeabilität der Blutkammerwasserschranke (*Amsler-Huber*-Fluoresceinversuch).

Von der Iriswurzel ausgehende Gefäße im Kammerwinkel. Bei Vorderkammerpunktion fadenförmige Blutung aus dem Kammerwinkel.

Der Glaskörper zeigt sternförmige, weiße Einlagerungen im destruierten Gerüstwerk.

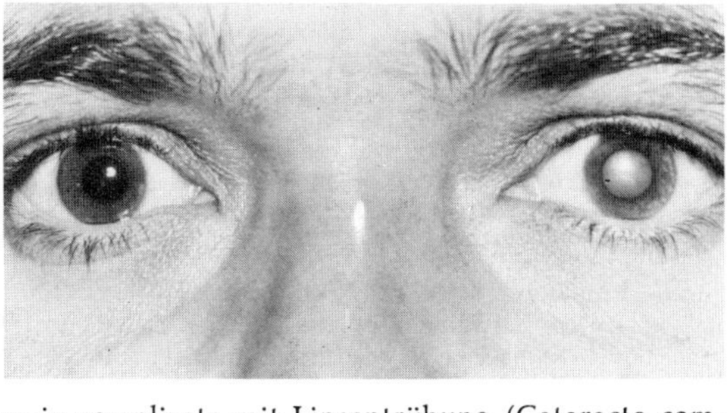

Abb. 6.15 Heterochromia complicata mit Linsentrübung (Cataracta complicata). *Linke* Iris heller. (32 J. ♀)

Komplikationen. Sekundärglaukom in rund 20 % und – je nach Verlaufsstadium – Linsentrübungen unterschiedlicher Dichte im Sinne der Cataracta complicata in 80 % (Abb. 6.15).

Somatische Merkmale der „Heterochromia complicata"

In rund 70 % der Fälle finden sich folgende Allgemeinveränderungen:

Entwicklungsstörungen des Skelettsystems. Trichter- oder Dellenbrust, Skoliose, Kyphoskoliose, Lordose, Überwertigkeit der Armspannweite.

Halbseitenveränderungen. *Horner*-Syndrom (vgl. Abb. 1.9), Hemiatrophie von Gesicht und Körper, Hemiatrophie und Hypochromie der weiblichen Brust (Abb. 6.16).

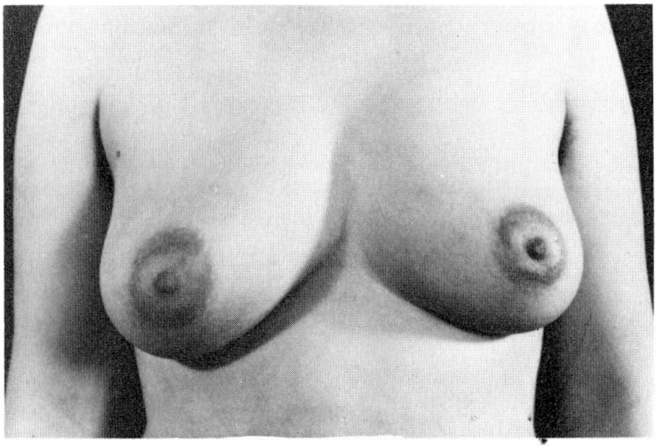

Abb. 6.16 Somatischer Befund bei Heterochromia complicata *links* (22 J.). Die *linke* Brust ist kleiner (Hemidystrophie), der *linke* Warzenhof heller (Hypochromie)

Störungen von Sensibilität und Vasomotorik. Spitz-Stumpf-, Kalt-Warm-Empfindung, Akrozyanose.

Therapie. *Allgemein:* Die kongenitalen dysraphischen Störungen sind naturgemäß keiner kausalen Behandlung zugänglich. Sie sind stationäre Anomalien, die den Träger im Rahmen einer normalen Betätigung kaum stören.

Lokal: Entsprechend der Ätiologie der Heterochromia complicata ist eine antiinfektiöse Behandlung zwecklos. Bei den unterschwelligen Schüben bessert Cortison- bzw. Prednisolonbehandlung die Symptome. Gefäßabdichtende Mittel, z. B. Kalzium 5 ml i. v. 3mal wöchentlich, sind zu versuchen. Erfahrungsgemäß läßt sich die Katarakt – da keine Entzündung vorliegt – komplikationslos entbinden. Schwieriger ist die Behandlung des Sekundärglaukoms (obliterierende Sklerose und Membranbildung im Kammerwinkel). Zu Beginn ist Pilocarpin 2%ig mit Cortison — evtl. zusätzlich Diamox — zu versuchen. Manche Fälle sprechen besser auf die Kombination Neosynephrine (2,5%ig, evtl. 10%ig) oder Mydriaticum *Roche* und Cortison an. Bleibt die medikamentöse Behandlung unzureichend, so ist die operative Drucksenkung (vgl. Glaukomoperationen, S. 161) durch Vornahme einer Iridenkleisis oder *Elliot*schen Trepanation anzustreben. Bei bestehender Aphakie ist die Ziliararterienverödung oder die Zyklodialyse (Blutungsbereitschaft beachten!) am Platze. Die intervallweise oft in Jahresabständen auftretenden sogenannten glaukomatozyklitischen Krisen (*Posner-Schlossman*-Syndrom) sind nach ihrer lokalen und allgemeinen Symptomatik als Sonderformen der Heterochromia complicata (typische Präzipitate, kaum Reizzustand oder Epithelödem) aufzufassen. Sie klingen stets nach Tagen oder Wochen mit und ohne Behandlung ab. Daher kein Eingreifen im akuten Zustand erforderlich.

Iridopathia diabetica

Ähnlich der Rubeosis retinae kann auch eine früher als Iritis diabetica bezeichnete Rubeosis iridis auftreten (Abb. 13, Tafel 7).

Komplikationen. Sekundärglaukom, rezidivierende Blutungen in die Vorderkammer (Hyphäma).

Iridopathia urica

Okulare Komplikation bei Gichtkranken. Nächtliches Auftreten. Vorübergehende schmerzhafte ziliare Rötung des Augapfels. Flüchtige Hyperämie der Regenbogenhaut. BSG erhöht.

Therapie. Benemid, Allopurinol, Diät, im Anfall Colchicin, Anfallsgefahr durch Alkoholabusus und Spargel (Asparaginsäure), Harnsäure- und Blutbildkontrolle.

Prognose der Iridozyklitis. Die Entzündung der Regenbogenhaut mit oder ohne ausgesprochene Strahlenkörperbeteiligung ist eine *schwerwiegende Erkrankung* des Auges. In der Regel sind beide Augen, wenn auch nicht immer gleichzeitig, befallen. Über Jahrzehnte gehende Rezidive mit ihren Komplikationen führen erfahrungsgemäß in einem hohen Prozentsatz zum Untergang des Sehvermögens.

Bei jeder einseitigen Rötung des Auges sollte daher auf die differentialdiagnostischen Merkmale (vgl. Tab. 6) geachtet werden. Es gilt, die verhängnisvolle Synechienbildung schon im Entstehen zu verhindern. Ehe man die Pupillen erweitert, ist darüber hinaus der Augeninnendruck vergleichend palpatorisch zu prüfen (Abb. 10.2). Der auffallende Druckunterschied im Falle eines akuten Glaukoms zwischen dem befallenen und nichtbefallenen Auge ist auch vom Ungeübten palpierbar. Im *Zweifelsfalle* „Cocktail" und Diamox (vgl. Kapitel Glaukom, S. 158 ff).

Therapie der Iridozyklitis

Lokale Behandlung. Pupillenerweiterung zur inneren Ruhigstellung und Verhütung der Synechienbildung, erforderlichenfalls subkonjunktivale Mischspritze (vgl. S. 100).

Cortisonanwendung (6—8mal täglich als Salbe oder in öliger Form). Beim akuten Schub: subkonjunktival Fortecortin 4 mg. *Kontraindikation:* Bei metastatischer Bakteriämie oder Virusinfektion mit Hypopyonbildung. Hier sind subkonjunktivale Penicillininjektionen indiziert.

Bei chronisch granulomatös-proliferierenden Formen mit Knötchenbildung Versuch der Röntgen-Entzündungsbestrahlung (5mal 30 R in $^1/_2$-wöchentlichen Abständen).

Augenverband zur äußeren Ruhigstellung.

Wärme, je nach Verträglichkeit: trocken = elektrisches Heizkissen; feucht = „Augenprießnitz".

Bei entzündungsbedingtem mittlerem Druckanstieg: Diamox, Nephramid 3 × 250 mg.

Bei entzündungsbedingtem akutem Druckanstieg: Vorderkammerpunktion (Parazentese).

Bei beginnender Seclusio pupillae: periphere Iridektomie im entzündungsfreien Intervall.

Bei vollständiger Seklusio (Napfkuchenform): Transfixion.

Allgemeinbehandlung. Bettruhe; Salizylate bei den akuten und rheumatoiden Formen; künstliche Fiebertherapie; Behandlung des Grundleidens (Fokalsanierung u. a. m.); bei chronisch-rezidivierenden Verlaufsformen: Höhenklimabehandlung in Augenheilstätten (Höchenschwand, Masserberg, Davos). Tuberkulostatika (Streptomycin, PAS, INH, Rimifon) im allgemeinen nur nach internistischer Empfehlung (Wegner, Hallermann).

Zusammenfassung

Die Regenbogenhaut — die Blende des Auges — bildet die Pupille und ist gleichzeitig der vorderste Teil der Uvea. Bei der Untersuchung der Regenbogenhaut ist auf ihre *Lage* (Tiefe der Vorderkammer), ihre *Oberfläche* (sichtbares glänzendes Relief bei reizfreier Regenbogenhaut; ödematös verwaschene Struktur und sichtbare Gefäße bei entzündeter Regenbogenhaut) zu achten. Auch die *Farbe* gibt wertvolle Hinweise: Farbunterschied je nach Pigmentgehalt; hellere Farbe und verdünntes Stroma bei Sympathikus-Heterochromie, Grünfärbung nach Blutaustritt und Braunfärbung bei Siderose.

Bei jeder *Pupillenprüfung* ist zunächst auf mechanische Behinderung durch Synechien zu achten. Die Reaktion auf Naheinstellung (Konvergenzreaktion) ist intensiver als die direkte Lichtreaktion und diese wiederum stärker als die indirekte.

Die *Erkrankungsformen* der Regenbogenhaut sind nahezu ausschließlich *endogener, allergischer* Natur. Bei der Iritis (Iridozyklitis) gelangt bakterielles oder virales Eiweiß von einer körpereigenen streuenden Infektionsquelle in die Blutbahn. Es wirkt in der Regenbogenhaut als Antigen und bildet lokale Abwehrstoffe (Antikörper). Bei erneuter Streuung des primären Herdes reagiert das sensibilisierte Auge mit einer allergischen Antigen-Antikörperreaktion.

Kennzeichen der *akuten Iritis:* entzündliche Pseudoptose, gemischte Injektion, Zellvermehrung im Kammerwasser (Tyndall!), Reizmiosis, Hyperämie, Ödem und Verfärbung des Irisstromas, Verklebung des Pigmentblattes mit der Linsenvorderkapsel. Bei *chronischer Iritis* geringe Ptosis, gemischte Injektion, Präzipitate, zipfelförmige Synechien.

Differentialdiagnostisch: akute Iritis — akutes Glaukom — akute Konjunktivitis beachten (vgl. Tab. 6). Die Iridozyklitis ist gekennzeichnet durch zusätzliche Glaskörpertrübung.

Sonderformen: Heterochromia complicata *(Fuchs),* diese ist Teilsymptom des „*Passow*schen Symptomenkomplexes" (vgl. S. 108 ff).

Iridopathia diabetica: Rubeosis iridis, Sekundärglaukom.

Iridopathia urica: schmerzhaft und flüchtig.

Prognose: Jede Iritis (Iridozyklitis) ist eine schwerwiegende Erkrankung des Auges. Mit Ausnahme der Heterochromie erkranken — wenn auch in gewissen Zeitabständen — zumeist beide Augen. Komplikationen: hintere Synechien (Pupillarabschluß und Sekundärglaukom), Cataracta complicata, Glaskörpertrübungen, Sehnervenentzündungen (20 %).

Ätiologie: Tuberkulose, Lues, Infektallergene, Rheumatismus.

KAPITEL 7

Linse

Allgemeines

Die 0,3 g schwere Linse ist ein epitheliales Organ ohne Nerven oder Gefäße. Sie bildet sich im 1. Fetalmonat als blasenförmige Abschnürung aus dem Ektoderm. Bemerkenswert sind folgende Einzelheiten:

Form. Bikonvexer glasklarer Körper („Kristall-Linse") mit stärkerer Krümmung der Rückfläche.

Lage. In der hinteren Augenkammer zwischen Irisrückfläche (Pigmentblatt) und vorderer Glaskörperwand. Bestandteil des Iris-Linsen-Diaphragmas (Abb. 7.1).

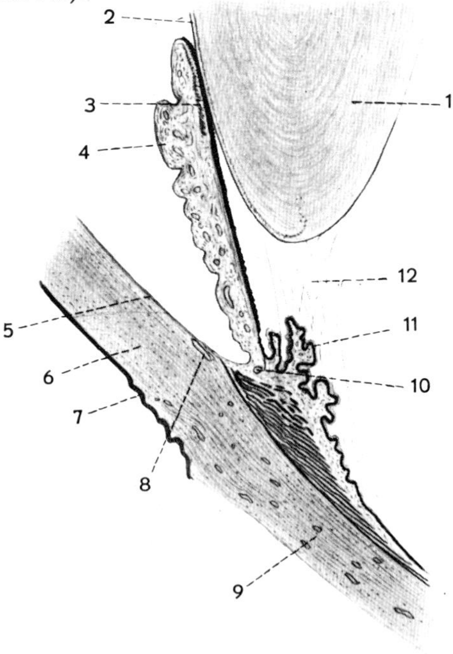

Abb. 7.1 Schnitt durch den Augenvorderabschnitt (aus THIEL).
1 Linse, 2 Linsenepithel, 3 M. sphincter pupillae, 4 Irisstroma mit Pigmentblatt, 5 Membrana *Descemeti*, 6 Hornhaut, 7 Limbus corneae, 8 *Schlemm*-scher Kanal, 9 Sklera, 10 Circulus arteriosus iridis major, 11 Ziliarfortsätze, 12 Zonulafasern

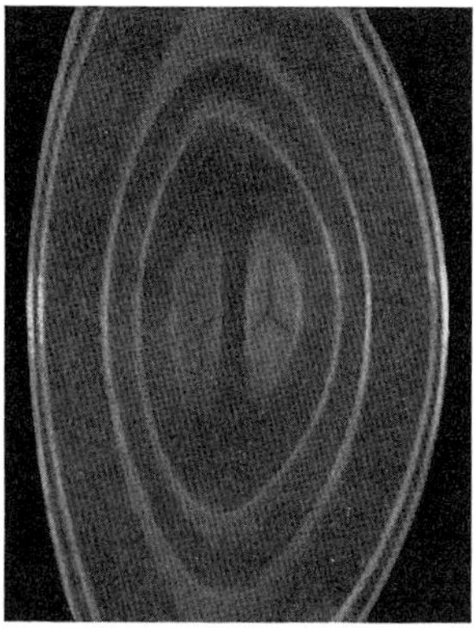

Abb. 7.2 Die optischen Diskontinuitätszonen der normalen Linse von außen nach innen (aus THIEL):
Vorder-Hinter-Kapselfläche,
vordere und hintere Abspaltungszone,
vordere und hintere Alterskernzone,
vordere und hintere äußere Embryonalkernzone,
vordere und hintere innere Embryonalkernzone,
zentrales Intervall

Bestandteile. Kapsel, Rinde, Embryonal- und Alterskern (Abb. 7.2). Die Kapsel ist eine durchsichtige strukturlose elastische Membran (Glashaut), ähnlich der *Bowman*schen und *Descemet*schen Membran.

Wachstum. Wie bei den übrigen epithelialen Organen (Haut, Nägel, Haare) findet während des ganzen Lebens eine dauernde Zellneubildung statt. Das Wachstum der Linsenfasern erfolgt von dem sogenannten *Becker*schen Kernbogen aus, der am Äquator dicht unter der Kapsel gelegen ist. Dieser besteht aus einschichtigem Linsenepithel. Da die Linse in einer geschlossenen Kapsel liegt und keine Zellen abzustoßen vermag, kommt es zur ständigen Gewichtserhöhung. Auch nach Abschluß der Entwicklung nimmt die Linse daher noch um 50 % an Gewicht zu. Da die bikonvexe Gestalt und das Volumen der Linse im wesentlichen beibehalten werden, muß das Wachstum zwangsläufig zu einer Umbildung des Linseninnern führen. Für die durch Apposition immer neu hinzukommenden Linsenfasern wird auf 2fache Weise Platz geschaffen:

1. Die vorhandenen Linsenfasern *verdichten* sich unter Wahrung der optischen Homogenität etwa vom 3. Lebensjahrzehnt ab im Zentrum zum sogenannten Alterskern, wodurch die akkommodativ verformbare weiche Rindensubstanz laufend abnimmt.

2. Die Umbildung wird ermöglicht durch dauernde Wasserabgabe: Die Linse erhöht ihr *spezifisches Gewicht* von 1030 auf 1070 und ihr *absolutes* um 30 %.

Beides bezeichnet man als *Sklerosierung*. Dieser Vorgang geht somit folgendermaßen vor sich: Mit zunehmendem Alter verhärtet und vergrößert sich der Linsenkern auf Kosten der verformbaren weichen Rindensubstanz.

Ernährung. Die Ernährung des bradytrophen, gefäß- und nervenlosen Organs geschieht durch Diffusion aus dem Kammerwasser. Die Linsenkapsel erfüllt hier die Tätigkeit einer semipermeablen Membran, indem sie nur bestimmte Nährstoffe durchläßt. Kapselschädigungen verändern die Permeabilität und führen zu Trübungen des Linsengewebes. – Das Altern der Linse beruht auf Abnahme der Glykolyse, der Sauerstoffatmung und vieler Fermentaktivitäten (H. K. MÜLLER).

Funktion. Funktionell ist die Linse Teil des dioptrischen Apparates des Auges. Dieser besitzt eine *Gesamtbrechkraft* von 58 Dioptrien. Davon entfallen auf die *Linse* 15 Dioptrien, auf die *Hornhaut* 43 Dioptrien. Die wichtigste Funktion der Linse ist die scharfe Bildeinstellung mit Hilfe der Akkommodation. An diesem Vorgang sind Linse, Zonula und Ziliarmuskel beteiligt.

Akkommodationsvorgang

Tätigkeit der Linse Das Ausmaß der Akkommodation ist abhängig von der Fähigkeit, die Linsengestalt zu verändern, d. h. die Linsenellipse (Ferneinstellung) zur Linsenkugel (Naheinstellung) umzuformen. Die höchste Akkommodation, d. h. die Fähigkeit, die Brechkraft am stärksten zu steigern, besitzt die Linse jedoch nur im jugendlichen Alter. Die Umwandlungsfähigkeit ist abhängig von der Relation: Kern/Rinde. Kleiner Kern und dicke weiche Rinde im jugendlichen Alter ergeben die höchste Verschieblichkeit bis zur Kugelform hin. Großer Kern und dünne Rinde im Alter ergeben die geringste Verschieblichkeit bis zur Verschiebungsunmöglichkeit.

Tätigkeit der Zonula. Diese wirkt als elastisches, aus etwa 80 Fäden bestehendes Halteband zwischen Linse und Ziliarmuskel.

Tätigkeit des Ziliarmuskels. Kontrahiert sich der Ziliarmuskel, so verringert sich der Abstand zwischen Linse und Muskel, d. h. genauer ausgedrückt zwischen Äquator und Ziliarfortsätzen, oder anders gesagt: zwischen Ansatz und Ursprung der Zonulafasern. Wenn durch Kontraktion des Ziliarmuskels die Zonulafasern erschlaffen, dann vermag die Linse dank ihrer Elastizität Kugelgestalt anzunehmen, d. h. unter Erhöhung ihrer Brechkraft zu akkommodieren (Abb. 7.3).

Gesetzmäßigkeit des Akkommodationsvorganges. Mit dem Alter erfolgt eine zunehmende Sklerosierung der Linse, gleichlaufend mit einem Nachlassen ihrer Akkommodationskraft. Diese Abnahme verläuft nahezu gesetzmäßig. Alle 5 Jahre nimmt die Akkommodationsfähigkeit der Linse um $^3/_4$ Dioptrien ab. Der 40jährige besitzt noch eine Akkommodationskraft von 3 Dioptrien, d. h., er kann bei Normalsichtigkeit noch feinste Schrift in 30 cm vor dem Auge mühelos

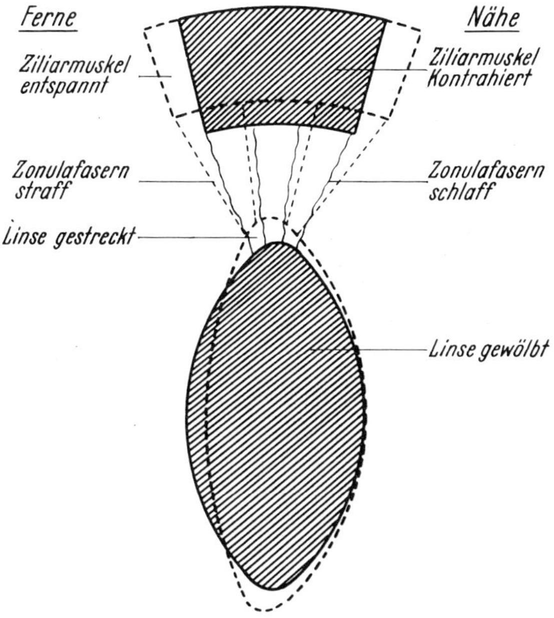

Abb. 7.3 Akkommodationsvorgang an Ziliarmuskel und Linse. *Schraffiert:* Naheinstellung (Ziliarmuskel kontrahiert, Zonulafasern erschlafft, Linsenkapsel entspannt, Linse kugelig). *Ausgezogen:* Ferneinstellung (Ziliarmuskel erschlafft, Zonulafasern und Linsenkapsel gespannt, Linse elliptisch

lesen. Der 45jährige besitzt noch 2,25 Dioptrien, der 50jährige 1,5 Dioptrien. Beim 60jährigen ist die Akkommodation nahezu erloschen (vgl. Abb. 17.11).

Trübungsformen der Linse

Jede Trübung des Linsengewebes wird als grauer Star (Katarakt) bezeichnet. Wir unterscheiden *angeborene und erworbene Katarakte.*

Angeborene Stare

Totalstar (Cataracta totalis congenita)

Die Linse ist beidseitig gleichmäßig grauweiß getrübt (Abb. 7.4 und 7.5). Diese Starform kann vererbt sein, mit oder ohne weitere okulare oder somatische Anomalien. Nicht selten liegt jedoch eine *frühembryonale Schädigung* durch Erkrankung der Mutter in der organogenetischen Phase, d. h. in der Frühzeit der Schwangerschaft zugrunde. Die Linse wird in der 5.–8. Schwangerschaftswoche angelegt. Da die schützende Kapsel zu dieser Zeit noch nicht gebildet ist, können offenbar Viren direkt das Linsengewebe befallen und trüben. In Frage kommen Rubeolen, die in 15 % zur Embryopathie (oder zum Abort) mit *Gregg-Syndrom* (Linsentrübung, Herzfehler, Innenohrschwerhörigkeit) führen. Weiter kommen in Frage: Varizellen, Mumps, Hepatitis epidemica, Poliomyelitis, die ebenfalls teratogen wirken. Aber auch Infektionen der Mutter in der 2. Hälfte der Schwangerschaft können über eine Uveitis des Fetus noch zu Linsentrübungen führen.

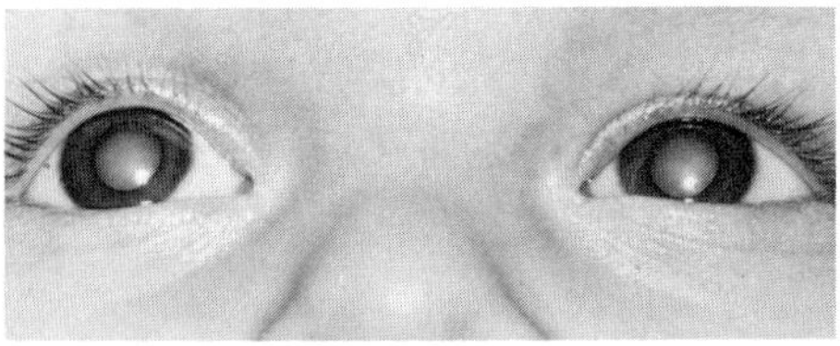

Abb. 7.4 Cataracta congenita totalis. Rubeolenembryopathie. Röteln der Mutter im 1. Schwangerschaftsdrittel. Beiderseits dichte, grauweiße Trübung aller Schichten. (5 Mon. ♂)

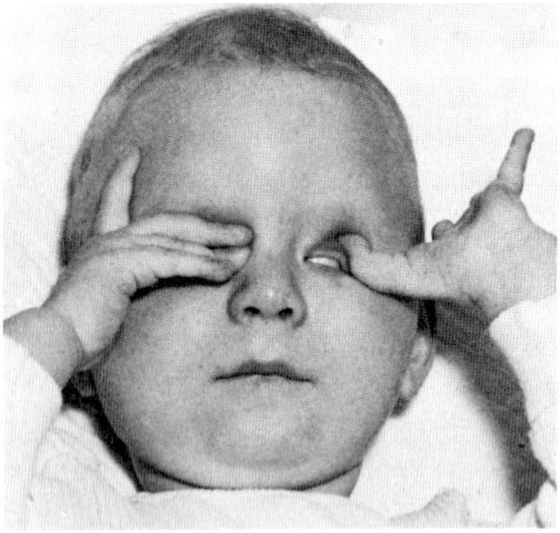

Abb. 7.5 Okulodigitales Phänomen. Durch Hineinbohren der Finger in die Augenhöhle und den damit verbundenen Druck auf den Augapfel nehmen an beiderseitiger kongenitaler Katarakt erblindete Kinder für sie interessante Lichtblitze wahr. (Allgemein bekannt ist es, beim Schlag gegen das Auge „Sterne zu sehen“)

Therapie. Operation am Ende des 1. Lebensjahres. Bis dahin Versuch der Weithaltung der Pupillen. Bei Rubeolenkatarakt postoperative Komplikationen durch persistierende intraokulare Viren möglich, wenn vor Ablauf des 1. Lebensjahres operiert wird.

Seltene Starformen

Mit dominantem, seltener rezessivem Erbgang kommen noch folgende Starformen vor: vorderer, hinterer Polstar, Pyramidalstar, Kernstar (Abb. 7.6).

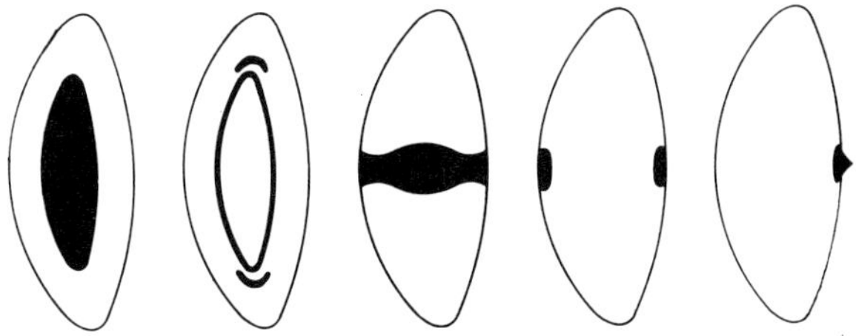

Abb. 7.6 Formen der Linsentrübung bei angeborenen Staren

Schichtstar (Cataracta zonularis)

Es handelt sich um die schalenförmige Trübung einer Rindenschicht, die Kern und Randzone klar läßt. Der Trübungsrand ist von Trübungsspangen („Reiterchen") eingefaßt. Erst bei maximaler Pupillenerweiterung sieht man, daß die Randzone klar ist. Kombination mit Cataracta pulverulenta, d. h. staubförmiger Trübung des Embryonalkerngebietes, kommt vor.

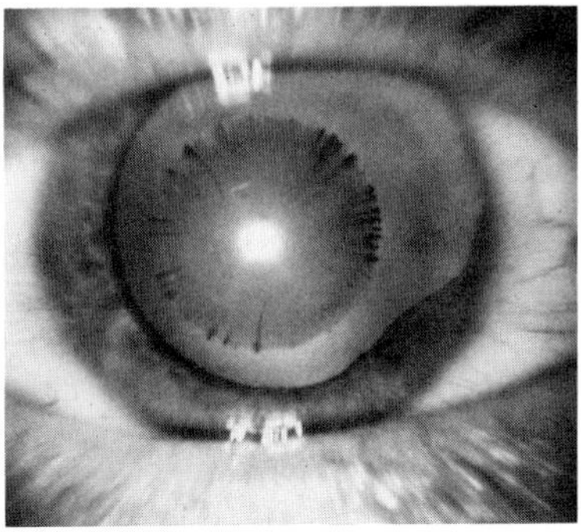

Abb. 7.7

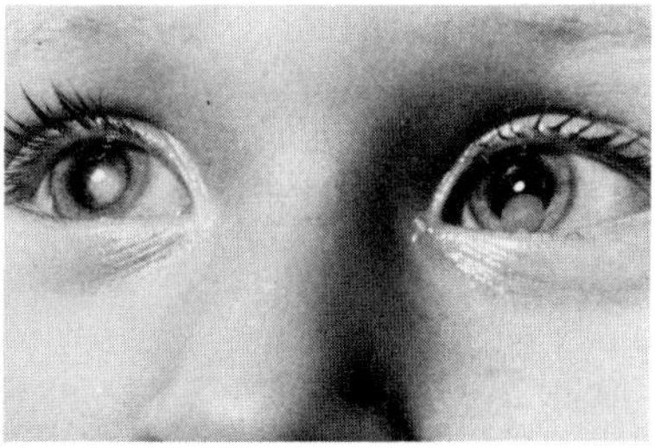

Abb. 7.8

Abb. 7.7 Cataracta zonularis. Schichtstar mit „Reiterchen" im durchfallenden Licht. Scheibenförmige Trübung. „Reiterchen" am Trübungsrand. Klare Linsenperipherie. Optische Iridektomie. (36 J. ♂)

Abb. 7.8 Cataracta zonularis beider Augen. *Links:* Die gequollene Trübungsschale liegt in der Vorderkammer (5 Tage nach Diszision). (1 1/2 J. ♂)

Der Schichtstar ist doppelseitig; er ist meist angeboren (Abb. 7.7 bis 7.9), seltener durch Rachitis, Tetanie oder Spasmophilie erworben.

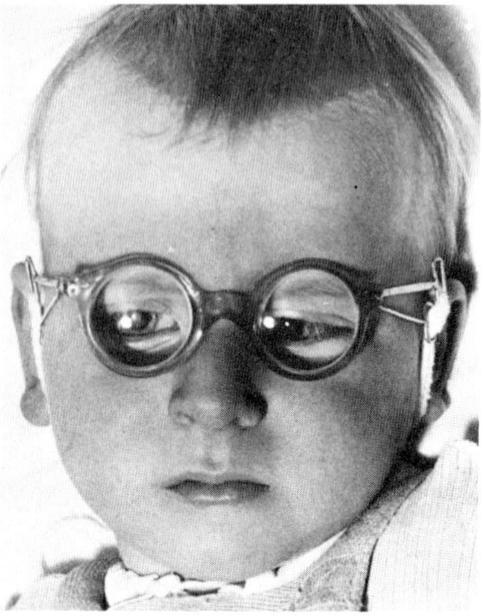

Abb. 7.9 Gleicher Patient wie Abb. 7.8 mit Starbrille. *Links:* Pupillargebiet frei, gequollene Linsenmassen resorbiert

Linsenverlagerung (Ektopia lentis)

Es handelt sich um eine erbliche Anomalie, die meist familiär und als Systemerkrankung des Stützapparates auftritt. Der Linsenverlagerung liegt ein Defekt der Zonulafasern zugrunde. Diese können darüber hinaus bei oft geringfügigen Traumen teilweise oder vollständig einreißen, wodurch die Linse Kugelform (Sphärophakie) annimmt. Je nach dem Grad der Ektopie bzw. Luxation bestehen Sehstörungen, Linsenmyopie und Irisschlottern. Daneben kann Mikrophakie und auch Achsenmyopie bestehen.

Liegt gleichzeitig eine Systemerkrankung zugrunde, so kann es sich um das dominant auftretende *Marfan*-Syndrom (Langwuchs, Arachnodaktylie) oder das rezessiv auftretende *Marchesani*-Syndrom (Breitwuchs, Brachydaktylie) handeln.

Therapie. Nur wenn Gefahr der vollständigen Luxation besteht oder, wie häufig bei Kugellinsen, sekundäre Drucksteigerung eingetreten ist, soll eine bimanuelle Diszision (MEISNER) ausgeführt werden. Die Quellung und Resorption der diszidierten Linse tritt nur dort ein, wo die eröffnete Linsenkapsel Berührung mit dem Kammerwasser hat.

Juvenile Linsentrübungen

Darunter versteht man die häufig im 3. Lebensjahrzehnt anzutreffenden feinsten runden bis keulenförmigen Trübungsfleckchen im Äquatorbereich. Schließen sich dieselben kranzförmig in der Peripherie zusammen, so spricht man von:

Cataracta coronaria (Kranzstar), wegen ihres oft bläulichen Farbtones auch als *Cataracta coerulea* bezeichnet. Langsame Progredienz, ohne bemerkbare Sehstörung.

Erworbene Stare

Wundstar (Cataracta traumatica)

Wird die Linsenkapsel durch *Kontusion* geschädigt, so entsteht die stationär bleibende, dicht unter der vorderen Kapsel gelegene *traumatische Spätrosette*. Wird sie durch *Perforation* eröffnet, so dringt Kammerwasser ein, was zur Quellung und Trübung der Linsenfasern führt (Abb. 7.10).

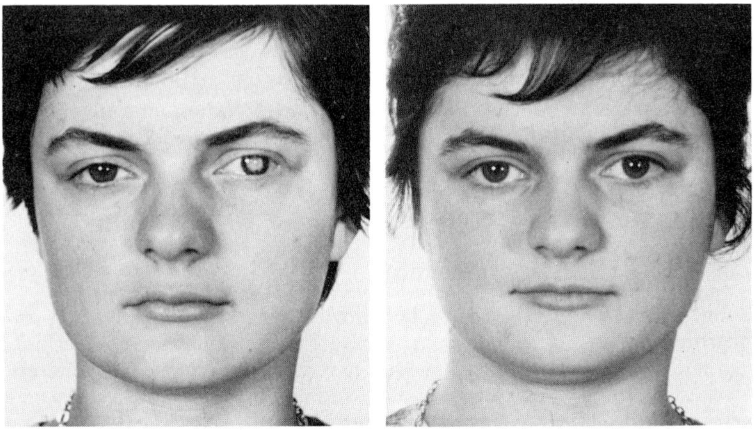

a b

Abb. 7.10 Cataracta traumatica *links* nach perforierender Verletzung. a) *Linkes* Auge in Divergenzstellung. Dichte, grauweiße Trübung im Pupillargebiet. Pupille in Mydriase. Visus 2/50 excentrisch. (19 J.). b) Zustand nach Linsenablassung mit Fuchsscher Spritze. *Linkes* Auge in Orthostellung. Pupille tiefschwarz. Visus mit Haftschale 5/10. Binokularsehen

Therapie. Bei kleinen Kapselwunden Pupillenverengung, so daß Irisgewebe die Wunde deckt und den Zutritt von Kammerwasser verhindert. Bei Linsenquellung: Diszision, Ablassung und Absaugung mit *Fuchs*scher Spritze.

Feuerstar

Diese Starform — auch Glasbläser-, Schmiede- oder Wärmestar genannt — setzt eine jahrzehntelange Schädigung durch Infrarotstrahlung voraus. Charakteristisch ist das Aufbrechen der vorderen Linsenkapsel, deren eingerollte Ränder bei Bewegungen des Auges in der Vorderkammer flottieren (Feuerlamelle).

Strahlenstar

Spätschädigung der Linse nach *Röntgenbestrahlung* durch Strahlendosen ab 400 R. Bei jugendlichem Alter des Patienten treten schon vor, sonst nach 2 Jahren vordere subkapsuläre Vakuolen und Farbschillern des Kapselepithels zusammen mit einer scheibenförmigen hinteren Poltrübung auf. Ähnlich sind die Linsentrübungen nach *Radiumbestrahlung* (Gammastrahlen). In gleicher Weise, jedoch stärker schädigend wirken die bei atomarem Kernzerfall auftretenden *Neutronenstrahlen.*

Blitzstar (Cataracta electrica)

Durch Blitzschlag oder Starkstrom kann nach Wochen eine reversible oder fortschreitende Trübung der Linse eintreten.

Katarakte bei Allgemeinleiden und Vergiftungen

Zuckerstar (Cataracta diabetica)

Beim *jugendlichen Diabetiker* beobachtet man stets doppelseitig zu Beginn subkapsuläre Vakuolen, weiße Punkttrübungen im Verlauf des leicht durch Wasserspalten klaffenden Nahtsystems. Im weiteren Verlauf treten die charakteristischen, radiär gestellten, schneeflockenartigen Trübungen im gesamten Rindenbereich auf (Abb. 7.11). Abnahme der Trübungen kann transitorische Hyperopie, Zunahme Myopie bedingen.

Beim *älteren Diabetiker* jenseits des 60. Lebensjahres beobachtet man gegenüber gleichaltrigen Stoffwechselgesunden etwa 3—4mal häufiger eine Alterskatarakt, ohne daß sich die Trübungen von der reinen senilen Form unterscheiden.

Therapie. Verbesserung der Stoffwechsellage durch sorgfältige Diabeteseinstellung. Diät, keine tierischen Fette, ausreichende Bewegung, auch bei nur geringem Sehrest (Begleitperson). Bei reifer juveniler Katarakt: lineare Extraktion (vgl. S. 127). Der große, vorzeitig sich bildende Alterskern erfordert entsprechend größeren Schnitt bei der Entbindung.

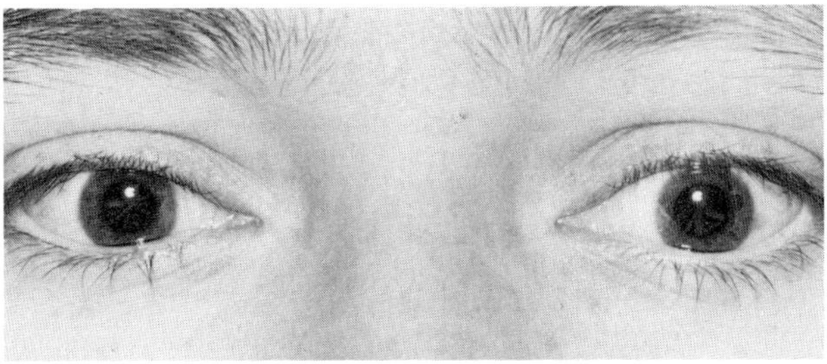

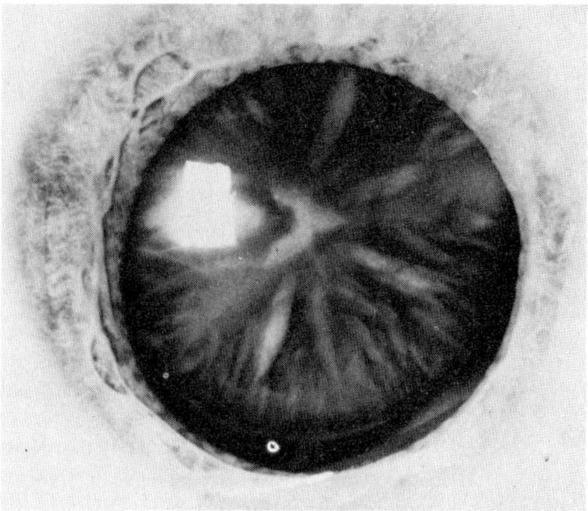

Abb. 7.11
Cataracta diabetica.
a) Schneeflockenartige Trübungen der Linsenrinde beider Augen. (25 J. ♀, Blutzucker 490 mg⁰/₀).

b) Einzelauge von a). Scheibenförmige gefiederte Trübungen der Linse („Schneeflockenkatarakt") mit klarer Linsenperipherie bei maximal erweiterter Pupille

Tetaniestar (Cataracta tetanica)

Subkapsuläre Vakuolen, radiäre, speichenartig vom Linsenpol zur Peripherie ziehende Fasertrübungen kennzeichnen das klinische Bild. Auftreten durch parathyreoprive Tetanie (nach Strumaoperation), idiopathische Tetanie (spontane oder kindlich-spasmophile Dysfunktion der Nebenschilddrüse). Das hypokalzämische Kammerwasser stört die Ernährung und trübt die Linse. Bei Normalisierung des Störfaktors (Hypokalzämie) kann durch spätere Anlagerung klarer Linsenfasern das Bild der Cataracta zonularis (vgl. Abb. 7.7) entstehen. –

Die Diagnose sichern neben den Tetaniezeichen von *Chvostek*, *Trousseau* und *Erb* die Untersuchung des Blut-Kalzium-Spiegels.

Starbildung bei myotonischer Dystrophie (Cataracta myotonica)

Schon vom 20. Lebensjahr ab treten neben grauweißen oft glänzende oder kristallartig leuchtende punktförmige Rindentrübungen auf. Kennzeichnende Trias beim Vollbild: Hypotonia bulbi (seltener Enophthalmus), Katarakt, Myotoniezeichen (aktiv: verzögerte Faustöffnung; passiv: Klopfwülste der atrophischen Extremitätenmuskulatur, abgeschwächte bis fehlende Reflexe). Hereditärfamiliäre Erkrankung mit dominantem Erbgang. Differentialdiagnose: Bei der Myotonia congenita *Thomsen* und Paramyotonia congenita *Eulenburg* fehlt die Katarakt. Kennzeichnend ist hier die auffallende Myotonie des M. orbicularis.

Starbildung bei Hautleiden (Cataracta dermatogenes)

Zu Beginn radiär gestellte, zarte, fleckförmig-weißliche Trübungen in vorderer und hinterer Rinde. Vollbild: vordere schildförmige Verdichtung der vorgewölbten Kapselmitte mit radiären, ins Linsenniveau hinabsteigenden Kapselfalten. — Kataraktbildung kommt vor bei Neurodermitis, Sklerodermie, Poikilodermie, Ekzem.

Komplizierte Stare (Cataracta complicata)

Bei allen intraokularen Erkrankungen können als Komplikation Linsentrübungen auftreten. In Frage kommen: chronische Iridozyklitis, Retinitis pigmentosa, alte Ablatio retinae, absolutes Glaukom, Tumoren, hohe Myopie. Die Katarakt entwickelt sich als tuffsteinartige, oft stärker lichtreflektierende Schalentrübung am hinteren Pol. — Heterochromiekatarakt vgl. Abb. 6.15.

Therapie. Diese Kataraktform eignet sich schon bei Patienten mittleren Lebensalters — nach Lösung evtl. bestehender hinterer Synechien und totaler Iridektomie — gut zur intrakapsulären Extraktion, da zumeist durch den chronischen Entzündungsprozeß auch die Zonulafasern an Festigkeit verlieren. Das entzündungsfreie Intervall soll mindestens 1 Jahr betragen. Trotz lokaler und allgemeiner Cortison-Vor- und -Nachbehandlung schließt sich jedoch das anfänglich freie Pupillargebiet gerade bei jüngeren Patienten oft wieder durch eine feine Exsudatmembran.

Altersstar (Cataracta senilis)

In der Regel tritt der Altersstar erst um das 60. Lebensjahr auf. Die beginnende Katarakt *(Cataracta incipiens)* weist einige periphere Speichentrübungen — als *Cataracta cuneiformis* bezeichnet — und eine das Sehvermögen kaum beeinträchtigende Kerntrübung auf. Die fortgeschrittene Katarakt *(Cataracta provecta)* stört bereits das Sehen, sei es, daß die Kerntrübung zugenommen hat, sei es, daß die Speichen bis in die Mitte des Pupillargebietes reichen. Vom reifen Star *(Cataracta matura)* spricht man, wenn die Linse so vollständig getrübt ist, daß auch im durchfallenden Licht des Augenspiegels die Pupille nicht mehr aufleuchtet (Abb. 7.12).

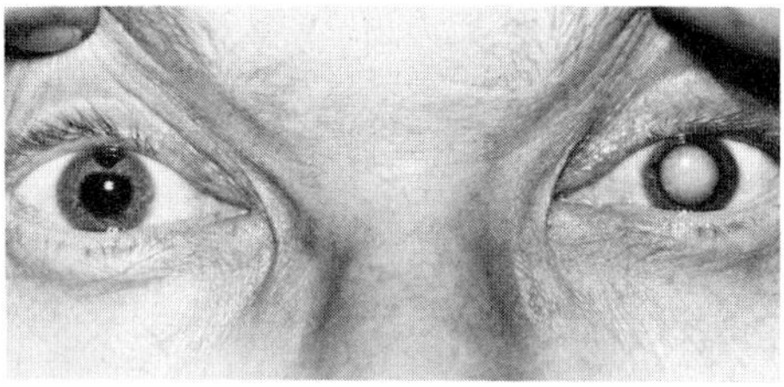

Abb. 7.12
Cataracta senilis.
Links: Mature Cataract, dichte grauweiße Trübung aller Schichten.
Rechts: Aphakie mit peripherer Iridektomie.
(63 J. ♂)

Zwei Sonderformen werden unterschieden:

Rindenstar (Cataracta corticalis): Von der Peripherie her bilden sich Speichentrübungen der Linsenrinde, zwischen denen Wasserspalten liegen. Manchmal rasch, mitunter erst nach Jahren kommt es unter stärkerer Wasseraufnahme zur lamellären Zerklüftung, zum Zerfall und zur grauweißen Trübung des Rindengewebes. Erfolgt die Wasseraufnahme sehr plötzlich, so spannt sich die Kapsel, und die breiten Trübungsspeichen nehmen Perlmutterglanz an *(Cataracta intumescens)*. Die Vorderkammer flacht sich ab.

Kernstar (Cataracta nuclearis). Die bräunliche Trübung liegt im Alters- und Embryonalkernbereich. Die Linsenrinde ist in ihrer vorderen und hinteren Schicht relativ klar, jedoch ausgesprochen verdünnt. Während der Entwicklung dieser Trübungsform entsteht manchmal eine bis zu mehreren Dioptrien gehende Myopisierung, die vorübergehend wieder Lesen in der Nähe ohne die vorher getragene Altersbrille erlaubt. Auch kann nach Korrektion der „Myopie" sich die Sehschärfe für die Ferne bessern.

Therapie. Eine sicher wirksame *medikamentöse* Behandlung fortgeschrittener Linsentrübungen ist noch nicht bekannt. Substituierende Lösungen als Augentropfen sind in Erprobung. Das *operative* Vorgehen richtet sich nach dem Alter des Patienten bzw. nach der Größe des Linsenkerns.

Zwei Verfahren kommen in Betracht:

Die Linearextraktion. Bei infantilen und juvenilen *weichen* Staren: Nach vorausgegangener Eröffnung der Linsenkapsel durch Diszision wird im Zustand der Quellung der Linse die Vorderkammer am oberen Hornhautrand durch schmalen Lanzenschnitt (lineare Wunde) eröffnet (Abb. 7.13 a). Die gequollenen Linsenmassen einschließlich des noch kleinen Linsenkerns werden exprimiert, ausgelöffelt oder am schonendsten mit *Fuchs*scher Spritze abgesaugt.

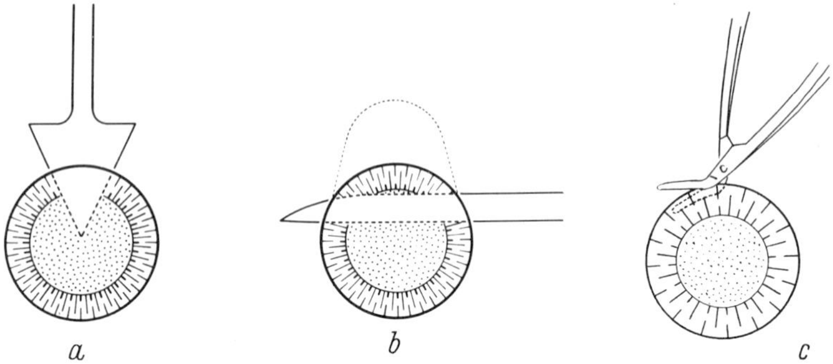

Abb. 7.13 Kataraktextraktion. a) Linearextraktion. Eröffnung der Vorderkammer mit Lanzenschnitt. b) Lappenextraktion. Eröffnung der Vorderkammer mit *Graefe*-Messer (ab interno) durch Lappenschnitt. c) Lappenextraktion. Eröffnung der Vorderkammer mit Schere (ab externo) nach vorheriger Bildung eines hornhautrandständigen Bindehautläppchens

Die Lappenextraktion. Bei *harten Altersstaren:* Eröffnen der Vorderkammer mit dem *Graefe*-Messer durch Bogenschnitt (7.13 b). Seit der Einführung der Mikrochirurgie (*Harms* und *Mackensen*) wird die Vorderkammer in zunehmendem Maße ab Externo eröffnet, d. h., nach Bildung eines Bindehautläppchens wird die Vorderkammer am Hornhautrand bei 12 Uhr mit Messer oder Lanze stichförmig eröffnet und der Schnitt zu beiden Seiten mit gebogenen Scheren erweitert (Abb. 7.13 c). Die Entbindung der Linse erfolgt *extra-* oder seit etwa 30 Jahren nahezu ausschließlich *intrakapsulär* (Abb. 7.14 a, b). Zur Vermeidung von Irisvorfall oder Pupillarblock in der postoperativen Phase wird in der Regel ein Irisausschnitt (periphere oder totale Iridektomie) angelegt (vgl. Abb. 7.12). Der Verschluß der Starschnittwunde erfolgt durch Korneoskleralnähte, über die das Bindehautläppchen gezogen und vernäht wird.

Extrakapsulär. Die vordere Linsenkapsel wird mit gezähnter Pinzette breit eröffnet, so daß der große Alterskern exprimiert und die getrübte Linsenrinde ausmassiert werden kann. Die Linsenhinterkapsel bleibt intakt und unberührt. Nachteil: zurückbleibende Linsen- oder vordere Kapselreste (Cataracta secundaria) oder späterhin Bildung regeneratorischen Nachstars.

Intrakapsulär. Die vordere Linsenkapsel wurde früher mit glatter Pinzette *(Arruga, Fanta)* gefaßt, heute überwiegend mit Kryostab *(Krwawicz)* bei 12 Uhr angeeist und die Linse rechtläufig als Ganzes aus dem Zonulaverband gelöst und entbunden (Abb. 7.14 c). Vorteil: freies Pupillargebiet, kein Nachstar. Nachteil: gegenüber der extrakapsulären Entbindung Glaskörperverlust häufiger, der jedoch in geübter Hand unter 10 % bleiben soll. Bei Patienten unter 60 Jahren mit noch relativer fester Zonula empfiehlt sich einleitend die Zonulolyse nach *Barraquer*, d. h. die fermentative Auflösung der Zonulafasern mit Alphachymotrypsin. — Die Linsenkapsel kann statt mit Pinzette auch mit dem Erysiphak angesaugt oder mit dem

Kryostab angeeist werden. — Die geglückte Operation verhilft bei beidseitiger kongenitaler oder seniler Linsentrübung nicht nur zum Sehen, sie vermittelt auch über den „energetischen Anteil" der Sehbahn (vgl. S. 247) eine vitalisierende Lichtreizwirkung auf das Zwischenhirn-Hypophysen-System (HOLLWICH).

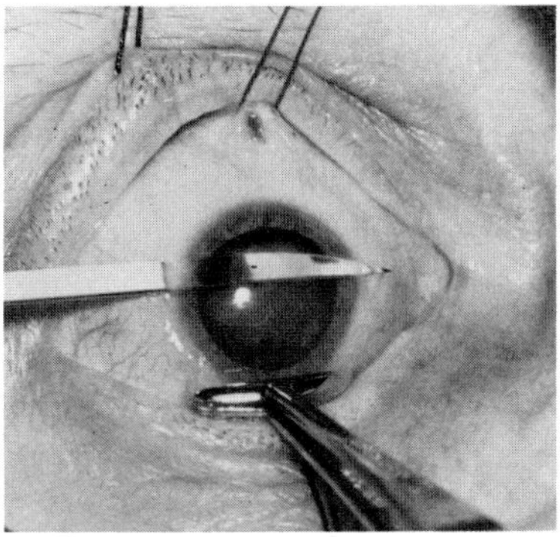

a

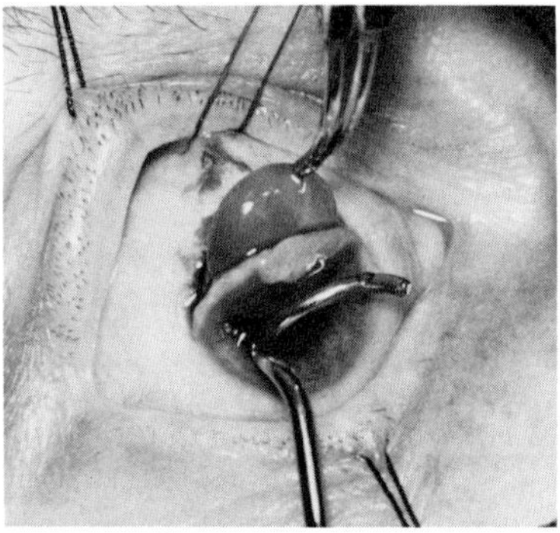

b

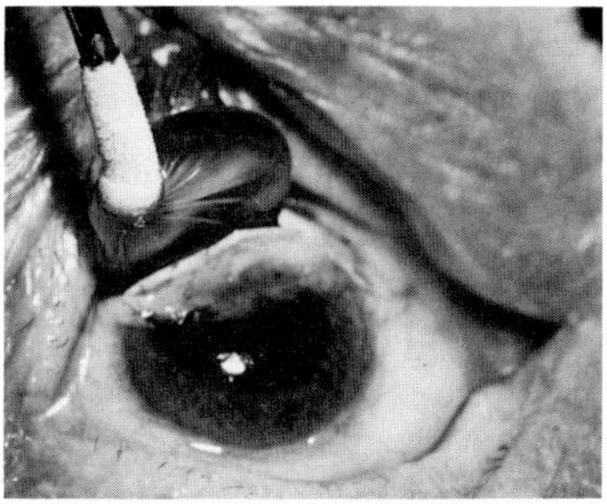

c

Abb. 7.14 Intrakapsuläre Kataraktextraktion. a) Eröffnung der Vorderkammer durch Hornhaut-Bindehaut-Schnitt (Lappenschnitt). Ruhigstellung des Augapfels mit Zügelnaht bei 12 Uhr durch den M. rectus superior und Fixation mit Faßpinzette bei 6 Uhr am Hornhautrand. b) Rechtläufige Entbindung der Linse: Die Linsenkapsel ist bei 12 Uhr mit Pinzette nach *Fanta* gefaßt. Der Linsenschieber drückt von unten gegen den Äquator der Linse. Entbindung unter Zug und Druck. c) Rechtläufige Entbindung der Linse. Die Linse ist bei 12 Uhr mit Kryostab angefroren. Es entsteht ein „Eisball" aus Linsenkapsel, Linsenrinde und Linsenkern

Das linsenlose (aphake) Auge

Symptome der Linsenlosigkeit (Aphakie):

1. tiefe Vorderkammer,
2. tiefschwarze Pupille,

3. Irisschlottern bei Bewegungen des Auges,
4. Fehlen der *Purkinje-Sanson*schen Spiegelbildchen,
5. Fehlen der Akkommodation.

Optische Korrektion der Linsenlosigkeit (Aphakie):

Die Brechkraft der Linse im Auge beträgt etwa 15 Dioptrien; sie kann durch ein vor dem Auge getragenes Sammelglas von +11 bis +12 Dioptrien ersetzt werden.

Das Netzhautbild vergrößert sich dadurch etwa um $^1/_5$. Ist nur *ein* Auge staroperiert, so besteht deshalb Unverträglichkeit in der Bildgröße gegenüber dem zweiten, noch linsenhaltigen Auge. Im Falle einseitiger Aphakie bei älteren Leuten schaltet man deshalb ein Auge, zumeist das weniger sehtüchtige, durch Mattglas aus. Bei einseitiger Aphakie jüngerer oder noch berufstätiger Patienten hilft man sich auf zweifache Weise: Durch Anpassung einer auf der Hornhaut des operierten Auges getragenen „kornealen Haftschale" aus Plexiglas (vgl. Abb. 7.10 b). Die Implantation einer Kunststofflinse in die Vorderkammer (Vorderkammerlinse) wurde wegen Unverträglichkeit wieder verlassen. Neuerdings werden von einzelnen Operateuren Kunststofflinsen mit Halteschlingen in das Pupillargebiet eingelegt (Pupillarlinse) und mit Nähten an der Regenbogenhaut verankert.

Zusammenfassung

Die bradytrophe Linse ist gefäß- und nervenlos. Die fortlaufende Bildung neuer Linsenfasern wird teilweise kompensiert durch Verdichtung der Fasern und Wasserabgabe. Infolge dieser „Sklerosierung" erhöht die Linse ihr spezifisches und absolutes Gewicht.

Die Sklerosierung mindert mit zunehmendem Alter die Akkommodation, d. h. die Formänderung der Linse von der Ellipse (Ferneinstellung) zur Kugel (Naheinstellung).

Von den *angeborenen Staren* ist eine teilweise oder völlige Trübung der Linse bei den Embryopathien (Rubeolen) und dem Schichtstar (Cataracta zonularis) am häufigsten. Die Linse neigt beim *Marfan*-Syndrom (Langwuchs, Arachnodaktylie) zur Luxation in den Glaskörper, beim *Marchesani*-Syndrom (Breitwuchs, Brachydaktylie) zur Verlagerung in die Vorderkammer und ebenfalls zum Sekundärglaukom. Der *Wundstar* ist Folge des Eindringens von Kammerwasser in die Linsenwunde. Die *Kontusionskatarakt* (Rosette) beruht auf einer Permeabilitätsstörung der geschädigten Linsenkapsel. Röntgenstrahlen führen bei ungeschützter Linse ab 400 R zur Spätschädigung. Die *Cataracta diabetica* des jugendlichen Diabetikers ist spezifisch (schneeflockenartige Trübungen), die des älteren Diabetikers nicht. Seltene Starformen sind Cataracta tetanica, myotonica und dermatogenes. *Komplizierte Stare* sind u. a. das Resultat chronisch intraokularer Entzündungen (Iritis, Iridozyklitis), der Retinitis pigmentosa oder auch der Heterochromie (Dystrophie).

Der *Altersstar* kann mit Speichenbildung (Cataracta cuneiformis) beginnen und als Rindenstar oder als Kernstar auftreten. Die intrakapsuläre Entbindung der Linse erfolgt heute überwiegend durch Kryoanwendung, d. h. durch Anfrieren und Bildung eines umschriebenen Eisballes aus Kapsel, Rinde und Kern an der Aufsatzstelle der Kryosonde (vgl. Abb. 7.14 c). Die Korrektur des einseitig aphaken Auges erfolgt am besten mit einer Haftschale.

KAPITEL 8

Glaskörper

Allgemeines

Der Glaskörper füllt den Raum zwischen Linse und Netzhaut und damit zwei Drittel des Augapfelvolumens aus. Von der Linse ist er durch eine membranartige Verdichtungszone – die Membrana hyaloidea capsulare – abgegrenzt.

Der *primäre* Glaskörper entsteht in zwei Phasen. Die erste, weitgehend ektodermale, steht in Zusammenhang mit der Bildung der Linsenkapsel, die im 2. Fetalmonat ihren Abschluß erreicht. Die zweite, überwiegend mesodermale, ist gekennzeichnet durch Bildungsanteile aus dem Hyaloideagefäßnetz.

Der *sekundäre* Glaskörper wird vermutlich von Gliazellen der *Müller*schen Stützfasern der Netzhaut (vgl. Abb. 2, Tafel I) gebildet. Der bradytrophe Glaskörper füllt den großen Raum zwischen Linse und Netzhaut aus (vgl. Abb. 1.1). Er ist von gallertartiger Beschaffenheit, gefäß- und nervenlos. Als optisch klares Hydrogel ist er in ein elektronenmikroskopisch nachweisbares fibrillär-kollagenes Stützgerüst eingebettet, das mit Hyaluronsäure-Riesenmolekülen locker ausgefüllt ist. Die Molekülkomplexe der Hyaluronsäure sichern durch ihr Molekulargewicht von über 500 000 die hohe Viskosität des Glaskörpers. Er ist dadurch formkonstant und gleichzeitig elastisch. Gegenüber Erschütterungen des Augapfels durch Augenmuskelzug, z. B. bei schreckhaften Blickbewegungen, Druck oder Stoß von außen, wirkt er als Puffer, der die Netzhaut schützt. Darüber hinaus lassen experimentelle Untersuchungen darauf schließen, daß er die Funktion einer Stoffwechselschranke zwischen vorderem und hinterem Bulbusabschnitt ausübt. Bemerkenswert sind weiter, daß bei Kontraktion des Ziliarmuskels „akkommodative Glaskörperbewegungen" (Pau) zu beobachten sind. Mit der Netzhaut ist der Glaskörper durch zwei Anheftungsstellen am Papillenrand und an der Ora serrata fest verbunden. Die erste tritt im Alter oder bei Myopie auffallend häufig als hintere ringförmige Glaskörperabhebung in Erscheinung. Außerdem bestehen noch feinste physiologische Adhärenzen zwischen dem Glaskörper und den Netzhautgefäßen.

Glaskörperveränderungen

Kolloidal-chemische Veränderungen

Als kolloidales System unterliegt das Glaskörpergel dem Alterungsprozeß. Gleichzeitig mit Abnahme der Viskosität durch Sinken des Hyaluronsäuregehaltes treten folgende Stabilitätsveränderungen auf: Verflüssigung, Höhlenbildung, hintere ringförmige (seltener vordere) Abhebung von der Papille als Ausdruck destruierender Prozesse im Alter und bei Myopie (Hruby). Über die Rolle des Glaskörpers bei der Entstehung der Netzhautablösung vgl. S. 217.

Leichtere Veränderungen: zellige Einlagerungen, „fliegende Mücken" (mouches volantes), seltener Einlagerung von lichtreflektierenden gelblichen Cholesterinkristallen in Form der Synchisis scintillans.

Pathologische Einlagerungen

Zellige Elemente. Staub- und wolkenförmige Exsudattrübungen bei *Iridozyklitis, Uveitis.* Blutungen bei *Periphlebitis retinae* (rezidivierende juvenile Glaskörperblutungen), Trauma, *Retinopathia diabetica.* Bindegewebs- und Schwartenbildung bei *Retinitis proliferans* und *retrolentaler Fibroplasie.* Eiterbildung (Glaskörperabszeß) bei *metastatischer Ophthalmie* (Pseudogliom). *Fremdkörper* nach perforierenden Verletzungen. *Parasiten* (Zystizerkus, Echinokokkus).

Anmerkung: In den Glaskörper eingetretenes Blut wirkt toxisch. Abbauprodukte des Hämoglobins (Eisen!) führen zur Depolimerisation der Hyaluronsäure und dadurch zur Verflüssigung des Glaskörpers sowie zur Schädigung der Netzhautelemente.

Therapie. Behandlung des Grundleidens. Zur Aufhellung von Glaskörpertrübungen: Augenprießnitzumschläge, Kurzwellenbestrahlung, Dioninsalbenverbände, subkonjunktivale 2 %ige Kochsalzinjektionen. Bei traumatischen oder postoperativen Blutungen: Alphachymotrypsin i. m. und Varidasetabletten.

Zusammenfassung

Das optisch klare Hydrogel verliert im Laufe des Lebens seine Konsistenz und geht vom *Gelzustand* in den *Solzustand* über. Mit der Verflüssigung verliert der Glaskörper seine schützende *Pufferfunktion* bei Stoß, Druck und Zug. Im Laufe der Verflüssigung entstehen die sogenannten „mouches volantes" sowie durch Abriß der hinteren Glaskörperanheftung an der Papille das sogenannte „Guckloch", eine ringförmige Trübung, die vor der Papille sich im Glaskörper bewegt. Die Glaskörperdestruktion disponiert zur *Netzhautablösung*; sie ist eine wesentliche Vorbedingung für den Einriß der Netzhaut an Glaskörperanheftungsstellen (Adhärenzen) des myopen, senilen oder aphaken Auges.

KAPITEL 9

Lederhaut (Sklera)

Allgemeines

Die weiße Sklera bildet eine Bindegewebskapsel von komplizierter Architektur (BECHER). In ihrer Bauweise ist sie einem Netz vergleichbar, das durch den intraokularen Druck in ballonartig stabiler Form gehalten wird. Trotz der zahlreichen sie durchbohrenden Ziliargefäße ist die eigene Blutversorgung gering. Der Stoffwechsel ist daher träge, das Regenerationsvermögen gering. Die in der Lederhaut verlaufenden Ziliarnerven können lokalen Entzündungsschmerz (Skleritis) oder ausstrahlenden Spannungsschmerz (akutes Glaukom) vermitteln.

Skleritis

Ätiologie. Die bradytrophe Sklera ist nur selten erkrankt. Entsprechend ihrer Lage ist sie Entzündungsprozessen zugänglich, die von außen (Bindehaut, Orbita) oder von innen (Uvea) auf sie einwirken können. Ursächlich kommen Rheumatismus, Tuberkulose, Herderkrankungen und Gicht in ihren allergischen Reaktionsformen in Frage. Die Tuberkulose tritt jedoch auch hämatogen oder ebenso wie die Lues durch Übergreifen aus der Uvea in Erscheinung. Selten ist ebenfalls die metastatische Beteiligung bei septischen Prozessen (z. B. Furunkulose). Eine sichere Unterscheidung zwischen Episkleritis und Skleritis ist zum Beginn der Erkrankung nur selten möglich.

Klinisches Bild der Skleritis anterior

Episkleritis. Die Entzündung des oberflächlichen Lederhautgewebes (Abb. 14, Tafel 7) verläuft überwiegend in Form flüchtiger, oberflächlicher, wechselseitiger Infiltrate (Episcleritis periodica fugax), jene des tieferen unter Bildung größerer, unverschieblicher Knoten. Entsprechend der stets vorhandenen Beteiligung des subkonjunktivalen Gewebes ist die umschriebene Injektion Hellrot-violett.

Skleritis. Bei der Entzündung des tiefergelegenen Lederhautgewebes sind die Knoten flacher. Die Injektion ist violett bis blaurot. Die Schmerzhaftigkeit, besonders auf Druck, rührt wie bei der Episkleritis von den durch die Entzündungsstelle laufenden Ziliarnerven her.

Komplikationen

Sklerastaphylom. Nach chronisch-rezidivierender Skleritis kann sich die Lederhaut atrophisch verdünnen. Durch den intraokularen Druck entsteht eine umschriebene Ektasie mit bläulich durchschimmerndem Uveagewebe (Abb. 15, Tafel 7).

Sklerosierende Keratitis. Beim zungenförmigen Übergreifen der chronisch-rezidivierenden knötchenförmigen Skleritis (Tbc) auf das Hornhautparenchym entstehen grauweiße Infiltrate. Es bleiben porzellanweiße limbusnahe „skleraähnliche" Narben zurück.

Seltene Formen

Metastatische furunkuliforme Episkleritis. Bakterielle hämatogene Abszeßbildung der Lederhaut bei Furunkulose, Panaritium.

Skleroperikeratitis progressiva. Fibrinoide Nekrose des Lederhautgewebes, z. B. bei älteren Tbc-Patienten.

Klinisches Bild der Skleritis posterior und Tenonitis (Myositis)

Bei gleicher Ätiologie wie am vorderen Augenabschnitt besteht folgende Trias: Protrusio bulbi, Bewegungsschmerz, Repulsionsschmerz (bei Druck auf den Augapfel).

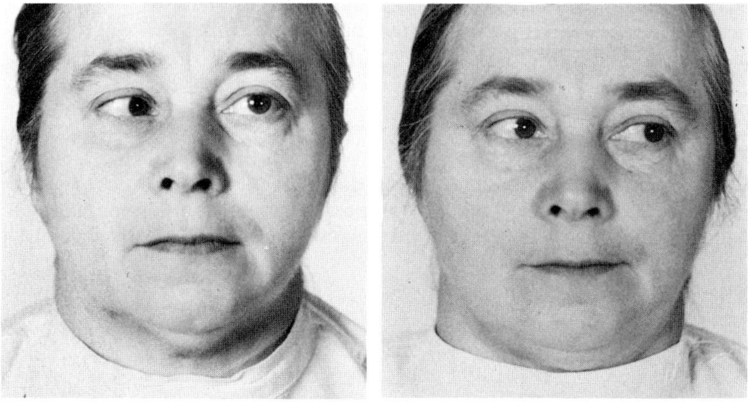

Abb. 9.1 Linksseitige Tenonitis. a) Protrusio bulbi *links* mit Bewegungseinschränkung beim Linksblick. Ungekreuzte Doppelbilder. Auftreten nach Grippe. (54 J.) b) Gleiche Patientin. Völlige Rückbildung nach Cortisonbehandlung: Keine linksseitige Protrusio mehr, keine Bewegungseinschränkung beim Linksblick. Fehlen der Doppelbilder

Die **Tenonitis (Myositis)** ist schmerzhafter und flüchtiger. Durch Bewegungseinschränkung treten vorübergehend Doppelbilder auf (Abb. 9.1).

Komplikation. Aderhautbeteiligung mit seröser Abhebung.

Therapie. Behandlung des Grundleidens. *Lokal:* Pupillenerweiterung zur inneren Ruhigstellung, Verband. Cortisonsalbe im Wechsel mit trockener Wärme.

Anomalien, Degeneration der Lederhaut

Blaue Skleren. Dominant vererbbare Systemerkrankung des Mesenchyms mit Knochenbrüchigkeit (Osteogenesis imperfecta) und Taubheit.

Melanosis sclerae. Angeborene Bildung gutartiger inselförmiger Pigmentflecken.

Erworbene Pigmentierungen. Bei allgemeiner Argyrose, lokaler Siderose, beim Morbus *Addison,* beim Ikterus.

Senile Skleraflecken. Verdünnung und Graufärbung an den Muskelansätzen.

Bulbus quadratus. Warenballenform des phthisischen Bulbus durch Schnürfurchen im Verlauf der 4 geraden Augenmuskeln.

Staphyloma posticum verum. Kalottenförmige Ausbuchtung bei exzessiver Myopie am hinteren Augenpol.

Geschwülste der Lederhaut. Fibrome, Zysten.

Zusammenfassung

Die bradytrophe Lederhaut erkrankt selten in Form der druckschmerzhaften *Episkleritis* oder *Skleritis.* Von den degenerativen Formen sind am bekanntesten die *blauen Skleren* (Systemerkrankung des Mesemchyms).

KAPITEL 10

Glaukom

Allgemeines

Unter der Bezeichnung Glaukom (grüner Star) werden höchst divergente Krankheitsbilder zusammengefaßt. Das gemeinsame Zeichen ist der erhöhte Augeninnendruck.

Der Augeninnendruck, d. h. der auf der Augeninnenwand lastende Druck, liegt im gesunden Auge zwischen 15 und 22 mm Hg, gemessen mit dem Applanationstonometer nach *Goldmann*. Das früher ausschließlich benützte Tonometer nach *Schiötz* (vgl. Abb. 10.14) mit dem nur im Liegen gemessen werden kann, tritt mehr und mehr in den Hintergrund. Das *Goldmann*sche Applanationstonometer (Abb. 10.16) erlaubt demgegenüber die Messung im Sitzen.

Der Augendruck ist in der Regel seitengleich und bewegt sich in Angleichung an den 24-Stunden-Rhythmus innerhalb sehr enger Grenzen (Abb. 10.1 a). Seine Schwankungen gehen normalerweise nicht über 4 mm Hg hinaus. Zufluß aus der Bildungsstätte („Ziliardrüse") und Abfluß über den *Schlemm*schen Kanal (Abb. 16, Tafel 8 u. Abb. 1.10) und die angeschlossenen Kammerwasservenen (Ascher-Goldmann) halten sich in einem stabilen Gleichgewicht.

Der intraokulare Druck gehört daher zu den Organkonstanten (R. Thiel) wie Temperatur, Pulszahl, Blutdruck und zahlreiche andere Körperfunktionen. Die Konstanz des intraokularen Druckes ist integrierende Voraussetzung für die Konstanz der optischen Funktion, die an die Klarheit der Medien und die gleichbleibende Achsenlänge des Bulbus gebunden ist. Jede höhergradige Schwankung wird vom gesunden Auge im Interesse der Sehfunktion durch gegenregulatorische Kräfte sofort wieder ausgeglichen. Besondere Vorrichtungen lokaler und zentraler Art sorgen dafür, daß sich das Gleichgewicht auf raschestem Wege wieder einpendelt.

Um das Krankheitsbild „Glaukom" ganz allgemein zu definieren, kann man sagen, daß jede Drucksteigerung auf einem Mißverhältnis zwischen Zu- und Abfluß beruhen muß. Die Ursachen dieser Zu- und Abflußstörung können mannigfacher Art sein.

Wir unterscheiden in diesem Zusammenhang ein *primäres* und ein *sekundäres* Glaukom, wobei als sekundäres jenes bezeichnet wird, das als erkennbare Folge der Abflußbehinderung des Kammerwassers durch eine Augenerkrankung (Trauma, Entzündung, Tumor, u. a. m.)

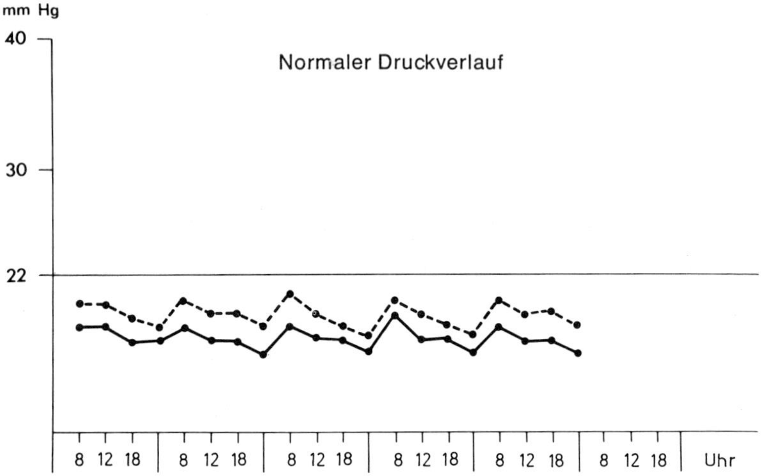

Abb. 10.1 Kurve des intraokularen Druckes. a) Normalkurve: Der im seitengleichen 24-Stunden-Rhythmus, gering sinusförmig nicht über 4 mm hinaus schwankende Augeninnendruck des gesunden Auges liegt zwischen 15 und 20 mm Hg.

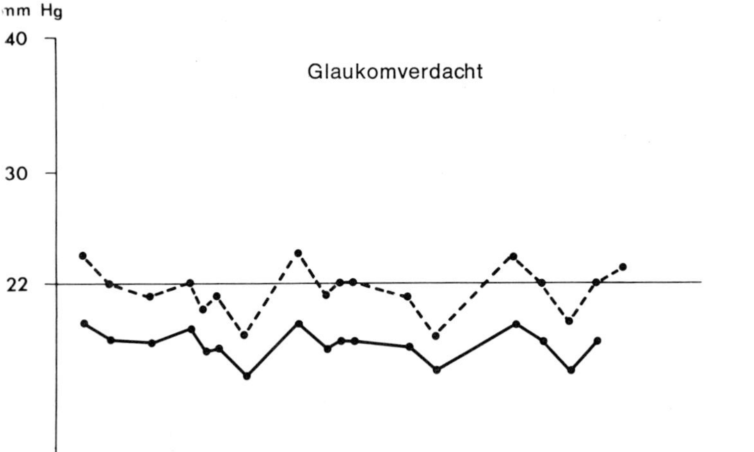

b) Kurvenverlauf bei Glaukomverdacht: Die Druckerhöhung und ihre größeren Schwankungen werden deutlich erkennbar. (*rechtes* Auge: durchgezogene Linie, *linkes* Auge: gestrichelte Linie; die Messungen erfolgten tagsüber in 4stündigem Abstand) auftritt. – Das *primäre* Glaukom findet sich bei etwa 3 % der Altersklassen über 50 Jahre. Einen wesentlichen Schritt zur Frühdiagnose bilden die Messung des Augeninnendrucks und die Spiegelung der Papille durch den Augenarzt anläßlich der ersten Presbyopenbrille und jeder späteren Verordnung. Im Zweifelsfalle ist die Pilocarpinprobe (Hollwich) angezeigt (vgl. S. 150).

Anders verhält sich das Glaukomauge. Bei ihm liegt eine allgemeine Niveauerhöhung vor, die auf einer Abflußbehinderung des Kammerwassers durch die im Alter zunehmende Verfilzung des Trabekelwerkes („Hyalinisierung" nach *Rohen*) beruht. Darüber hinaus geht auch die Konstanz des Druckniveaus verloren: Es treten höhere Druckschwankungen auf (über 4 mm Hg), die offenbar auf einer Insuffizienz der gegenregulatorischen Kräfte beruhen.

Primäres Glaukom

Beim primären Glaukom handelt es sich um eine „heterogene Kollektion von Augenleiden" (Duke-Elder). Es ist nicht wie das sekundäre Glaukom lediglich eine „zweite Krankheit", d. h. eine klinisch klar erkennbare Folgeerscheinung vorausgegangener oder bestehender krankhafter Veränderungen im Augapfel. In der Pathogenese des primären Glaukoms ist noch vieles ungeklärt. Auch das klinische Bild wird dem Verständnis gewisse Schwierigkeiten bereiten, da die Symptomatik vielfach individuelle Unterschiede und Übergänge zeigen kann. Es erweist sich daher als zweckmäßig, in schematischer Weise die Haupterscheinungsformen des primären Glaukoms herauszuarbeiten.

Einteilung des primären Glaukoms: Glaucoma acutum congestivum; Glaucoma chronicum, a) Glaucoma chronicum simplex, b) Glaucoma chronicum congestivum.

Glaucoma acutum congestivum (Winkelblockglaukom, Engwinkelglaukom)

Unter akutem Glaukom versteht man eine sich innerhalb Stunden entwickelnde *anfallsweise* Erhöhung des intraokularen Druckes auf das Drei-, Vier- oder Fünffache seines Normwertes. Während der druckregulierte Augapfel bei der Palpation mit beiden Fingerspitzen noch fluktuierend eindrückbar ist (Abb. 10.2), wird der Bulbus im Anfall unnachgiebig, ja steinhart: Es ist eine Abflußsperre des Kammerwassers eingetreten.

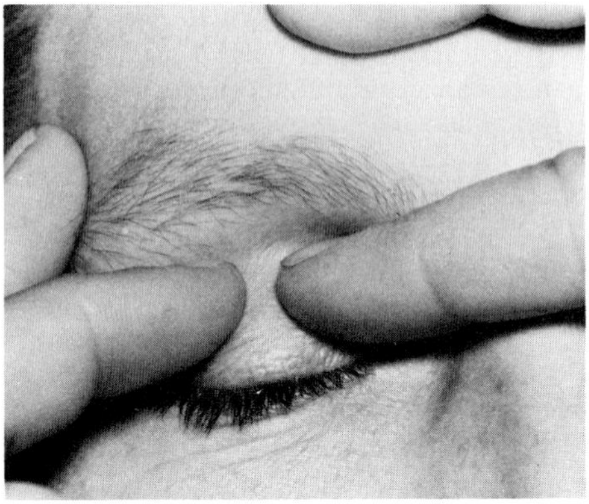

Abb. 10.2 Palpation des Augapfels. Bei regelrechter Tension ist der Augapfel mit den Spitzen beider Zeigefinger fluktuierend eindrückbar

Anamnese

Subjektive Störungen. *Vor* dem Anfall werden mitunter in größeren Zeitabständen vorübergehendes Nebelsehen oder das Auftreten von Farbringen um Lichtquellen (Dispersion des Lichtes durch Epithelödem der Hornhaut) angegeben. Diese Prodrome können jedoch völlig unterschwellig bleiben; ihre Wahrnehmung ist abhängig von der Intelligenz und Empfindsamkeit des Patienten. Erfahrungsgemäß sind sie jedoch wenig ausgeprägt. Da sie wieder verschwinden, sieht der Patient in der Regel keine Veranlassung, den Augenarzt aufzusuchen.

Objektiver Befund. Auch die *vor* dem Anfall vorgenommene augenärztliche Untersuchung, z. B. anläßlich der Verordnung einer Lesebrille, ergibt keine *pathologischen* Veränderungen, die auf den Tage oder Wochen später eintretenden Glaukomanfall hinweisen würden.

Trotzdem können wir — überblickt man eine größere Zahl von Patienten mit akutem Glaukom — feststellen, daß sich nahezu regelmäßig *zwei disponierende Faktoren* finden, die sich beim Anfall nicht selten in verhängnisvoller Weise mit einem dritten kombinieren:

Disposition zum akuten Anfall:

Lokale Disposition, d. h. der anatomische Kurzbau des Auges mit flacher Vorderkammer und engem Kammerwinkel.

Allgemeine Disposition, d. h. höheres Alter des Patienten sowie psychophysische Labilität des vegetativen Nervensystems.

Auslösender Faktor, d. h. ein psycho-physisches Trauma von streßartigem Charakter.

Lokale Disposition

Fast 90 % der Patienten mit akutem Glaukomanfall zeigen schon durch ihre Refraktion einen Kurzbau des Auges an: Sie sind hyperop. Die

Hyperopie bedingt anatomische Veränderungen, die für den Eintritt der Kammerwasserabflußsperre die wesentliche Voraussetzung darstellen:

Im einzelnen finden wir folgende charakteristische Merkmale:

Der Hornhautdurchmesser ist klein (<11 mm).

Die Vorderkammer ist flach.

Der Ziliarkörper ist hypertroph-verdickt.

Die Linse ist relativ zu groß.

Der Kammerwinkel ist — als Ergebnis der vorstehenden vier Veränderungen — eng.

Diese fünf anatomischen Merkmale mit dem pathogenetisch entscheidenden, dem *engen Kammerwinkel*, haben eine bedeutsame funktio-

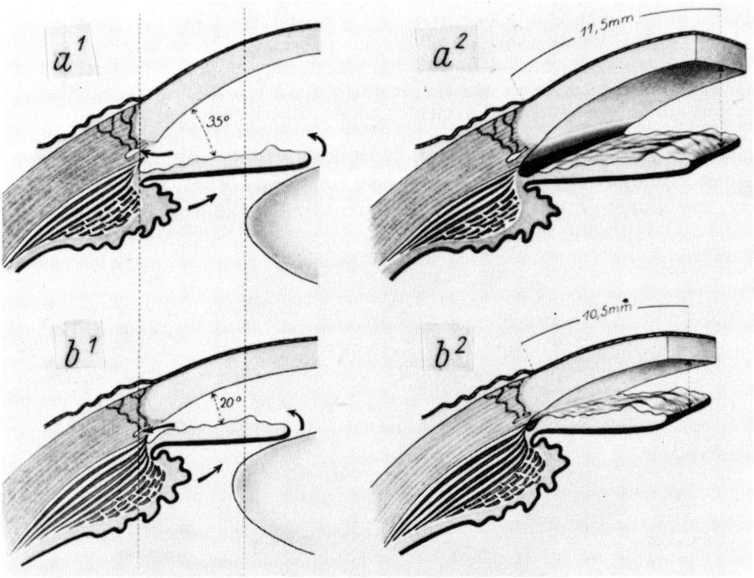

Abb. 10.3 Glaukomdisposition, enger Kammerwinkel. a¹) Abflußweg des Kammerwassers (Pfeil) beim emmetropen Auge mit normal weitem Kammerwinkel (35 Grad). b¹) Abflußweg des Kammerwassers (Pfeil) beim hyperopen Kurzbau mit engem Kammerwinkel (20 Grad). a²) Weiter Kammerwinkel beim emmetropen Auge mit normalem Hornhautdurchmesser (11,5 mm). Zugang zum *Schlemm*schen Kanal weit offen. b²) Enger Kammerwinkel beim hyperopen Auge mit verkürztem Hornhautdurchmesser (10,5 mm). Zugang zum *Schlemm*schen Kanal spaltförmig verengt. Verschlußgefahr bei maximaler Pupillenerweiterung

nelle Konsequenz: Sie engen bereits den normalen Abflußweg des Kammerwassers zum *Schlemm*schen Kanal ein und kennzeichnen dadurch die „anatomische Disposition" (Abb. 10.3 u. 10.4), d. h. die „Anfallsbereitschaft des Auges".

Bezüglich des lokalen Mechanismus der Anfallsauslösung nehmen wir heute an, daß im allerersten Beginn Schwankungen der uvealen Blutfülle („Kongestion des Ziliarkörpers") und der Kammerwassersekretion zu einem Überdruck in der hinteren Augenkammer führen.

Die beim hyperopen Auge mit einer größeren Fläche der Linsenkapsel aufliegende Iris verhindert einen raschen Druckausgleich zwischen hinterer und vorderer Augenkammer im Sinne eines Pupillarblockes. Dadurch wird die Iriswurzel nach vorn gedrückt und verlegt den Kammerwinkel: Aus dem Pupillarblock hat sich ein den Kammerwinkel verschließender Irisblock entwickelt.

Erfahrungsgemäß spielt auch die Pupillenweite eine gewisse Rolle. Ist die Pupille z. B. durch Dunkelaufenthalt (Theater, Film, Fernsehen), psychischen Anlaß oder diagnostisch-medikamentös erweitert, so begünstigt die im erweiterten Zustand verdickte Iris den Vorgang des Kammerwinkelabschlusses. Dem Kammerwasser ist durch die „Winkelsperre" der Abfluß in den *Schlemm*schen Kanal verlegt: Der Anfall tritt ein.

Hinzu kommt, daß sich Alternsvorgänge (vgl. Abb. 10.4), so vor allem bindegewebige Umbauprozesse im Ziliarkörper, Größenzunahme der sklerosierten Linse und schließlich Verfilzung des Trabekelwerkes, ungünstig auswirken.

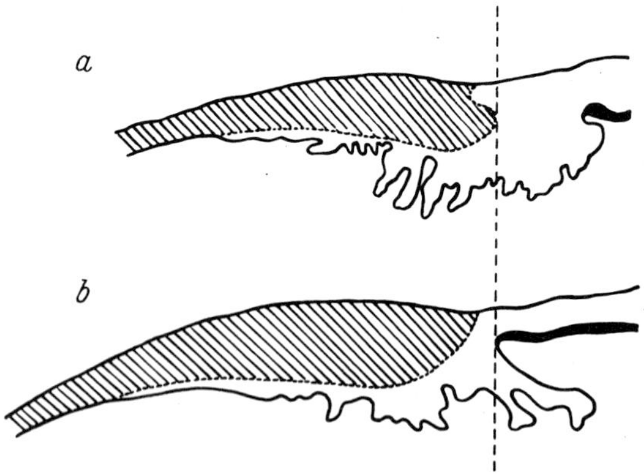

Abb. 10.4 Glaukomdisposition, Alternsvorgänge am Auge. a) Senil bindegewebiger Umbau des Ziliarkörpers (Pseudohypertrophie). Einengung des Kammerwinkels durch vorgedrängte Iriswurzel. b) Vergleich mit Ziliarkörper eines Jugendlichen. Iriswurzel (gestrichelte Linie) liegt weiter zurück

Allgemeine Disposition

Alternsvorgänge und psycho-physische Labilität ergänzen sich hier in verhängnisvoller Weise. Das Durchschnittsalter der Patienten aus einer Reihenuntersuchung betrug zum Zeitpunkt des Anfalles 62 Jahre. Der älteste Patient war 76, der jüngste 48 Jahre alt. Das Glaukom, auch in seiner akuten Form, ist somit eine Erkrankung des höheren Alters, was auf die Bedeutung der bereits erwähnten lokalen Alternsvorgänge am Augapfel hinweist.

Schon A. v. GRAEFE beobachtete, daß psychische Erregung ein auslösendes Moment darstellt. Bei 10 % seiner Kranken, die er wegen Glaukoms iridektomiert hatte, trat im Anschluß an die mit der Operation verbundene psychische Erregung ein akuter Glaukomanfall auf dem anderen, bis dahin gesunden Auge auf.

Besonders charakteristisch ist der von LINDNER mitgeteilte Fall: Eine Patientin bekam im Anschluß an ein schreckhaftes Erlebnis ihren ersten akuten Glaukomanfall. Sie wurde operiert und hatte wieder Ruhe. Es trat jedoch prompt am zweiten Auge ein Anfall auf, als man ihr mitteilen mußte, daß sie an Brustkrebs leide.

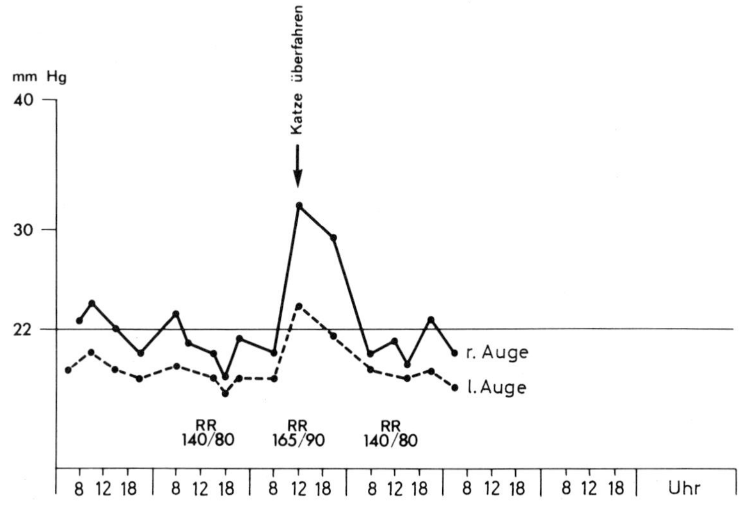

Abb. 10.5 Chronisch-kongestives Glaukom mit kongestivem Schub (Eigene Zufallsbeobachtung!): Durch psychische Erregung (Überfahren einer Katze auf dem Weg zum Augenarzt) kam es während der bereits begonnenen Aufzeichnung des Tagesprofils am *linken* Auge zu einem Druckanstieg über 30 mm Hg. Gleichzeitig stieg der Blutdruck von 140/80 auf 165/90

Führt man *Belastungsproben* des Auges durch, also Tests, die erfahrungsgemäß geeignet sind, in disponierten Augen den intraokularen Druck zu erhöhen, so findet man eine Abhängigkeit des Resultates vom augenblicklichen Zustand des vegetativen Nervensystems. Weiterhin kann man vielfach beobachten, daß zum Beispiel die Pupillenerweiterung im Dunkeln, sei es durch Kinobesuch, Fernsehen oder Belastungstest, negativ ausfällt, wenn die Patienten psychisch in Ruhe, und positiv, d. h. drucksteigernd, wenn sie erregt sind.

Entsprechend der stärkeren Labilität des vegetativen Nervensystems und der erhöhten Einflußnahme hormoneller Faktoren finden wir bei den 105 in der Tab. 7 aufgeführten Fällen 34 Männer (32 %), hingegen 71 Frauen (68 %) vertreten.

Auslösende Faktoren

Aus einer Gesamtzahl von 309 Fällen konnte 105mal eine mit dem Glaukomanfall in Zusammenhang stehende auslösende Ursache ermittelt werden (Tab. 7).

Tab. 7 Auslösende Faktoren beim Glaukomanfall

Örtlich wirkende Faktoren:	19 = 18 %
Mydriatika	19
Allgemein wirkende Faktoren:	86 = 82 %
Allgemeinkrankheiten	13
Körperliche Anstrengung	16
Operationen	5
Unfall	4
Seelische Erregung	31
Bindegewebsmassage	2
Toxische Wirkungen (Alkohol, Koffein)	15

Die örtlich am Auge angreifenden Faktoren (Dilatationsglaukom nach medikamentöser Pupillenerweiterung) umfassen 18 %, allgemeine Faktoren hingegen 82 %. Am häufigsten sind darunter jene Ereignisse vertreten, die emotionell belastend wirken. Die psychische Erregung wirkt wie eine „zentrale Noxe" (vgl. Abb. 10.5). Sie löst vegetative Fehlregulationen aus, in die auch der Augendruck gewissermaßen „kollektiv" einbezogen sein kann.

In Verbindung mit der bei seelischer Erregung eintretenden Pupillenerweiterung kommt es zur Blockierung des Kammerwasserabflusses,

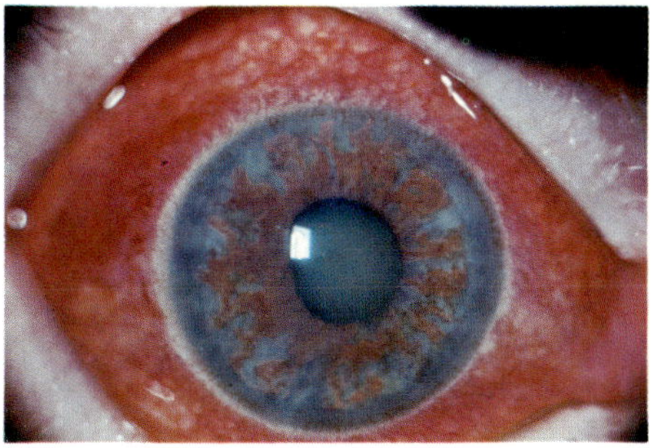

Abb. 13 Rubeosis iridis bei Iridopathia diabetica. Komplikation: Sekundärglaukom (65 J. ♀; Blutzucker 400 mg%)

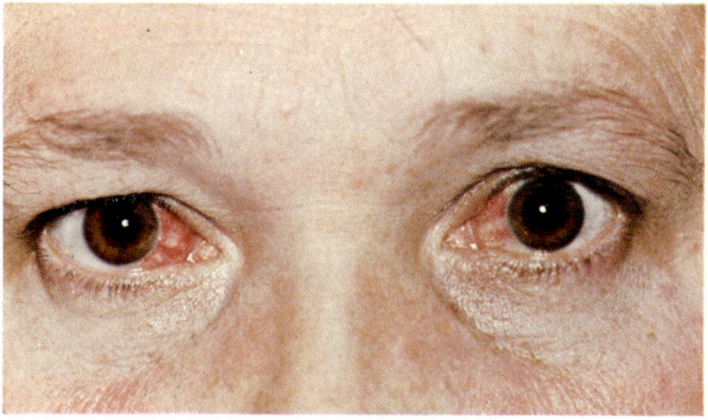

Abb. 14 Episkleritis bds. Sektorenförmige druckschmerzhafte Rötung und Schwellung der Episklera im nasalen Lidspaltenbereich. (40 J. ♀)

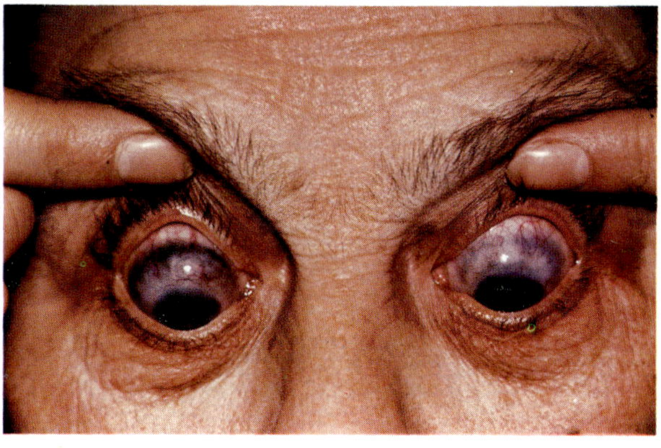

Abb. 15 Sklerastaphylom bei rezidivierender Skleritis. Limbusparallele, breite Ektasie der Sklera mit bläulich durchschimmernder Uvea. (61 J. ♀)

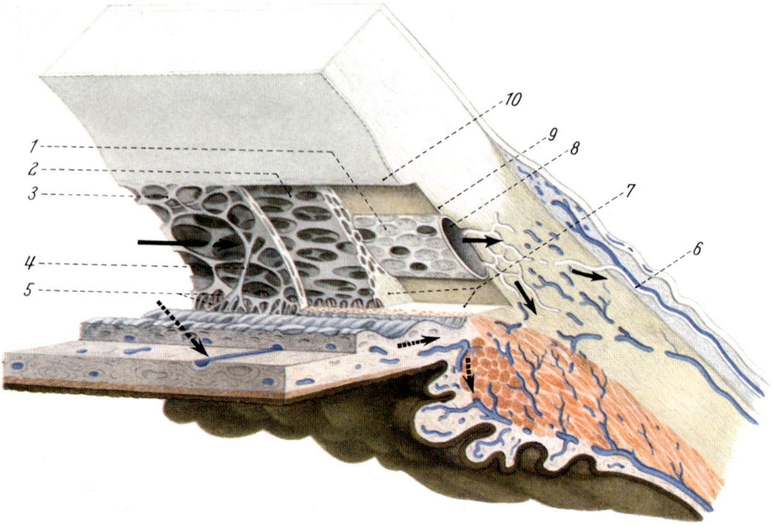

Abb. 16 Stufenschnitt durch den Kammerwinkel (aus THIEL).
1—3 Trabeculum corneosclerale (stufenförmig aufgeschnitten) = poröses, vor dem *Schlemm*schen Kanal gelegenes Maschennetz, das zwischen Skleralsporn (7) und *Schwalbe*scher Linie (10) ausgespannt ist, 4 Iristrabekel, 5 Sehnen des M. ciliaris, 6 Kammerwasservene, 7 Skleralsporn, 8 *Schlemm*scher Kanal, 9 Skleralseptum, 10 *Schwalbe*scher Grenzring, ↓ Abflußweg des Kammerwassers über den *Schlemm*schen Kanal in die Kammerwasservene, ⇣ zusätzliche jedoch unwesentliche Resorptionsfläche von Iris und Ziliarkörper

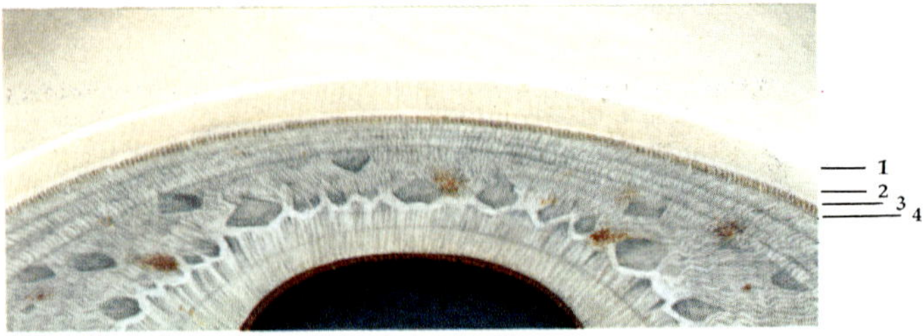

Abb. 17 Gonioskopisches Bild eines normalen Kammerwinkels (aus THIEL), 1 *Schwalbe*scher Grenzring, 2 Trabeculum corneosclerale, 3 Skleralsporn, 4 Ziliarkörperband

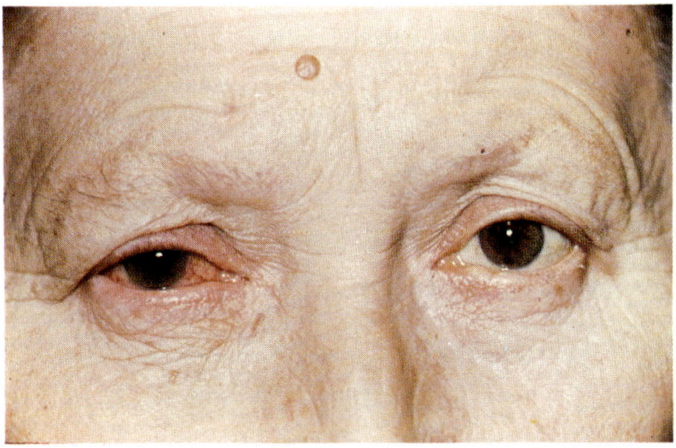

Abb. 18 Akuter Glaukomanfall *rechts*. *Rechtes* Auge: Pseudoptose, Stauungshyperämie des Augapfels, hauchiges Epithelödem. Pupille erweitert, ovalär entrundet, lichtstarr. Tension: 80 mm Hg. Visus: Fingerzählen. *Linkes* Auge: blaß, reizlos, Hornhaut klar. Pupille untermittelweit, auf Licht und Naheinstellung reagierend. Tension 18 mm Hg. (63 J. ♀)

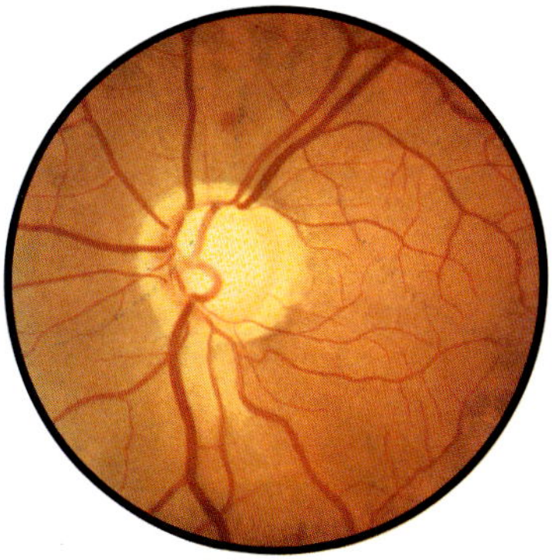

Abb. 19 Glaukomatöse Optikusatrophie bei Glaucoma simplex (*Linkes* Auge, Photo). Papille temporal randständig, nasal bis auf sichelförmigen Rest exkaviert. Gefäßstamm nach nasal verschoben. Gefäße am Papillenrand bajonettförmig abgeknickt. Halo glaucomatosus. Tension: 30 mm Hg. Visus: 5/4. Gesichtsfeld: *Bjerrum*-Skotom mit nasalem Sprung. (57 J. ♂)

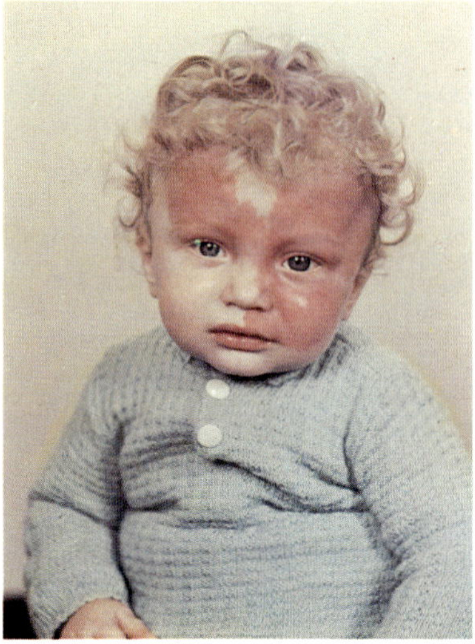

Abb. 20 Hydrophthalmus bei *Sturge-Weber-Krabbe*-Syndrom. Naevus flammeus von Stirn und *linker* Gesichtshälfte. *Linker* Bulbus vergrößert. Hornhautdurchmesser: *Links:* 13,5 mm. Tension: 40 mm Hg. *Rechts:* regelrecht. (1½ J. ♂)

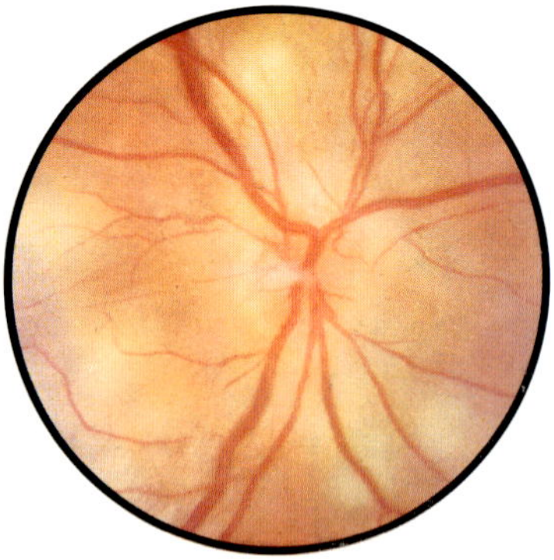

Abb. 21

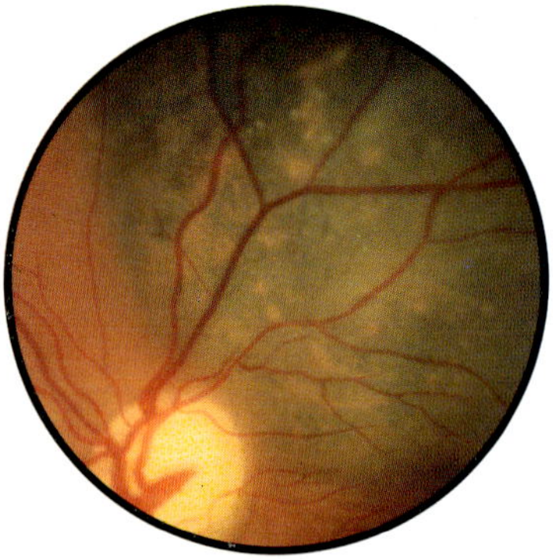

Abb. 22

Abb. 21 Frische Chorioiditis disseminata. Unscharf begrenzte, grauweiße — im Farbphoto gelblich erscheinende — leicht prominente Aderhautherde, teilweise konfluierend. Sekundäres Netzhautödem. (32 J. ♂)

Abb. 22 Melanoblastom der Chorioidea. Graubraune kugelige Geschwulst oberhalb der Papille nach temporal wachsend. Oberfläche höckrig. Mehrere Dioptrien prominent, mit aufsteigenden Netzhautgefäßen (solide Amotio). Visus: Handbewegungen. Histologisch: Melanoblastom. (48 J. ♀)

also zum akuten Glaukomanfall. Auch die zentral stimulierenden Genußmittel Koffein oder Alkohol spielen, verbunden mit gleichzeitiger Zufuhr größerer Flüssigkeitsmengen, eine bemerkenswert häufige Rolle. — Weiter kommen meteorologische Faktoren (Frontendurchzüge!) in Frage.

Für die Beurteilung des Zusammenhanges ist es wichtig zu beachten, daß die Latenzzeit wenige Stunden, über das Brückensymptom der Prodrome (Nebelsehen, Regenbogenfarben um Lichter) hinweg aber auch mehrere Tage betragen kann.

Klinisches Bild

Subjektive Zeichen. Die Allgemeinsymptome wie Kopfschmerzen, Übelkeit — ja Vernichtungsgefühl ähnlich wie bei Angina pectoris —, Brechreiz, Schüttelfrost und Fieber können so sehr überwiegen, daß die Lokalsymptome (Schwinden des Sehvermögens, Lichtscheu, Tränen) vom Patienten unbeachtet bleiben. Der erhöhte intraokulare Druck löst über die Hornhautnerven einen dumpfen Schmerz aus. Dieser kann durch Ausstrahlung über die 3 Trigeminusäste in die Schläfe, den Hinterkopf, in den Ober- und Unterkiefer so verlagert sein, daß er vom Auge ablenkt. Auch kann durch Vagusreiz Erbrechen auftreten und eine abdominale Erkrankung vorgetäuscht werden.

Objektive Zeichen. Das Auge ist lokal injiziert im Sinne einer *Stauungshyperämie* (uveale Kongestion). Es besteht ödematöse Lidschwellung. Die *Hornhaut* ist glanzlos, matt und weist eine Epitheltrübung auf, die den Einblick auf die abgeflachte Vorderkammer

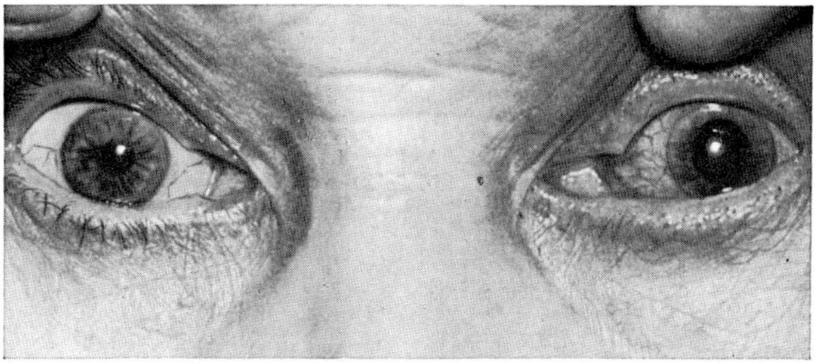

Abb. 10.6 Akuter Glaukomanfall *links. Linkes* Auge: Kongestive Hyperämie. Lid- und Epithelödem. Hornhautdurchmesser unter 11 mm. Pupille: 7 mm weit, ovalär entrundet, reaktionslos. Augapfel palpatorisch steinhart: Tension 77 mm Hg. *Rechtes* Auge: blaß, reizlos. Pupille: 3 mm weit, rund, reagiert prompt auf Licht und Naheinstellung. Augapfel palpatorisch fluktuierend eindrückbar: Tension 19 mm Hg. (70 J. ♀)

erschwert. Die *Pupille* ist gegenüber der nichtbefallenen Seite erweitert, ovalär entrundet und lichtstarr. Die *Regenbogenhaut* ist mißfarben-hyperämisch (Abb. 10.6 u. 18, Tafel 9). In der Regel ist der *Augenhintergrund* infolge der Epitheltrübung der Hornhaut nicht einsehbar. Gelingt dies durch Platzen einer Epithelblase oder durch Aufhellung der Hornhaut im abklingenden Zustand, so ist die Papille durch Ödem unscharf begrenzt und hyperämisch. Die Venen sind gestaut. Da infolge des erhöhten Augeninnendruckes Blut nur noch in der Systole ins Auge gelangt, pulsieren die Arterien auf der Papille. Mitunter bestehen peripapilläre Blutaustritte. Das *Sehvermögen* ist auf Erkennen von Handbewegungen herabgesetzt. Der Augapfel fühlt sich bei Palpation mit den Fingerspitzen steinhart an.

Differentialdiagnose. Das akute Glaukom wird verkannt, wenn die subjektiven Allgemeinsymptome behandelt und, wie das immer wieder vorkommt, die kongestive Röte des Auges als „Konjunktivitis" (gleichseitiges, regelrechtes Pupillenspiel!), seltener als „Iritis" (engere Pupille auf der befallenen Seite!) gedeutet wird.

Vor dem verhängnisvollen Übersehen eines Glaukomanfalles schützen die vergleichende Untersuchung beider Augen und die Beachtung folgender Trias:

Einseitige Rötung des Auges.

Weite, reaktionslose Pupille.

Fehlende Eindrückbarkeit des Augapfels bei Palpation.

Hinzu kommt: extreme Herabsetzung der Sehschärfe bis auf Erkennung von Handbewegungen.

Diese 3 Kardinalsymptome des akuten Glaukomanfalles sind schon mit bloßem Auge erkennbar bzw. palpierbar. Auch der praktische Arzt hat daher die Möglichkeit, sie durch einfache Untersuchung im Tageslicht festzustellen. Die Diagnose wird erleichtert, wenn das zweite, nichtbefallene Auge vergleichend in die Untersuchung einbezogen wird. Der Unterschied im Verhalten der Augapfelfarbe und der Pupillen (Abb. 10.6 u. 18, Tafel 9) sowie der Palpation (Abb. 10.2) ist unverkennbar.

Glaucoma chronicum

Das Krankheitsbild des akuten Glaukoms bietet dem Verständnis keine Schwierigkeiten. Das chronische Glaukom ist wesentlich komplizierter. Der Grund liegt darin, daß es *2 chronische Verlaufsformen* gibt, die sich vor allem in der Weite des Kammerwinkels unterscheiden.

Es handelt sich um die *einfache chronische Form (Glaucoma chronicum simplex),* die schleichend chronisch beginnt und unauffällig chronisch bleibt. Die zweite Form ist die *chronisch-kongestive (Glaucoma chronicum congestivum).* Diese kann sehr variationsreich verlaufen. Einmal kann sie unmerklich chronisch beginnen und plötzlich in die akute Verlaufsform übergehen. Zum anderen kann ein akutes Glaukom, auch wenn der Anfall durch medikamentöse oder operative Maßnahmen abgeklungen ist, in die chronisch-kongestive Form einmünden und entsprechend weiterverlaufen. In jedem Falle entwickeln sich beim chronisch-kongestiven Glaukom die gleichen Veränderungen an Papille und Gesichtsfeld wie beim Glaucoma chronicum simplex. Es erscheint daher zweckmäßig, die zuletzt genannte Form zuerst zu besprechen.

Glaucoma chronicum simplex (Weitwinkelglaukom)

Das einfache chronische Glaukom befällt in der Regel beide Augen, wenn auch in unterschiedlichem zeitlichem Abstand (Abb. 10.13). Der Abfluß durch das Filterwerk des Trabekelsystems (vgl. Abb. 16, Tafel 8) in den *Schlemm*schen Kanal ist erschwert, der mit Hilfe der Tonographie meßbare Abflußwiderstand erhöht. Da das Simplexglaukom ein reines „Altersglaukom" ist, spielen u. a. lokale Altersveränderungen, wie die Rigiditätszunahme der Lederhaut, der bindegewebige Umbau des Ziliarkörpers (vgl. Abb. 10.4) sowie die abflußbehindernde Verdichtung und Verfilzung („Sklerose") des Trabekelsystems (vgl. Abb. 16, Tafel 8), eine Rolle. Das Glaucoma chronicum simplex beginnt für den Patienten völlig unbemerkt und schleichend. Dies hat folgende Gründe:

Subjektiv bestehen keine Beschwerden. — Objektiv bleibt das Auge unverändert und reizfrei. — Die zentrale Sehschärfe für Ferne und Nähe bleibt am längsten erhalten, so daß auch hier die Anamnese leer bleibt. —

Solange der vom blinden Fleck ausgehende Gesichtsfeldausfall *(Skotom)* (vgl. Abb. 10.12) im Bereich des binokularen Feldes bleibt, wird er durch das zweite, noch gesunde oder erst später erkrankende Auge überdeckt und damit der Wahrnehmung durch den Patienten entzogen.

Klinisches Bild. *Es fehlen:* Prodrome, Anfälle, Schmerzen, Regenbogenfarben- oder Nebelsehen.

Vorderer Augenabschnitt regelrecht:

Kein Reizzustand (keine Kongestion!).

Hornhaut stets klar, spiegelnd.

Pupillenverhalten unauffällig.

Vorderkammer normal tief (weiter Kammerwinkel).
Regenbogenhaut reizfrei.
Klarer Einblick auf den Augenhintergrund.
Glaukompapille (langsame Aushöhlung der Sehnervenscheibe).
Vergrößerung des blinden Flecks.
Mittelgradige Erhöhung des Augeninnendruckes.

Schwerpunkt. *Bjerrum*-Skotom, Glaukompapille.

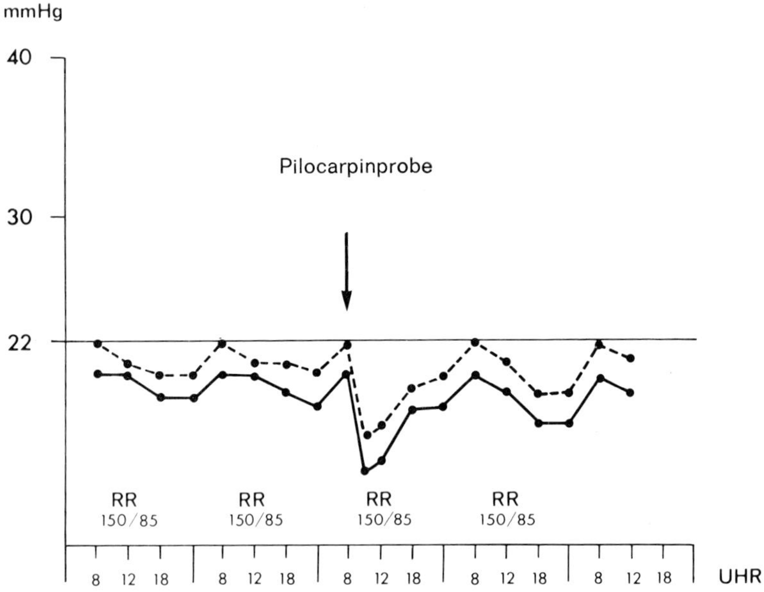

Abb. 10.7 Pilocarpinprobe (Hollwich): Nach Ermittlung der individuellen Druckschwankungen durch die Tagesdruckkurve tropft man am nächsten oder einem der folgenden Tage Pilocarpin am Gipfelpunkt der Tageskurve (s. Pfeil) und kontrolliert den Augendruck eine Stunde später. Senkt Pilocarpin 1 %ig den Druck innerhalb einer Std. um mehr als 4 mm Hg, so ist das Auge „pilocarpinsensibel", d. h. glaukomdisponiert. In der Abbildung beträgt der Druckabfall nach Pilocarpin 6 mm Hg. (A. M. 49 J. ♂)

Untersuchungsgang beim Glaucoma chronicum simplex

In den Entwicklungsstadien des einfachen Glaukoms ist der Patient subjektiv beschwerdefrei und objektiv ohne Funktionseinbuße. Da er seine Augen für gesund empfindet, sieht er keine Veranlassung,

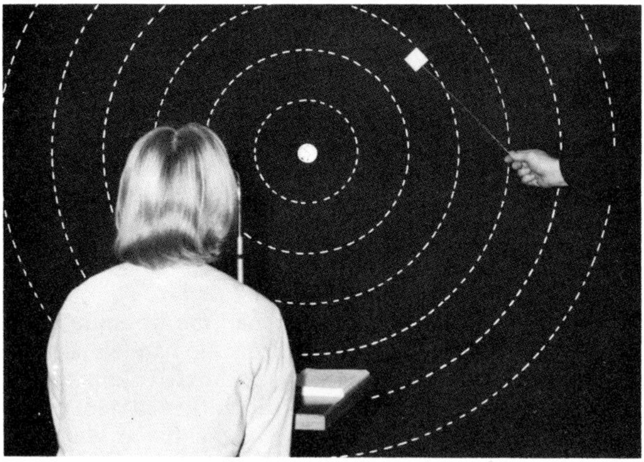

Abb. 10.8 Untersuchung am *Bjerrum*-Schirm. Der Patient fixiert mit dem *rechten* Auge den in der Mitte des Tuchschirmes angebrachten Leuchtpunkt, das *linke* Auge ist dabei abgedeckt. Der Untersucher kann mittels verschieden großer, an einem dunklen Stab angebrachter Testmarken das Ausmaß des „blinden Fleckes" sowie zentraler oder parazentraler Skotome feststellen. In der Abbildung sind zur besseren Kennzeichnung die üblicherweise mit dunkler Seide markierten Kreise (der Abstand der Kreise bei Prüfungsentfernung von 1 m entspricht 10 Grad) als weiß gestrichelte Linien gezeichnet. Zum gleichen Zweck sind der Fixierpunkt und die Testmarke vergrößert dargestellt

den Arzt aufzusuchen. Die *Frühdiagnose* des grünen Stars bleibt daher stets eine *zufällige Angelegenheit*, wie sie sich ergibt, wenn bei der Verordnung einer Altersbrille sowohl der Augeninnendruck als auch der Augenhintergrund sorgfältig mituntersucht wird. Liegt der Augeninnendruck an der oberen Grenze der Norm oder darüber, so empfiehlt sich folgender Untersuchungsgang:

Augendrucktageskurve: Da der Augeninnendruck wie alle physiologisch-biologischen Größen im sinusförmigen Rhythmus verläuft, d. h. physiologische Schwankungen zeigt, ist die Anlegung einer Tagesdruckkurve empfehlenswert. Zu diesem Zweck wird der Augeninnendruck während des Tages 4mal gemessen, z. B. um 8, 11, 15 und 18 Uhr. Empfehlenswert wäre eine Frühmessung um 6 Uhr, die jedoch in der Regel nur bei klinischem Aufenthalt durchgeführt werden kann.

Zeigen sich bei vergleichender Prüfung der gefundenen Werte Schwankungen des Augeninnendrucks über das normale Maß von

3–4 mm Hg hinausgehend, so stellt dies das erste Frühzeichen eines chronischen Glaukoms dar.

Pilocarpinprobe. Zur Sicherung der Diagnose empfiehlt sich die Pilocarpinprobe *(Hollwich)*. Erfahrungsgemäß reagiert das gesunde Auge nicht auf Pilocarpin. Bei Glaukomverdacht (erhöhte Tagesschwankungen, vgl. Abb. 10.7) empfiehlt es sich deshalb zu prüfen, ob Pilocarpin den Augeninnendruck beeinflußt. Tritt eine Drucksenkung ein, die über die ermittelte individuelle Amplitude der Tagesschwankungen der Leerkurve hinausgeht, so ist das Auge „pilocarpinsensibel", d. h. glaukomdisponiert.

Kampimetrie. Darunter versteht man die Bestimmung der Größe des blinden Flecks am *Bjerrum*-Schirm. Es handelt sich dabei um eine schwarze Tuchfläche mit eingezeichneten konzentrischen Kreisen (Abb. 10.8). Der Patient sitzt mit aufgestütztem Kinn in 1 m Entfernung. Das zu untersuchende Auge fixiert den Mittelpunkt des Tuchschirmes, das zweite Auge ist abgedeckt. Der „Auto-Plot" ist ein modernes Kampimetrie-Gerät, das heute vielfach anstelle des Bjerrum-Schirmes Verwendung findet.

Besteht eine Druckexkavation der Papille, dann werden zuerst die Sehnervenfasern an der Stelle geschädigt, an der sie über den scharfkantigen temporalen Papillenrand ziehen. Die ersten Zeichen sind

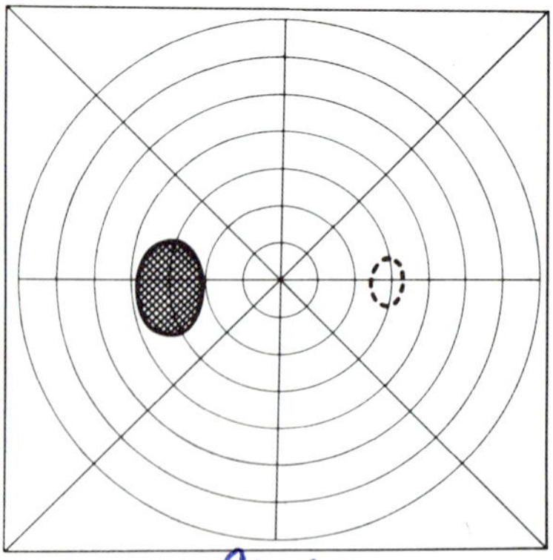

Abb. 10.9

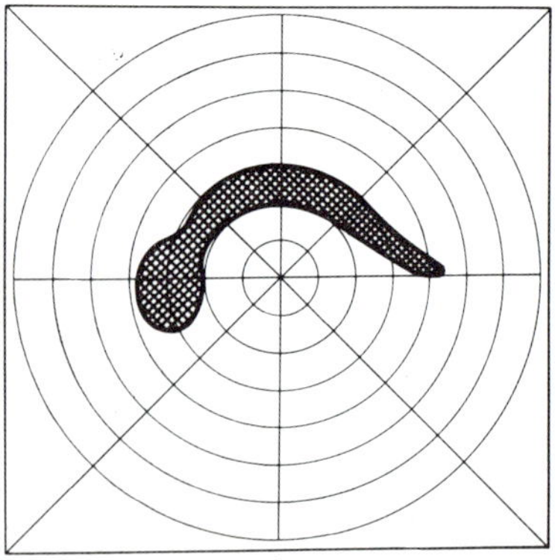

Abb. 10.10

Abb. 10.9 Vergrößerter blinder Fleck des erkrankten linken Auges beim Glaucoma chronicum simplex. *Bjerrum*-Schirm, Abstand 1 m, Objektgröße 5 mm², Farbe: weiß. Gestrichelt der normal große blinde Fleck des noch gesunden rechten Auges

Abb. 10.10 *Bjerrum*-Skotom beim Glaucoma chronicum simplex. *Bjerrum*-Schirm, Abstand 1 m, Objektgröße 5 mm², Farbe: weiß. *(Linkes* Auge)

parazentrale Skotome, die jedoch nur mit besonderen Prüfmethoden (Tübinger Perimeter, vgl. S. 298) nachweisbar sind. Das früher als charakteristisch angesehene Zeichen, die Vergrößerung des blinden Fleckes (Abb. 10.9), ist somit bereits kein Frühzeichen mehr.

Erfahrungsgemäß werden zuerst jene Nervenfaserbündel in ihrem Verlauf geschädigt, die über den *temporalen* Rand der Papille ziehen: Es kommt zum *Bjerrum-Skotom* (Abb. 10.10). Entsprechend dem bündelweisen Zugrundegehen der bogenförmig verlaufenden Sehnervenfasern entsteht ein *nasales* Bogenskotom.

Perimetrie. Die weitere Zunahme des Aushöhlungsprozesses der Papille führt zum sogenannten *nasalen Sprung* nach *Rönne* (Abb. 10.11), d. h. zum horizontal abgegrenzten Einbruch in die nasale Gesichtsfeldhälfte. Für diese Fälle ist der *Bjerrum*-Schirm zu klein (Abb.

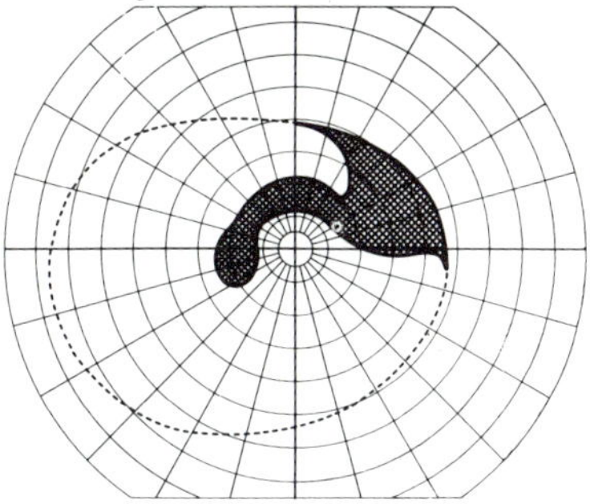

Abb. 10.11 *Bjerrum*-Skotom mit „nasalem Sprung" beim Glaucoma chronicum simplex. Perimeter nach *Goldmann*, Objektgröße 1/4 mm², Farbe: weiß. (*Linkes* Auge)

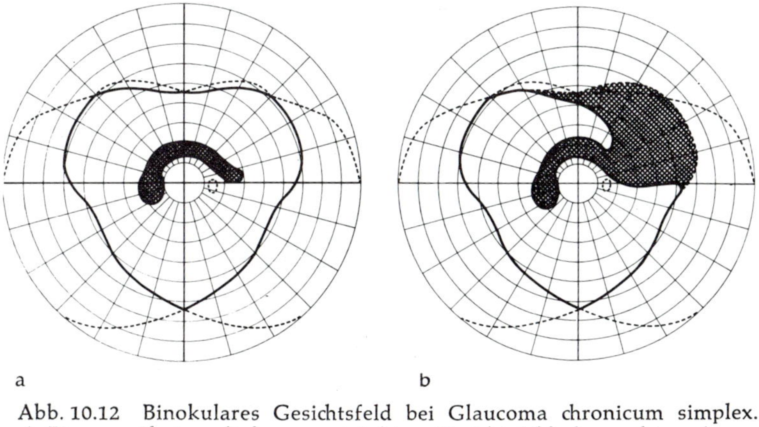

a b

Abb. 10.12 Binokulares Gesichtsfeld bei Glaucoma chronicum simplex. a) Bjerrum-Skotom links vom intakten Gesichtsfeld des rechten Auges überdeckt. b) Mit „nasalem Sprung" links (s. Text S. 147)

10.12). Man benutzte früher das Perimeter nach *Maggiore*. Heute wird jedoch überwiegend das technisch vervollkommnete Projektionskugelperimeter nach *Goldmann* verwendet, das die exakte quantitative Perimetrie gestattet. Mit dem Tübinger Profilperimeter nach *Harms* wird die statische Perimetrie durchgeführt.

Im weiteren Verlauf schließt sich das Bogenskotom zum *Ringskotom* um den Fixierpunkt. Mit *Verfall des Fixierpunktes* fällt das zentrale Sehen aus. In diesem Stadium bleibt lediglich ein temporaler Rest des Gesichtsfeldes erhalten (Abb. 10.13).

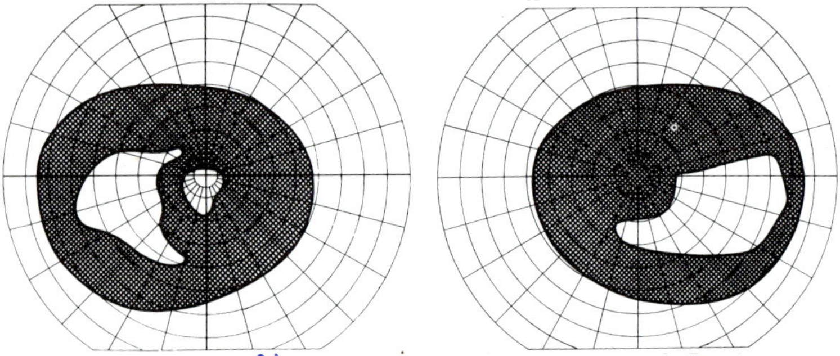

a b

Abb. 10.13 Gesichtsfeld beim fortgeschrittenen Glaucoma chronicum simplex. Perimeter nach *Goldmann*, Objektgröße $^1/_4$ mm^2, Farbe: weiß. a) *Linkes* Auge: ringförmiges, bis an den Fixierpunkt reichendes Skotom. Temporaler Gesichtsfeldrest. Visus: 5/7,5 p. b) *Rechtes* Auge: vollständiger Ausfall der nasalen Gesichtsfeldhälfte mit Einbeziehung des Fixierpunktes. Temporaler Gesichtsfeldrest. Visus: $^1/_{35}$

Stadien des Gesichtsfeldverfalles

Vergrößerung des blinden Flecks.
Bjerrum-Skotom.
Bjerrum-Skotom mit nasalem Sprung nach *Rönne*.
Ringskotom mit temporalem Rest. Verfall des Fixierpunktes.

Tonometrie. Mit dem Tonometer nach *Schiötz* prüft man durch Belastung die Eindrückbarkeit der Hornhaut (Abb. 10.14 u. 10.15). Je geringer der intraokulare Druck, desto leichter läßt sich die Hornhaut beim Aufsetzen des Tonometers eindrücken und desto größer ist der Zeigerausschlag. Auf einer Umrechnungstabelle kann der Ausschlag in mm Hg abgelesen werden.

Das Applanationstonometer nach *Goldmann* (Abb. 10.16) bedeutet einen wesentlichen Fortschritt. Es gestattet die Messung beim sitzenden Patienten durch die an der Spaltlampe angebrachte Apparatur.

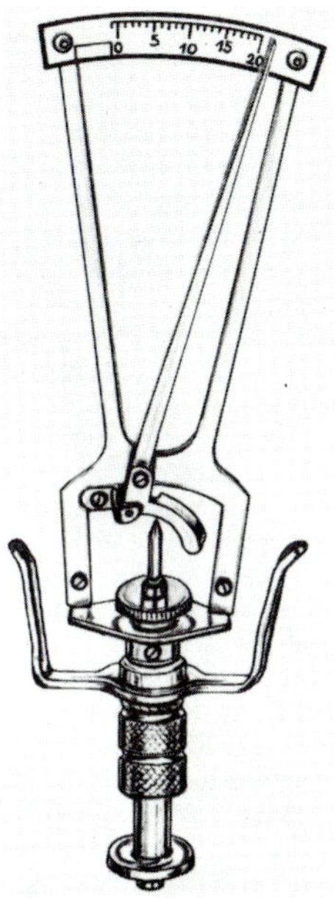

Abb. 10.14

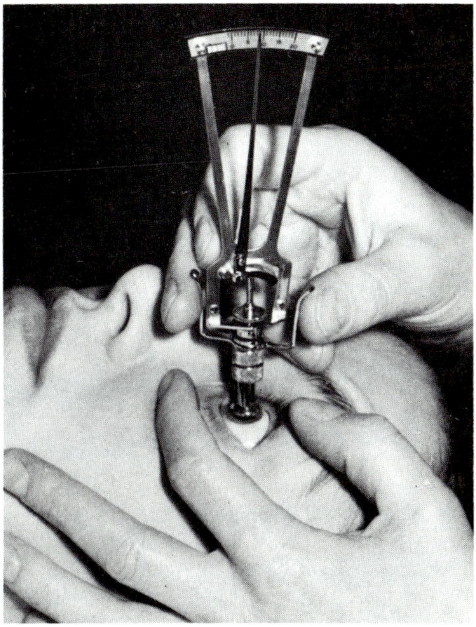

Abb. 10.15

Abb. 10.14 *Schiötz*-Tonometer. Der aus der Fußplatte ragende Stift überträgt die Eindellbarkeit der Hornhaut mit Hilfe eines Zeigers auf die Meßskala. An einer jedem Tonometer beigefügten Eichtabelle läßt sich der Zeigerausschlag in mm Hg/Augeninnendruck entnehmen

Abb. 10.15 Tonometrie mit *Schiötz*-Tonometer. Aufsetzen der Fußplatte auf die anästhesierte Hornhaut. Bei Tonometrie des *linken* Auges fixiert der Patient mit dem *rechten* Auge seinen über Kopfhöhe erhobenen Zeigefinger. Die Fixation sichert die Ruhigstellung des Augapfels bei der Tonometrie

Schon physiologischerweise bewegt sich der intraokulare Druck in rhythmischen Schwankungen, die jedoch beim gesunden Auge nie über 4 mm Hg hinausgehen. Der Höchstwert liegt sehr häufig in den frühen Morgenstunden, um tagsüber abzufallen. Bei der Beurteilung der Druckwerte ist daher die Tageszeit zu berücksichtigen. Beim einfachen Glaukom können sich erhöhte Werte lange Zeit der Beobachtung entziehen, wenn nur in der Sprechstunde, d. h. vormittags oder nachmittags gemessen wird.

Bestehen zusätzlich Verdachtsmomente von seiten des Verhaltens der Papille oder des blinden Flecks, so ist eine Tageskurve mit Messungen

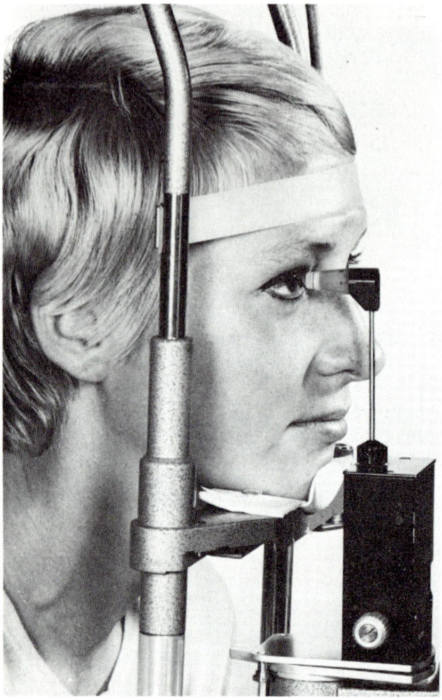

Abb. 10.16 Applanationstonometer nach *Goldmann.* Nach Anästhesie und Anfärben der Tränenflüssigkeit mit Fluoreszein wird das Druckkörperchen des Meßinstrumentes an die Hornhaut herangeführt. Durch Drehen an der Mikrometerschraube der Meßtrommel wird der Druck auf das Auge erhöht, bis 2 gleichmäßig pulsierende Fluoreszeinhalbkreise entstehen, als Zeichen dafür, daß die Hornhaut an der Berührungsstelle gleichmäßig abgeplattet (applaniert) ist. Unter Beobachtung im Mikroskop bringt der Arzt die inneren Ränder der beiden Fluoreszeinhalbkreise zur Berührung. Der so erhaltene intraokulare Druck kann sodann direkt an der Meßtrommel in mmHg abgelesen werden

um 7, 12, 17 und 20 Uhr empfehlenswert. Die ersten pathologischen Veränderungen im Druckverhalten zeigen sich, wenn die rhythmischen Schwankungen nicht mehr seitengleich sind oder die Tagesschwankungen auf einem Auge 4 mm Hg überschreiten.

Liegen die Druckwerte bei mehrfacher Messung um 25 mm Hg, so erweist sich die Pilocarpinprobe (Hollwich) als wertvoll. Während am gesunden Auge Pilocarpin 1 % praktisch keinen drucksenkenden Effekt besitzt, senkt es den Druck beim *latenten* Glaukom nach ½stündiger Wartezeit auch bei nur gering erhöhter Ausgangslage um mehrere Millimeter Hg. Beim *manifesten* einfachen Glaukom schließlich liegen die Druckwerte zwischen 25 und 50 mm Hg und überschreiten damit eindeutig den Normbereich.

Papillenverhalten. Im *Frühstadium* ist die sogenannte physiologische Exkavation nach temporal erweitert und der Gefäßstamm nach nasal verlagert. Im *fortgeschrittenen Stadium* ist die Papille blaß, schläfenwärts randständig, nasal bis auf einen gut durchbluteten Reststreifen exkaviert. Der Gefäßstamm ist bogenförmig nach nasal verdrängt. Die über den temporalen Papillenrand ziehenden Gefäße sind bajonettförmig abgeknickt (Abb. 10.17 u. 19, Tafel 9). Im *Stadium der Atrophie* ist die Papille kesselförmig exkaviert. Vom blaßanämischen Papillengewebe sind nur noch Reste vorhanden (glaukomatöse Optikusatrophie).

Durch den Schwund der Sehnervenbündel einschließlich der nutritiven Gefäße beherrschen die weißgrauen Löcher der Lamina cribrosa das Papillenbild. Der Gefäßstamm liegt abgeknickt am Boden der ausgehöhlten Papille. Er ist so weit nach nasal verlagert, daß er nur noch teilweise sichtbar bleibt. Sämtliche über den Papillenrand ziehenden Gefäße sind abgeknickt und bajonettförmig verschoben. Die Papille ist von einem Ring freiliegender Lederhaut umgeben (Halo glaucomatosus), der durch Druckatrophie der Aderhaut entsteht (Abb. 10.17).

Gonioskopie. Die Untersuchung mit dem Gonioskop zeigt einen *weiten*, offenen Kammerwinkel *(Weitwinkelglaukom)*. Iriswurzel, Ziliarkörperband und Trabeculum corneosclerale sind ungehindert einsehbar.

Dunkelanpassung. Die Prüfung der Adaptation ergibt als Folge der Druckschädigung eine Herabsetzung gegenüber der Norm. Im Frühstadium lassen sich deshalb auch die typischen Gesichtsfeldausfälle leichter am dunkel- als am helladaptierten Auge ermitteln.

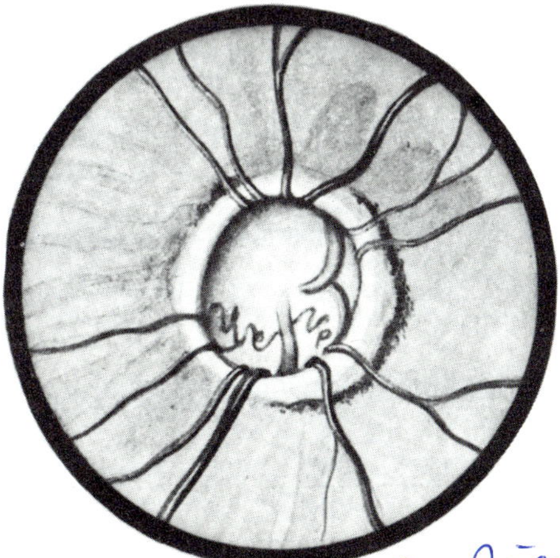

Abb. 10.17 Glaukomatöse Optikusatrophie bei Glaucoma simplex. (*Rechtes* Auge, Zeichnung). Kesselförmig exkavierte, blaßatrophische Papille. Bajonettförmig, am Papillenrand abgeknickte Gefäße. Nach nasal verschobener, auf dem Papillengrund liegender Gefäßstamm, Atrophischer, an die Papille angrenzender Aderhautring (Halo glaucomatosus)

Glaucoma chronicum congestivum (chronisches Winkelblockglaukom, chronisches Engwinkelglaukom)

Es handelt sich um eine primäre Glaukomform mit gleichem Papillen- und Gesichtsfeldverhalten wie beim Glaucoma simplex. Der Unterschied zwischen beiden liegt in der Weite des Kammerwinkels, d. h. in der Beschaffenheit des vorderen Augenabschnittes. Der *Kammerwinkel* ist untermittelweit bis eng. Dies ist auf den antomischen Bau des Auges zurückzuführen, der Ähnlichkeit mit jenem beim akuten Glaukom besitzt (kleine Hornhaut, flache Vorderkammer usw.). Auch die Refraktion ist überwiegend hyperop.

Vereinfacht ausgedrückt, *kombinieren* sich der Kurzbau des Vorderabschnittes und die Anfallsbereitschaft des akuten Glaukoms mit dem Verhalten der Papille und des Gesichtsfeldes beim einfachen chronischen Glaukom.

Was das Druckverhalten anlangt, so sind die Druckschwankungen größer als beim Simplexglaukom. Gehen die Druckspitzen über 50 mm Hg, so rötet sich das Auge, und das Epithel der Hornhaut trübt sich häufig. Der Patient empfindet prodromartige Erscheinungen wie Regenbogenfarben-, Nebel- oder Schleiersehen, Druck um und in das Auge, mitunter Kopfschmerz. Diese Kongestionen können sich öfter wiederholen und auch wieder symptomlos abklingen. Aufmerksame Patienten werden dadurch beunruhigt und veranlaßt, frühzeitiger den Arzt aufzusuchen als es der Simplexpatient tut, der erst bei fortgeschrittenem Funktionsausfall bemerkt, daß sein Auge nicht in Ordnung ist.

Bemerkenswert ist, daß im Frühstadium des chronisch-kongestiven Glaukoms zwischen Druckspitzen längere, über Monate gehende Zeiträume liegen können, in denen der intraokulare Druck sich spontan in den Grenzen der Norm bewegt.

Die wesentlichen Unterscheidungsmerkmale zwischen dem kongestiven Glaukom – in seiner akuten und chronischen Manifestation – und dem Glaucoma chronicum simplex sind in Tab. 8 gegenübergestellt.

Besprechung der Tabelle 8: Unter dem Begriff „primäres Glaukom" sind – wie die Tabelle zeigt – zwei völlig heterogene Krankheitsbilder zusammengefaßt, deren gemeinsamer Nenner die intraokulare Drucksteigerung ist.

Das **Simplexglaukom** unterscheidet sich vom kongestiven Glaukom durch folgende *Symptome:*

durch die Anfallsfreiheit in jeder Phase des Verlaufs;

Tab. 8 Unterschiede zwischen Glaucoma chronicum simplex und Glaucoma chronicum congestivum

	Glaucoma chronicum simplex	Glaucoma chronicum congestivum
Entwicklung	unbemerkt-schleichend	episodisch-kongestiv
Verlauf	progressiv	intervallartig
Vorderabschnitt	blasses, reizfreies Auge	„rotes Auge", uveale Kongestion, Stase, Ödem
Anfälle	anfallsfrei, auch bei Druckspitzen klare Hornhaut	Hornhautödem, Regenbogenfarbensehen, Visusherabsetzung
objektive Zeichen	Symptomentrias (Glaukompapille Bjerrum-skotom, erhöhtes Druckniveau), sklerotische Fundusblässe	Hornhautödem bei Druckanstiegen über 50 mm Hg, in chronischen Fällen: Symptomentrias, uveale Kongestion
Funktion	fortschreitender Verfall, auch bei Druckregulierung oder „Normotension"	günstiger Einfluß bei Druckregulierung
Kammerwinkel	weit bis mittelweit	untermittelweit bis eng
Refraktion	gleichmäßige Verteilung	Hypermetropie überwiegt
Druckverhalten	geringe Schwankungen, abendliches Absinken	große Schwankungen, abendlicher Anstieg (Attacken!)
Minutenvolumen	normal	erhöht bei Druckanstieg
Abflußwiderstand	erhöht	erhöht
Pupillenerweiterung	niemals Anfall	häufig Anfall
Gefäße	Arteriosklerose	altersentsprechend
Geschlechtswendigkeit	Männer: Frauen = 1,8:1	Männer: Frauen = 1:1,9
vegetative Stigmata	unauffällig	Vasolabilität! Psycholabilität
Wetter, Anstrengung, Emotion (Streß)	geringer Einfluß auf intraokularen Druck	Druckanstieg, Anfallsauslösung

durch den unauffällig, aber unaufhaltsam vor sich gehenden Gewebsschwund im Sehnerven und in der Uvea;

durch die relative Unabhängigkeit des fortschreitenden atrophischen Prozesses im Sehnerven von der Höhe des pathologischen Druckniveaus.

Beim **kongestiven Glaukom** steht das Druckgeschehen unverkennbar im Mittelpunkt. Es ist *gekennzeichnet:*

durch die laufend bestehende Anfallsgefahr;

durch die äußere kongestive Röte und innere uveale Kongestion in der Phase des Druckanstieges sowie den schubweisen Verlauf;

durch die Neigung zum Erhaltenbleiben der Funktion im druckregulierten Intervall.

Druckspitze und Druckniveau stehen in einer unmittelbaren Relation zur Funktion, was um so deutlicher zutage tritt, je mehr der kongestive Charakter des Glaukoms, und um so weniger, je mehr die chronische Verlaufsform im Vordergrund steht. Stillstand des primären Glaukoms finden wir nur bei der reinen akuten Verlaufsform. Die chronisch-kongestive Form zeigt, wie der Name sagt, chronischen Verlauf, der durch kongestive Schübe kompliziert sein kann. Führen die Schübe nicht zum Anfall oder gelingt durch therapeutische Maßnahmen ihre Verhinderung, so ist die Prognose günstiger als beim einfachen Glaukom.

Demgegenüber schreitet das Simplexglaukom auch im druckregulierten Zustand fort und bietet funktionell die schlechtere Prognose.

Therapie

Medikamentöse Therapie beim Glaucoma acutum. Die wichtigste therapeutische Maßnahme ist bereits die Frühdiagnose und Überweisung zum Facharzt. Zahlreich sind die Fälle, in denen mit Fehldiagnosen wie Kopf-, Zahnschmerz, Grippe, Magen-Darm-Erkrankung, Hirntumor oder Urämie Tage, ja Wochen verlorengingen, ehe das Auge angesehen oder eine Untersuchung veranlaßt wurde.

Das Ziel der *Lokalbehandlung* ist die Drucksenkung und Pupillenverengerung durch Pilocarpin oder Eserin. Finden darüber hinaus die allgemein wirkenden Medikamente (Diamox, „Cocktail") Anwendung, so sind hochprozentige lokale Mittel nicht mehr erforderlich. Es genügt, mit Pilocarpin 1 %ig — alle 10 Min. 1 Tropfen — zu beginnen und nach 1 Std. auf 2 %iges Pilocarpin überzugehen (Abb. 10.18). Wird in verschleppten Fällen diese Medikation mit Eserin kombiniert, so ist wechselweise

$^{1}/_{4}$ %ige Eserinlösung ausreichend. Höherprozentige Miotika lösen mitunter eine zusätzliche initiale Augeninnendrucksteigerung aus.

Ist eine sofortige Überweisung zum Augenarzt nicht möglich, so sollte — unter Einbeziehung der Verdachtsfälle — auch der praktische Arzt von der *Allgemeinbehandlung* Gebrauch machen. Nützlich ist hier die Anwendung von Acetazolamid (Diamox) 3mal 250 mg oral oder 500 mg i. v. Auch der bekannte „lytische Cocktail" (Megaphen 50 mg = 1 Ampulle 2,5 %ig oder 50 Tropfen; Atosil 50 mg = 1 Ampulle oder 50 Tropfen; Dolantin 100 mg = 1 Ampulle oder 40 Tropfen), in Fruchtsaft oder i. m. gegeben, wirkt über eine allgemeine vegetative Umschaltung senkend auf den Augeninnendruck. Beide Medikationen können auch zusammen verabreicht werden. Der „Cocktail" löst Schläfrigkeit bei erhaltener Ansprechbarkeit aus. Ersatzweise sind immer noch Aderlaß (200—300 ml) und Morphin (10 mg subkutan, ohne Atropin) angezeigt. — Neuerdings hat sich der entquellend wirkende hypertonische Glyzerintrunk (Glyzerin 1,5g/kg Körpergewicht aa 0,9 % NaCl-Lösung in eisgekühltem Apfelsinen- oder Zitronensaft) nach *Bietti* als überaus wirksam erwiesen.

Operative Therapie. Im anfallsfreien Intervall erweist sich zur Verhütung weiterer Anfälle die *v. Graefe*sche totale oder bei erhalten gebliebener runden Pupille periphere Iridektomie als zweckmäßig. Diese operative Maßnahme ist der wirksamste Schutz für das erfahrungsgemäß von weiteren Anfällen bedrohte Auge. Demgegenüber ist die konservative Pilocarpinprophylaxe mit zahlreichen Unsicherheitsfaktoren belastet.

Liegen Anhaltspunkte dafür vor, daß der akute Anfall einer chronisch-kongestiven Verlaufsform (Druckverhalten, Papillenexkavation, *Bjerrum*-Skotom) des grünen Stars „aufgepfropft" ist oder in diese übergeht (etwa 30 % der Fälle), so ist eine fistulierende Operation (Trepanation, Iridenkleisis) angezeigt.

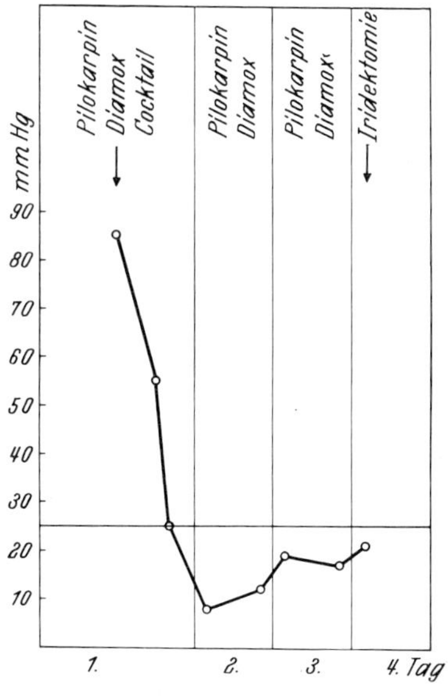

Abb. 10.18 Druckverlauf nach akutem Glaukomanfall: „Überschießende" Drucksenkung des *rechten* Auges am 2. Behandlungstag auf Druckwerte um 10 mm Hg. (53 J. ♀)

Medikamentöse Therapie beim Glaucoma chronicum (simplex und chronisch-kongestiv). Das Ziel der Behandlung ist die Normalisierung des Druckniveaus. Dieses soll gleichbleibend sowohl während des Tages als auch während der Nachtstunden unterhalb der Normgrenze von 20 mm Hg liegen. Eine solche optimale Forderung setzt eine möglichst vollständige Kenntnis der Druckkurve des Auges im unbehandelten Zustand voraus. Durch *klinische* Untersuchung wird in 3tägigen Leermessungen die individuelle Kurve ermittelt und besonders auf den Zeitpunkt der Druckspitzen geachtet. Entsprechend erfolgt die Medikation. In der Regel wird nach der ermittelten Druckkurve tagsüber 3mal *Pilocarpin* fallweise 1- oder 2 %ig eingeträufelt und abends Pilocarpinsalbe gegeben. Wichtig ist dabei, daß die erste Einträufelung *frühmorgens* vor 7 Uhr und die Salbenanwendung *abends* gegen 22 Uhr beim Schlafengehen erfolgt. — Bei Nachlassen der Wirkung oder Unverträglichkeit von Pilocarpin stehen neben Borocarpin ersatzweise u. a. zur Verfügung: Glaukostat, Eserin, Doryl, Prostigmin, Kombinationspräparate.

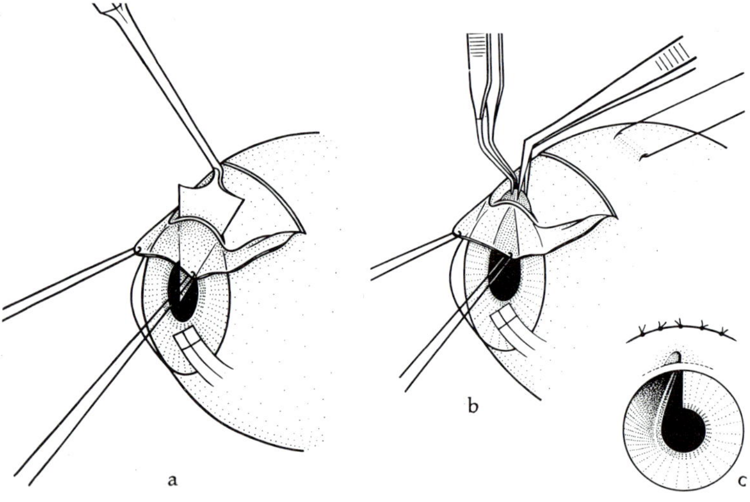

Abb. 10.19 Iridenkleisis (fistulierende Glaukomoperation). a) Nach Abpräparieren des Bindehautläppchens und Legen von 2 Haltefäden werden das Bindehautläppchen zurückgeklappt und die Vorderkammer am freigelegten Limbus bei 12 Uhr mit abgewinkelter Lanze eröffnet. b) Fassen des temporalen Anteils der vorgefallenen Regenbogenhaut mit Irispinzette und radiäres Einschneiden der Regenbogenhaut einschließlich des Sphinkters. c) Der eingeschnittene Irisschenkel schlüpft zurück, während der mit Pinzette gehaltene Schenkel in die Lederhaut geklemmt wird. Es entsteht eine Dochtfunktion, d. h., das Kammerwasser sickert über den eingeklemmten Irisschenkel unter die resorbierende Bindehaut, wodurch ein ständiger Druckausgleich erfolgt

Indikation zur operativen Therapie. Wenn die Medikation nicht ausreicht, sei es durch Mangel an Wirkung oder Unzuverlässigkeit des Patienten.

Wenn Unverträglichkeitserscheinungen am Auge auftreten.

Wenn bei Kernsklerose der Linse die medikamentöse Miosis das Sehvermögen so beeinträchtigt, daß es für berufliche Zwecke nicht mehr ausreicht.

Wenn durch die Miotika schmerzhafte Ziliarspasmen auftreten.

Wenn eine rasche Verschlechterung des Gesichtsfeldes eintritt.

Operative Therapie. In Frage kommen zahlreiche Verfahren. Die besten Ergebnisse ergibt erfahrungsgemäß die Frühoperation. Die gebräuchlichsten sind die Zyklodialyse nach *Heine-Blaskovics*, die Iridenkleisis nach *Holth-Pillat*, die Trepanation nach *Elliot*. Die beiden zuletzt genannten Operationen sind fistulierende Verfahren, d. h., durch Bildung einer Fistel, sei es durch Einklemmung eines Regenbogenhautzipfels *(Iridenkleisis*, Abb. 10.19) oder durch einen Trepanationskanal *(Elliotsche Operation*, Abb. 10.20), gelangt Kammerwasser zum Abfluß und zur Resorption unter die Bindehaut. Diese fistulierenden Verfahren finden bevorzugte

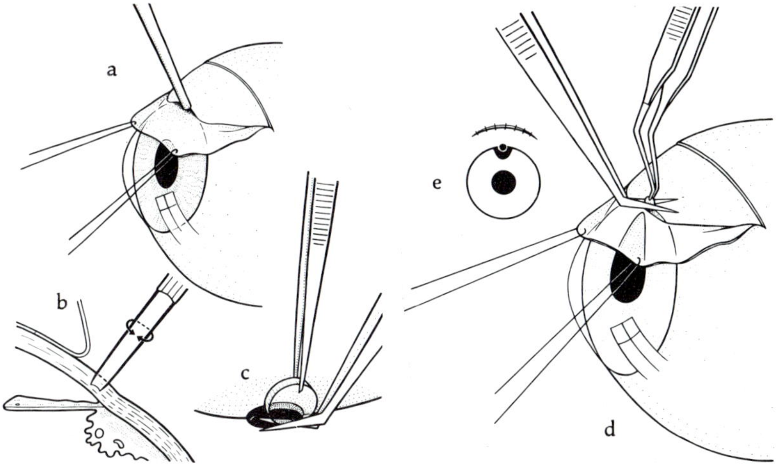

Abb. 10.20 *Elliot*sche Trepanation (fistulierende Glaukomoperation). a) Freipräparieren des Limbus corneae bei 12 Uhr und Legen von 2 Haltefäden durch die zur Hornhaut hin umgeschlagene Bindehaut. b) Aufsetzen des Trepans auf die freigelegte Hornhaut-Lederhaut-Grenze. c) Ausschneiden des durch Drehung des Trepans fast vollständig ausgestanzten Deckelchens. d) Anlegen einer peripheren Iridektomie durch Ausschneiden eines dreieckigen Zipfels aus der in den Trepanationskanal vordrängenden Regenbogenhaut. e) Rücknähung der zuvor hornhautrandwärts umgeschlagenen Bindehaut. — Die mikrochirurgische Weiterentwicklung der klassischen Elliotschen Trepanation stellt die Goniotrepanation mit Skleradeckel (Fronimopoulos) dar

Anwendung bei allen primären Glaukomformen. Hingegen ist die Indikation der *Zyklodialyse* (Abb. 10.21), d. h. die Abhebung des Ziliarkörpers in einem Quadranten, im wesentlichen auf das Glaukom des linsenlosen Auges (Aphakieglaukom) begrenzt. Seit der Einführung der *Trabekulotomie* (Abb. 10.22) *(Harms)* steht für das Simplexglaukom ein weiteres

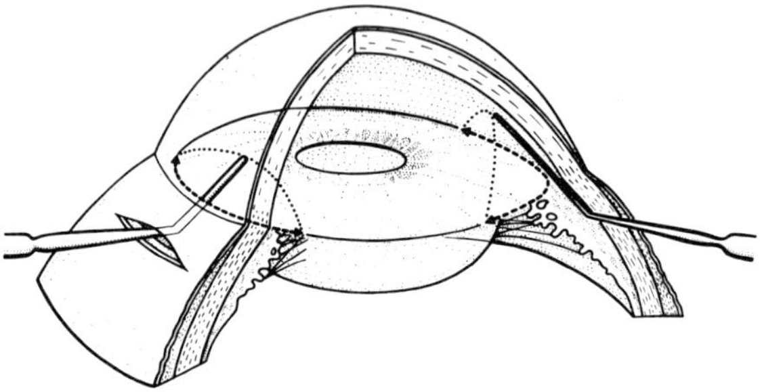

Abb. 10.21 Zyklodialyse. Nach Eröffnung der Bindehaut und Lederhaut, 5 mm vom Limbus entfernt, Eingehen mit einem Spatel zwischen Lederhaut und Ziliarkörper in die Vorderkammer. Ablösen des Ziliarkörpers in einem Quadranten. Es entsteht eine spaltförmige Öffnung im suprachorioidalen Raum, als zusätzliche Resorptionsfläche für das Kammerwasser. Offenbar spielt jedoch auch die gleichzeitige Durchtrennung von trophischen Nervenfasern eine Rolle. Durch Atrophie des Ziliarkörpers nimmt die Sekretion von Kammerwasser ab

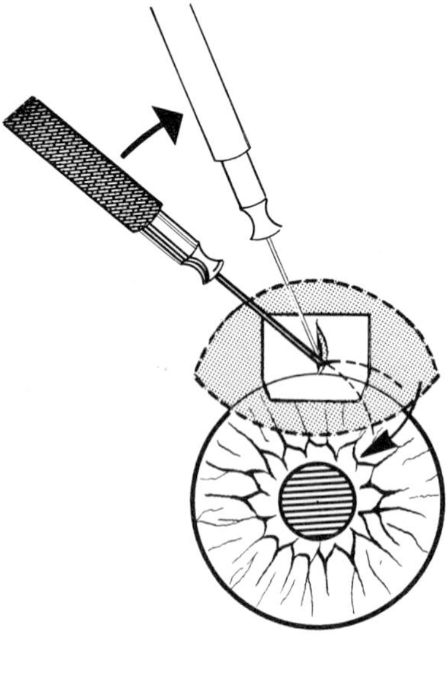

Abb. 10.22 Trabekulotomie. Nach Abpräparieren des Bindehautläppchens Bildung eines rechteckigen Lederhautläppchens von ²/₃ Dicke, mit Basis am Hornhautrand. Hochklappen desselben. Senkrechtes Einschneiden der dünnen Lederhautmembran. Aufsuchen des *Schlemm*schen Kanals mit der Sonde von außen (ab externo) und Eröffnen derselben zur Vorderkammer hin

Operationsverfahren zur Verfügung, das in der Sondierung des Schlemmschen Kanals von außen (ab externo) und in seiner Eröffnung zur Vorderkammer hin besteht. — Je älter der Patient, je länger er bereits getropft hat, desto zurückhaltender sollte man mit jeder Operation sein, da mit einer Zunahme bereits bestehender Linsentrübungen zu rechnen ist.

Das angeborene Glaukom (Hydrophthalmus congenitus)

Von Hydrophthalmus oder Buphthalmus spricht man, wenn sich durch Augeninnendrucksteigerung der noch wachsende Augapfel vergrößert. Das angeborene Glaukom ist daher vorwiegend eine Erkrankung des 1. Lebensjahres. Es tritt ein-, häufiger doppelseitig auf. Zumeist ist der Augapfel schon kurz nach der Geburt vergrößert (Abb. 10.23). In der Regel besteht rezessiver Erbgang. Die Erkran-

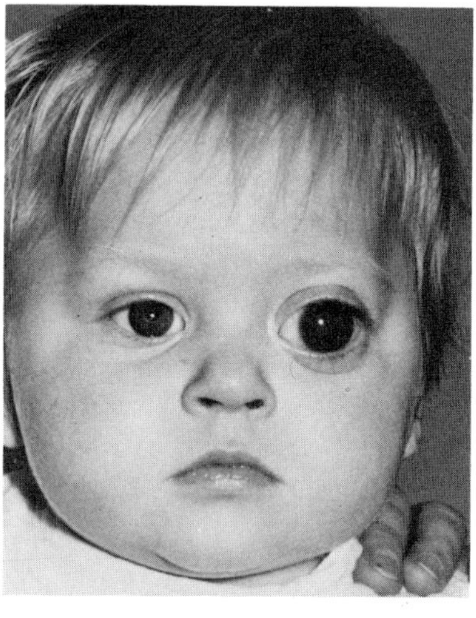

a

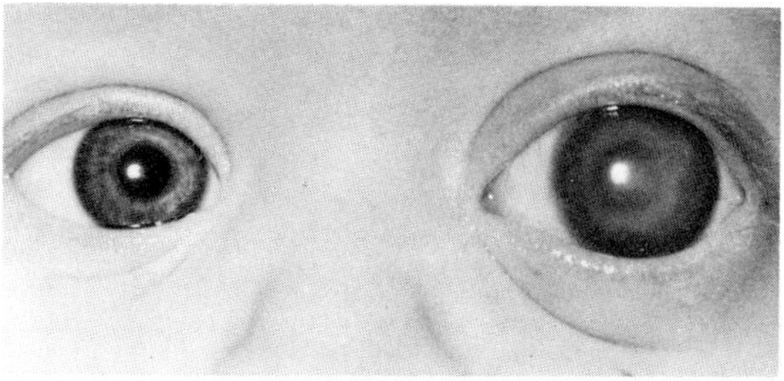

b

Abb. 10.23 *Linksseitiger* Hydrophthalmus congenitus.
a) Klaffende Lidspalte, vergrößerter, vorstehender Bulbus. Hornhautrand verbreitet — Durchmesser: 17 mm.
b) *Links:* Hornhaut matt, Epithelödem, Bulbus palpatorisch steinhart (60 mm Hg). *Rechts:* regelrecht (10 Monate ♂)

kung beruht auf einer Fehlanlage des Trabekelsystems bzw. *Schlemm*schen Kanals. Persistierendes mesodermales Gewebe im Kammerwinkel (*Barkan*sche Membran) hemmt den regelrechten Abfluß des Kammerwassers. Gleichzeitige Mißbildungen wie Naevus flammeus (Abb. 20, Tafel 10) oder Neurofibromatose u. a. kommen vor.

Klinisches Bild. Exophthalmus durch Vergrößerung des gesamten Bulbus.

Vergrößerung des Hornhautdurchmessers (bis zu 13 mm gegenüber 9—10 mm gleichaltriger Kinder). Verdünnung der Hornhaut und Lederhaut, so daß in extremen Fällen durch heftigen Stoß die vordere Augapfelwand an ihrer dünnsten Stelle im Bereich der Korneoskleralgrenze (Lage des *Schlemm*schen Kanales!) einreißen kann.

Trübung der Hornhaut je nach der Druckhöhe wechselnd. Horizontale leistenartige Verdickung der Descemetschen Membran nach vorausgegangenen Einrissen (*Haab*sche Linien).

Verbreiterung des Limbus corneae. Vertiefung der Vorderkammer. Blaue Farbe der Iris durch atrophische Verdünnung der Regenbogenhaut.

Fallweise Irisschlottern, da die Linse relativ zu klein ist, die Zonulafasern zu lang sind.

Papille lange Zeit normal (Augapfeldehnung!). Später randständig exkaviert und blaß-atrophisch.

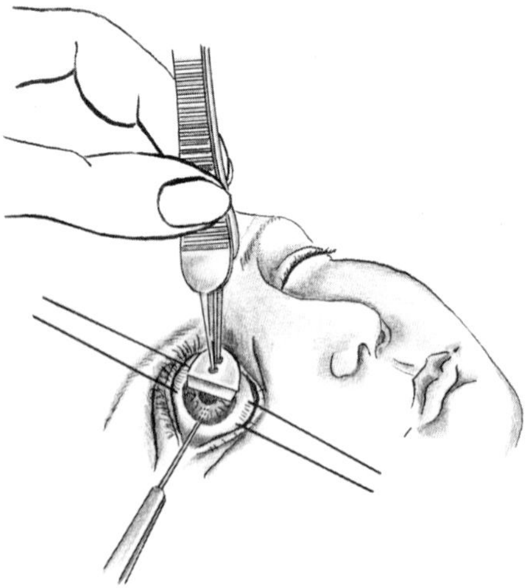

Abb. 10.24 Aufsetzen der Gonioskopielinse, die etwas kleiner gezeichnet ist, um das in die Vorderkammer eingeführte Gonioskopiemesserchen besser darstellen zu können

Differentialdiagnose. Megalokornea, d. h. abnorm *große* Hornhaut (vgl. Abb. 5.2) bei normaler Bulbusgröße und regelrechtem Augeninnendruck.

Therapie. Frühzeitige Einschneidung der *Barkan*schen Membran (Abb. 10.24 bis 10.26) im Kammerwinkel (Goniotomie nach *Barkan, Leydhecker*). Hingegen wird die Trepanation kombiniert mit Iridenkleisis kaum noch geübt. — Mit der Goniotomie ist die Trabekulotomie *(Harms)* in Konkurrenz getreten, die beim Buphthalmus ausgezeichnete Ergebnisse bringt (Abb. 10.22).

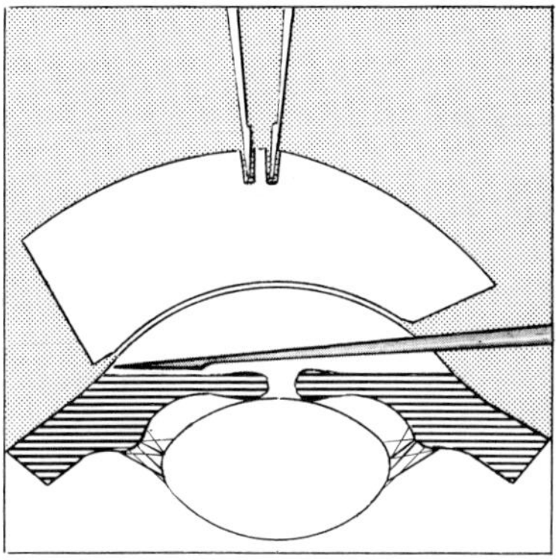

Abb. 10.25

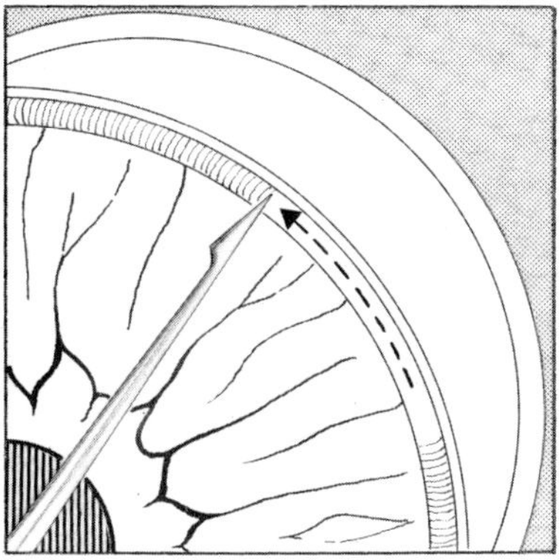

Abb. 10.26

Abb. 10.25 Die Gonioskopielinse vermittelt den Einblick in den Kammerwinkel. Durch Pinzette gehalten, wird sie auf die Hornhaut aufgesetzt. Das speerförmige Goniotomiemesserchen wird am Limbus in die Vorderkammer eingeführt

Abb. 10.26 Einblick in den Kammerwinkel beim Buphthalmus. Das Goniotomiemesserchen durchschneidet die *Barkan*sche Membran. Zurücksinken des mit hochgezogenen Irisdiaphragmas auf das normale Niveau

Sekundäres Glaukom

Zahlreiche Grundkrankheiten führen zum Sekundärglaukom. Die Augeninnendrucksteigerung entsteht durch Behinderung der Zirkulation des Kammerwassers beim Durchtritt durch die Pupille oder beim Abfluß in den *Schlemm*schen Kanal.

In Frage kommen: *intraokulare Entzündungen* (Iridozyklitis), *perforierende Verletzungen* mit Läsion des Ziliarkörpers, Ausbildung vorderer Synechien, Quellung oder Luxation der Linse, *Gefäßerkrankungen* (Zentralvenenthrombose, Rubeosis iridis bei Diabetes mellitus, intraokulare Blutungen), die zum sogenannten *hämorrhagischen*

Sekundärglaukom führen, *intraokulare Tumoren* (Melanoblastom der Uvea, Retinoblastom), *retrolentale Fibroplasie.*

Therapie. Behandlung des Grundleidens.

Absolutes Glaukom

Damit bezeichnet man ein Auge, das am grünen Star erblindet ist. Es ist dabei gleichgültig, ob ein primäres oder sekundäres Glaukom dazu geführt hat (Abb. 10.27). Erblindung durch akuten Anfall oder sekundäre Drucksteigerung verursacht oft erhebliche Schmerzen.

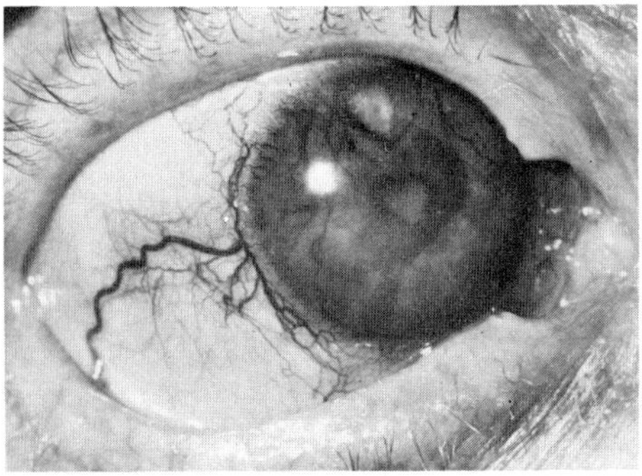

Abb. 10.27 Glaucoma absolutum dolorosum. Caput medusae: netzförmig verlaufende, gestaute Venen in Episklera und Regenbogenhaut. Cataracta glaucomatosa. Periphere Iridektomie bei 12 Uhr. Tension: 70 mm Hg. Visus: Amaurose. (80 J. ♂)

Therapie. Gegen die Schmerzen: Röntgenbestrahlungen (4—5 Sitzungen zu 100 bis 150 R). Retrobulbäre Alkoholinjektionen. Ultima ratio: Enukleation!

Zusammenfassung

Das *primäre Glaukom* beruht auf einer Abflußstörung im Kammerwinkel. Die Abflußstörung kann für den Patienten unbemerkt chronisch verlaufen *(Glaucoma simplex)* oder plötzlich eintreten *(akutes Glaukom).* Beide Glaukomformen unterscheiden sich durch die Weite des Kammerwinkels. Beim *Glaucoma simplex* ist und bleibt der Kammerwinkel weit. Der Zufluß des Kammerwassers ist also nicht gestört, lediglich der Abfluß durch das Trabeculum corneosclerale zum *Schlemm*schen Kanal (vgl. Abb. 16 auf Tafel 8). Im *Vollbild* zeigt das Glaucoma simplex die klassische Trias: Erhöhter Augeninnendruck (stets blasses beschwerdefreies Auge), Papillenexkavation (vgl. Abb. 19 auf Tafel 9) und *Bjerrum*-Skotom (vgl. Abb. 10.10).

Beim *akuten Glaukom* ist der vordere Augenabschnitt anatomisch zu eng angelegt. Der Kammerwinkel ist primär eng. Durch plötzliche uveale Kongestion oder durch medikamentöse Pupillenerweiterung entsteht der Pupillarblock, d. h., der Zufluß des Kammerwassers aus der hinteren Augenkammer durch die Pupillenöffnung in die vordere Augenkammer ist behindert. Es entsteht ein Überdruck in der hinteren Kammer, der die Regenbogenhautwurzel der Abflußstelle im Kammerwinkel nähert. Die Iriswurzel legt sich vor das Trabekelsystem, so daß der Abfluß blockiert ist: Die akute Drucksteigerung führt zum *Winkelblockglaukom* (schmerzhafter, hochroter, steinharter Augapfel!).

Das *Glaucoma chronicum congestivum* (chronisches Engwinkelglaukom) ist insofern eine Mischform, als diese Glaukomform lange Zeit unbemerkt schleichend wie ein Simplexglaukom verlaufen kann, bis plötzlich ein Anfall eintritt. Andererseits kann ein akutes Glaukom, bei dem medikamentös oder operativ der Winkelblock gelöst wurde, chronisch, d. h. in Simplexform weiterlaufen.

Differentialdiagnose: Glaucoma simplex – Glaucoma congestivum (siehe Tab. 8).

Beim ein- oder beidseitigen *Buphthalmus* (Hydrophthalmus congenitus) liegt eine persistierende Membran vor dem Trabekelsystem und behindert den Abfluß. Schon in den ersten Lebensmonaten können das Auge tränen und der Augapfel vergrößert sein. Untersuchung und Druckmessung in Narkose ist indiziert. Zu späte Erkennung ist häufig.

KAPITEL 11

Aderhaut

Erkrankungen der Aderhaut

Ätiologie. Bei der Entzündung der Aderhaut steht die ätiologische Klärung vor den gleichen Schwierigkeiten, wie sie schon bei der Iridozyklitis ausgeführt wurden. Ausnahmen machen die kindliche Chorioiditis bei miliarer tuberkulöser Aussaat, die septische und die luische Chorioiditis. Diese Erkrankungsformen spielen jedoch zahlenmäßig keine Rolle. Bei der klinisch im Vordergrund stehenden Chorioiditis disseminata liegt eine zwar charakteristische herdförmige (granulomatöse), jedoch unspezifische Entzündung vor, die nach der heutigen Auffassung als überwiegend allergisch-hyperergische Reaktion aufgefaßt wird, ausgelöst durch vermutete spezifische Antigene (Tbc) oder durch unspezifische Allergene. Der Ausgangspunkt der Streuung entzieht sich — wie bei der Iridozyklitis — in der Regel dem klinischen Nachweis.

Die Aderhaut oder hintere Uvea ist infolge ihres Gefäßreichtums ebensoleicht Entzündungsprozessen auf dem Blutwege zugänglich wie die vordere Uvea. Die klassische Entzündungsform der Aderhaut ist die Chorioiditis disseminata. Demgegenüber treten die eitrige und andere Formen der Chorioiditis zahlenmäßig weit in den Hintergrund. Daneben spielen noch degenerative Veränderungen des chorioidealen Gefäßsystems und Tumoren eine Rolle.

Spezielle Symptomatologie

Eitrige Chorioiditis (metastatische Ophthalmie)

Ätiologie. Bei der diffusen Form stehen in der Regel septische, durch Streptokokken, Staphylokokken bedingte Prozesse im Vordergrund. Bei der herdförmigen Chorioiditis kommen Furunkulose, Osteomyelitis, Cholezystitis, Pyelonephritis in Frage.

Zu den relativ seltenen Erkrankungen gehören die unspezifische *diffuse* und die *herdförmige eitrige* Chorioiditis. Im ersten Fall gelangen hochvirulente, im zweiten Fall schwachvirulente Erreger über die Blutbahn in das Aderhautgefäßsystem.

Klinisches Bild. Es wird bei der *herdförmigen* Entzündung beherrscht von hellen rundlichen Herdchen, die zur ödematösen Durchtränkung der angrenzenden Netzhaut führen. Bei der *diffusen* Form kann die Entzündung so heftig sein, daß eine Exsudation in den Glaskörper und Einschmelzung des Augapfelinhaltes (eitrige metastatische Panophthalmie) eintritt. Organisiert sich das Exsudat, so entsteht das Bild des Pseudoglioms.

Therapie. Behandlung des Grundleidens.

Chorioiditis disseminata

Ätiologie. Wie bei der Iridozyklitis kommen in erster Linie die sogenannten „uveotropen Allgemeinleiden" (*Schreck*) in Betracht: Tuberkulose, Rheumatismus, Fokalinfektion (weitere Ursachen: vgl. Ätiologie der Iridozyklitis, S. 93).

Klinisches Bild

Frisches Stadium. Die entzündlichen Herde treten verstreut über den Fundus auf. Sie verlaufen symptomlos, sofern die Netzhautmitte ausgespart bleibt. Es handelt sich um zahlreiche runde bis ovale, unscharf begrenzte, prominente Herdchen. Die oberflächlich liegenden sind mehr grauweiß, die tieferen mehr graugrün. Der helle Farbton ist auf das begleitende Ödem der normalerweise durchsichtigen Netzhaut zurückzuführen (Abb. 21, Tafel 10). Ziehen Netzhautgefäße über frische Herde hinweg, so werden sie durch das Ödem leicht bogenförmig angehoben. Liegt eine Herdgruppe isoliert zentral – was wesentlich seltener ist – so spricht man von Chorioiditis centralis.

Differentialdiagnose. Stark ödematöse Einzelherde mit Randblutungen sind zumeist primär retinalen Ursprungs und toxoplasmoseverdächtig (vgl. S. 204).

Narbenstadium. Hier entsteht das bekannte charakteristische Bild des Augenhintergrundes mit den verstreut liegenden Narbenherden. Es handelt sich um einzeln oder konfluierend auftretende hellweiße Stellen, die unregelmäßig von tiefschwarzen Pigmentflecken eingerahmt und durchsetzt sind (Abb. 11.1). Durch den Schwund der Aderhaut ist das Weiß der Lederhaut sichtbar geworden. Gleichzeitig erkennt man die auf dem Grunde der Narbenherde liegenden, großkalibrigen Aderhautgefäße. Diese sind z. T. obliteriert, z. T. ist ihre Blutsäule verdünnt.

Rezidiv. Rezidivierendes beidseitiges Auftreten ist die Regel. Die frischen Herde, am frühesten erkennbar an der umschriebenen ödematösen Durchtränkung der Netzhaut, können isoliert an bisher unberührten Stellen des Augenhintergrundes oder angrenzend an alte Narbenherde (perifokale Aussaat) auftreten.

Therapie. Neben der Behandlung des Grundleidens ist das befallene Auge innerlich (Pupillenerweiterung) und äußerlich (Verband) ruhigzustellen.

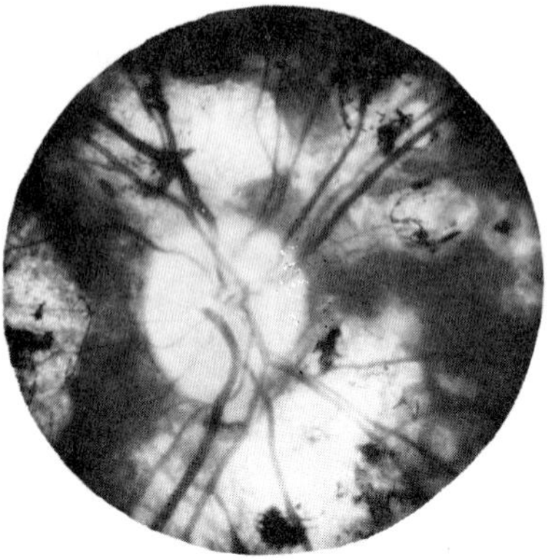

Abb. 11.1 Chorioiditis disseminata, Narbenstadium von Abb. 21, Tafel 10. Landkartenartig zusammenfließende Narbenherde, die bis an die Papille heranreichen. Klumpige Randpigmentierung. Im weißen Herdgrund teilweise obliterierte Aderhautgefäße. Netzhautarterien z. T. verdünnt

Entsprechend der überwiegend allergisch-hyperergischen Natur ist die lokale und fallweise allgemeine Prednisonanwendung angezeigt, z. B. Beginn mit 40 mg Decortin 3 Tage lang. Dann alle 3 Tage Reduzierung der Dosis um 5 mg. Gesamtdauer: 24 Tage.

Chorioiditis disseminata bei Miliartuberkulose

Bei Miliartuberkulose oder tuberkulöser Meningitis im Kleinkindesalter waren in früheren Zeiten die Bazillenmetastasen in der Aderhaut ein Signum mali ominis. Durch Tuberkulostatika ist heute Ausheilung möglich. Verlauf und Narbenstadium unterscheiden sich dann nicht von der Chorioiditis disseminata des Erwachsenen.

Chorioretinitis lucia acquisita

Schon zu Beginn kann durch feinstaubige Glaskörpertrübungen und Begleitpapillitis die Sehschärfe beeinträchtigt sein. Bemerkenswert sind der nicht selten einseitige Befall, die stärkere Affektion der Gefäße mit oft flächenhafter Atrophie der Aderhaut und die gröbere Pigmentierung der Herde.

Chorioretinitis luica connata

Die Fundusperipherie sieht im abgeheilten Stadium wie Gesprenkel aus: Zwischen feinsten dunklen Pigmentkörnchen liegen helle, weiße Herdchen (Pfeffer- und Salz-Fundus).

Therapie. Behandlung des Grundleidens bei Lues acquisita. Lokale Behandlung wie bei Chorioiditis disseminata.

Degenerative Erkrankungen der Aderhaut

Chorioideremie

Es handelt sich um eine seltene progressive Erkrankung, die im frühen Mannesalter auftritt. Der Erbgang ist rezessiv. Im *klinischen* Bild schwinden das Pigmentepithel sowie das Pigment der Intervaskulärräume so weitgehend, daß die weiße Lederhaut mit den verdünnten und obliterierten Aderhautgefäßen flächenhaft sichtbar wird. Die Degeneration beginnt am hinteren Pol und schreitet zur Peripherie fort.

Aderhautsklerose

Im Alter kann die Aderhaut bevorzugt an 2 Stellen atrophieren: an der Papille (zirkumpapilläre Atrophie) und am hinteren Pol (zentrale Atrophie). Durch Verdünnung und Schwund des Pigmentblattes werden die durch Sklerose wandverdickten Aderhautgefäße mit eingeengter Blutsäule sichtbar.

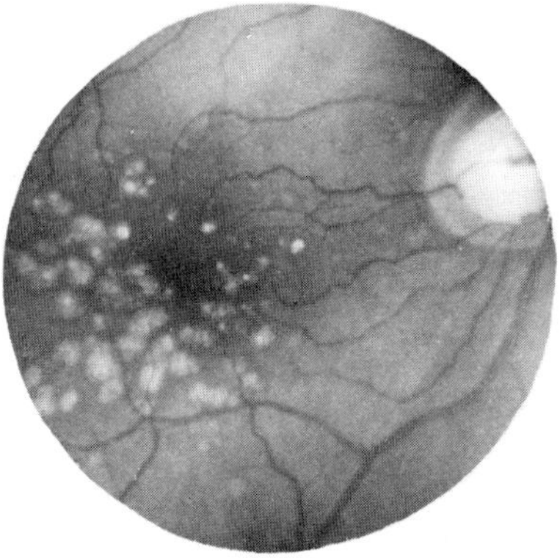

Abb. 11.2 Drusen der Glaslamelle. Leicht prominente, gelbliche Herdchen am hinteren Pol. (64 J. ♂). Die Netzhautgefäße ziehen unbeteiligt darüber hinweg

Drusen der Glaslamelle

Die „Altersdrusen" der Lamina vitrea chorioideae entstehen auf dem Boden degenerativ-destruierender Prozesse im Pigmentepithel. Es handelt sich dabei um kugelige Vortreibungen der verdickten Glashaut, die im ophthalmoskopischen Bild als rundliche helle Herdchen sichtbar werden (Abb. 11.2).

Tumoren der Uvea

Maligne Geschwülste

Melanoblastom

Anmerkung: Die frühere, noch vielfach gebrauchte Bezeichnung Melanosarkom, stammt von VIRCHOW.

Allgemeines. Die wichtigste Geschwulstform der Uvea ist das Melanosarkom (Melanoblastom) der Aderhaut. Die anfangs flache Stromageschwulst verdickt sich bald umschrieben, durchbricht die Glaslamelle (*Bruch*sche Membran) und wölbt sich knotig in das Augeninnere vor. Dies führt zu einer soliden pilzförmigen Abhebung der Netzhaut, zu deren Seiten sich eine seröse Abhebung anschließen kann (Abb. 11.3). Der Pigmentgehalt kann dabei sehr wechselnd sein. In der Regel bleiben die Tumoren einseitig.

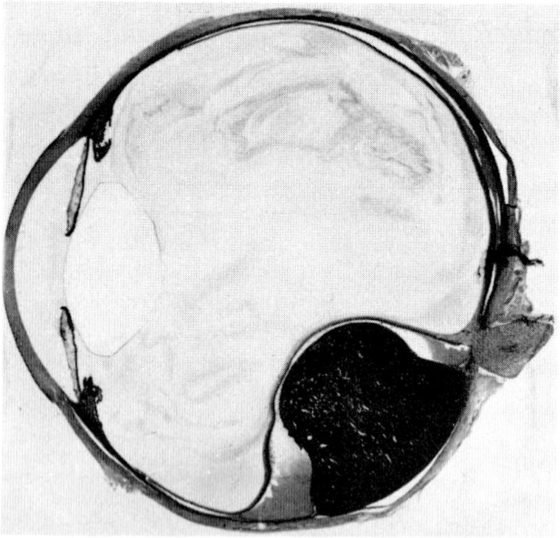

Abb. 11.3 Melanoblastom der Chorioidea (histologischer Schnitt). Pilzförmig glaskörperwärts wachsender Tumor mit taillenförmiger Einschnürung (Durchbruchstelle der *Bruch*schen Membran). Sekundäre exsudative Amotio

Klinisches Bild. Bevorzugter Sitz ist der hintere Augenpol (Abb. 11.4). Die nur langsam wachsende Geschwulst bleibt symptomlos, solange sie die Makula nicht einbezieht. *Ophthalmoskopisch* zeigt sich eine umschriebene solide Amotio mit adhärenter, nicht flottierender Netzhaut, deren Gefäße bogenförmig darüber hinwegziehen. Die Oberfläche kann glatt bis höckerig sein, die Pigmentierung gelbgrau bis graubraun (Abb. 22, Tafel 10). Die Entwicklung der bösartigen Geschwulst verläuft in *4 Stadien:* solide reizlose Netzhautabhebung; sekundäre Drucksteigerung; Durchbruch in die Orbita; Metastasierung in Leber, Gehirn, Rückenmark, Knochen, Lunge, Niere, Magen.

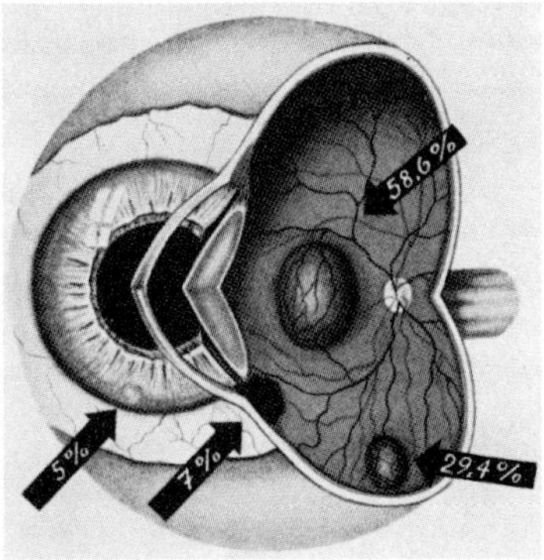

Abb. 11.4 Lokalisationsstellen und prozentuale Verteilung der malignen Tumoren der Uvea (nach THIEL u. TOPPEL)

Untersuchung: Hier bedient man sich der diaskleralen Durchleuchtung mit der *Sachs*schen Lampe oder flexiblen Leuchtsonde von *Fuchs*. Durch temporäre Ablösung eines geraden Augenmuskels kann die Lichtquelle subkonjunktival bis zum hinteren Pol vorgeschoben werden. Im Zweifelsfalle kann die Tumordiagnostik mit radioaktivem Phosphor (Radiophosphortest) ebenso wie die Fluoreszenzangiographie nützlich sein.

Therapie. Bei dem zu über 90 % einseitigen Befall kommt nur die Enukleation in Frage. Bei letzten Augen Diathermie-Punktur, Lichtkoagulation. Gleichzeitig kann eine zytostatische Behandlung (Bayer E 39) durchgeführt werden.

Prognose. Rund 40 % der Patienten kommen infolge präoperativ bereits erfolgter Aussaat maligner Mikroemboli auch nach der Enukleation noch innerhalb der 5-Jahres-Grenze ad exitum. Mit Metastasen aus solchen Zellnestern (Melaninprobe!), die oft aus unbekannter Ursache lange Zeit inaktiv bleiben, muß im Einzelfalle noch bis zu 2 Jahrzehnten gerechnet werden.

Differentialdiagnose. Naevus chorioideae, Aderhautangiom (gutartige Gefäßgeschwulst), organisierte Aderhautblutung beim Diabetes. Als *weitere melanotische maligne Tumoren* kommen in Frage: Ziliarkörpersarkome, Irissarkome.

Metastatische Tumoren der Uvea

Selten. In 60–70 % ist der Sitz des Primärtumors in der Mamma. Die Uvea ist sehr oft beidseitig befallen. Die mittlere Lebenserwartung liegt bei 1 Jahr, da der Augenbefall die generalisierte Metastasierung anzeigt.

Therapie. Hormonbehandlung, Zytostatika. Bei jüngeren Frauen: Ausschaltung der Östrogenquellen durch Ovarektomie, Adrenalektomie.

Benigne Geschwülste

Nävi, Angiome, Neurofibrome und Neurinome, Leiomyome.

Differentialdiagnose. Der *Nävus* zeigt keine Prominenz, kein Wachstum. – Das *Angiom* verdickt zwar die Aderhaut unter Exsudation auf der Kuppe, die Glasmembran bleibt jedoch erhalten. Es bildet sich eine flache bindegewebige Platte, die bei entsprechender Ausdehnung zum Sekundärglaukom, gelegentlich zur peripheren Ablatio führt. – Bei *Neurofibromatose Recklinghausen* ist die Iris von kleinen pigmentierten Knötchen besetzt. In Fällen von Hemiatrophia faciei und von einseitigem Hydrophthalmus finden sich gleichzeitig tumorartige Veränderungen der Uvea mit bindegewebiger Umwandlung des Lig. pectinatum. – Bei den Leiomyomen der Iris und des Ziliarkörpers handelt es sich um kleinere Geschwülste ohne Verbindung mit den inneren Augenmuskeln.

Kolobome der Aderhaut

Es handelt sich um angeborene Anomalien. Durch unvollständigen Verschluß der Becherspalte kommt es zu grubenförmig vertieften Defekten. Diese liegen unterhalb der Papille (vgl. Abb. 12.43). Die Basis liegt in der Peripherie. Der Kopf des Koloboms verschmälert sich bogenförmig zur Papille hin, die mit einbezogen sein kann. Die Netzhautgefäße knicken am Rande des Koloboms ab oder laufen darüber hinweg. Kombination mit anderen Mißbildungen wie Sehnerven-, Iris-, Linsenkolobom kommt vor.

Brückenkolobom

Zwischen dem großen peripheren Kolobom liegt durch einen brückenartigen Streifen normalen Netz- und Aderhautgewebes getrennt ein papillennaher kleiner, meist runder Kolobomdefekt.

Pseudokolobom

Die angeborene Toxoplasmose kann große kolobomartige Defekte am hinteren Pol verursachen. Diese liegen überwiegend schläfenwärts von der Papille und zeigen tiefschwarze Rand- und Grundpigmentierung (Rosettenherd nach *François* vgl. Abb. 12.31 a).

Zusammenfassung

Die Aderhaut ist Teil der Uvea, der mittleren Schicht des Augapfels. Entzündungen sind – wie bei der Iridozyklitis – in der Regel allergischer Natur. Eine Ausnahme macht die eitrige Chorioiditis (metastatische Ophthalmie), die zumeist durch Streptokokken oder Staphylokokken verursacht ist.

Die klassische Form der allergischen *Aderhautentzündung* ist die *Chorioiditis disseminata.* Entsprechend ihrem Grundleiden ist die Chorioretinitis luica acquisita und connata erheblich seltener. Zu den häufigen *degenerativen Erkrankungen* zählen die Aderhautsklerose (seniler Fundus tabulatus) und die Drusen der Glaslamelle.

Tumoren: Das *maligne Melanoblastom* ist die bösartigste Geschwulst am Auge. Der pilzförmig glaskörperwärts wachsende Tumor sitzt in der Regel am hinteren Pol und wölbt die Netzhaut vor sich her. Melanoblastome kommen bereits im 4. Lebensjahrzehnt vor. – Wesentlich seltener sind die *metastatischen Tumoren,* z. B. beim Mammakarzinom. Zu den *benignen Geschwülsten* zählen Naevi, Angiome, Neurofibrome und Neurinome sowie Leiomyome. – Oft ist in Kombination mit Iris-, Papillen- und Netzhautkolobom auch die Aderhaut kolobomatös befallen.

KAPITEL 12

Netzhaut

Allgemeines

Die Netzhaut ist vollkommen durchsichtig. Lediglich ihre Gefäße erlauben eine annähernde topographische Orientierung. Erkrankungen, z. B. Ödeme, verändern die Durchsichtigkeit: Der Augenhintergrund verliert an diesen Stellen sein leuchtendes Rot.

Gelber Fleck (Macula lutea). Sie besitzt etwa Papillengröße, hat einen Durchmesser von 1,5 mm und stellt einen querovalen gefäßlosen Bezirk in der Netzhautmitte (Macula lutea) des hinteren Augenpols dar. In ihrer Mitte liegt die *Netzhautgrube* (Fovea centralis retinae). Die Netzhautmitte zeigt zwei Reflexe: den äußeren Ring- oder Wallreflex und den kleinen sichelförmigen Zentral- oder Foveolarreflex (s. S. 6).

Netzhautgefäße. Die Netzhautarterien sind unschwer an ihrer hellroten Farbe, dem breiten Reflexstreifen und fehlender Pulsation zu erkennen. Sie gehören nach Bau und Größenordnung zu den Arteriolen. Netzhautvenen sind dunkelrot, mit schmalem Reflexstreifen. Die Zentralvene zeigt eine spontane Pulsation auf der Papille. Das Kaliberverhältnis von Arterie : Vene beträgt etwa 2 : 3. Kapillaren sind normalerweise nicht sichtbar.

Die Zentral-„Arterie" stellt eine verschwindend kleine Arteriole mit einem Durchmesser von 0,1 mm dar (Abb. 12.1). Sie ist eine Endarterie ohne Anastomosen. Die Aufteilung in ihre einzelnen Äste ist

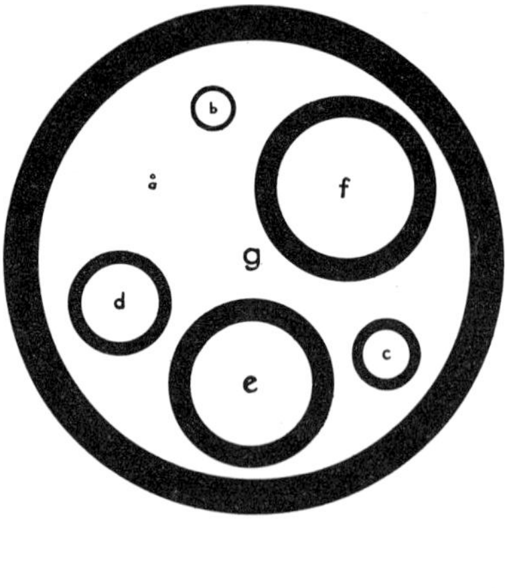

Abb. 12.1 A. centralis retinae in ihrer Größenbeziehung zu den Körperarterien (nach Amsler).
a) A. centralis retinae,
b) A. ophthalmica,
c) A. radialis,
d) A. brachialis,
e) A. femoralis,
f) A. carotis,
g) Aorta

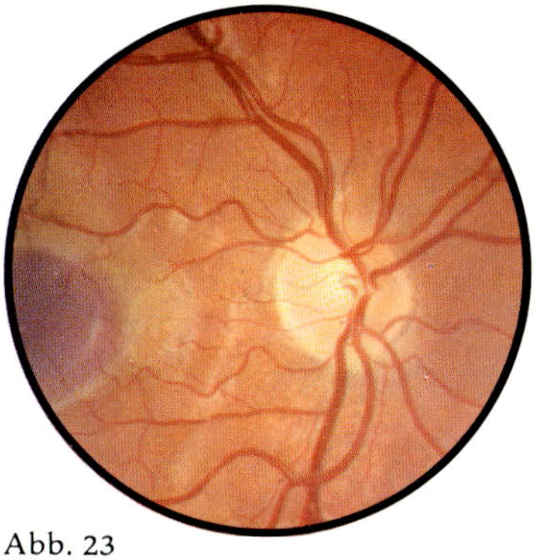

Abb. 23

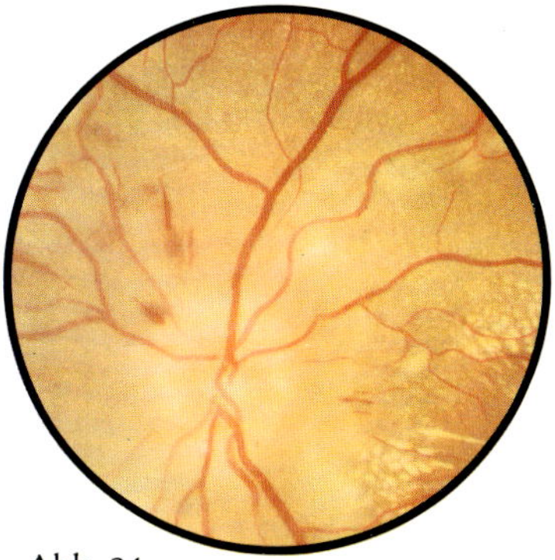

Abb. 24

Abb. 23 Normaler Fundus (*rechtes* Auge, Photo). Scharf begrenzte, physiologischerweise nasal stärker durchblutete Sehnervenscheibe. Schläfenwärts heller *Rand- oder Wallreflex* der Makula. In dessen Mitte, dicht am Bildrand, liegt der sichelförmige *Zentral- oder Fovealreflex*

Abb. 24 Retinopathia eclamptica gravidarum bei Pfropfgestose (Photo). Papillen- und Netzhautödem, strich- und fleckförmige Blutungen. Makulare Sternfigur. Cotton-wool-Herde. Abschnittsweise Engstellung von Arterienästen, die im Netzhautödem verschwinden. Chronische Glomerulonephritis nach *vierter* Schwangerschaft. RR 190/130. Urin: Esbach 1,8/000, Rest N 128 mg %, Exitus an Urämie. (32 J. ♀)

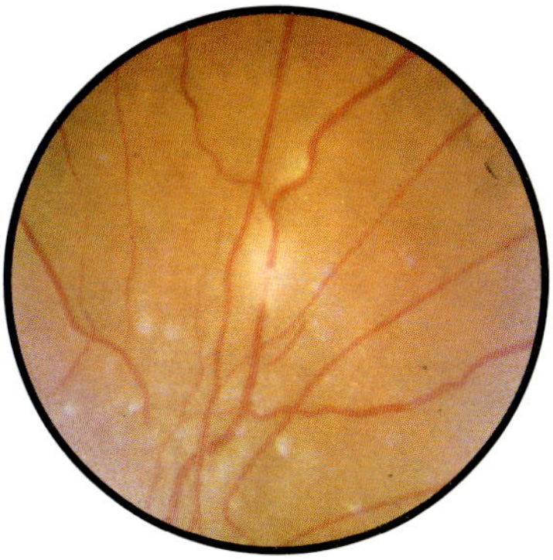

Abb. 25 Ausschnitt aus der nasal-oberen Peripherie von Abb. 12.22. Grauweiße, schleierartige Infiltrationsherde der Netzhautvenenwand

in Abb. 1.4 wiedergegeben. Die jugendliche Gefäßwand ist so durchsichtig, daß im Augenspiegel nur die gleichmäßig breite Blutsäule zu sehen ist (Abb. 23, Tafel 11). Bei der senilen Angiofibrose hingegen verliert die Gefäßwand an Durchsichtigkeit. Die Blutsäule erhält ein unregelmäßiges Kaliber. *Normvarianten:* Beim Kurzbau des *hyperopen* Auges sind die Gefäße gestaut und vermehrt geschlängelt, beim *myopen* Langbau verdünnt und gestreckt. Das *astigmatische* Auge verzerrt den Einblick.

Pigmentierung des Fundus. Normalerweise bleibt durch gleichmäßig dichte Pigmentierung das Aderhautgefäßnetz unsichtbar. Beim blonden und stärker noch beim albinotischen Fundus ist das Pigmentepithel verdünnt. Das Weiß der Lederhaut und die Aderhautgefäße scheinen durch. Die Vortexvenen werden sichtbar. Beim physiologischen Fundus tabulatus, der in rund 10 % als Normvariante auftritt, zeigt das Pigmentepithel geringen, die Suprachorioidea starken Pigmentgehalt. Auf diese Weise zeichnen sich die Pigmentfelder zwischen den Aderhautgefäßen in „getäfelter" Form ab (Abb. 12.2).

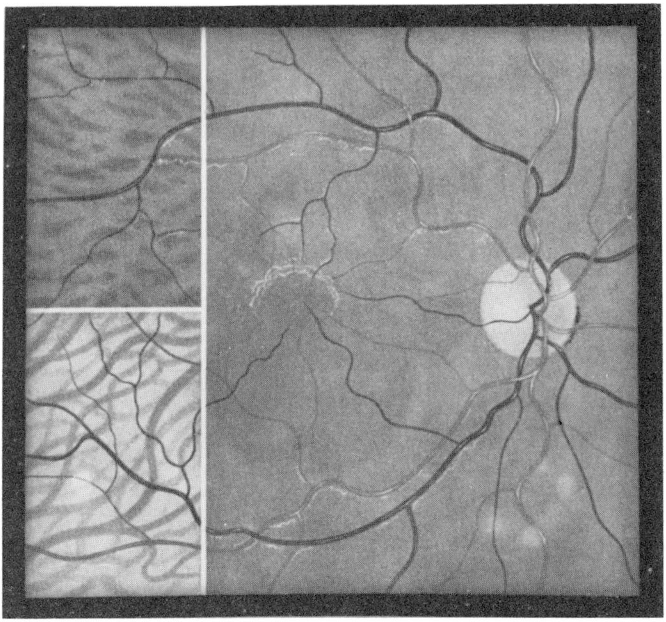

Abb. 12.2 Bild des Augenhintergrundes (aus THIEL). *Rechts:* gleichmäßig pigmentiert (Fundus normalis). *Links oben:* stark pigmentiert (Fundus tabulatus). *Links unten:* pigmentlos (Fundus albinoticus)

Beim senilen Fundus tabulatus ruft die hochgradige Aderhautsklerose ein ähnliches Bild hervor: Durch das rarifizierte Pigmentepithel erkennt man die hochgradig wandverdickten Aderhautgefäße.

Jugendlicher Fundus. Blaßrosa Farbe der Papille; kindliche Papille deutlich blässer. Augenhintergrund durch Limitansreflex glitzernd, farben- und kontrastreich (vgl. Abb. 23, Tafel 11). Einheitliche Pigmentierung, blond bis dunkel. Arterien gleichmäßig gefüllt, sich zur Peripherie verjüngend, von sinusartig geschlängeltem Verlauf und spitzwinkliger Teilung. Gefäßwände unsichtbar. Zentraler sichelförmiger Foveolar- und äußerer halbmondförmiger Wallreflex hell und glänzend.

Seniler Fundus. Blaßgelbe bis blaßgraue Farbe der oft im ganzen flach exkavierten Papille (senile Exkavation).

Zirkumpapilläre Aderhautatrophie. Augenhintergrund matt reflexarm: „kahler Fundus" (Scheerer). Senile Pigmentierung der Netzhaut in der Äquatorgegend (Pillat). Im Bereich des hinteren Pols mitunter helle Einlagerungen (kolloide Degenerationen, Drusen der Glaslamelle, dyshorische Herdchen). Arterien durch Elastizi-

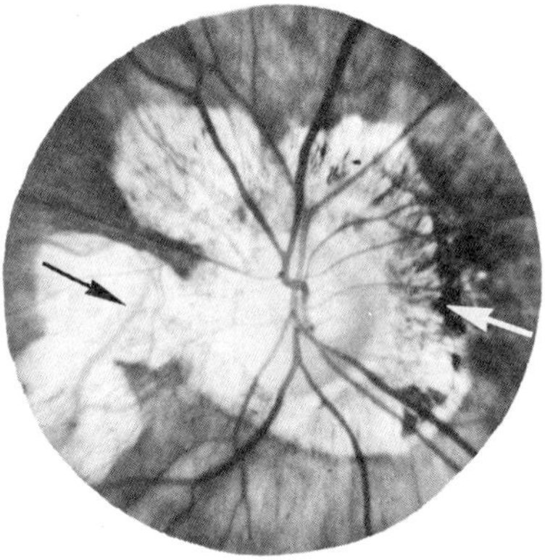

Abb. 12.3

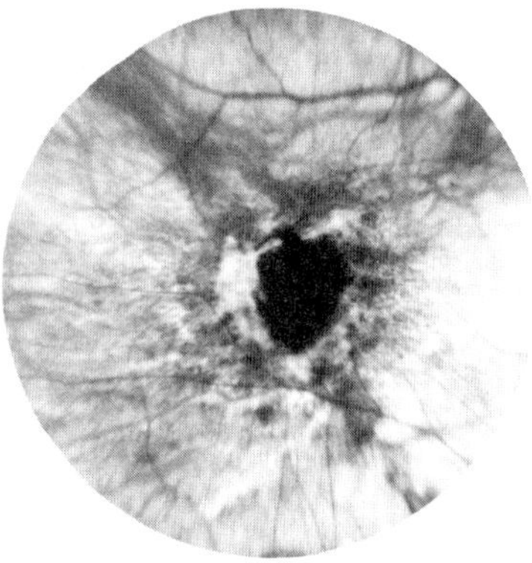

Abb. 12.4

Abb. 12.3 Fundus bei exzessiver Myopie. Papille mit zirkulärem Conus myopicus. Klumpige Pigmentwucherungen am schläfenwärtigen Rande (Pfeil). Nasal an die Papille grenzender myoper Degenerationsherd (Pfeil). Aderhautgefäße sklerosiert. Netzhautgefäße verdünnt und ausgezogen. Myopie von —15,0 Dioptrien. Visus 5/25. (50 J. ♀)

Abb. 12.4 *Fuchs*scher Fleck. Tiefschwarzer, leicht prominenter Herd in der Makula. In der Umgebung weiße, mäusegangartige Linien (Lacksprünge). Myopie —20,0 Dioptrien. Visus: Fingerzählen. (34 J. ♀)

tätsverlust gestreckt, durch Wandverdickung undurchsichtiger und ungleichmäßig gefüllt. Stärkere Venolenschlängelung. Kreuzungszeichen.

Myoper Fundus. Bei hochgradiger Myopie ist im Bereich des hinteren Pols das Pigmentepithel rarefiziert. Die weiße Sklera und vereinzelt verdünnte Aderhautgefäße scheinen durch. Die verdünnten Netzhautgefäße nehmen einen gestreckten Verlauf. Da Papille und Fovea den gleichen Abstand wie beim normalsichtigen Auge haben, können zirkulärer Konus oder peripapilläre Dehnungsherde (Abb. 12.3) bis in das makulare Gebiet reichen. Bei kalottenförmiger Ausbuchtung laufen die Netzhautgefäße bogenförmig über den Kalottenrand zur tiefergelegenen Papille. Einrisse in die *Bruch*sche Membran rufen das Bild von „Blitzfiguren" oder „Mäusegängen" hervor. Diese begünstigen Blutaustritte aus der Aderhaut. Rezidivieren die Blutungen, so proliferiert das makulare Gewebe und Pigment wandert ein. Es entsteht die zum zentralen Funktionsverlust führende myope Makulaveränderung, der sogenannte *schwarze Fuchs*sche Fleck (Abb. 12.4).

Erkrankungen der Netzhaut

Zirkulationsstörungen

Verschluß der Zentralarterie

Ätiologie. *Selten:* „Echte Embolie" bei Endocarditis ulcerosa, Aortenaneurysma, Fettembolie (Knochenbruch, Gewebszertrümmerung, Verbrennung). Luftembolie (Spülung der Kieferhöhle, des Uterus; Füllen des Pneumothorax; Enzephalographie). *Häufig:* Thrombenbildung bei Endarteriitis obliterans nach Lues, Arteriosklerose, Hypertonie. *Überwiegend:* Funktionelle Spasmen bei Hypertonie, Arteriosklerose, juveniler Hypertonie in Verbindung mit Nikotinabusus. Seltener bei hypotoner Blutverteilungsstörung (Kipptischuntersuchung!) oder im Migräneanfall.

Ophthalmoskopisches Bild. Milchigweißes Ödem der Netzhautmitte. In der Fovea: „Kirschroter Fleck" (Abb. 12.5). Papille blaß, unscharf begrenzt. Netzhautarterien: Fadendünn, blutleer oder körnige Strömung. Bei zilioretinaler Arteriole: Sektorenförmige Aussparung, die das makulare Sehen erhalten kann (Abb. 12.6).

Bei Arterienastembolie sektorenförmige milchigweiße Netzhauttrübung im Versorgungsbereich (Abb. 12.7 u. 12.8).

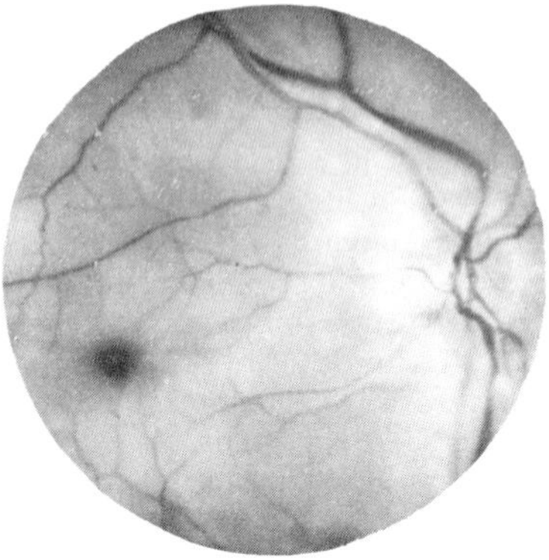

Abb. 12.5

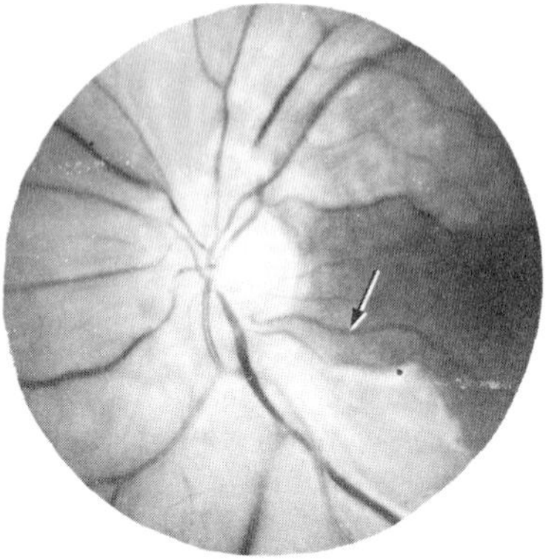

Abb. 12.6

Abb. 12.5 Zentralarterienverschluß (2 Tage) bei Hypertonie. Milchigweißes Ödem der Netzhautmitte. Kirschroter Fleck in der Makula. Arterien kollabiert, mit z. T. körniger Strömung. *Visus:* Handbewegungen. RR 220/130. (55 J. ♂)

Abb. 12.6 Zentralarterienverschluß (3 Tage) bei Hypertonie und zilioretinaler Arterie. Milchigweißes Netzhautödem. Horizontale, dunkel getönte, normale Durchblutungszone im Versorgungsgebiet einer zilioretinalen Arterie, die bei 5 Uhr spazierstockartig am temporalen Papillenrand (Pfeil) eingehängt ist. Durch Aussparung der Makula: *Visus* voll. Gesichtsfeld hingegen röhrenförmig eingeengt. RR 170/105. (56 J. ♂)

Therapie. Die Ansicht, daß die Netzhaut ohne dauernden Schaden nur 10—15 Min. blutleer bleiben kann, ist nicht mehr aufrechtzuerhalten (Wegner). Die Wiederbelebungszeit der völlig blutleeren menschlichen Netzhaut beträgt nach neueren Untersuchungen (Böck) 60—120 Min. Echte Embolien sind jedoch selten. Bei den überwiegend spastischen Fällen hat die lokale und allgemeine gefäßerweiternde Therapie oft noch nach Tagen überraschend gute Erfolge (Sautter).

Bei normalem oder hohem Blutdruck: Gefäßerweiternde Mittel. *Lokal:* Priscol (1 ml) oder Ronicol (1 ml) retrobulbär. *Allgemein:* Nikotinsäurepräparate (Eupaverin forte 1 Amp. i. v.; Dodecatol 1 Amp. i. m.; Einatmen von Amylnitrit [Nitrolingualkapseln]). Am wirksamsten: 1 Ampulle Fibrinolysin i. v. Für Langzeittherapie: SP 54 i.m. Bei Hypotonie: zusätzlich Parazentese der Vorderkammer zur Herabsetzung des intraokularen, auf der Arterie lastenden Druckes. Sympatol, Effortil u. a.

Verschluß der Zentralvene

Ätiologie. Die „Thrombose" der Zentralvene, auch „Apoplexia retinae" genannt, ist weit häufiger als die Embolie. Venenverschlüsse

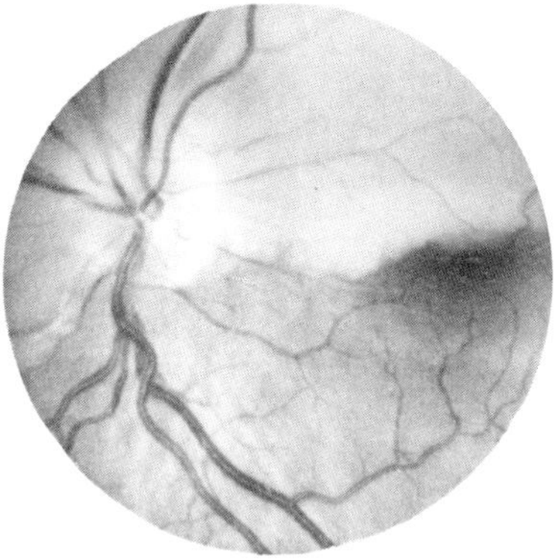

Abb. 12.7

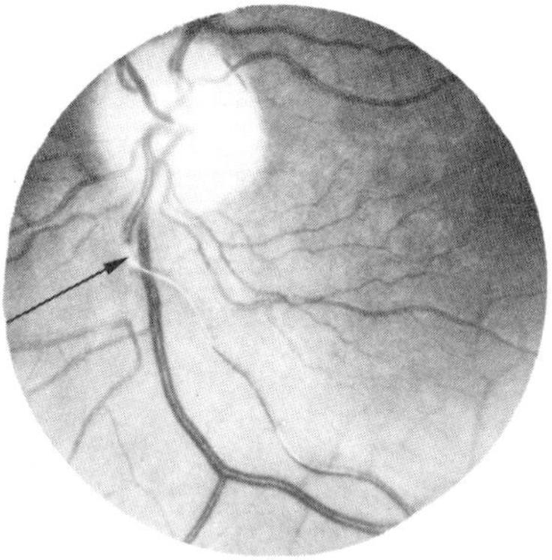

Abb. 12.8

Abb. 12.7 Astverschluß bei hypotoner Kreislaufschädigung (8 Std.). Flächenhaftes Netzhautödem im Versorgungsbereich, nach unten scharf abgegrenzt. Makula bis auf den oberen Rand frei. Gelenkrheumatismus nach Diphtherie. RR 110/65. Visus: 5/50, später wieder voll. Gesichtsfeld: bleibender Ausfall der unteren Hälfte. (36 J. ♂)

Abb. 12.8 Manschettenartige Wandnekrose (Pfeil) nach septischer Embolie bei Endokarditis. Bleibender sektorenförmiger Gesichtsfeldausfall. Visus: 5/5. RR 110/75. (34 J. ♀)

findet man bei Gefäßsklerose, Hypertonie, Blutverteilungs- und Gerinnungsstörungen, allergisch-hyperergischen Störungen, bei Tuberkulose oder Lues. Auch übermäßige körperliche Anstrengung und eine einseitige Ernährungsweise spielen eine Rolle. In den letzten Jahren haben sie — wie alle Gefäßleiden — erheblich zugenommen. Bei der Erhebung der Anamnese ist auf die Einnahme von Ovulationshemmern zu achten (vgl. S. 208). Die Prognose ist unsicher, die Therapie undankbar. Die Behandlung mit Antikoagulantien gehört in die Hand des Spezialisten. Ob sie das Mittel der Wahl darstellen, ist noch umstritten. Die Blutungen nehmen auch nach dem Verschluß oft noch zu, da der arterielle Zufluß nicht unterbrochen ist, was die Rückflußstauung verstärkt.

Ophthalmoskopisches Bild. Hyperämie und Ödem der hämorrhagisch verfärbten Papille (Abb. 12.9). Stauung und Schlängelung der tiefroten Netzhautvenen. Peripapillär flächenhafte, in der Peripherie fleck- und punktförmige Blutungen. Kollaterales Makulaödem. Sekundäre Merkmale: Sternfigur in der Makula, weiße Degenerationsherde, helle Venenwandinfiltrationen. Bei der *Venenastthrombose* handelt es sich um Blutungen im Einzugsgebiet einer Vene; diese

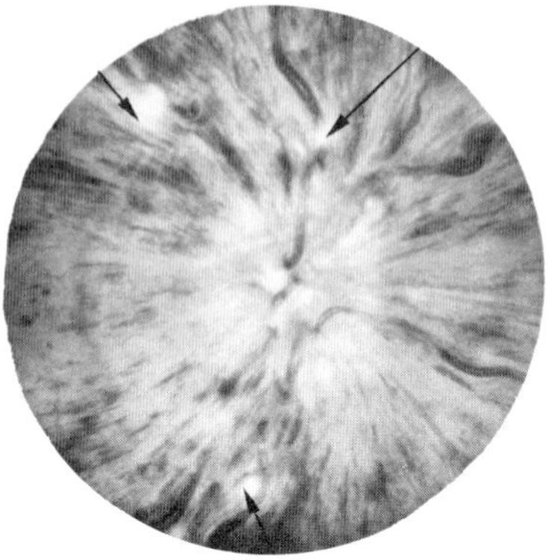

Abb. 12.9

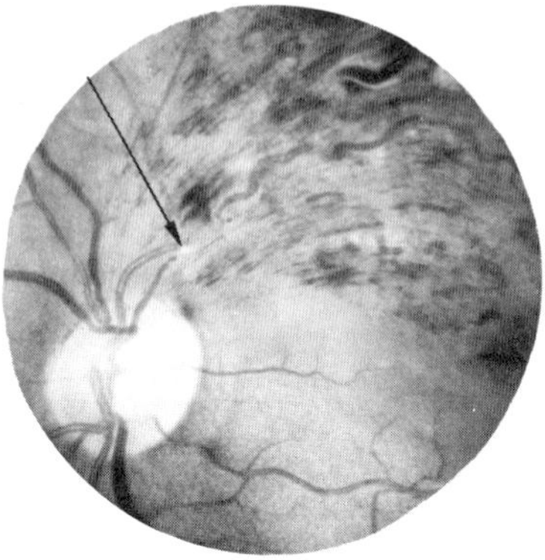

Abb. 12.10

Abb. 12.9 Zentralvenenthrombose (5 Wochen). Papille hämorrhagisch verfärbt, hochgradig ödematös. Radiärstreifige und fleckförmige Netzhautblutungen bis in die äußerste Peripherie (Apoplexia retinae). Venen gestaut und geschlängelt, Arterien nahezu unsichtbar. Vereinzelt Cotton-wool-Herde (Pfeile). RR 240/120. (41 J. ♀)

Abb. 12.10 Astvenenthrombose. Keilförmige, flammenzungenartige Blutung ausgehend von der Kreuzungsstelle (Pfeil) der oberen Temporalarterie mit der peripher gestauten und geschlängelten, papillenwärts kollabierten Vene. RR 180/90. (72 J. ♀)

liegen in der Regel keilförmig mit der Spitze zur Papille hin (Abb. 12.10).

Prädilektionsorte sind die *funktionellen Engpässe* der okularen Zirkulation: Lamina cribrosa (Zentralvenenthrombose); Gefäßkreuzung (Venenastthrombose). Hier besitzen Arterien- und Venenwand eine gemeinsame, aus Adventitia und Glia bestehende Hülle. Diese „Nahtstelle" schränkt die Ausweichmöglichkeiten der Vene um so mehr ein, je sklerotischer verändert Vene und Arterie sind. Die arterielle Pulswelle klopft auf die ausweichbeschränkte (Lamina cribosa!) oder darunterliegende Vene (*Gunn*sche Kreuzung!).

Komplikationen. Hämorrhagisches Sekundärglaukom.

Therapie. Behandlung des Grundleidens. Zur Abdichtung der Gefäßwände Clauden, Venostasin, Antikoagulantientherapie unter internistischer Führung: Im frischen Stadium Heparinpräparate, z. B. Liquemin „Roche" 2 ml i. v. einmal täglich (2—3 Tage lang), bis der Quicktest 25 % erreicht. Dann Übergang zur Langzeittherapie mit SP 54 i.m.

Netzhautveränderungen bei allgemeinen Gefäßerkrankungen

Sklerose der Netzhautgefäße

Zur Beurteilung der *Zerebralsklerose* wird häufig das Verhalten der Netzhautgefäße herangezogen. Hirn- und Netzhautgefäße unterscheiden sich bekanntlich weitgehend in ihrer Kontraktilität, was den unmittelbaren Aussagewert zweifellos erschwert. Neuere Untersuchungen (LUND) haben jedoch gezeigt, daß die Sklerose der Netzhautgefäße durchaus Rückschlüsse auf den Zustand der Hirngefäße erlaubt. Gleichsinniges Verhalten, wie es zwischen Netzhaut- und Nierengefäßen besteht, ist somit auch für die Hirngefäße anzunehmen.

Ophthalmoskopisches Bild. Durchsichtigkeitsverlust der Arterienwand. Reflexstreifen ungleichmäßig breit. Gefäßwandung zumeist unregelmäßig verdickt, im Extremfall spindelförmig mit grauen bis weißen Einlagerungen, die am deutlichsten bei Fundusspiegelung im rotfreien Licht zu erkennen sind. Unregelmäßigkeit des Lumens mit allgemeiner und abschnittweiser Verschmälerung der Blutsäule. An den Kreuzungsstellen verdecken die rigiden Arterien die darunterliegenden Venen (*Gunn*sches Zeichen). Vermehrte Schlängelung und Kaliberschwankungen der Venen (Perlschnurvenen). Vor der Kreuzung mit der Arterie können stauungsähnliche Erweiterungen des Venenrohres auftreten. Die Papille ist in der Regel blaß. Durch Schwund der Präkapillaren von Netz- und Aderhaut entsteht der „kahle Fundus" (SCHEERER, SAUTTER).

Folgen der Netzhautgefäßsklerose: Auftreten kleiner Aufhellungsherdchen (dyshorische oder Kapillaroseherde), meist um die Netzhautmitte gruppiert. Arteriosklerotische Schildchen an Gefäßverzweigungsstellen, aber auch an freien Gefäßstrecken. „Retinitis circinata" und Blutungen können weitere Folgen sein. Schließlich kann die senile Makuladegeneration auftreten in ihrer trockenen (atrophischen) oder feuchten (exsudativ-proliferativen) Form. Zu den ausgesprochenen Komplikationen gehört die Thrombose oder Embolie.

Retinitis circinata

Sie stellt kein eigenes Krankheitsbild dar. Bei arteriosklerotischen Durchblutungsstörungen sowie bei der Retinopathia diabetica des benignen Altersdiabetes tritt sie begleitend auf. Die Bezeichnung „circinata" beruht auf der gürtel- bzw. girlandenartigen Verteilung der weißen Degenerationsherdchen am hinteren Pol. Nicht selten geht sie der scheibenförmigen Entartung der Netzhautmitte voraus.

Ophthalmoskopisches Bild. Gürtel-, kranz- oder girlandenförmig angeordnete weiße Herdchen. Durch Konfluieren entsteht eine mehr oder weniger regelmäßige „Girlande". Mittelpunkt ist die Fovea. Die Netzhautgefäße ziehen unbeteiligt über die tiefergelegenen Herdchen hinweg (vgl. Abb. 12.14, 12.20 u. 12.21).

Arteriitis temporalis

Leiden der hohen Altersklassen. Augen in etwa der Hälfte der Fälle seitengleich beteiligt. Meist geht die Funktion zu Verlust. Das Krankheitsbild ist gekennzeichnet durch Übelsein, heftigen Schläfenkopfschmerz, Temperaturerhöhung, hohe Blutsenkungsgeschwindigkeit, infektanämische Veränderungen des Blutbildes (hypochrome Anämie). Die A. temporalis tritt an der Schläfe als geschlängelter, pulslos tastbarer, verhärteter Strang hervor (Abb. 12.11).

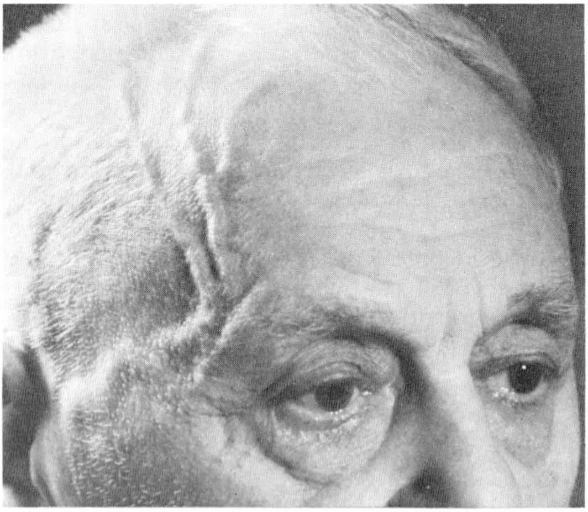

Abb. 12.11 Arteriitis temporalis. Rechte Schläfenarterie mit ihren zur Stirn aufsteigenden 3 Ästen geschlängelt, verdickt, pulslos und druckschmerzhaft. Histologischer Befund: Riesenzellarteriitis. RR 185/110. BSG 91/135. (79 J. ♂)

Am Augenhintergrund sind **3 Zustandsbilder** möglich:

1. **Das ischämische Papillenödem** (Optikomalazie nach *Kreibig,* akute Ischämie der Papille nach *Siegert*): Ischämische Papillenschwellung meist mit streifigen Randblutungen und stellenweise hochgradig verengten Arterien (Abb. 12.12). Nach Rückbildung des Ödems Papillenatrophie mit zunächst unscharfen Rändern. Später flache atrophi-

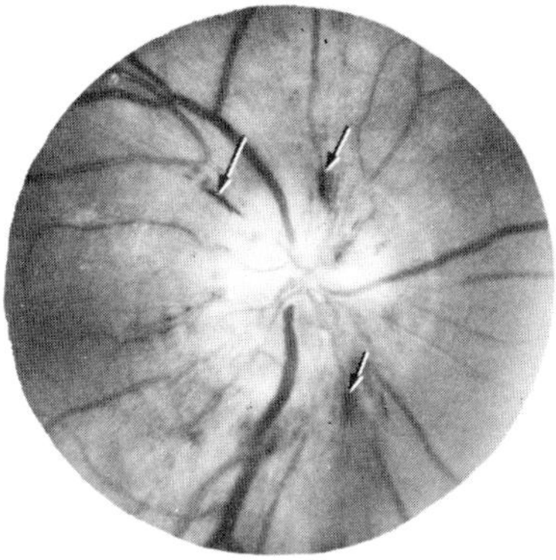

Abb. 12.12
Rechter Fundus zu Abb. 12.11. Ischämisches Papillenödem als Folge der arteriellen Mangeldurchblutung. Streifige Randblutungen (Pfeile!). Arterien hochgradig wandverdickt, streckenweise bis zur Fadendünne verengt. Über Nacht erblindet

sche Exkavation mit scharfen Rändern. Hochgradige Engstellung der Netzhautgefäße.

2. **Das ischämische Netzhautbild.** Typisches Bild der sogenannten „Zentralarterienembolie", d. h. des Verschlusses der Zentralarterie oder eines ihrer Äste.

3. **Das unveränderte ophthalmoskopische Bild.** Trotz Funktionsverlustes ist der Augenhintergrund primär unbeteiligt. Es bestehen lediglich altersentsprechende Gefäßwandveränderungen. Die Verschlußstelle sitzt extrabulbär, im orbitalen Abschnitt der Zentralarterie.

Therapie. Sofortige Resektion der A. temporalis zur Unterbrechung des Circulus vitiosus. Täglich Priscol 1 Amp. retrobulbär, *lokale* Kortisongaben in hoher Dosierung, *allgemein:* Prednison, Depotpadutin.

Netzhautveränderungen beim Hochdruck

Roter Hochdruck (benigne Hypertonie)

Fundus hypertonicus „Frühstadium"

Dieser findet sich, wenn konstant die Zeichen erhöhten Blutdruckes ohne sonstige Krankheitszeichen bestehen. Die *pyknische* Konstitution überwiegt.

Ophthalmoskopisches Bild. Papille: regelrecht (kein Ödem). **Arterien:** Peitschenschnurartige Schlängelung der prallgefüllten Arterien (Abb. 12.13). Kupferdrahtreflex durch erhöhte Lichtreflexion der stark gespannten Gefäßwand. Stumpfwinkeliger Gefäßabgang, zuweilen Omegateilung. *Gunn*sche Zeichen an den Kreuzungsstellen.

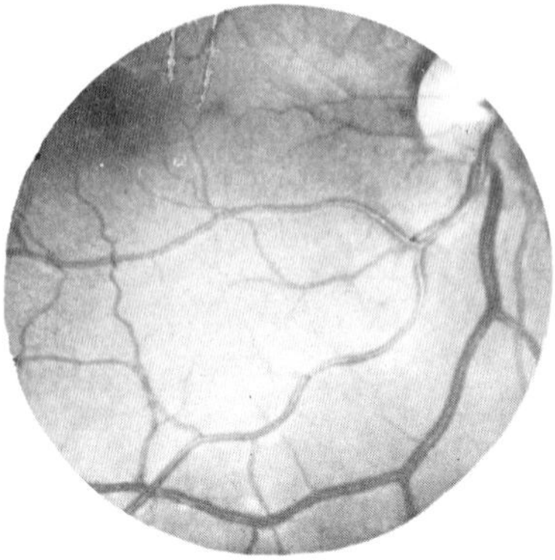

Abb. 12.13

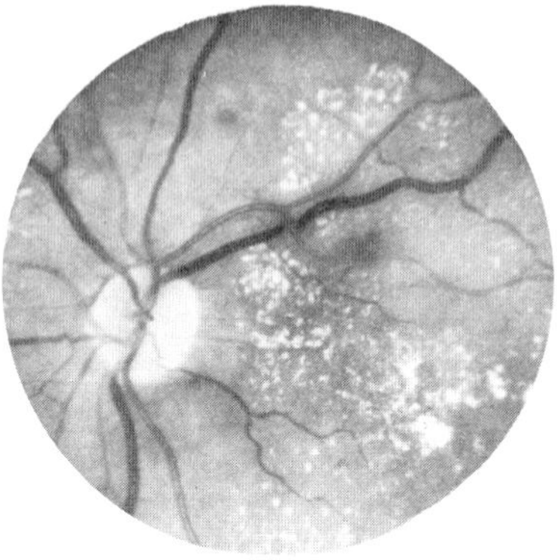

Abb. 12.14

Abb. 12.13 Fundus hypertonicus, Frühstadium. Rindfleischartiges, sattes Fundusrot. Papille regelrecht. Arterien: peitschenschnurartige Schlängelung und pralle Füllung, verbreiterte, kupferdrahtartig glänzende Reflexe, Omegateilung. RR 145/90. (27 J. ♂)

Abb. 12.14 Fundus hypertonicus et arteriokleroticus (Spätstadium). Papille scharf begrenzt. Arterien: vermehrt geschlängelt. Vor allem nasal wandverdickt, mit Kaliberschwankungen. Venen: ausgeprägte *Gunn*sche Kreuzungszeichen. Einzelne fleckförmige und eine präthrombotische Blutung. Fettige Degenerationsherde am hinteren Pol, zur Peripherie girlandenförmig verlaufend (Retinitis circinata). Nieren- und Pankreasfunktion regelrecht. RR 220/100. (69 J. ♀)

Venen: Unverändert, am distalen Teil der Kreuzungsstellen mitunter stauungsbedingte Verbreiterung. **Venolen:** Korkenzieherartig gewunden, vor allem im makularen Bereich. **Gesamtfarbe:** „Rindfleischartige" Röte. Der rote Hypertoniker ist rot, weil er einem varikösen Schwamm vergleichbar ist (O. MÜLLER).

Beim *Frühstadium des Fundus hypertonicus* ist erfahrungsgemäß das Parenchym in Netzhaut, Gehirn und Niere im wesentlichen intakt. Es bestehen in der Regel keine Funktionsstörungen. Beim roten Hochdruck ist jedoch eine Neigung zu Zirkulationsstörungen vorhanden, die um so mehr hervortritt, je mehr das Gefäßsystem Zeichen der Abnützung durch zunehmende Sklerosierung aufweist.

Fundus hypertonicus „Spätstadium"

Diese Bezeichnung kann zu Mißverständnissen Anlaß geben. Unter „Spätstadium" versteht man im allgemeinen medizinischen Sprachgebrauch in der Regel das Endstadium eines quoad vitam prognostisch ungünstigen Krankheitsbildes. Die Bezeichnung „Fundus hypertonicus Spätstadium" soll jedoch — im Gegensatz zur malignen Sklerose — das *benigne* Spätstadium des alternden oder gealterten roten Hypertonikers kennzeichnen. Die pralle Füllung der Gefäße, ihr Formenreichtum und die tiefrote Fundusfarbe bilden sich bei zunehmendem Alter immer mehr zurück. Auch der rote Hypertoniker bleibt nicht von der *Sklerose* seiner Fundusgefäße verschont. Es wäre deshalb im Interesse einer unmißverständlichen Nomenklatur besser, von einem *„Fundus hypertonicus et arterioscleroticus"* zu sprechen (Abb. 12.14). Als Folge der zunehmenden Sklerose kommt es zu Verdünnung, Streckung und abschnittsweise deutlichen Kaliberschwankungen des wandverdickten Arterienrohres. Im weiteren Verlauf lassen sich fettige Degenerationsherdchen und feinste multiple Netzhautblutungen beobachten als Ausdruck einer *Retinopathia arteriosclerotica.*

Ophthalmoskopisches Bild. Papille: Regelrecht *(kein Ödem).* **Arterien:** Rückgang der Schlängelung. Verminderung der Blutfülle. Wechselnde Weite und Undurchsichtigkeit durch Wandverdickung. *Gunn*sche Kreuzungszeichen (vgl. Abb. 12.14). **Venen:** Kaliberunregelmäßigkeiten. **Venolen:** Korkenzieherartig gewunden (vgl. Abb. 12.14). **Netzhaut:** Feinste punkt- bis fleckenförmige Einzelblutungen (vgl. Abb. 12.14). Strichförmige präthrombotische Blutungen an den Kreuzungsstellen. Perimakular: helle, mitunter gürtelförmig angeordnete Degenerationsherde (vgl. Abb. 12.14). Peripher: lochförmige Depigmentierungen.

Blasser Hochdruck (maligne Hypertonie)

Ätiologie. Akute Nierenerkrankungen (Nephritis, Feldnephritis, Nephrose) beteiligen das Auge in der Regel *nicht.* Erst wenn diese Erkrankung im akuten Stadium nicht abzuheilen pflegt (sogenannte *„defekt geheilte Nephritis"*) und in die Form der chronischen Nephritis übergeht, treten Veränderungen am Auge dann auf, wenn gleichzeitig eine *Blutdrucksteigerung* weiter besteht. Die Blutdruckhöhe besitzt weniger *systolisch* als *diastolisch* pathognomonische Bedeutung. In solchen Fällen finden sich sehr früh am Augenhintergrund Zeichen der Ischämie als Ausdruck einer abschnittsweisen angiospastischen Gefäßkontraktion. Erstaunlich ist, daß die Veränderungen am Augenhintergrund als *Frühsymptom* zu einem Zeitpunkt auftreten können, in dem die klinische Prüfung der Nierenfunktion noch keine Störung erkennen zu lassen braucht. Die Zeichen retinaler Ischämie finden sich vorwiegend bei jenen Formen der *chronischen Nephritis,* bei denen eine erhebliche Blutdrucksteigerung mit hohem diastolischem Druckwert das Übergangsstadium anzeigt, sowie bei den sekundären *Schrumpfnieren* im Endstadium der malignen Sklerose, häufig schon vor Eintritt der klinisch nachweisbaren Niereninsuffizienz. In Fällen von chronischer Nephritis mit Augenhintergrundsbefund und bei der malignen Sklerose ist auch der Netzhautarteriendruck erhöht.

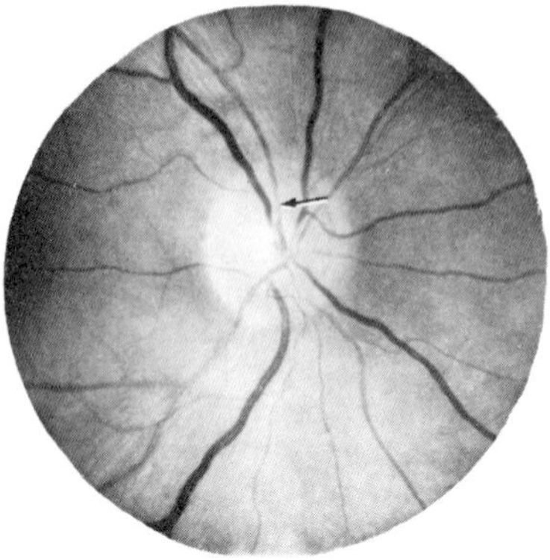

Abb. 12.15

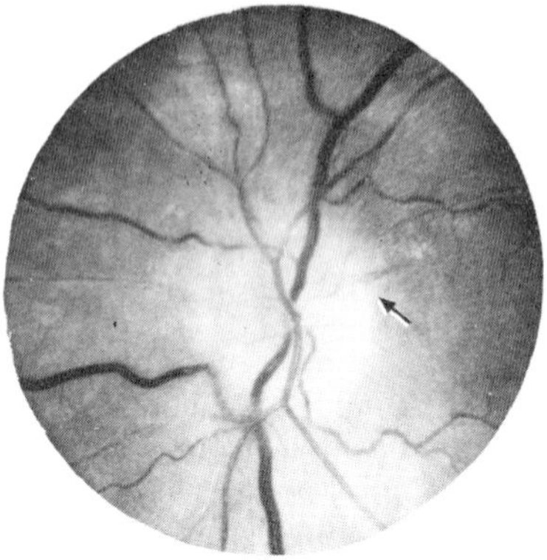

Abb. 12.16

Abb. 12.15 Übergangshochdruck. Papille leicht ödematös, unscharf begrenzt, Netzhaut blaß-ischämisch. Arterien: abschnittsweise bis zur Fadendünne (Pfeil!) enggestellt, Venen mit Kaliberschwankungen. Intern: Renale Hypertonie. RR 240/140. Verdacht auf Schrumpfniere. (51 J. ♂)

Abb. 12.16 Retinopathia angiospastica, Frühstadium. Zartes, peripapilläres Ödem. Streifige Blutung am Papillenrand (Pfeil). Beginnende Engstellung der Arterien. Stellenweise Silberdrahtreflexe, Kreuzungszeichen. Intern: chronische Glomerulonephritis. RR 235/155. (31 J. ♀)

Der benigne Hochdruck kann am Anfang stehen und dann in einen allgemeinen Krankheitsprozeß (Übergangshochdruck) umschlagen (Abb. 12.15), der durch Beteiligung der Nieren gekennzeichnet ist. Die Erkrankung verliert damit die relative Gutartigkeit. Es entwikkelt sich eine *maligne Hypertonie* (Widerstandshochdruck, maligne Sklerose), die ebenso wie die renale hämatogene Hypertonie bei Nierenkrankheiten mit Nephropathie und Retinopathie einhergeht. Für das Erscheinungsbild des blassen Hochdrucks am Augenhintergrund hat VOLHARD die Bezeichnung „Retinitis angiospastica" geprägt. — Die Krankheit geht jedoch nicht nur aus dem roten Hochdruck hervor, sondern es gibt auch, wie schon *O. Müller* betont hat, „weiße Hypertoniker, die nie rot waren".

Retinopathia angiospastica „Frühstadium"

Die sogenannten Silberdrahtarterien lassen im ophthalmoskopischen Bild ein kontrastreiches „dünnes Gefäß" mit schmalem, hart- und hellglänzendem Reflex erkennen. Der Silberdrahtreflex entsteht durch das Überwiegen des Eigenreflexes der tonisch verengten, hyperplastischen Gefäßwand gegenüber der wenig oder kaum noch reflektierenden, stark verdünnten Blutsäule.

Ophthalmoskopisches Bild.

Papille: Zartes, peripapilläres Ödem (Abb. 12.16).

Arterien: Tonische Engeinstellung der Netzhautarterien; zu Beginn abschnittsweise, vorwiegend der nasalen Arterienäste. Hinzu kommt eine allgemeine Reflexsteigerung der Netzhautarterien: Der Gefäßreflex wird schmaler, glänzender, „härter".

Netzhaut: Vereinzelt unscharf begrenzte, hellweiße, wolkig-flockige „Cottonwool-Herde". Feinste, meist strichförmige Blutungen, entlang den Gefäßen.

Retinopathia angiospastica „Vollbild bzw. Spätstadium"

Ophthalmoskopisches Bild. Papille: Bild der Stauungspapille im Übergang zur Atrophie (Abb. 12.17). **Arterien:** Allgemeine Verengung der Netzhautarterien bis zur Fadendünne. Kaliberschwankun-

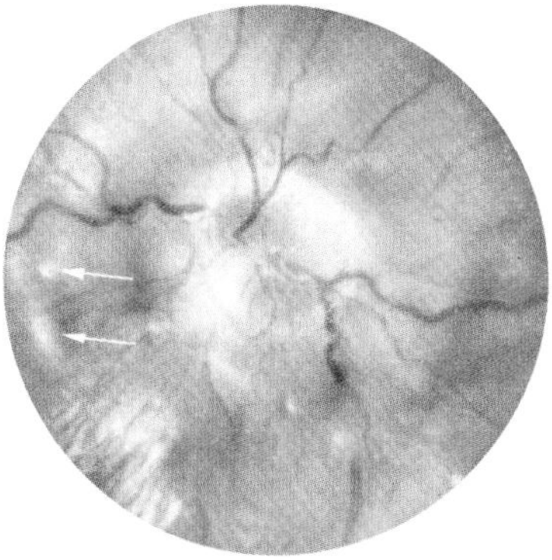

Abb. 12.17

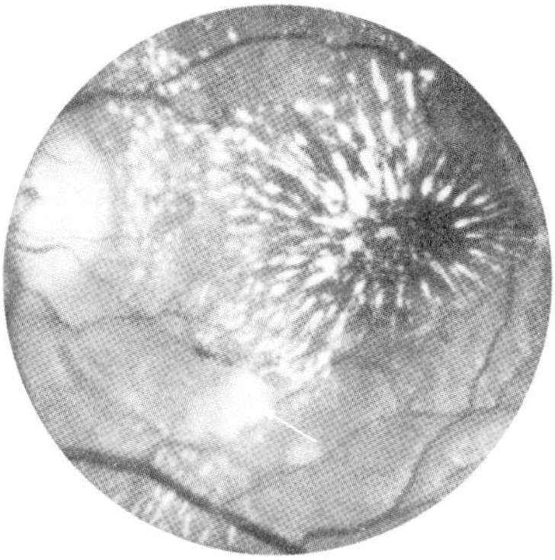

Abb. 12.18

Abb. 12.17 Retinopathia angiospastica, Vollbild beim Erwachsenen. Papille 3 Dioptrien prominent, verbreitert, ödematös geschwollen. Fadendünne, kaum sichtbare Netzhautarterien. Kreuzungszeichen, Kaliberschwankungen und Stauung der Venen. Strichförmige Blutungen, Cottonwool-Herde (Pfeile), makulare Sternfigur. Intern: chronische Glomerulonephritis. RR 245/135. (55 J. ♂)

Abb. 12.18 Retinopathia angiospastica, Vollbild beim Kind. Papille ödematös. Kalbfleischartige Fundusblässe. Makulare Sternfigur. Streifige Blutungen, großer Cotton-wool-Herd (Pfeil). Fadendünne Silberdrahtarterien. RR 250/160. Nephrosklerose. (8 J. ♀)

gen, weiße Begleitstreifen (durch Ödem entlang den perivaskulären Lymphscheiden). Verschwinden der Arteriolen durch Spasmus oder durch Unsichtbarwerden in der ödematösen Netzhaut. Silberdrahtreflex der Arterien. Kreuzungsphänomene. **Netzhaut:** Gefäßnahe „Cotton-wool-Herde". Sternfigur am hinteren Pol (Abb. 12.17 und 12.18). Strich- und flächenförmige Netzhautblutungen. Allgemeine „kalbfleischartige Blässe" des Augenhintergrundes (O. MÜLLER) als Ausdruck der ischämischen Durchblutungsstörung von Netz- und Aderhaut.

Netzhautveränderungen in der Schwangerschaft

Verhalten der Netzhautgefäße bei normaler Schwangerschaft

Die Netzhautarterien zeigen auch bei komplikationslos verlaufender Schwangerschaft in nahezu der Hälfte der Fälle mit der physiologisch einsetzenden Blutdrucksteigerung eine meßbare Engerstellung. Charakteristischerweise tritt sie *nach* der 28. Schwangerschaftswoche auf, also dann, wenn mit der Belastung der Blutdruck ansteigt. Die Vasokonstriktion kann einzelne Äste – bevorzugt sind die nasal abgehenden – oder alle Zweige des arteriellen Gefäßbaumes betreffen. Das Ausmaß der Engerstellung schwankt im Rahmen der normalen Schwangerschaft zwischen 10 und 40 % (HOLLWICH). Die tonische Gefäßkontraktion ist funktioneller Natur. Sie verschwindet unmittelbar nach Beendigung der Schwangerschaft. Der Häufigkeitsgrad läßt es gerechtfertigt erscheinen, von einer physiologischen Reaktion der Netzhautgefäße auf den Schwangerschaftsvorgang zu sprechen.

Verhalten der Netzhautgefäßweite bei latenter und manifester Präeklampsie

Die Zweckmäßigkeit der von G. DÖDERLEIN gegebenen Einteilung der behandlungsbedürftigen Vorstadien der Eklampsie in eine latente und eine manifeste Form erfährt durch das Verhalten der Netzhautgefäße eine weitere Stütze. Schon bei der *latenten Präeklampsie* ist die retinale Vasokonstriktion bei sorgfältiger Beobachtung regelmäßig nachzuweisen. Bei der *manifesten Präeklampsie* ist sie neben der klassischen Symptomentrias (Hypertonie, Ödeme, Albuminurie) das ausgeprägte, nicht zu übersehende 4. Zeichen. Mit zunehmender Engeinstellung steigt auch der diastolische Netzhautarteriendruck an.

Durch laufende Gefäßbeobachtung und -messung geht eindeutig hervor, daß auch die wie ein „Blitz aus heiterem Himmel" einsetzende

Eklampsie ihre Vorzeichen hat. Der gefürchtete *Arteriolenspasmus* befällt kein normalweites Gefäßrohr. Dem gewebsschädigenden Krampf der Arteriolen eines Gefäßabschnittes geht wochenlang vorher ein Stadium der tonischen Engeinstellung voraus (Hollwich). Im Verhalten der Netzhautgefäße läßt sich dieser Vorgang wie in einem Modellversuch verfolgen. Der Ruf nach Früherfassung und Behandlung der „Signa minima" der latenten und manifesten Präeklampsie ist daher nur zu berechtigt.

Augenhintergrundsveränderungen im eklamptischen Anfall

Entwickelt sich der eklamptische Zustand aus voller Gesundheit heraus, so sind die Augenhintergrundsveränderungen funktioneller Natur, d. h. völlig rückbildungsfähig. Pfropft sich hingegen der eklamptische Zustand auf ein schon vor der Gravidität bestandenes Nierenleiden auf *(Pfropfgestose)*, so treten neben den funktionellen auch noch organische Veränderungen am arteriellen Gefäßbaum auf. Gewebsveränderungen der Netzhaut hingegen können in beiden Gruppen hinzutreten.

Ophthalmoskopisches Bild. Tonische Engeinstellung der Netzhautarterien. Ausbildung von Spindel-, Perlschnur- oder Rosenkranzformen. Peristaltikartige Kaliberschwankungen von der Papille zur Peripherie hin (Mylius). Abschnittsweise Spasmen mit ischämischen Netzhautveränderungen. Auftreten von Blutungen, Cotton-wool-Herden und milchigweißen, ödematösen Bezirken. Hochgradig allgemeine oder abschnittsweise Engeinstellung der Arterien. Kreuzungsphänomene. Manschettenartige Wandtrübungen (Nekrose!), Sternfigur (Abb. 24, Tafel 11).

Die *bedrohliche Gesamtsituation* findet ihre Erklärung darin, daß sich im Zustand der Eklampsie in Gehirn und Niere der Schwangeren gleiche Veränderungen wie am Augenhintergrund abspielen.

Netzhautveränderungen beim Diabetes

Das Auge stellt ein bevorzugtes Organ für die Manifestation diabetischer Veränderungen dar. Nahezu alle Abschnitte können in charakteristischer Weise beteiligt sein. Sichtbarer Ausdruck des diabetischen Gefäßschadens ist die Mikroangiopathie mit diffuser Wandverdikkung, unregelmäßiger Lumeneinengung und progredienter Aneurysmabildung der Netzhautkapillaren. Diese tritt auf, wenn die Zuckerkrankheit länger als 5 Jahre besteht. Beim Jugend- und Altersdiabetes finden sich gewisse Unterschiede.

Ophthalmoskopisches Bild

Retinopathia diabetica, juvenile Form. *Trias beim jugendlichen Diabetes:* Hypertrophie und algenartiges Aufsprossen von Netzhautvenolen mit Wundernetzbildungen („Rubeosis retinae" [Thiel]) (Abb. 12.19 a). Sackförmige Wandausweitungen von Venenästen (Abb. 12.19 b) und Kapillaraneurysmen (sogenannte Blutpunkte). Umschriebene helle anämische Bezirke (vgl. Abb. 12.19 b).

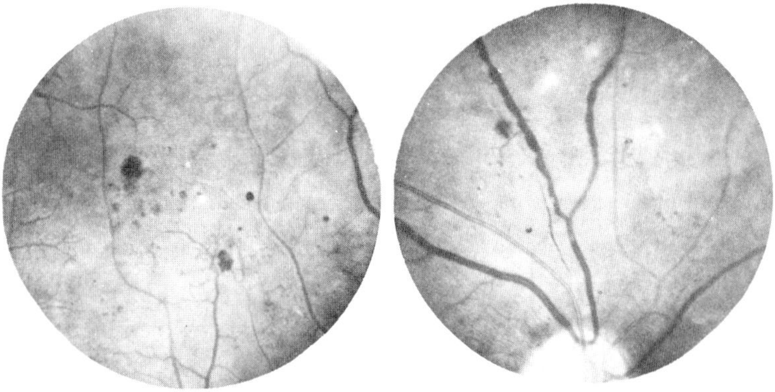

a b

Abb. 12.19 Retinopathia diabetica, juvenile Form. a) Rubeosis retinae mit Mikroaneurysmen, algenartiger Neusprossung von Venolen und Wundernetzbildung am *hinteren* Pol. Kleinfleckige Blutungen. Diabetes seit 14 Jahren manifest. (34 J. ♂). b) Papille regelrecht. Mikroaneurysmen, wundernetzähnliche Kapillarsprossungen. Perlschnurartige aneurysmatische Wandausbuchtungen zweier Venenäste. Anämische Netzhautbezirke. Diabetes seit 12. Lebensjahr manifest. (28 J. ♀)

Retinopathia diabetica, senile Form. *Trias beim Altersdiabetes:* Punkt- und strichförmige Blutungen. Fettige Degenerationsherde am hinteren Pol, z. T. gürtel- oder girlandenartig zwischen den Nervenfaserbündeln eingelagert (Abb. 12.20 u. 12.21). Kaliberschwankungen der wandverdickten Gefäße (Sklerose!).

Differentialdiagnose. *Papille und Netzhaut bleiben ödemfrei.* Die Sehnervenscheibe ist scharf begrenzt, gut gefärbt, die Netzhaut „trocken". – Die *Prognose* ist um so ungünstiger, je früher der Diabetes auftritt. Im Endstadium Blutungen und Exsudate, Bindegewebssprossung mit Hochziehen der Gefäßschlingen in Richtung zum Glaskörper („Retinitis proliferans"). Führt das diabetische Grundleiden zur renalen Dekompensation, so treten zum Bild der

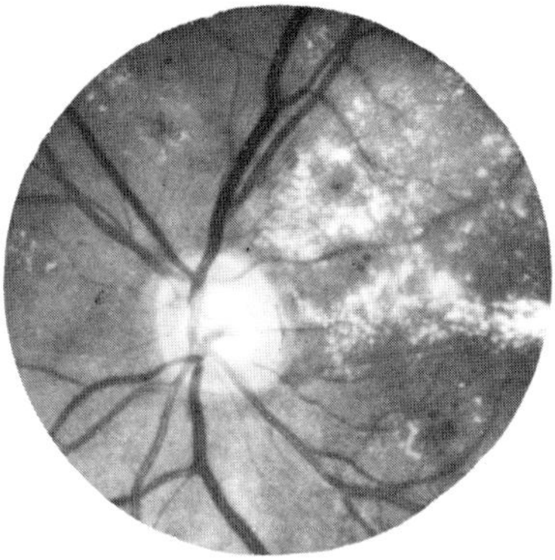

Abb. 12.20

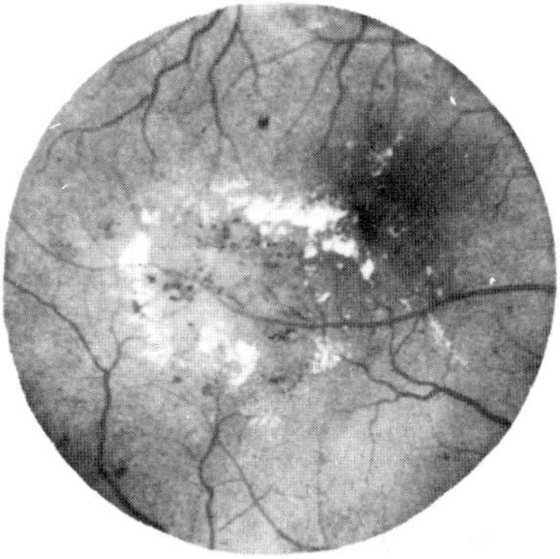

Abb. 12.21

Abb. 12.20 Retinopathia diabetica, präsenile Form. Papille regelrecht. Dilatierte Venen. Mikroaneurysmen. Girlandenförmig angeordnete fettige Degenerationsherde am hinteren Pol. Diabetes seit 10 Jahren bekannt. (53 J. ♀)

Abb. 12.21 Retinopathia diabetica, senile Form. Retinitis circinata am hinteren Pol. Diabetes seit 6 Jahren bekannt. (61 J. ♂)

Retinopathia diabetica alle Zeichen der Retinopathia angiospastica (Papillenödem, Netzhautödem, Cotton-wool-Herde, ischämische Bezirke) hinzu (KIMMELSTIEL-WILSON).

Die alarmierende Zunahme dieses Erbleidens — von 8 auf 25 % in den letzten 3 Jahrzehnten — machen das diabetische Netzhautleiden zu einer immer häufiger werdenden Erblindungsursache.

Anmerkung. Wenn Kinder mit Erbleiden wie Zuckerkrankheit, Retinoblastom „dank der Fortschritte der ärztlichen Kunst ‚geheilt' und ins fortpflanzungsfähige Alter gebracht werden können, so leisten wir damit den Kranken zwar einen großen Dienst, hemmen aber nicht die Ausbreitung und Vermehrung des Erbleidens, was auch Aufgabe des Arztes ist, sondern fördern sie noch ... Die früher unterbliebene Fortpflanzung des Erkrankten muß naturnotwendig zu deren Zunahme von Generation zu Generation führen. Die einzige Möglichkeit, die verlorengegangene natürliche Auslese bei den Erbkranken auszugleichen, ist der freiwillige Verzicht auf Nachkommenschaft" (NACHTSHEIM).

Therapie. Laufende internistische Kontrolle der Diabeteseinstellung. Zusätzlich Presomen mite, 1 Tabl. täglich. Gewissenhafte Diät, keine tierischen Fette, ausreichende körperliche Bewegung.

Veränderungen bei Entzündung der Netzhaut und der Netzhautgefäße

Periphlebitis retinae
(juvenile rezidivierende Glaskörperblutungen)

Ätiologie. In der Regel erkranken Patienten zwischen dem 15. und 35. Lebensjahr an beiden Augen. Bevorzugt sind Männer (3:1). Ätiologisch ist das Krankheitsbild ungeklärt. Gegen allergisch-hyperergische oder tuberkulo-allergische Vorgänge spricht das Versagen der Kortikoidtherapie. Gesteigerte Erythropoese, Störungen des Blutungsmechanismus sind nachweisbar.

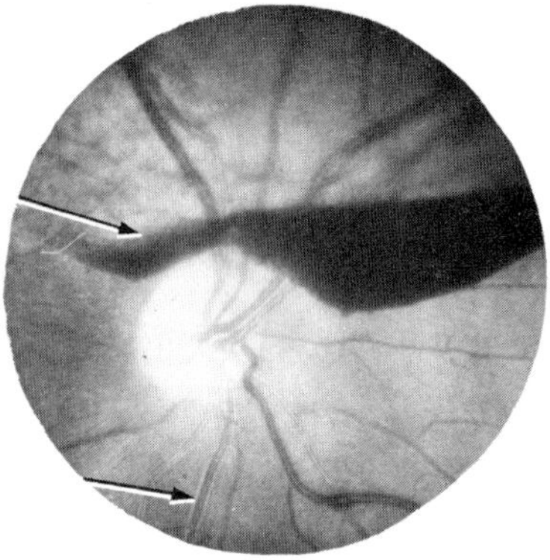

Abb. 12.22 Periphlebitis retinae (rezidivierende juvenile Glaskörperblutung). Lachenförmige Restblutung mit Spiegelbildung im Glaskörper oberhalb der Papille (Pfeil). Dilatation der Venen. Gefäßeinscheidungen (Pfeil). (28 J. ♀)

Klinisches Bild. Das alarmierende Symptom ist die plötzliche Sehstörung durch massive, rezidivierende Blutungen (Abb. 12.22). Blutungsquelle sind periphere, krankhaft veränderte, nicht selten neugebildete Venenabschnitte. Diese sind im Intervall grauweiß eingescheidet erkennbar. Mitunter verdichten sich die Einscheidungen an Verzweigungs- oder Kreuzungsstellen zu reversiblen weißen Gefäßwandinfiltraten (Abb. 25, Tafel 11). Daneben findet man punkt- und strichförmige Blutungen, vermehrte Schlängelung kleinster Gefäße mit Verziehung derselben oder auch neugebildete Gefäße. – Nach langjährigem Verlauf kommt das Leiden mit unterschiedlichem Sehrest spontan zum Stillstand. Bei der Periphlebitis lassen sich 3 Formen (Doden) abgrenzen:

Exsudative Formen (20 %): Veneneinscheidungen, Gefäßwandinfiltrate, präretinale Exsudationen.

Hämorrhagische Formen (55 %): Rezidivierende Netzhaut-Glaskörper-Blutungen.

Proliferative Formen (25 %): Gefäßneubildungen in Netzhaut und Glaskörper; proliferierende Strangbildung mit sekundärer Amotio retinae.

Differentialdiagnose. Begleitperiphlebitis bei chronischen Uveitiden (z. B. Morbus Behçet), Veneneinscheidungen bei Multipler Sklerose (vgl. Abb. 13.10), Retinitis exsudativa externa *Coats*, Angiomatosis retinae (vgl. Abb. 12.40), Angioid streaks (vgl. Abb. 12.34), Fundus paraproteinaemicus, Sichelzell-Hämoglobin-C-Krankheit.

Komplikationen. Uveitis (selten!), Cataracta complicata, Papillitis, Sekundärglaukom, Amotio retinae.

Therapie. Behandlung des Grundleidens, sofern ein solches in Frage kommt. Bei Tbc: Streptomycin, Nicoteben, PAS, Rimifon, Conteben. Gefäßabdichtende Mittel (Vasotonin, Rutinion, u. ä.). Kortikoide sind *ohne* Einfluß. Klimatherapie (Höchenschwand, Masserberg, Davos). Cave: Hämorrhagische Formen! Ist die Blutungsquelle im Intervall erkennbar, so ist Lichtkoagulation nach *Meyer-Schwickerath* angezeigt.

Retinitis proliferans

Ohne einheitliche Ätiologie kommt sie zustande, wenn folgende Bedingungen gegeben sind: *Blutungen* aus den Gefäßen eines durch Trauma, Entzündung oder Stoffwechseltoxikose geschädigten Netzhautbezirkes, seltener der Papille. *Destruktion* der Glaskörpergrenzmembran. *Hypoxämie* des Netzhautgewebes. Der hypoxämische Faktor dürfte von ausschlaggebender Bedeutung sein.

Gemeinsames Merkmal. Gefäßführende Stränge zwischen Netzhaut und Glaskörper.

Chorioretinitis centralis serosa

Ätiologie. Infektiös-toxische Grundlage (Alkohol, Nikotin, Fokus, Streß, Blendung). Häufung im Herbst und Frühjahr. Erkrankungsalter 25 bis 45 Jahre (Männer : Frauen = 2 : 1). Prognose quoad visum gut. Rezidive häufig.

Subjektiv: Plötzlich störende Trübung des Sehens auf dem betroffenen Auge (Abb. 12.23). *Objektiv:* Nur geringe Sehherabsetzung. Relatives, seltener absolutes Zentralskotom. Mit Zunahme des makularen Ödems entsteht eine Hypermetropie von 0,75—1,5 Dioptrien, die sich bei Abheilung wieder zurückbildet. Neben Chromatopsie, Mikropsie und Metamorphopsie kann auch die Akkommodation gestört sein.

Ophthalmoskopisches Bild. Das Frühstadium ist gekennzeichnet durch minimalen ophthalmoskopischen Befund bei ausgeprägten sub-

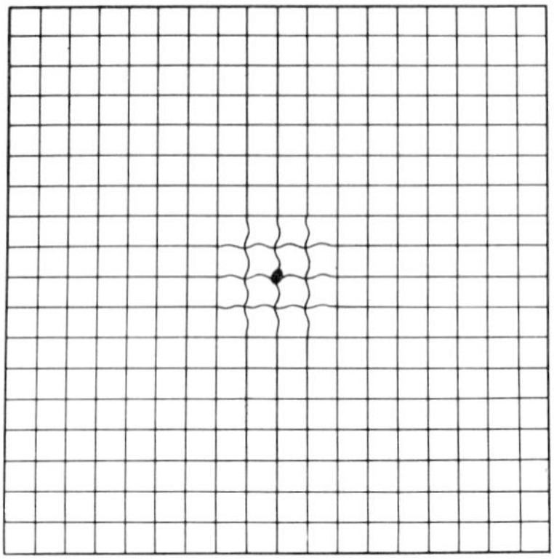

Abb. 12.23

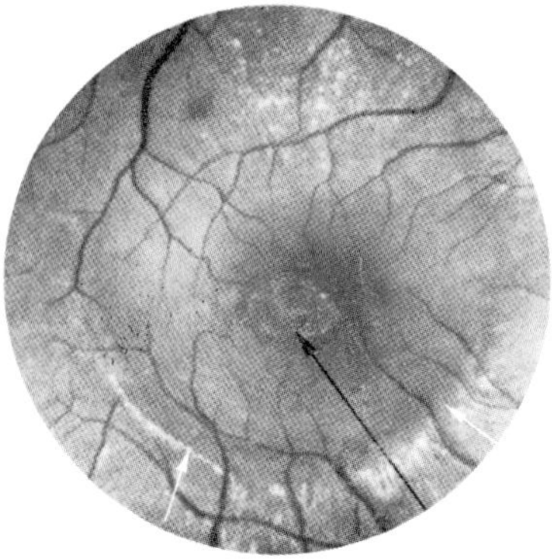

Abb. 12.24

Abb. 12.23 *Amsler*-Netz. Verzerrtsehen der Linien (Metamorphopsie) infolge Ödems des Makulagebietes. Jedes der kleinen Quadrate entspricht bei einem Untersuchungsabstand von 30 cm einem Winkelgrad (= eine Zapfenbreite)

Abb. 12.24 Chorioretinitis centralis serosa. Großflächiges prominentes Ödem des Makulagebietes. Der Rand des Ödems zeigt eine unregelmäßige, helle Reflexlinie (weiße Pfeile), an der die Gefäße hochklettern. Präzipitate (schwarzer Pfeil) im Zentrum. Visus: +2,0 sph = 5/5. (26 J. ♂)

jektiven Symptomen. Der Fovealreflex fehlt. Die Netzhautmitte ist verschleiert. Innerhalb einer Woche bildet sich ein makulares Ödem von 1–2 Dioptrien Prominenz aus (transitorische Hyperopie!). Die Netzhautgefäße bleiben frei. In der 3.–4. Woche werden innerhalb des Ödems rundliche gelbweiße Flecken sichtbar. Es handelt sich um subretinale, in der Choriokapillaris gelegene „Präzipitate" (Abb. 12.24). Durch Fluoreszenzangiographie mitunter „Quellpunkt" (Leckstelle) nachweisbar.

Das Krankheitsbild heilt in den meisten Fällen innerhalb von 8 bis 10 Wochen ab, ohne daß Funktionsstörungen oder Narbenveränderungen zurückbleiben.

Therapie. Mydriatika, Cortison, Verband. Allgemeinbehandlung, Vitamingaben. Bei „Quellpunkt"-Nachweis: Lichtkoagulation (*Meyer-Schwickerath* und *Wessing*).

Retinitis syphilitica

Retinale Affektionen kommen bei *Lues congenita* und bei *Lues acquisita* vor. Beide Krankheitsformen sind selten geworden. Der Grund liegt in den neuzeitlichen Behandlungsmethoden des Grundleidens, in der Einbeziehung hochempfindlicher, luesspezifischer Proben (z. B. *Nelson*-Test) in die Allgemeinuntersuchung und vor allem in der Früherfassung der Krankheitsfälle durch die Schwangerenvorsorge (Döderlein). Hinzu kommt, daß Augensymptome, die füher als sicher syphilitisch angesehen wurden, heute in ihrem diagnostischen Wert in Frage gestellt sind. Das trifft besonders für die kongenitale Lues zu. Der als typisch angesehene „Pfeffer-und-Salz-Fundus" kann auch bei der Chorioideremie beobachtet werden. Pseudoretinitis pigmentosa tritt bei Embryopathia rubeolosa auf, größere chorioretinitische Narbenherde können toxoplasmotischer Genese sein.

Fundusveränderungen

Lues congenita

Pfeffer-und-Salz-Fundus (Abb. 12.25) mit schiefergrauer Verfärbung der Fundusperipherie. Grobfleckige Herde mit unterschiedlicher Pigmentierung. Perivaskulitische Gefäßveränderungen. Im ganzen läuft der pathologische Prozeß weniger exsudativ-ödematös ab als bei der Lues acquisita und mehr degenerativ mit Beteiligung des Pigmentepithels.

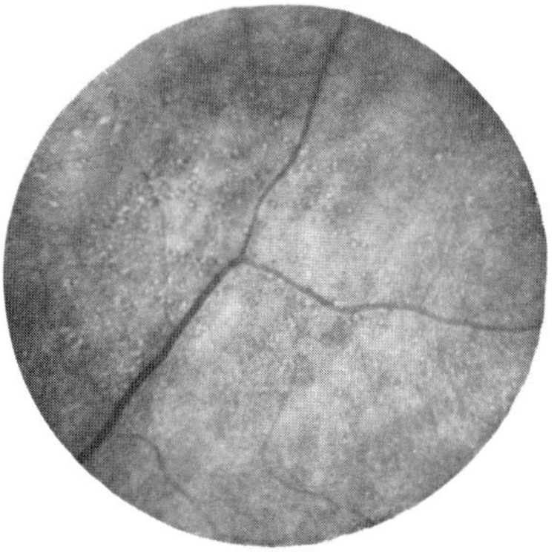

Abb. 12.25 Pfeffer-und-Salz-Fundus. Fundusperipherie: übersät mit hellen, punktförmigen Herdchen, die von einem dunklen Pigmentsaum umgeben sind. Lues connata. WaR positiv. (56 J. ♀)

Lues acquisita

Diffuse ödematöse Trübung von Netzhaut und Papille. Periarteriitische Begleitstreifen und Exsudatauflagerungen, Lumeneinengung bis zur Obliteration. Hämorrhagien. Ein- oder doppelseitiges Auftreten, meist in der 2. Periode der Syphilis. Voraus geht eine hartnäckige Iritis und Zyklitis mit feinstaubigen Glaskörpertrübungen: differentialdiagnostisches Merkmal!

Therapie. Antiluische Allgemeinbehandlung (Penicillin, Quecksilberschmierkur, Neosalvarsan-Wismut-Kur). *Lokal:* Mydriatika, Cortison.

Retinitis bei Fleckfieber

Selten bietet ein Allgemeinleiden derart viele Kompliaktionen am Auge wie das Fleckfieber (FANTA).

Ophthalmoskopisches Bild. Verwaschene, hyperämische Papille um den 10. Krankheitstag; seltener rundliche, chorioiditisähnliche, gelblichgraue Infiltrate der Netzhaut (*H. K. Müller*). In der Rekonvaleszenz abschnittsweise Engstellung der Netzhautarterien durch den toxisch erhöhten Blutdruck. Netzhautarteriendruck in der Fieberperiode meist relativ erniedrigt, in der Rekonvaleszenz erhöht (STREIFF).

Retinochorioiditis juxtapapillaris Jensen

Ätiologie. Eine spezielle Ursache ist in der Regel nicht zu ermitteln. Die Erkrankung wird als eine besonders intensive hyperergische Reaktion aufgefaßt, mit hoher Abwehrlage der zumeist jüngeren Patienten gegen die Entzündung (SAUTTER). Maximum der Erkrankung im 3. Lebensjahrzehnt. Keine Geschlechtswendigkeit. Überwiegend herrscht heute die Ansicht vor, daß die Ursache dieses Leidens eine Toxoplasmose ist.

Die entzündliche Herdbildung liegt in unmittelbarer Nähe der Papille. Sie verursacht die Leitungsunterbrechung eines Nervenfaserbündels. Es entsteht ein sektorenförmiger Gesichtsfeldausfall, der vom blinden Fleck aus kometenschweifartig zur Peripherie zieht.

Ophthalmoskopisches Bild

Papille. Dicht am Sehnervenkopf sitzt ein etwa papillengroßer, stark ödematöser Entzündungsherd. Er hat ovale Form, ist deutlich prominent und von rauchweißer Farbe (Abb. 12.26 a).

Glaskörper. Der Glaskörper ist eingetrübt.

Arterien. Die durch den Herd ziehenden Arterien weisen Kaliber- und Wandveränderungen auf (vgl. Abb. 12.26 a).

Gesichtsfeld. Integrierendes Symptom ist der nie fehlende sektorenförmige Gesichtsfeldausfall, der vom blinden Fleck ausgeht (Abb. 12.26 b).

Nach *Abheilung des Prozesses* bleibt eine mehr oder weniger stark pigmentierte, scharf begrenzte Narbe zurück. In einem Drittel der Fälle ist mit Rezidiven zu rechnen (Abb. 12.27).

Therapie. Behandlung wie bei Chorioiditis disseminata (Mydriatika, Cortison, evtl. Prednisonkur).

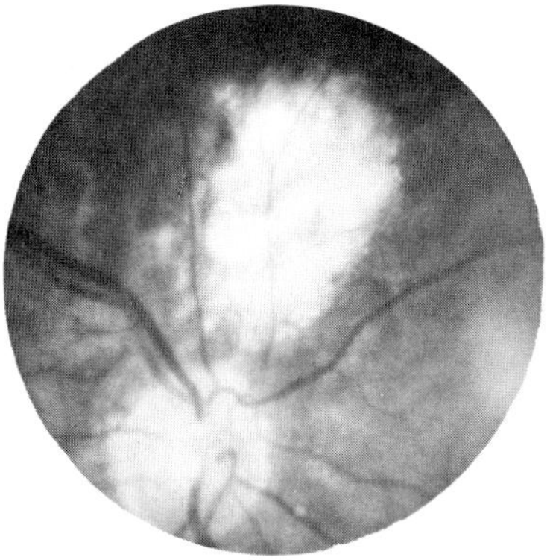

a

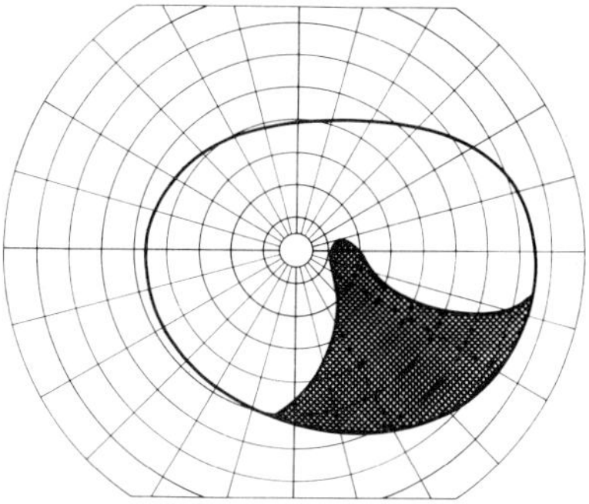

b

Abb. 12.26 Retinochorioiditis *Jensen*, in Abheilung. a) Ovaler, weißlicher Entzündungsherd am oberen Papillenrand. (22 J. ♂). b) Gesichtsfeld von a). Kometenschweifförmiger Ausfall.

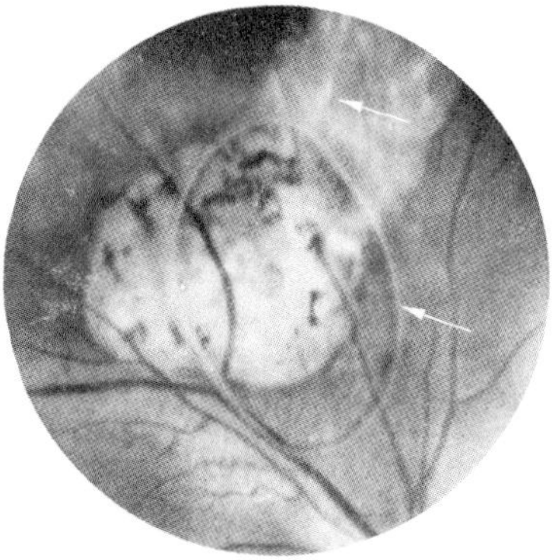

Abb. 12.27 Retinochorioiditis *Jensen*. Rezidiv. Perifokale Aussaat (heller Herd: Pfeil) eines alten pigmentierten Narbenherdes. Ringförmige Abhebung der hinteren Glaskörpergrenzmembran (Pfeil). Ersterkrankung vor 5 Jahren. (34 J. ♀)

Retinitis exsudativa externa Coats

Ätiologie. Der ausgeprägte Kapillarschaden legt die Annahme einer kapillartoxischen Noxe nahe.

Die Retinitis exsudativa externa *Coats* — auch als *Retinitis haemorrhagica externa* bezeichnet — ist ein sehr seltenes Krankheitsbild. Die Erkrankung befällt zu 80 % Jugendliche, meist männlichen Geschlechts, unter 25 Jahren. Schleichende Entwicklung. Einseitiger Verlauf. Bevorzugter Sitz ist der hintere Augenpol.

Ophthalmoskopisches Bild. Massive, *grauweiße Ausschwitzungen*, die in und unter der Netzhaut abgelagert werden und oft Geschwulstbildung vortäuschen (Pseudogliom). *Netzhautgefäße:* Kaliberschwankungen, Wandverdickungen, Schlingen-, Knoten- und Wundernetzbildung, miliare Aneurysmen und Blutaustritte.

Komplikationen. In der Regel deletärer Verlauf. Erblindung durch sekundäre Netzhautabhebung mit Iridozyklitis, Sekundärglaukom und Linsentrübung.

Erkrankungsformen der Netzhautmitte

Angeborene Makuladegeneration
(Heredodegeneration der Makula)

Die Makuladegeneration manifestiert sich gelegentlich schon bei der Geburt. Meist tritt sie aber erst im Laufe des Lebens auf, besonders in den Entwicklungs- und Rückbildungsperioden. Es werden die *angeborene bzw. infantile, juvenile* und *virile* Form unterschieden. Diese einzelnen Formen stellen nur Äußerungen ein und derselben krankhaften Veranlagung dar. Franceschetti vermutet, daß lediglich die Genqualität für die verschiedenen Krankheitsbilder und den Manifestationstermin verantwortlich ist. Praktisch-klinisches Interesse beanspruchen lediglich die infantile und die juvenile Form.

Infantile Makuladegeneration: Die infantile Makuladegeneration schreitet nur im geringen Maße fort. Der Erbgang ist unregelmäßig dominant.

Ophthalmoskopisches Bild. Typisch ist ein zentraler, gelbrötlicher, gegen den übrigen Fundus scharf abgegrenzter Makulaherd, der am Rand oder in der Mitte feine Pigmentierung zeigt. In anderen Fällen treten grellweiße, ausgezackte Flecke in der Makulagegend mit radiärer Streifung der umgebenden Netzhaut auf.

Juvenile Makuladegeneration: Frühjuvenile Fälle setzen mit Beginn der zweiten Dentition ein, spätjuvenile mit Beginn der Pubertät. Beide Augen sind befallen. Verlauf unaufhaltsam bis zur Zerstörung der Netzhautmitte. Seltener sind stationär bleibende Fälle. Das Elektroretinogramm gibt hier prognostische Aufschlüsse. Der Erbgang ist rezessiv wie auch mehr oder minder regelmäßig dominant.

Ophthalmoskopisches Bild. Unregelmäßigkeit der Pigmentierung der Makula. Hinzu treten zarte *lichtgraue Flecke,* die deutlicher werden, einen orange oder schmutziggelben Farbton bekommen, sich vergrößern und ineinanderfließen. Endresultat ist ein atrophischer graugelber Herd in der Netzhautmitte (Abb. 12.28). – *Funktionelle* Störungen: Abnahme und Verlust der zentralen Sehschärfe, des Farbensinnes und – bei Schädigung der Netzhaut – der Adaptation.

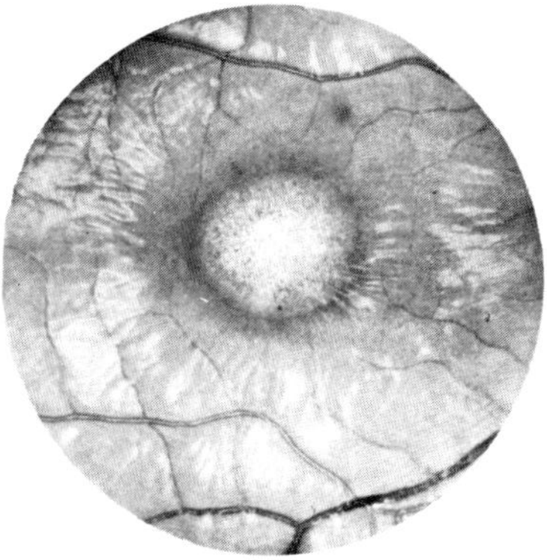

Abb. 12.28 Heredodegeneration der Makula, juvenile Form. Kreisförmiger, relativ scharf begrenzter Defekt der Netzhautmitte. Hellgelber atrophischer Grund mit feinkörniger Pigmentierung. Perimakular radiäre Fältelung der Netzhaut. (24 J. ♂)

Spontane und traumatische Entstehung von Makulalöchern

Ätiologie. Makulalöcher *mit* Traumaanamnese: Nach Perforation oder Prellung des Augapfels und bei Strahlenschäden. Makulalöcher *ohne* Traumaanamnese: Bei Gefäßprozessen der Netzhaut, intraokularen Infektionen als Fernwirkung, bei Myopie, Netzhautabhebung und kongenitalen Ursachen.

Neben traumatischer Sofortentstehung kann jede längerdauernde Ödembildung zur Schädigung des makularen Gewebes führen und auf dem Wege der zystoiden Degeneration den Boden für die Lochbildung vorbereiten.

Ophthalmoskopisches Bild. Ein *„roter Fleck"* nimmt die Stelle der Makula ein. Der Fovealreflex fehlt. Stets liegt eine „locheisenartig" ausgestanzte Kreisform vor (Abb. 12.29). Immer besteht Niveaudifferenz, erkenntlich an der parallaktischen Verschiebung am Rande.

Untersuchungstechnik. Nur die Untersuchung im rotfreien Licht (*Vogt*) und die Spaltlampenuntersuchung *(Hruby)* erlauben eine sichere differentialdiagnostische Unterscheidung zwischen Makulaloch und Zystenbildung.

Therapie. Die Netzhautlöcher bleiben nicht selten stationär. Lichtkoagulation nach MEYER-SCHWICKERATH dann, wenn sich eine Amotio retinae zu entwickeln beginnt.

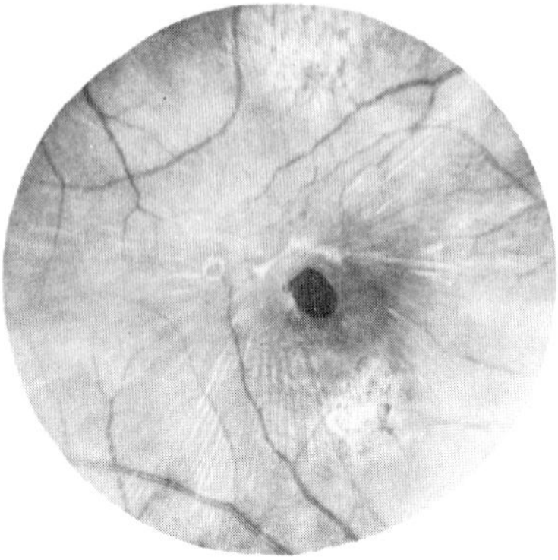

Abb. 12.29 Makulaforamen nach Contusio bulbi (Steinschleuder). Scharf begrenzter, ausgestanzter Rand, tiefdunkler Grund. Ovaläre Entrundung durch Narbenzug (radiäre Traktionsfalten der Netzhaut). Visus: 5/35. (14 J. ♂)

Makulaschädigungen bei Verbrennung

Mehr oder weniger ausgeprägte Makulaschädigungen werden hervorgerufen durch Betrachtung der Sonne mit bloßem oder zu wenig geschütztem Auge (einfache Sonnenbrillen, berußtes Glas), wie es bei Beobachtung einer Sonnenfinsternis häufig geübt wird.

Sekundäre Makulaschädigung

Entstehungsursachen: Zystische Degeneration bei Retinitis pigmentosa; zystoide oder durch Narbenzug bedingte Lochbildung bei Periphlebitis retinae; zystoide Lochbildung bei chronischen Entzündungen der vorderen Uvea; pseudokolobomartiger Narbenherd bei Toxoplasmose (vgl. Abb. 12.31 a); Lochbildung nach Makulaödem bei Zentralvenenthrombose.

Senile Makuladegeneration

Die Makula ist der funktionell am höchsten ausdifferenzierte, aber auch am höchsten anfällige Netzhautabschnitt. Aus optischen Gründen erfolgt ihre Ernährung ausschließlich durch die Choriokapillaris unter aktiver Mitwirkung von Pigmentepithel und *Bruch*scher Membran. Gerade diese Funktionseinheit ist degenerativen Veränderungen durch Arteriosklerose der Choriokapillaris, Atrophie von Pigmentepithel, reaktiven Veränderungen der *Bruch*schen Membran einschließlich der senilen Involution der Sinnesepithelzellen der Netzhautmitte im besonderen Maße ausgesetzt. Bei Reihenuntersuchungen waren 60jährige in rund 20 %, 80jährige in 50 % der Fälle betroffen.

Einfache senile Makuladegeneration: Entsprechend der Vielfalt der in Frage kommenden Faktoren (SAUTTER) ist der ophthalmoskopische Befund sehr variationsreich: Netzhautmitte blaß-atrophisch; fehlender Wall- und Fovealreflex; Unregelmäßigkeiten und stellenweiser Schwund des Pigmentepithels; stärker pigmentierte und depigmentierte Stellen; feine, helle Herdchen, Drusenbildung. Neben dieser *trockenen Form* kann sich wesentlich seltener die in der Netzhautperipherie häufiger zu beobachtende *zystoide* Form einstellen. Es kommt zu kleinen Hohlräumen, die sich mit Ödem füllen und zur senilen Lochbildung der Makula führen können. *Funktionell:* Verzerrtsehen. Nachfolgender zentraler Sehausfall.

Scheibenförmige senile Makuladegeneration: Sonderform von *Kuhnt-Junius:* Progressive, exsudativ-proliferierende Alterserkrankung bei ausgeprägter Arteriosklerose der Ader- und Netzhautgefäße. Zumeist werden in Abständen von Jahren beide Augen befallen. Erstes *funktionelles Zeichen:* Verzerrtsehen, Metamorphopsie. Rasches Absinken des Sehvermögens. Zentralskotom.

Ophthalmoskopisches Bild. Glasige Vorwölbung des hinteren Pols durch subretinalen Flüssigkeitserguß. Kegelförmige Abhebung der Makula. Der Erguß breitet sich zu den Seiten hin aus. Submakulare oder hufeisenförmige subretinale Randblutungen treten hinzu. Bindegewebige Umwandlung des Zentrums. *Narbenstadium* (Abb. 12.30): Grauweiße, zentrale Scheibe (Pseudotumor der Makula). Die Netzhautgefäße bilden auf der oft furchenartig eingezogenen Oberfläche Anastomosen. Mitunter begleitende Retinitis-circinata-Figur.

Therapie. Kombinierte Gefäß- und Vitamin-Therapie: Rutinpräparate, Vitamin A (Arovit, Vogan 2—3 Dragées täglich), Vitamin E (Ephynal, Evion 1—3 Dragées täglich), Vitamin A + E (Rovigon 2—3 Dragées täglich). Depotpadutin (2 × wöchentlich 40 biol. E.). Lokal: Augentonicum-Stulln

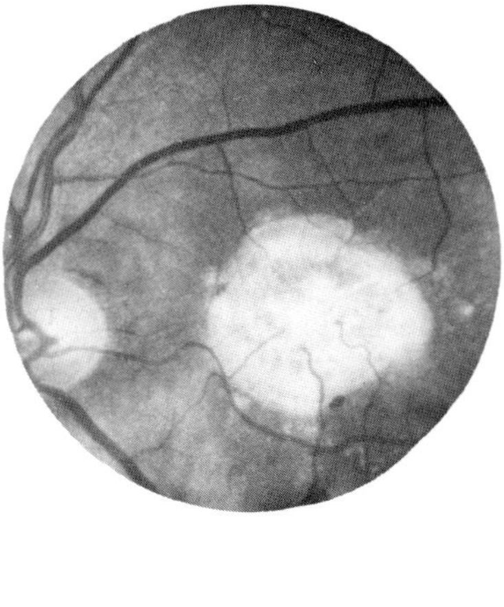

Abb. 12.30 Scheibenförmige Entartung der Netzhautmitte *(Kuhnt-Junius).* Hellweiße, bindegewebige, leicht prominente Scheibe (Pseudotumor). Hochkletternde Gefäße. Zwei kleine Randblutungen. Visus: 1/35. RR 210/130. (67 J. ♂)

Seltene Netzhauterkrankungen

Toxoplasmose

Ätiologie. Als Infektionsquelle kommen nahezu sämtliche Haus- und Nutztiere in Frage. Die Übertragung des Parasiten erfolgt durch Speichel, Nasenschleim und Augensekret erkrankter Hunde, Katzen oder Vögel. Aber auch Milch, Stuhl, Urin von Haustieren und rohes Fleisch von Schlacht- und Wildtieren kann infektionstüchtige Toxoplasmen enthalten. Nachgewiesen ist weiterhin die Übertragung durch Bisse von Pferden, Hunden, Kaninchen und Ratten. Als Zwischenwirte gelten Insekten. Auch durch Straßenstaub und gedüngtes Gemüse ist eine Infektion möglich. — Haupteintrittspforten beim Menschen sind die Schleimhäute von Mund- und Nasen-Rachen-Raum (Tonsillen- und Halslymphknoten-Toxoplasmose!). Die Konjunktiva als Invasionsort ist durch Laborinfektion erwiesen (Straub).

Serologischer Nachweis: Während die Diagnose sämtlicher akuter und subakuter Toxoplasmoseerkrankungen aus dem Verlauf und der vergleichenden Bewertung der Titerwerte (*Sabin-Feldman*-Test, Komplementbindungsreaktion, Hauttest) gestellt wird, macht das *Auge* eine *Ausnahme.* Die serodiagnostische Beurteilung der erworbenen Augentoxoplasmose ist deshalb so schwierig, weil mehrfach bei frischen Augenherden mit gesichertem parasitologischem und histologischem Befund neben hohen auch niedrige Antikörperspiegel gefunden wurden.

Angeborene Augentoxoplasmose. Die diaplazentare Infektion erfolgt in den letzten Monaten der Schwangerschaft. Es handelt sich somit um eine Fetopathie, deren hervorstechendstes Kennzeichen die okularen Veränderungen sind. Das klinische Bild der kongenitalen Toxoplasmose umfaßt die klassische Symptomentrias *(Janku): Hydrozephalus* (Abb. 12.31 b), *intrakranielle Verkalkungen, Pseudokolobom des gelben Fleckes* (Abb. 12.31 a). Die Netzhautherde in Form der Rosette *(François)* oder des Pseudokoloboms sind jedoch nicht selten alleiniges Merkmal dieser Erkrankung. Sie besitzen Spezifität im Sinne eines Leitsymptoms. Dem klinischen Bild nach wird folgende Unterteilung unterschieden: Rosettenförmiger Herd (40 %), Pseudokolobom (40 %), uncharakteristische Retinochorioiditis (20 %).

Ophthalmoskopisches Bild. In Analogie zu den Hirnherden wird primär die Gehirnschicht des Auges, d. h. die Netzhaut ein- oder auch beidseitig befallen. Die stets im Makulagebiet sitzenden *Einzelherde* zeigen eine tiefe, die hellweiße Sklera entblößende Narbe mit dichter, rosettenförmiger *(François)* oder tintenklecksartiger *(Pillat)* Randpigmentierung. Spätrückfälle im Sinne der perifokalen Aussaat entstehen offenbar durch Platzen einer Pseudozyste im konnatalen Narbenbereich. Auf diese Weise entsteht oft erst nach Jahrzehnten ein frischer retinaler „Satellitenherd“.

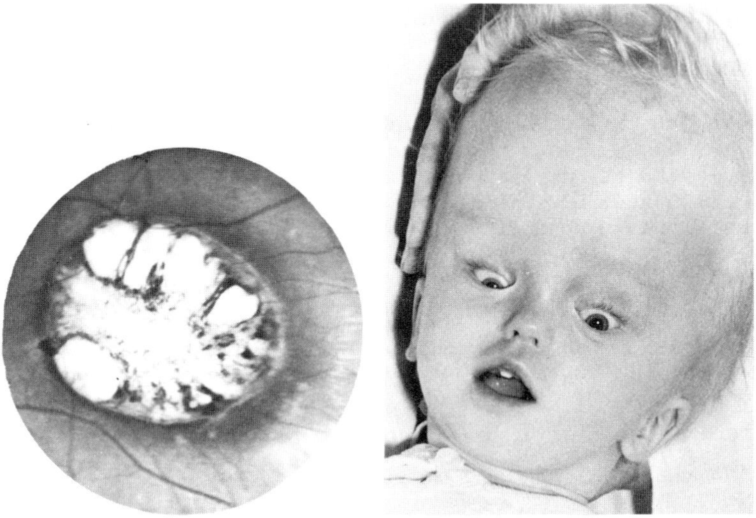

a b

Abb. 12.31 Kongenitale Toxoplasmose. a) Rosettenherd der Makula. SFT: 1 : 64. (9 J. ♀). b) Hydrozephalus mit Symptom der „untergehenden Sonne" SFT: 1 : 1024. (10 Monate ♂)

Erworbene Augentoxoplasmose. Von den verschiedenen Manifestationsformen (Konjunktivitis, Iridozyklitis, Neuritis nervi optici, Vasculitis retinae, Augenmuskelparesen) ist der retinochorioiditische *Solitärherd* am auffallendsten.

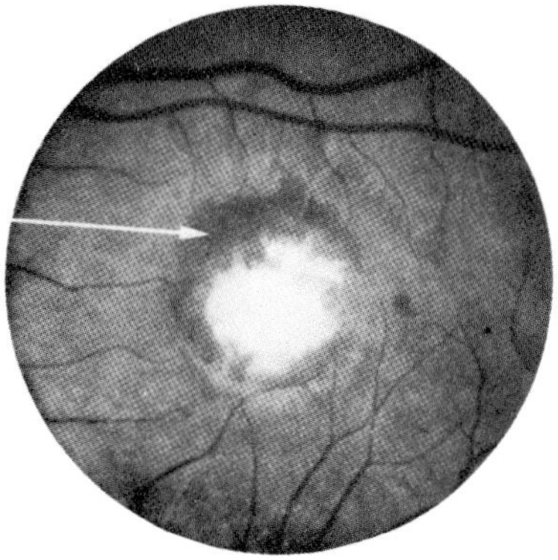

Abb. 12.32 Erworbene Toxoplasmose Retinochorioiditischer, in Abheilung begriffener Herd der Netzhautmitte. Randständige, in Resorption begriffene Blutung (Pfeil). Titerkurve mit Anstieg bis auf 1 : 1000. (36 J. ♀)

Ophthalmoskopisches Bild. Bevorzugt ist auch hier die Netzhautmitte befallen. Der frische *Solitärherd* ist zuerst gelbbraun, dann weißlichgrau. Er kann zapfenartig das Niveau der Netzhaut überragen und von rezidivierenden Randblutungen begleitet sein (Abb. 12.32). Kommt es zu stärkerer ödematöser Durchtränkung der makularen Herdbildung, so entsteht das Bild der *„Retinitis centralis exsudativa" (Rieger)*. Als zweite Manifestationsform kommen parapapilläre, hellweiße retinale Einzelherde in Frage, die unter dem klinischen Bild der *„Retinochorioiditis Jensen"* verlaufen.

Therapie. *Lokal:* Fortecortin subconjunctival. *Allgemein:* Kombination des Malariamittels Pyrimethamin (Daraprim „Wellcome") mit Sulfonamiden (z. B. Gantrisin, Durenat). Blutbildkontrolle wegen der sich evtl. entwickelnden Anämie, Leukopenie oder Thrombozytopenie (Knochenmarkschädigung!). Wenn ohne Erfolg, Behandlungsversuch mit Erythromycin.

Retrolentale Fibroplasie (Retinopathia praematurorum)

Ätiologie: Beim Frühgeborenen unter 1900 g Geburtsgewicht sind die Netzhaut und ihre Gefäße noch nicht ausdifferenziert. Unphysiologisch hohe Sauerstoffgaben (hyperoxygenische Folgeerscheinung nach Terry) und abruptes Absetzen derselben bei der Aufzucht sind die entscheidenden pathogenetischen Momente. In der Netzhaut werden durch O_2-Überschuß spezifische Enzyme inaktiviert, was zur Störung der metabolischen Prozesse führt. Die Erkrankung beginnt je nach den Lebensbedingungen der Frühgeburt in den ersten 2—6 Wochen, spätestens jedoch 10 Wochen nach der Geburt. Das Narbenstadium ist innerhalb von 3 Monaten erreicht.

Ophthalmoskopisches Bild. Nach einer anfänglichen spastischen Engerstellung der Fundusarterien (zu hohes O_2-Angebot!) erweitern und schlängeln sich die peripheren Netzhautgefäße. Blutungen und ödematöse Durchtränkung peripherer Netzhautstellen stellen sich ein. Neugebildete Gefäße verzweigen sich strangartig im Glaskörper. Durch Zugwirkung wird die Papille meist temporalwärts verzogen. In der Peripherie hebt sich die Netzhaut zuerst in kleinen Falten ab. Diese werden durch neugebildetes kapillarreiches Gewebe überbrückt. Fortschreitende Organisation läßt die Netzhautfalten weit in den retrolentalen Raum hineinragen. Endzustand ist die solide Ablatio unter dem Bild der *retrolentalen Membran* (Abb. 12.33).

In den ersten Stadien der Krankheit ist Spontanheilung möglich. Kommt das pathologische Geschehen zum Stillstand, so können sich die Gefäßveränderungen zurückbilden; die einmal abgelöste Netzhaut legt sich jedoch nicht wieder an.

Prophylaxe. Sparsame Indikation zur O_2-Beatmung. Obere Grenze der Konzentration im Sauerstoffzelt bei 30 %. Allmähliches Ausschleichen aus der Sauerstoffbeatmung. Auf Anämie, Infekte der Luftwege und Asphyxie achten!

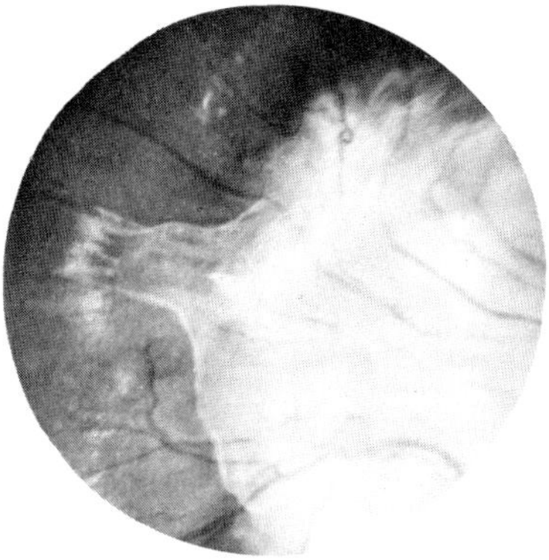

Abb. 12.33 Retrolentale Fibroplasie. Funduperipherie: Bindegewebig umgewandelter, in den Glaskörperraum vorspringender Netzhautabschnitt mit hochsteigenden, z. T. neugebildeten Gefäßschlingen. Traktionsamotio. Frühgeburt 7. Monat, Geburtsgewicht 1800 g, Aufzucht im Sauerstoffzelt. (9 J. ♀)

Angioid streaks

Ätiologie. Die „gefäßähnlichen Streifen" sind *Teilsymptom des Pseudoxanthoma elasticum (Grönblad-Strandberg).*

Ophthalmoskopisches Bild. Feine pigmentierte Streifen strahlen radiär von der Sehnervenscheibe aus. Es entsteht ein unregelmäßiger Stern mit der gut durchbluteten Papille als Mittelpunkt (Abb. 12.34). Die Zacken des Sterns bilden tiefe, „gefäßähnliche Streifen". Es handelt sich im histologischen Bild um Einrisse der *Bruch*schen Membran (Böck). Beidseitiges Leiden.

Funktion. Allmähliche Verschlechterung durch Makulaödem, Blutung und Proliferation.

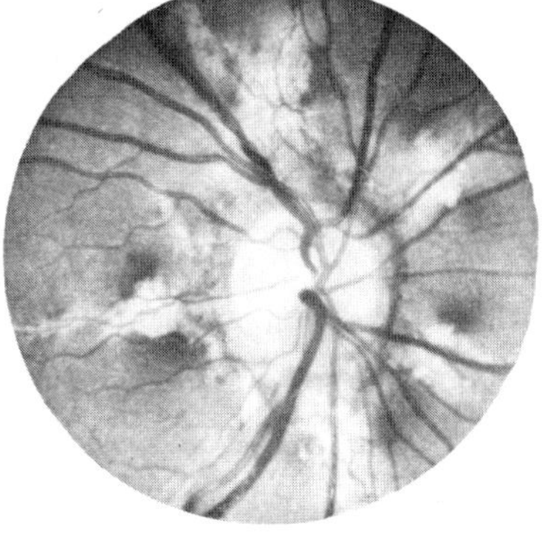

Abb. 12.34 Angioid streaks. Sternförmig von der Papille ausstrahlende „gefäßähnliche Streifen". Netzhautgefäße ziehen unbeteiligt darüber hinweg. (24 J. ♀)

Angiopathia retinae traumatica (Purtscher)

Bei heftiger, schwerster Kompression des Körpers (Thorax, Abdomen) können Sehstörungen auftreten. Das Augenhintergrundsbild zeigt am hinteren Pol zahlreiche weiße Flecken (Cotton-wool-Herde!) von $^1/_5$—1 Papillendurchmesser Größe.

Retinitis sclopetaria

Ätiologisch kommen schwere Prellungen, vorwiegend durch Orbitalschußverletzungen in Betracht. Membranartige Narben und unregelmäßige Pigmenthaufen nehmen einen großen Teil des Fundus ein. Die Papille ist atrophisch, oft mit ihren Gefäßen zum Narbenherd hin verzogen.

Blutkrankheiten

Perniziöse Anämie. Der Augenhintergrund ist anämisch. Arterien und Venen werden durchscheinend. Blutungen in Papillennähe. — **Sekundäre Anämie.** Beim akuten Blutverlust Engeinstellung der Arterien. Bei den übrigen Formen der sekundären Anämie besteht Arterienerweiterung. Blutungen fehlen. — **Leukämie.** Rundliche Blutungsherde mit hellen Flecken im Zentrum (leukämische Infiltrate). — **Hodgkinsche Erkrankung** (Lymphogranuloma malignum): Häufig Netzhautblutungen. — **Hämorrhagische Diathesen.** Netzhautblutungen. Peripapilläres Ödem. — **Polyzythämie** *(Vaquez, Gaisböck):* Dunkelroter bis bläulicher Farbton des Fundus. Erweiterung von Venen und Arterien. Bei erhöhtem Hirndruck Stauungspapille, Netzhautödem. — **Dysproteinämie** (Makroglobulinämie): Thromboseähnliches Bild des Fundus.

Nebenwirkungen von Ovulationshemmern am Auge

Im ganzen gesehen, sind trotz der großen Zahl von Frauen ($2^1/_2$ Millionen allein in der BRD!), die die Pille einnehmen, die Nebenwirkungen zahlenmäßig gering. Dennoch verdienen sie erhöhte Aufmerksamkeit. Folgende Augenkomplikationen wurden beobachtet: Thrombose und Embolie der Netzhautgefäße, Papillenödem, Pseudotumor cerebri mit Stauungspapille, Retrobulbärneuritis, Diplopie, Exophthalmus und Augenmuskelparesen, Hemianopsien, erhöhte Sonnenlichtempfindlichkeit, Haftschalenunverträglichkeit und die Zunahme von Myopie und Astigmatismus. In der Regel werden disponierte Frauen befallen. Bei der Erhebung der Anamnese ist deshalb auf die Einnahme von Ovulationshemmern zu achten (vgl. S. 181).

Progressive Netzhautatrophie

Zur progressiven Netzhautatrophie zählt eine Gruppe von Erkrankungen, die trotz außerordentlicher Verschiedenheit des ophthalmoskopischen Bildes ausnahmslos auf einer nichtentzündlichen, primären Schädigung der nervösen Substanz beruhen. Es besteht hereditäre Anlage, doppelseitiges Auftreten und Progression des Leidens.

Pigmententartung der Netzhaut (Dystrophia retinae pigmentosa)[1]

Die Dystrophia retinae pigmentosa ist gelegentlich mit Mißbildungen (Polydaktylie), Organdegenerationen sowie Zwischenhirn-Hypophysensystem-Störungen (*Laurence-Moon-Biedl-Bardet*) gekoppelt. Die Erkrankung wird rezessiv, dominant und rezessiv-geschlechtsgebunden vererbt. Diesen 3 Vererbungstypen entsprechen verschiedene Malignitätsgrade des Leidens. Am bösartigsten ist die rezessiv-geschlechtsgebundene Form (Makulabeteiligung, Koppelung mit anderen Erbleiden), während die dominante als reines Augenleiden ohne völlige Erblindung auftritt. Die rezessiv-vererbte, sogenannte klassische Form nimmt eine Mittelstellung ein.

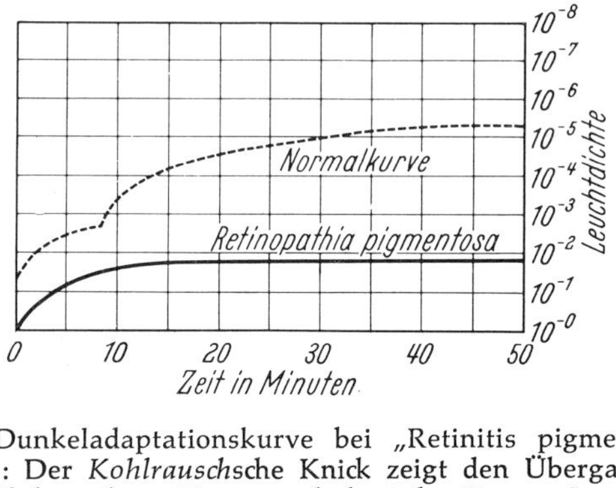

Abb. 12.35 Dunkeladaptationskurve bei „Retinitis pigmentosa". Oben Normalkurve: Der *Kohlrausch*sche Knick zeigt den Übergang vom Zapfen- zum Stäbchensehen. Unten pathologische Kurve: Im Vergleich zur Normalkurve verläuft sie flacher, mit nur geringem Anstieg. Der *Kohlrausch*sche Knick fehlt. Hochgradige Hemeralopie. Zugehöriges Augenhintergrundsbild siehe Abb. 12.37

[1] Die eingebürgerte, jedoch unzutreffende Bezeichnung lautet „Retinitis pigmentosa".

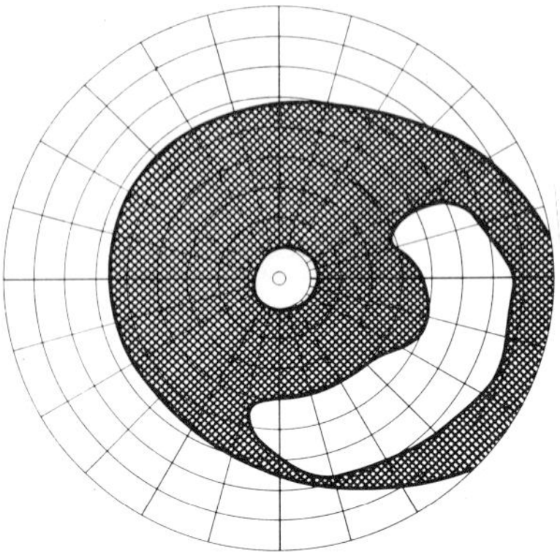

Abb. 12.36

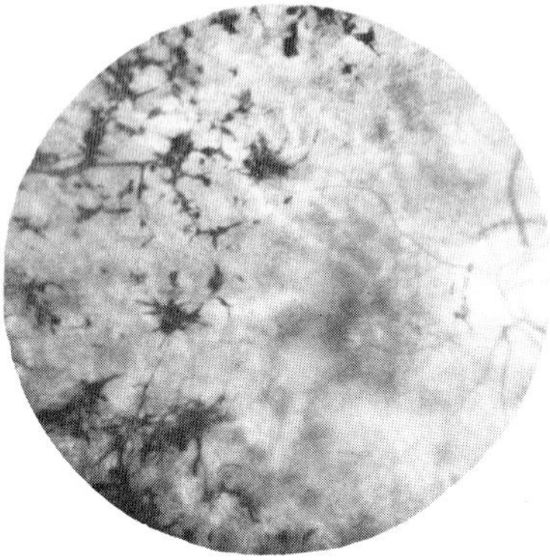

Abb. 12.37

Abb. 12.36 Gesichtsfeldausfall (schwarz schraffiert) bei „Retinitis pigmentosa". Zentraler röhrenförmiger Rest mit erhalten gebliebener temporaler Insel (weiße Fläche)

Abb. 12.37 „Retinitis pigmentosa". Wachsgelbe Papillenatrophie. Schwarzbraune knochenkörperchenähnliche Pigmentflecke. Obliterierte Aderhautgefäße, fadendünne Netzhautgefäße. Visus: 5/7,5. ERG ausgelöscht. Gesichtsfeld s. Abb. 12.36. (42 J. ♂)

Erstes Zeichen ist die Hemeralopie im frühen Schulalter (Abb. 12.35). Meist nach der Pubertät treten Pigmenteinwanderung und Gesichtsfeldausfall hinzu. Ein in der mittleren Peripherie beginnendes Ringskotom engt das Gesichtsfeld ein (Abb. 12.36). Das Elektroretinogramm, die Ableitung von Aktionspotentialen des Auges, ist ausgelöscht.

Ophthalmoskopisches Bild. Blasse, wachsgelbe Papille. Arterien wandverdickt und eng. Schwarze Pigmentflecke von knochenkörperchenartigem Aussehen in der Netzhaut verstreut (Abb. 12.37). Extreme Peripherie sowie die Makula — abgesehen von der inversen Form — bleiben frei von Pigment. Die Makula kann wabenartig zystisch degenerieren (Bienenwabenmakula). Selten ist Lochbildung. Vom hinteren Linsenpol ausgehende Cataracta complicata setzt den zentralen Visus noch weiter herab.

Therapie. Versuch einer Gewebetherapie nach *Filatow* mit Plazentaextrakten (Inplacen subkonjunktival oder i. m.).

Netzhautdegeneration bei familiärer amaurotischer Idiotie

Die familiär amaurotische Idiotie stellt eine Lipoidspeicherkrankheit dar. Der Erbgang ist rezessiv. Es wird eine infantile und eine jugendliche Form unterschieden.

Infantile Form (Tay-Sachs): 3–6 Monate nach der Geburt macht sich das Leiden bemerkbar. Symptome der Erkrankung sind Demenz, Paraplegien, klonisch-tonische Krämpfe, Marasmus und Amaurose. Gewöhnlich kommen die befallenen Kinder mit dem 2.–3. Lebensjahr ad finem. *Ophthalmoskopisch* tritt eine die Makula umgebende weißliche Trübung in Erscheinung. Die Fovea hebt sich als kirschroter Fleck ab. Die Papille ist scharf begrenzt, atrophisch weiß. Bei den spätinfantilen (3.–4. Lebensjahr) Fällen kann der typische Makulabefund fehlen.

Juvenile Form (Spielmeyer-Vogt-Stock): Im Gegensatz zur infantilen Form fehlen die Lähmungen. Die Erkrankung wird bei Jugendlichen zwischen dem 4. und 15. Lebensjahr angetroffen und führt bis zum Ende des 2. Lebensjahrzehntes ad exitum. *Ophthalmoskopisches Bild:* Wachsgelbe, leicht unscharf begrenzte atrophische Papille (retinitische Atrophie). In der Peripherie knochenkörperchenartige Pigmentherdchen, helle und dunkle Pünktchen, ähnlich wie beim Pfeffer-und-Salz-Fundus. Fovea: Pigmentverschiebungen. Netzhautarterien: enggestellt.

Geschwülste der Netzhaut

Glioma retinae (Retinoblastom, Retinozytom)

Es handelt sich um eine maligne Wucherung embryonaler Netzhautzellen. Die Mehrzahl der Gliomfälle tritt sporadisch, in 25 % doppelseitig auf. Familiäres Auftreten, was für Heredität spricht, kommt vor. Bezüglich Erbleiden s. Anmerkung S. 193.

Klinisches Bild. Bei bestimmter Größe des Tumors fällt den Eltern ein graugelber Reflex in der Pupille auf und führt sie zum Arzt. Oft steht das normal entwickelte Auge mit regelrechter Vorderkammertiefe in leichter Divergenzstellung und scheint blind zu sein. Beim Vollbild ist eine höckerige graugelbe, gefäßführende Geschwulst dicht hinter der Linse sichtbar. Die Pupille ist mittelweit, reaktionslos. Dieses Stadium – wegen des graugelben Pupillenreflexes als *„amaurotisches Katzenauge"* (Abb. 12.38) bezeichnet – tritt überwiegend während der ersten 3 Lebensjahre auf. Es ist differentialdiagnostisch vom Pseudogliom zu trennen.

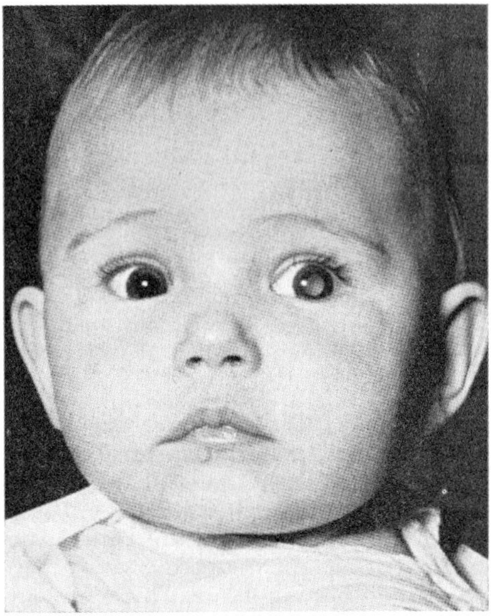

Abb. 12.38
Glioma retinae. Grau-gelber Reflex der linken Pupille. Amaurotisches Katzenauge. (8 Monate ♀)

Für das Retinoblastom gilt die gleiche Stadieneinteilung wie für das Melanoblastom der Aderhaut (vgl. S. 172). Die Metastasierung bevorzugt vor allem das Gehirn. Die Malignität der Erkrankung gebietet eine genaue Fundusuntersuchung aller Kleinkinder, die wegen „Schielens" dem Arzt vorgestellt werden.

Therapie. Bei einseitigem Befall: Enukleation (Abb. 12.39). Bei beidseitigem Befall (etwa 20 %!): Enukleation des weiterfortgeschrittenen Auges. Bei nicht zu großen Herden des zweiten Auges: Lichtkoagulation, sonst Bestrahlung mit hohen Dosen von Röntgenstrahlen oder Radium ohne Rücksicht auf einen „Strahlenstar", der später evtl. operiert werden kann.

Seltene Tumoren

Tumorartige Bildungen oder echte Geschwülste der Retina kommen noch bei einigen seltenen Erkrankungen vor: Angiome findet man beim Morbus *Hippel-Lindau* (Angiomatosis retinae), neurofibromähnliche Tumoren beim Morbus *Recklinghausen* (Neurofibromatose) und Morbus *Bourneville-Pringle* (tuberöse Hirnsklerose).

Pseudogliom

Das „amaurotische Katzenauge" ist nicht immer durch ein Gliom bedingt. Seine Ursache kann auch das sogenannte Pseudogliom sein,

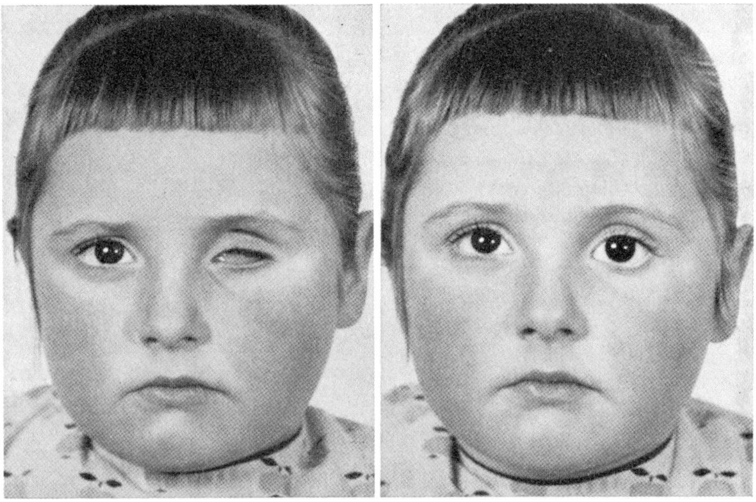

a b

Abb. 12.39 Glioma retinae. a) Zustand nach Enucleatio bulbi. b) Mit Augenprothese

bei dem sich bindegewebige entzündliche oder degenerative Veränderungen finden. In Frage kommen: Persistenz der Tunica vasculosa lentis. Organisation von Glaskörpermassen. Chorioretinitis am hinteren Pol. Exsudative Retinitis. Massive retinale Fibrosis. Retinopathia praematurorum. Andere Tumoren (Diktyom, Angiomatosis retinae).

Angiomatosis retinae cystica (v. Hippelsche Erkrankung)

Verlagerung mesenchymaler Gewebeanteile des Gefäßblattes können multiple Gefäßwucherungen in allen Organen des Körpers auslösen (*Lindau*sche Erkrankung). Die tumorartige Fehlentwicklung der Kapillaren befällt nicht nur Retina, Gehirn und Rückenmark. Auch an Nieren, Nebennieren, Pankreas, Magen, Ovarien und Haut können kapillare Hämangiome vorkommen. Lebensbedrohliche Komplikationen können sich einstellen. Die *Hippel-Lindau*sche Angiomatose wird mit der tuberösen Hirnsklerose, der Neurofibromatose und dem *Sturge-Weber*-Syndrom unter dem Sammelbegriff der „Phakomatosen" *(van der Hoeve)* zusammengefaßt. Familiäres Auftreten ist erwiesen. — Hämangiome des Gehirns stehen nach denen der Netzhaut in der Häufigkeit an zweiter Stelle.

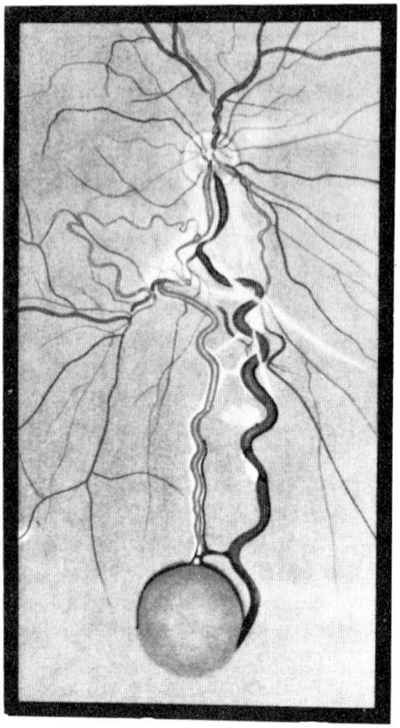

Abb. 12.40 Angiomatosus retinae cystica *(Hippel-Lindau)*. Peripher liegende, prall mit Blut gefüllte Gefäßgeschwulst, mit zu- und abführendem Gefäßpaar (hellere dilatierte Arterie, tiefdunkle monströs erweiterte Vene)

Ophthalmoskopisches Bild. In nahezu der Hälfte der Fälle erkranken beide Augen. Frühstadium: Ein stark gestautes Gefäßpaar wird durch einen Gefäßknoten gewissermaßen kurzgeschlossen. Es handelt sich um Arterie und Vene, die von der Papille in Windungen und Schlängelungen zu einem peripheren, gelbroten Tumorknoten ziehen (Abb. 12.40). Zumeist findet sich nur ein Angiomknoten, selten mehrere. Retinale Blutungen und weiße Exsudate treten hinzu. Endzustand: Solide Netzhautablösung.

Therapie. Diathermiepunktur, Lichtkoagulation.

Mißbildungen der Netzhaut

Markhaltige Nervenfasern (Fibrae medullares)

Klassisches Demonstrationsobjekt: das Kaninchen. In der humanen Entwicklung sind markhaltige Nervenfasern selten. Bevorzugter Sitz der weißlich glänzenden, radiär gestreiften Faserzüge ist der Rand der Papille (Abb. 12.41). Nur bei ausgedehntem Vorkommen leidet die Funktion. Bei Sehnervenatrophie verschwinden sie wie ausgelöscht aus dem Augenhintergrundsbild. – Es besteht Korrelation zu Schädeldeformitäten wie Turmschädel, atypische Dyskrasie *(Franceschetti)*, zu Erkrankungen des Zentralnervensystems *(Recklinghausen*sche Neurofibromatose, Myasthenie), zu lokalen Anomalien und Mißbildungen wie Myopien, Kolobomen, Optikusatrophie.

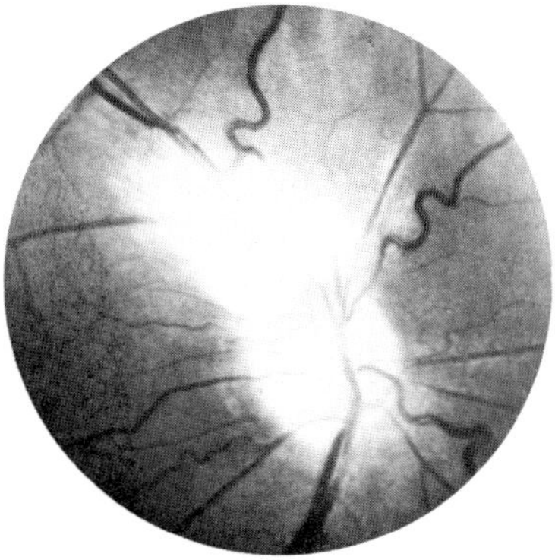

Abb. 12.41 Markhaltige Nervenfasern (Fibrae medullares). Hellweiße, flammenzungenartig aufgefaserte Bündel verdecken oberen Papillenrand und Gefäße. (41 J. ♂)

Netzhaut-Aderhaut-Kolobom (Coloboma chorioideae et retinae)

Vorkommen zusammen mit anderen Kolobomen des Augenbechers (Abb. 12.42) oder auch allein. Der Gewebsdefekt ist nach unten gerichtet. Es handelt sich um eine vielfach dominant erbbedingte Störung im Verschluß der embryonalen Becherspalte. Kombinationen mit Mikrophthalmus, Anomalien des Skeletts oder anderer Organe kommen vor.

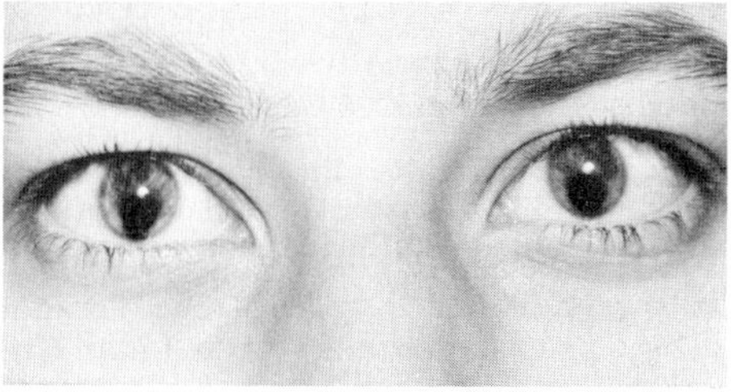

Abb. 12.42 Kongenitales Iriskolobom bds. Birnenförmige Pupillen. *Rechts:* schmale fadenförmige Brücke normalen Irisgewebes (Brückenkolobom). (13 J. ♀)

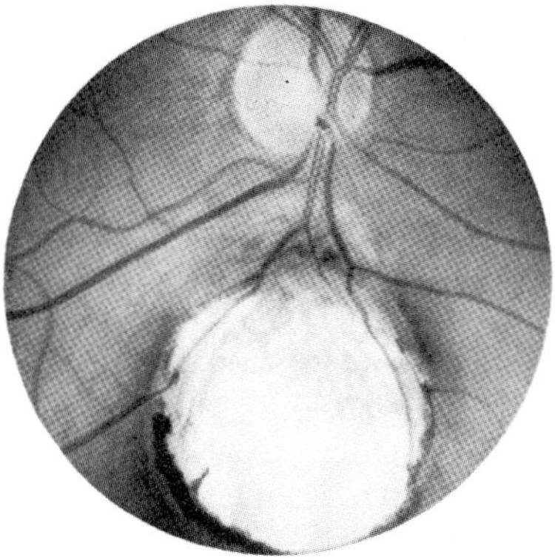

Abb. 12.43 Netzhaut-Aderhaut-Kolobom. Scharf begrenzter, runder Defekt unterhalb der Papille. Freiliegende Sklera. (40 J. ♀)

Ophthalmoskopisches Bild. Ein meist scharf begrenzter, ovaler, weißgrauer Bezirk liegt im geringen Abstand unterhalb der Papille (Abb. 12.43). Über den Defekt ziehen oft Netzhautgefäße im abnormen Verlauf hinweg. Bei den Brückenkolobomen befindet sich normales Gewebe dazwischen.

Retinoschisis

Primäre Netzhautspaltung mit Schichtrupturen

Das Leiden tritt als Entwicklungsanomalie bei nichtmyopen Männern auf beiden Augen auf.

Ophthalmoskopisch werden durchlöcherte, zarte, gefäßhaltige Membranbildungen (Vascular veils) gesehen. Die Defekte können fälschlich für Netzhautrisse, namentlich Orarisse, gehalten werden.

Primäre Netzhautspaltung mit Zystenbildung

Idiopathische Form. Umschriebene, flache bis blasige Ablösung der inneren gefäßhaltigen Netzhautschicht von der äußeren gefäßlosen. Temporale Peripherie bevorzugt. Gute Sehschärfe, geringe Gesichtsfeldeinschränkung.

Ätiologie. Destruktive Prozesse im Bereich des gliösen Stützgewebes (Custodis), kompensatorische Gliawucherung, möglicherweise auch zusätzliche traumatische Einflüsse.

Postchorioiditische Form. Analoge Veränderungen als Folge mangelhafter Gewebsernährung (Hruby) nach Chorioiditis.

Netzhautablösung (Amotio, Ablatio retinae)

Pathogenese

Die primäre Netzhautabhebung ist überwiegend eine Erkrankung der Kurzsichtigkeit (60 %), des Alters (35 %) und der Linsenlosigkeit (5 %). In allen 3 Erkrankungsgruppen finden wir als *disponierende Momente* degenerative Veränderungen der Netzhaut sowie Destruktion und Verflüssigung des Glaskörpers.

Die *degenerativen Veränderungen* der Netzhaut bei Myopie und im Senium betreffen meist auch die Ader- und Lederhaut. Die Ernährung der Netzhaut ist durch Streckung und Verdünnung der Netzhautgefäße bei Myopie, durch Sklerose und Obliteration im Alter ebenso wie durch Atrophie der Aderhaut vor allem in den äquatorialen Bezirken (90 % der Risse!) herabgesetzt. In diesen Bereichen wird die Netzhaut zuerst brüchig und einrißbereit. Die degenerativen Veränderungen der Netzhaut bestehen im wesentlichen in einer zystoiden Degeneration und liegen bevorzugt im Äquatorbereich. Sie treten bei Myopie 10–15 Jahre früher auf. Die Netzhautablösung ist bei Myopie etwa 8mal häufiger als bei Emmetropie und Hyperopie zusammen.

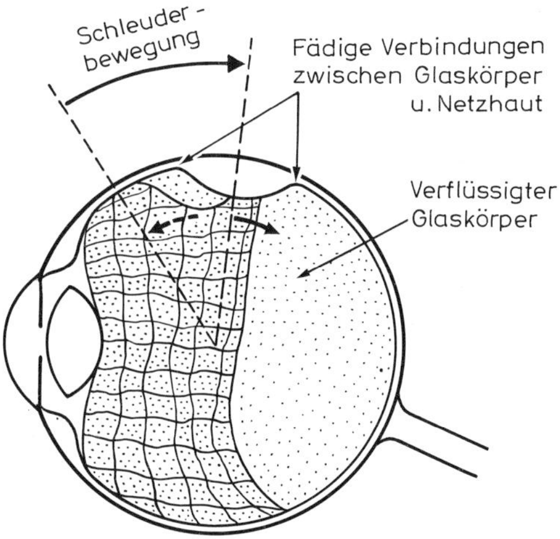

Abb. 12.44 Bei raschen Blickbewegungen kommt es in myopen und senilen Augen durch Schleuderbewegungen des verflüssigten Glaskörpers zu Zerrungen seiner feinen fädigen Verbindungen an degenerativ veränderten Netzhautstellen (sklerotische Areale nach *Pau*). Gefahr des Netzhautrisses mit anschließender Netzhautablösung!

Destruktion und Verflüssigung des Glaskörpers: Im myopen Auge tritt schon frühzeitig — im senilen entsprechend später — eine kolloidchemisch bedingte Destruktion und Verflüssigung des Glaskörpers ein (vgl. S. 132). Durch Abnahme des Wasserbindungsvermögens treten Zerfall des Gerüstwerkes, teilweise Verflüssigung und *hintere* Abhebung des Glaskörpers ein. Dadurch verliert der Glaskörper seine Gelstruktur und Formkonstanz: Er büßt den Charakter eines die Netzhaut gleichmäßig an die Aderhaut andrückenden *Schutzorgans* ein. Bei raschen Blickbewegungen schleudert er und zerrt durch feine fädige Verbindungen (Abb. 12.44) an degenerativ veränderten Netzhautstellen *(sklerotische Areale* nach *Pau).* Beim aphaken Auge schließlich besteht zusätzlich die Möglichkeit größerer Schleuderbewegungen des Glaskörpers durch Fehlen der zur Vorderkammer hin abschließenden Linse.

Ist die Netzhaut eingerissen, so tritt die Glaskörperflüssigkeit durch das Loch (Abb. 12.45) hindurch und trennt die Sinnesepithelschicht, d. h. die Zapfen und Stäbchen der Netzhaut, von ihrer ernährenden Unterlage, dem Pigmentepithel und der Aderhaut.

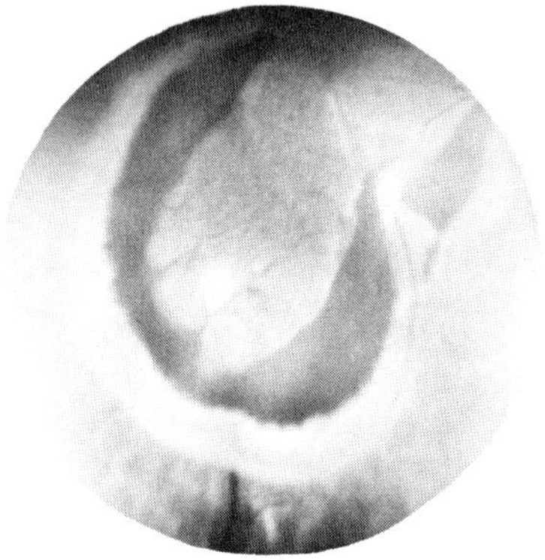

Abb. 12.45 Amotio retinae mit Hufeisenriß. Großes Foramen mit geschrumpftem Deckel, der sich deutlich vom dunklen Lochgrund der vom Pigmentepithel bedeckten Aderhaut abhebt. (68 J. ♂)

Klinisches Bild

Subjektive Symptome. Bemerkenswert ist die spontane und ohne Schmerzen eintretende Sehstörung. Typisch ist die Beobachtung der Kranken, wonach sich an einer Stelle der Peripherie — bevorzugt ist die nasale Gesichtsfeldhälfte — ein dunkler Schleier oder Schatten ausbildet. Bei Augenbewegungen bewegt er sich mit und tritt stärker hervor. Der Sehausfall bessert sich anfänglich über Nacht. Tagsüber, besonders nach körperlich anstrengenden Arbeiten (Bücken, Heben) oder nach Fahrten im Kraftwagen über schlechte Straßen erfolgt jedoch rasche Zunahme. Patienten, die sich sorgsam beobachten, geben auf Befragen nicht selten Prodrome in der Weise an, daß einige Tage vorher nicht genauer faßbare Sehstörungen vorausgegangen sind. In der Regel handelt es sich um Lichtreizerscheinungen (Photopsien) von seiten der gezerrten Netzhaut, wie sie bei einem versehentlichen Stoß gegen das Auge auch vom Gesunden beobachtet werden. Patienten, die sich weniger beobachten oder krankhaften Veränderungen weniger Aufmerksamkeit schenken oder auf spontane Besserung warten, kommen hingegen erst zum Arzt, wenn bereits das zentrale Sehen durch Einbeziehen der Makula zu verfallen beginnt.

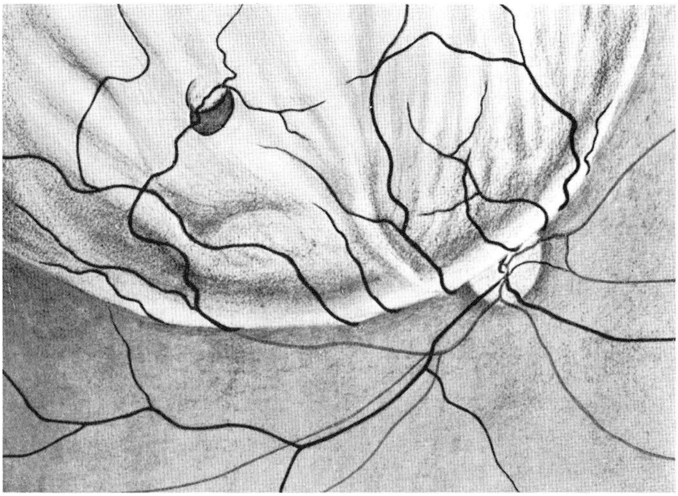

Abb. 12.46 Ablatio retinae. Hochblasige, über den Papillenrand hängende Abhebung der Netzhaut. Lochriß mit aufgestelltem Deckel, über den eine Gefäßbrücke läuft

Ophthalmoskopisches Bild. Auffallendstes Zeichen ist der Verlust der Transparenz, d. h., die Netzhaut verliert ihr leuchtendes Rot. Die blasig-hohe Abhebung (Abb. 12.46) ist durch ihre graue Farbe, die dunkel erscheinenden Netzhautgefäße mit ihrem gewundenen und am Ablösungsrande geknickten Verlauf gekennzeichnet. Flach abgehobene Bezirke sind sanddünenartig gefältelt. Die Farbtonänderung entsteht durch den Durchsichtigkeitsverlust der ernährungsgestörten Netzhaut; sie wird verstärkt durch den subretinalen Flüssigkeitserguß, der das leuchtende Rot der Aderhaut weiter abstumpft.

Diagnose. Der bei Bewegung des Auges flottierende Abhebungsbereich, der typische Gesichtsfeldausfall sowie der Nachweis der Netzhautrisse (Gonin) sichern die Diagnose.

Gesichtsfeld. Der Ausfall umfaßt im Frühstadium in der Regel einen Sektor der Peripherie. Im Bereich der vollständigen Abhebung ist ein absoluter, im Bereich der perluziden ein relativer Ausfall nachweisbar (Abb. 12.47).

Art der Risse. Für den klinischen Gebrauch genügt es, die Netzhautrisse in 3 Gruppen zu unterteilen: Hufeisenrisse (60 %), Lochrisse (30 %), Orarisse (10 %).

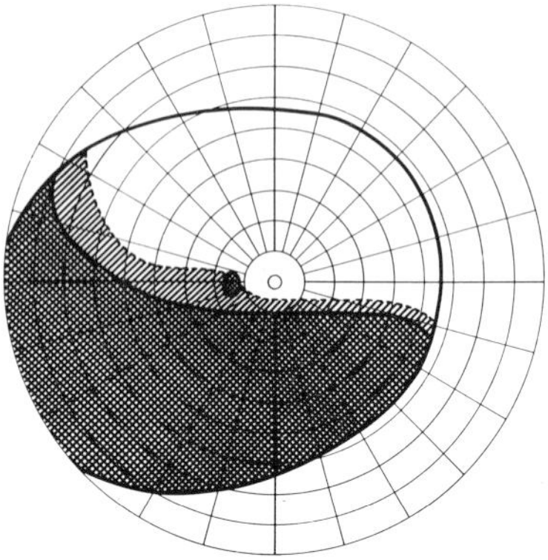

Abb. 12.47 Gesichtsfeld bei Ablatio retinae. Ausfall der schläfenwärtigen Gesichtsfeldhälfte bei hochblasiger nasaler Abhebung

Lage der Risse. In 75 % der Fälle in der temporalen, in 25 % in der nasalen Hälfte. Rund 50 % entfallen auf den temporal oberen Quadranten. Der Ansatz des M. obliquus superior ist hier eine bevorzugte Lokalisationsstelle für den Einriß der Netzhaut.

Ablatio retinae und Unfall. Zu den *auslösenden Ursachen* zählen das *direkte* und das *indirekte Trauma.* Eine Reihenauswertung ergab in 13 % ein direktes und in 11 % ein indirektes Trauma. Als *direkte Traumen* kommen Augapfelprellung und -perforation in Betracht; als *indirekte Traumen:* Überanstrengung, Kopfprellung und Körpererschütterung. — Während beim direkten Trauma Art und Schwere der Verletzung die Hauptrolle spielen, ist beim indirekten Trauma die *Disposition* integrierende Voraussetzung für die posttraumatische Entstehung einer Ablatio retinae.

Verlauf und Prognose. Art und Sitz des Risses beeinflussen die zeitliche Entwicklung der Ablösung. Hufeisenrisse im temporal oberen Quadranten führen am frühesten zu subjektiven Störungen. Der Ablösungsbereich nimmt bei aufrechter Körperhaltung dem Gesetz der Schwere nach von oben nach unten zu und erreicht rasch die schläfenwärts gelegene Netzhautmitte: Zum Gesichtsfeldausfall tritt frühzeitig eine auffallende Abnahme der zentralen Sehschärfe. Reißt hingegen die Netzhaut nasal oben ein, so verhindert die feste Anheftung der Netzhaut an der Papille die rasche Ausdehnung der Ablösung zur temporalen Mitte hin. Am längsten brauchen Orarisse in der unteren Netzhauthälfte, bis sie zu Gesichtsfeldausfall und Abnahme der Sehschärfe führen.

Läuft ein Netzhautgefäß über den Deckel eines Hufeisenrisses, so wirkt dies dem Klaffen des Risses und damit der raschen Ausbildung der Ablösung entgegen. Reißt die Gefäßbrücke ein, so verhindert die auftretende Einblutung des Glaskörpers Einblick und ätiologische Klärung.

Je größer der Riß, je länger der zeitliche Abstand zwischen dem Auftreten der Ablatio, der Stellung der Diagnose und der operativen Behandlung ist, desto ungünstiger ist die Prognose. Die besten Resultate haben Orarisse.

Therapie. Die operative Heilung ist das bleibende Verdienst GONINS. Zu den heute geübten Verfahren gehören: *Oberflächendiathermie (Weve)* mit und ohne perforierende Punkturen zur Ablassung der subretinalen Füssigkeit. Kombinierte Methoden: Eindellung der Lederhaut durch Kunststoffplomben *(Custodis)*, zirkuläre Umschnürung *(Cerclage)*, durch Polyäthylenfäden oder -röhrchen *(Arruga, Schepens)*, durchgreifende oder lamelläre *Sklerareseektion* (*Lindner, Paufique* u. a.). — Zum Rißverschluß bei noch anliegender oder bereits operativ wieder zum Anliegen gebrachter Netzhaut: Lichtkoagulation nach *Meyer-Schwickerath.*

Zusammenfassung

Die Netzhaut ist ein 0,5 mm dünnes Häutchen von cellophanartiger Durchsichtigkeit. Die Netzhautgefäße ernähren nur die Gehirnschicht (vgl. S. 176), während die Sinnesepithelschicht mit ihren Stäbchen und Zapfen von der Choriokapillaris der Aderhaut ernährt wird. Wir unterscheiden den normalen gleichmäßig pigmentierten Fundus vom Fundus tabulatus und vom Fundus albinoticus. Der *senile* Fundus zeigt wandverdickte, der *myope* dünne gestreckte, der *hyperope* dickere geschlängelte Gefäße.

Die *Embolie* der Zentralarterie ergibt das charakteristische Bild des „Infarktes der Netzhaut" mit der milchigweißen Netzhauttrübung und dem kirschroten Fleck in der Makula. Die *Thrombose* der Zentralvene, auch „Apoplexia retinae" genannt, ist weitaus häufiger als die Embolie. Charakteristisch ist neben der hämorrhagisch verfärbten Papille und dem makularen Ödem vor allem, daß die Blutungen bis in die äußerste Peripherie reichen.

Arteriosklerose

Die Sklerose der Netzhautgefäße ist gekennzeichnet durch die Wandverdickung. Bei hochgradig arteriosklerotischen Durchblutungsstörungen entsteht die Retinitis circinata. In höherem Alter kann es zur gefürchteten „Arteriitis temporalis" kommen.

Hypertonie

Wichtig für die allgemeinärztliche Beurteilung ist das Bild des Fundus hypertonicus mit seinen 4 Stadien:

1. benignes Frühstadium: Kupferdrahtarterie, *Gunn*sche Kreuzungszeichen (Stadium I n. *R. Thiel),*

2. benignes Spätstadium: Hinzutreten der Wandverdickung der Gefäße, stellenweise kleinere Blutungen und fettige Degenerationsherde (Stadium II n. *R. Thiel*),
3. Retinopathia angiospastica – Frühstadium: Stellenweise Silberdrahtarterien, ödematöse Papille, fettige Degenerationsherde und Cotton-wool-Herde (Stadium III n. *R. Thiel*),
4. Retinopathia angiospastica – Spätstadium: Silberdrahtarterien, blasser Fundus mit flächenhaftem Ödem und Blutaustritten in die Netzhaut (Stadium IV n. *R. Thiel*).

Auch in der Schwangerschaft kann das Netzhautgefäßsystem in Form der „Retinopathia eclamptica gravidarum", meist als Pfropfgestose auftretend, entgleisen.

Erkrankung der Netzhaut. Für den *Diabetes* ist nach 5- bis 10jähriger Dauer die Retinopathia diabetica in ihrer juvenilen oder senilen Form charakteristisch.

Die *Periphlebitis retinae* ist ein Netzhautgefäßleiden, vorwiegend der Venen. Die hämorrhagische Form ist am häufigsten und hat neben der proliferierenden die schlechteste Prognose.

Die *Chorioretinitis zentralis serosa* bevorzugt das reife Mannesalter. Weist das zentrale Makulaödem eine „Leckstelle" auf, so ist Lichtkoagulation angezeigt.

Die *Netzhautentzündung* bei Lues acquisita und congenita (Pfeffer-und-Salz-Fundus) ist ebenso wie jene beim Fleckfieber extrem selten geworden.

Die *„Retinochorioiditis juxtapapillaris" (Jensen)* beruht nach heutiger Auffassung wohl in erster Linie auf Toxoplasmose. Sie ist funktionell gekennzeichnet durch den typischen kometenschweif- oder posthornartigen Gesichtsfeldausfall.

Die zumeist einseitige *Retinitis exsudativa externa Coats* des Kindes- und Jugendalters befällt die weiten Strecken der Netzhaut und ihrer Gefäße.

Die *degenerativen* Erkrankungen der Netzhautmitte treten in ihrer infantilen, juvenilen, virilen und senilen Form (trockene oder feuchte Form) auf.

Die kongenitale *Toxoplasmose* umfaßt im Vollbild: Hydrozephalus, intrakranielle Verkalkung und „Pseudokolobom" des gelben Fleckes. Charakteristisch ist der maculare Rosettenherd. Wesentlich uncharakteristischer verläuft die erworbene Toxoplasmose.

Zu den ausgesprochen seltenen Netzhauterkrankungen zählen die *retrolentale Fibroplasie* der Frühgeborenen, die *Angioid streaks* (Pseudoxanthoma elasticum), die *Angiopathia retinae traumatica (Purtscher)*, die *Retinitis sclopetaria* und die Netzhautveränderungen bei Blutkrankheiten.

Pigmententartungen der Netzhaut. Die tapetoretinale Degeneration (Dystrophia retinae pigmentosa) ist ein Erbleiden, das im Schulalter manifest wird. Erstes auffallendes Zeichen: die Nachtblindheit. Im Vollbild ist die Papille wachsgelb-atrophisch, die Gefäße verdünnt, die Netzhautperipherie von feinen Pigmentfleckchen durchsetzt.

Zu den extrem seltenen Erkrankungen gehört die Netzhautdegeneration bei familiärer amaurotischer Idiotie in ihrer infantilen und juvenilen Form.

Geschwülste der Netzhaut. Das in 25 % doppelseitige *Retinoblastom* entsteht überwiegend in den ersten 3 Lebensjahren aus der Wucherung embryonaler Netzhautzellen. Im Vollbild scheint ein grau-gelber Reflex aus der Pupille („amaurotisches Katzenauge").

Geschwülste im Netzhautbereich bilden auch die unter dem Begriff „Phakomatosen" zusammengefaßten Erkrankungen (*Hippel-Lindau*sche Angiomatose, tuberöse Hirnsklerose, Neurofibromatose, *Sturge-Weber*-Syndrom).

Mißbildungen der Netzhaut. Am bekanntesten ist das klassische Bild der markhaltigen Nervenfasern, die von der Papille ihren Ausgang nehmen. Nach Sehnervenentzündungen unterliegen sie, ebenso wie das Sehnervengewebe, der Atrophie.

Verschlußstörungen im Bereich des embryonalen Becherspaltes verursachen Iris-Netzhaut-Aderhautkolobome. Auch die Retinoschisis kann in gewissem Sinne zu den Mißbildungen gezählt werden; sie kommt mit und ohne Zystenbildung vor.

Netzhautablösung. Drei Faktoren disponieren: *Kurzsichtigkeit, Alter* und *Linsenlosigkeit.* Im Bereich der Netzhautrisse findet man bei primärer Ablatio retinae sehr häufig Anheftungen des destruierten Glaskörpers im Bereich degenerativer Netzhautareale. Schmerzloser Verlauf, Vorhang-, Schatten- oder Schleiersehen sind Kennzeichen für die Anamnese. Zahlenmäßig überwiegen die Gesichtsfeldausfälle im Bereich der nasalen Gesichtsfeldhälfte entsprechend dem höheren Anteil von Netzhautrissen mit Ablösung der Netzhaut im temporalen Quadranten. In über der Hälfte der Fälle hat der Einriß der Netzhaut Hufeisenform. Sorgfältig auf Anamnese achten. Untersuchung bei maximal erweiterter Pupille sichert die frühzeitige Diagnose. Nicht selten verbirgt sich hinter Glaskörperblutungen durch Einriß eines über den Lochrand ziehenden Netzhautgefäßes eine Netzhautablösung.

KAPITEL 13

Papille

Normale Papille

Ophthalmoskopisches Bild

Normales Bild. Die Sehnervenscheibe, Discus n. optici (Papilla fasciculi optici), entsteht durch das Zusammenfließen der aus dem Augapfel austretenden Nervenfaserbündel der Netzhaut. 5 Einzelheiten sind zu beachten:

Größe und Form. Der Durchmesser der Papille beträgt 1,5—1,7 mm. Die Form der Papille gleicht eher einem senkrecht stehenden Oval als einem Kreis. Schiefovale Lage ist zumeist durch astigmatische Verzerrung vorgetäuscht.

Grenzen. Temporal, oben und unten gut, lediglich nasal weniger abgegrenzt. Die nasal dichter gedrängt über den Papillenrand hinwegziehenden Nervenfasern veranlassen eine leichte Wulstbildung. Häufig ist um die Papille ein feiner ring- oder sichelförmiger Ausschnitt der weißen Lederhaut zu sehen. Mitunter schließt sich ein Pigmentsaum an.

Farbe. Zartrot bis blaßrosa. Die temporale Papillenhälfte ist stets heller als die nasale, was auf höherer Transparenz, geringerem Kapillargehalt und geringerer Dicke des hier eintretenden papillomakularen Bündels beruht.

Gefäßtrichter. Umfang und Tiefe der Einsenkung sind individuell verschieden. Die im Zentrum der Sehnervenscheibe gelegene Einsenkung ist häufig nach schläfenwärts etwas erweitert und bildet dann die hellste Stelle der Papille.

Niveau. Die normale Papille ist flach, d. h., die Sehnervenfasern erheben sich im ophthalmoskopischen Bild kaum aus dem Niveau der Netzhaut.

Verhalten der Gefäße auf der Papille

Die Stammgefäße der Netzhaut treten in den „Gefäßtrichter" ein bzw. aus. In der Regel erfolgt auf der Papille bereits die Teilung der Arterie und Vene in je einen nach oben und nach unten ziehenden Ast. Diese Äste teilen sich wieder in einen nasalen und den temporalen Quadranten versorgenden Gefäßzweig. Mit den direkt aus den

Stammgefäßen austretenden makularen Gefäßen unterscheidet man nach der Teilung der A. und V. centralis retinae 5 Hauptäste (vgl. Abb. 1.4).

Arterien und Venen unterscheiden sich durch Farbe, Kaliber, Reflexe und Verlauf. Ihre Gefäßweiten verhalten sich wie 2:3. Die Venen bewegen sich geschlängelter. Bei Kreuzungen ist überwiegend die Vene der gekreuzte Teil.

Venenpuls. In etwa 70 % pulsiert die Vene auf der Sehnervenscheibe. Die Pulsation beruht auf einem pulssynchronen, periodischen Kollabieren der Venenwand. Voraussetzung ist, daß annähernde Gleichheit zwischen Venendruck und Augendruck besteht. Die Venenpulsation kann verstärkt oder sichtbar gemacht werden durch leichten Druck auf den Augapfel.

Arterienpuls. Jede arterielle Pulsation ist pathologischer Natur. Durch lokale Vorgänge ausgelöst, kommt es zum „Druckpuls", der auf die Papille beschränkt bleibt. Jede genügend starke Kompression von außen — oder bei raumbeengenden Orbitalprozessen von innen — kann ebenso wie die intraokulare Drucksteigerung beim Glaukom sichtbare Pulsation hervorrufen. Echte *arterielle Pulswellen* mit begleitenden Gefäßbewegungen treten bei der Aorteninsuffizienz auf.

Gefäß-Normvarianten. *Zilioretinale Gefäße.* Diese sind am temporalen Papillenrand „spazierstockartig" eingehängt. Sie entstammen dem *Zinn*schen Gefäßkranz und kommen etwa in jedem 10. Auge vor. Im Falle eines Verschlusses der Zentralarterie kann das zilioretinale Gefäß einen entsprechenden zentralen Seh- und Gesichtsfeldrest erhalten (vgl. Abb. 12.6).

Optikoziliare Gefäße. Es handelt sich um sehr seltene Äste der Zentralgefäße, die — ohne an der Versorgung der Netzhaut teilzunehmen — in das Gefäßsystem der Aderhaut übergehen.

Exkavation der Papille

Physiologische Exkavation. Die im Zentrum der Papille gelegene, trichterförmige Einsenkung stellt ein individuell verschiedenes physiologisches Merkmal dar. Sie beruht auf der Volumenverminderung der Nervenfasern durch Abstreifen der Markscheiden beim Durchtritt durch die Lamina cribrosa (vgl. Abb. 1.2).

Abweichungen sind die senile Exkavation, die glaukomatöse Exkavation, die atrophische Exkavation, z. B. beim Hypophysentumor.

Pathologische Exkavation. *Glaukom-Papille.* Vgl. S. 155. *Absteigende Atrophie beim Hypophysentumor.* Vgl. S. 239.

Pseudoneuritis (Scheinneuritis)

Als Pseudoneuritis werden angeborene Anomalien des Sehnervenkopfes bezeichnet, die ohne pathogenetische Bedeutung sind, jedoch mit einer Neuritis oder Stauungspapille verwechselt werden können.

Differentialdiagnose zur Neuritis. Bei Pseudoneuritis kann die Papille gerötet, unscharf und prominent sein. Im Gegensatz zur Neuritis fehlen jedoch das peripapilläre Ödem, das Exsudat im Gefäßtrichter und die Stase im Kapillarnetz. Hypermetropie und hypermetropischer Astigmatismus überwiegen.

Differentialdiagnose zur Stauungspapille. Bei Pseudoneuritis fehlen Ödem und Blutung. Die Prominenz ist gering und mehr kegelförmig vom Rande nach der Mitte zu ansteigend. Bei der Stauungspapille hat sie die Form eines Kraters mit überhängenden Rändern. Bei der „Pseudostauungspapille" ändern die Venen weder Farbe noch Kaliber. Bei gleichzeitiger Tortuositas sind sie zwar geschlängelt, jedoch nur mäßig erweitert und bleiben im Netzhautniveau (Abb. 13.1). Bei der Stauungspapille hingegen sind die Venen gestaut. Sie klettern und zeigen abwechselnd rote und dunkle Gefäßstrecken. Die Größe des blinden Flecks ist bei der Pseudoneuritis („Pseudostauungspapille") regelrecht.

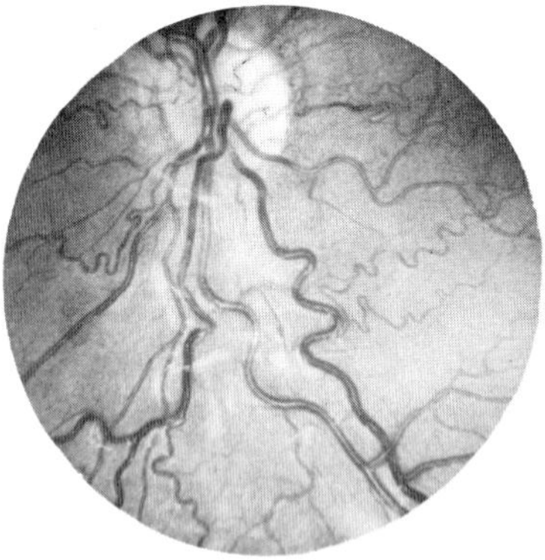

Abb. 13.1

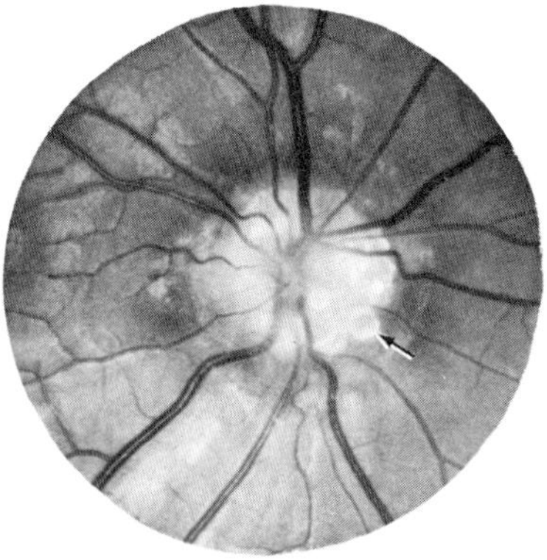

Abb. 13.2

Abb. 13.1 Tortuositas vasorum retinae congenita. Vermehrte Schlängelung und Füllung von Arterien und Venen. Papille und Netzhaut regelrecht. (16 J. ♀)

Abb. 13.2 Drusenpapille. Hellglänzende, sagokornartige Kügelchen (Pfeil!) im Papillengewebe. Visus: 5/4. (18 J. ♂)

Drusenpapille

Im **ophthalmoskopischen Bild** sind die meist doppelseitig zu beobachtenden Drusen („Hyaline bodies") stark lichtbrechende, gelblichweiße Kügelchen von sagokornartigem Aussehen (Abb. 13.2).

Stauungspapille

Ophthalmoskopisches Bild

Die glasige Schwellung, d. h. die ödematöse Durchtränkung, erfaßt zuerst die nasale Papillenhälfte. Die temporale Papillenhälfte wird dadurch nierenförmig überragt (Abb. 13.3 a). Durch weitere Schwellung und Verbreiterung beider Hälften wölbt sich die Papille pilzförmig in den Glaskörper vor (Abb. 13.3 b). Der lange offen bleibende Gefäßtrichter verengt und schließt sich. Die Papillenfarbe wird rot bis graurot. Die gestauten Venen laufen abgeknickt über den bis zu 6 Dioptrien prominenten Papillenrand. Streifige Blutungen und weiße Degenerationsherde kennzeichnen den weiteren Verlauf. Rückbildung ist möglich, wenn die Ursache der Stauungspapille innerhalb weniger Wochen nach Auftreten beseitigt werden kann.

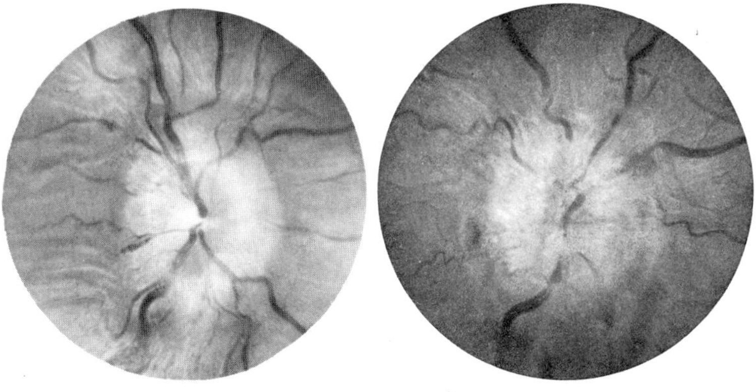

a b

Abb. 13.3 Stauungspapille beim Hirntumor a) (Frühstadium). Papille ödematös verbreitert, nasal 3 Dioptrien, temporal 1 Dioptrie prominent (Nierenform). Gefäßtrichter offen. Kleinhirn-Brückenwinkel-Tumor. Visus: 5/4. (38 J. ♀). b) (Vollbild). Papille im Längs- und Querdurchmesser verbreitert, unscharf begrenzt. Pilzförmige Schwellung, 4 Dioptrien prominent. Gefäße am Papillenrand bogenförmig abgeknickt. Gefäßtrichter spaltförmig verengt. Frontalhirntumor. Visus: 5/4. (43 J. ♀)

Übergang zur Atrophie. Grauweiß verfärbte, unscharf begrenzte Papille. Abnahme der Prominenz, Rückgang der Stauung, verminderte Füllung der wandverdickten und eingescheideten Netzhautgefäße (Abb. 13.4).

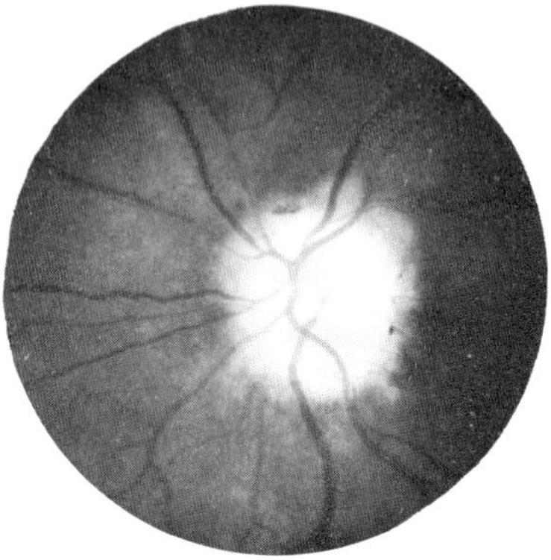

Abb. 13.4 Optikusatrophie nach Stauungspapille. Zustand nach operiertem Frontalhirntumor. Papille blaß-atrophisch unscharf begrenzt, im Niveau der Netzhaut liegend. Begleitstreifen der großen Gefäße. Visus: Handbewegungen. (56 J. ♀)

Funktionsverhalten. Die Sehfunktionen bleiben über längere Zeit ungestört. Als *erste subjektive Symptome* werden vorübergehende Verdunkelungen angegeben. *Funktionelles Frühzeichen* ist die Vergrößerung des blinden Flecks. Ausfälle der Sehfunktion und des Gesichtsfeldes (Abb. 13.5) sind bereits *funktionelle Spätzeichen.* In der Regel ist dann bereits das Stadium der atrophischen Stauungspapille eingetreten.

Ursachen der beidseitigen Stauungspapille. Raumverdrängende intrakranielle Prozesse: intrakranielle Tumoren (Hirnabszesse, tuberkulöse oder luische Granulome, epidurale und subdurale Hämatome, subarachnoidale oder intrazerebrale Hämatome, Aneurysmen und Zystizerken). – Vermehrung des Liquorvolumens (Hydrocephalus internus, Enzephalitis, enzephalitische Reizung bei Poliomyelitis, seröse oder eitrige Meningitis; syphilitische, tuberkulöse, infektiös-traumatische Meningitis). – Liquorabflußbehinderung bei septischer oder aseptischer Thrombose der Sinus durae matris. – Rückenmarkstumoren durch Unterbrechung des Liquorstromes. – Sekundäre Hydrozephalusbildung (Tumoren im Bereich des Hals-, Thorakal- und Lumbalmarkes, zervikale Diskushernien). – Mißverhältnis zwischen knöchernem Schädel und Schädelinhalt (Kleinkinder mit Synostose, Turmschädel, kraniofazialer Dysostosis).

In rund ²/₃ der Fälle liegt die Ursache der Stauungspapille in einem raumfordernden Prozeß des Schädelinhaltes. Aber nicht alle Hirn-

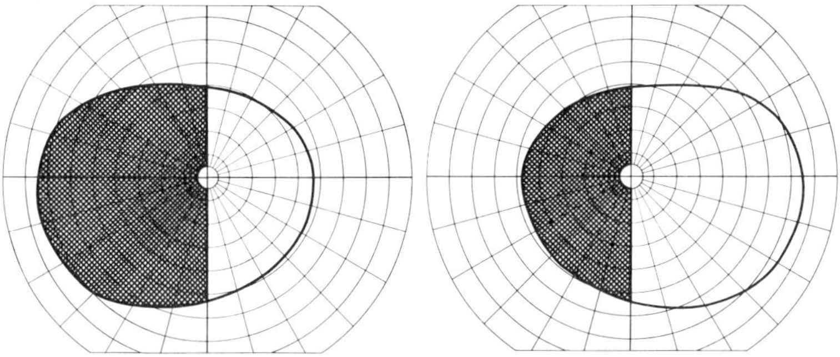

a b

Abb. 13.5 Homonyme, linksseitige Hemianopsie bei Hirntumor der *rechten* Hemisphäre. a) Ausfall der temporalen Gesichtsfeldhälfte des *linken* Auges mit makularer Aussparung. Visus: bds. 5/4. Fundus: R = Stauungspapille 4 Dioptrien, L = Stauungspapille 2—3 Dioptrien. Röntgenbild: intrazerebrale Kalkeinlagerungen im Bereich des rechten Gyrus angularis. Operationsbefund: apfelgroßer Tumor mit Kalkeinlagerungen. Histologisch: Oligodendrogliom. (50 J. ♂). b) Gleicher Patient. Ausfall der nasalen Gesichtsfeldhälfte des *rechten* Auges mit makularer Aussparung

tumoren führen zu einer Stauungspapille. Die Häufigkeit derselben ist eine Funktion der Lokalisation, der Art und Wachstumsgeschwindigkeit des Tumors. In ihrem großen Untersuchungsgut fanden Tönnis in 60 %, Huber in 59 % der Fälle von Hirntumoren eine Stauungspapille.

Das typische Bild der beidseitigen Stauungspapille kommt auch bei Anämien, Leukämien und Chlorose sowie beim Emphysem im Stadium der Herzinsuffizienz vor.

Ursachen der einseitigen Stauungspapille. Beispiel: *Foster Kennedy-Syndrom:* Vorausgegangene Optikusatrophie der einen Seite. Das atrophische Sehnervengewebe entwickelt kein Ödem mehr. Dadurch entsteht Optikusatrophie auf der Tumorseite, Stauungspapille auf der Gegenseite (Tumoren des Stirnhirns, Olfaktorius- und Keilbeinflügel-Meningeome). — *Einseitige Myopie:* Die Schwellung der myopischen Papille ist geringer. — *Orbitale Prozesse:* Netzhautfältelung am hinteren Pol bei direktem Tumordruck auf den vorgetriebenen Bulbus. — *Einseitige Hypotension* des Bulbus: „Stauungspapille ex vacuo" nach fistulierender Glaukomoperation, Starextraktion sowie Verletzung des Augapfels.

Differentialdiagnose

Stauungspapille – Neuritis nervi optici. Bei der Neuritis nervi optici (Papillitis) hält sich die Prominenz unter 3 Dioptrien.

Stauungspapille – „Retinitis angiospastica" (Retinopathia hypertensiva maligna). Die Papillenschwellung bei der Retinitis angiospastica ist durchaus jener bei echter Stauungspapille gleichzusetzen. Entscheidend ist das unterschiedliche Gefäßverhalten (vgl. Abb. 12.17).

Sehnervenentzündung (Neuritis nervi optici)

Ätiologie. Die Neuritis nervi optici kommt bei der multiplen Sklerose vor und geht hier den sonstigen Symptomen in der Regel voraus. Sie kann toxisch, infektiös, tumor- oder virusbedingt sein oder auch dystrophisch. Im gesamten gesehen kommen in Betracht: Erkrankungen des zentralen Nervensystems (multiple Sklerose, Encephalomyelitis disseminata, Enzephalitis, Meningitis, Hirnabszeß). — Infektionskrankheiten (Diphtherie, Scharlach, Typhus, Masern, Malaria, Fleckfieber, Erysipel, Influenza [Grippe], Polyneuritis, Gelenkrheumatismus, Lues, Tuberkulose). — Focusse (Nebenhöhlen, Nase, Tonsillen, Zähne, Gallenblase, Adnexe u. a.). — Lokale Zirkulationsstörungen und Blutkrankheiten (Blutverlust, Anämie, Leukämie, Chlorose, Riesenzellarteriitis). — Nieren- und Blutdruckkrankheiten (chronische Nephritis, maligne Sklerose). — Entzündungen des Orbitagewebes (Orbitalphlegmone, Orbitalabszeß, Zellgewebsentzündungen der Orbita). — Intraokulare Entzündungen (Iritis, Zyklitis, Chorioiditis).

Die Entzündung des Sehnerven kann bulbär *(Papillitis)* oder retrobulbär *(Neuritis retrobulbaris)* auftreten. Für *beide* Formen kommen die gleichen Krankheitsursachen in Frage.

Allgemeine Symptomatologie

Papillitis

Ophthalmoskopisches Bild. Hyperämie und ödematöse Schwellung des ganzen, nur wenig vergrößerten Papillendurchmessers. Papillengrenzen verwaschen. Papillengewebe nicht glasig durchscheinend, sondern leicht exsudativ getrübt. Gefäßtrichter frühzeitig verstrichen. Prominenz 1–2 Dioptrien (Abb. 13.6).

Funktionsverhalten. Der Funktionsausfall ist alarmierend frühzeitig. Der Grad der ophthalmoskopischen Veränderungen erlaubt jedoch keinen Rückschluß auf die Schwere der Funktionsstörungen. In der Regel sind zentrale *Sehschärfe* und *Adaptation* herabgesetzt. *Gesichtsfeld:* zentrale, parazentrale Skotome.

Differentialdiagnostisch sind von der Papillitis abzugrenzen: die Stauungspapille, die Pseudoneuritis und die Drusenpapille (vgl. Abb. 13.2).

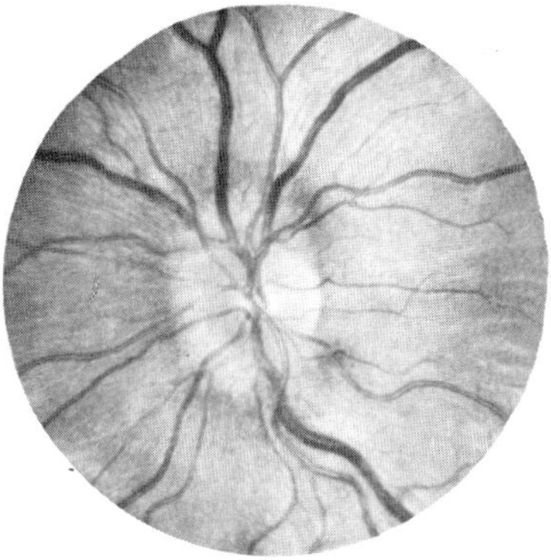

Abb. 13.6 Neuritis nervi optici (Papillitis).
Papille ödematös, hyperämisch, nach nasal unscharf begrenzt und 1,5 Dioptrien prominent. Gefäßtrichter verstrichen. Relatives Zentralskotom. Ätiologie unbekannt. (20 J. ♂)

Neuritis retrobulbaris

Bei der retrobulbär verlaufenden Erkrankungsform des Sehnerven hat man eine mehr *akute Form* mit meist einseitigem Befall und eine mehr *chronische Form*, zumeist beidseitig verlaufend, unterschieden. Nachfolgend soll die mehr *akut* verlaufende, bevorzugt *einseitig* auftretende und entzündlichen Charakter tragende Neuritis retrobulbaris abgehandelt werden.

Der *ophthalmoskopische Befund* steht im Gegensatz zum Funktionsausfall. Zu Beginn der Sehstörungen zeigt die Papille noch regelrechtes Verhalten. Erst Wochen später tritt infolge retrograder Degeneration eine Abblassung auf. Der Patient wird auf sein Leiden dann plötzlich aufmerksam, wenn die Herabsetzung der Sehfunktion auf einem zentralen Sehausfall (Abb. 13.7) beruht (Neuritis axialis). Der Funktionsausfall kann sogar bis zur praktischen Erblindung gehen (Querschnittsneuritis). Weitere Symptome sind Schmerzen im Kopfbereich, besonders in der Orbitagegend. Bei Augenbewegungen und Druck auf das Auge verstärken sich die Schmerzen, vermutlich durch Zerrung der sensiblen Durahülle. Das Nachlassen der Konstriktion der Pupille auf Belichtung gilt als frühdiagnostisches Zeichen (DUKE-ELDER). – Die temporale Abblassung kommt durch Atrophie des papillomakularen Bündels zustande (Abb. 13.8). Aber auch bei ganz gleichmäßigem Faserausfall kann durch die temporal hellere Papillenfarbe der Eindruck einer temporalen Abblassung entstehen. Papillenblässe und Sehschärfe stehen nicht immer in direkter Korrelation.

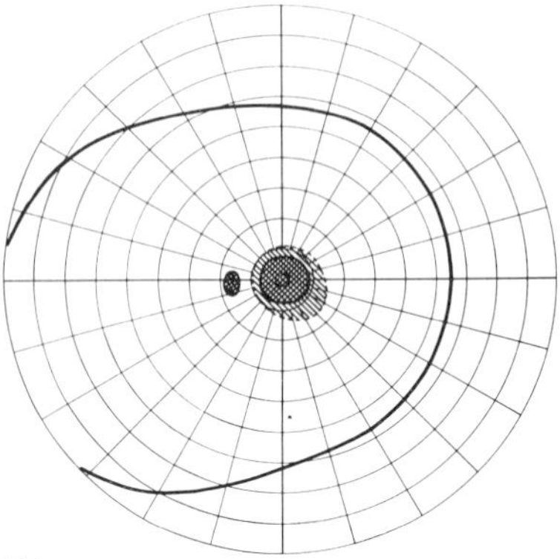

Abb. 13.7

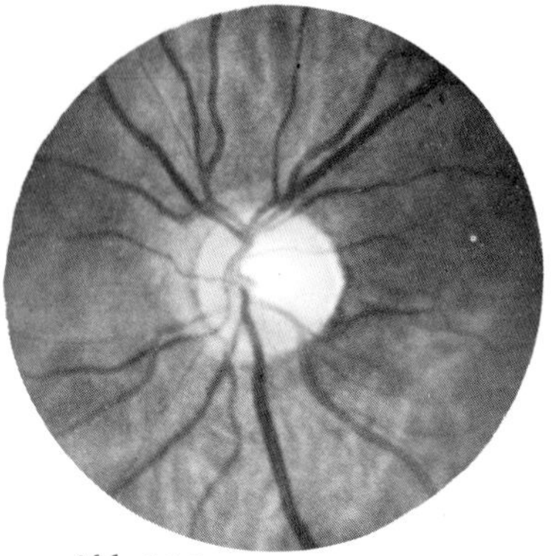

Abb. 13.8

Abb. 13.7 Zentralskotom bei retrobulbärer Neuritis. Absoluter Bereich: doppelt schraffiert. Relativer Bereich: einfach schraffiert. Visus: 2/50. (29 J. ♂)

Abb. 13.8 Temporale Abblassung bei multipler Sklerose. Papille scharf begrenzt, temporal blaß, nasal gut durchblutet. Zweites Rezidiv einer MS. Visus: 5/5. (39 J. ♂)

Spezielle Symptomatologie

Neuritis nervi optici bei der Entmarkungsenzephalitis (multiple Sklerose, Encephalomyelitis disseminata, Neuromyelitis optica)

Die multiple Sklerose ist die dominante Ursache der *Neuritis retrobulbaris.* Im akuten Stadium findet man – entsprechend dem Sehverfall – eine „amblyopische Pupillenträgheit". Es fehlen krankhafte Veränderungen im *ophthalmoskopischen Bild.* Erst später tritt die einfache atrophische Verfärbung der ganzen Papille ein (Abb. 13.9), seltener der temporalen Hälfte allein. Der Krankheitsherd sitzt in der Regel so weit papillenfern, daß Entzündung und Schwellung den überdies markscheidenfreien Sehnervenkopf nicht erreichen. Auch das stets vorhandene kollaterale Ödem im Herdgebiet gelangt nur selten zur Papille; es tritt daher überwiegend ophthalmoskopisch nicht in Erscheinung. Andererseits können in den nicht sehr zahlreichen Fällen von Papillenbeteiligung (*„Papillitis"*) die Schwellungserscheinungen am Sehnervenkopf auch gelegentlich einmal so hochgradig sein, daß eine „Stauungspapille" vorgetäuscht wird. – In 10 % der Fälle findet man eine auffallende Einscheidung der peripheren Netzhautvenen (Abb. 13.10).

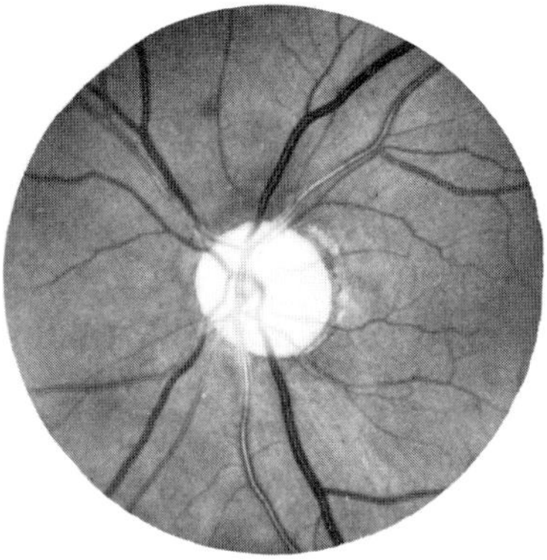

Abb. 13.9 Totale Sehnervenatrophie bei multipler Sklerose. Papille: Grenzen scharf, Farbe hellweiß (einfache Atrophie). „Einscheidungen" der Netzhautgefäße. MS seit 12 Jahren. Visus: 5/7,5. (35 J. ♂)

Die *multiple Sklerose* stellt die weitaus häufigste Ursache (60—70 %) der retrobulbären Neuritis dar. Darüber hinaus bildet die Sehnervenentzündung in etwa 15 % der Fälle das *Initialsymptom* der multiplen Sklerose. Der Zwischenraum bis zum Ausbruch allgemeiner Erscheinungen der multiplen Sklerose kann viele Jahre betragen. Überwiegend verläuft die Neuritis zunächst einseitig. Später kann sie auch das andere Auge befallen.

Meist ist ein *zentrales Skotom* ausgeprägt. Das papillomakulare Bündel ist bevorzugt befallen, da es funktionell hochdifferenziert und

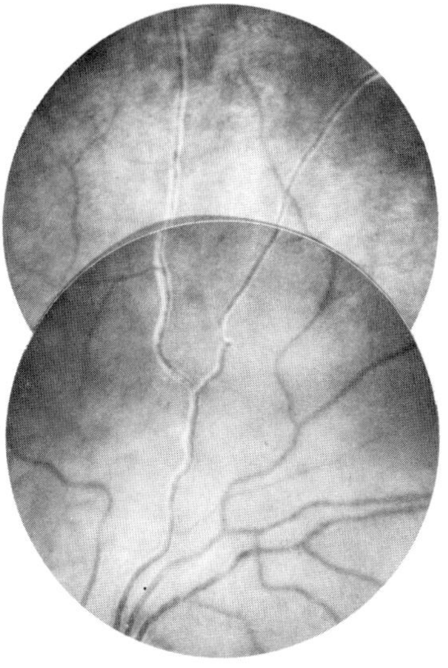

Abb. 13.10 Gefäßeinscheidungen bei multipler Sklerose. Fundusperipherie. MS seit 20 Jahren. (51 J. ♂)

besonders vulnerabel ist. Die Prognose quoad visum ist beim 1. Schub noch gut. Besserung tritt gewöhnlich in der 3.–4. Woche auf, so daß die Sehstörung dem Patienten mitunter gar nicht zum Bewußtsein kommt. Rezidive bleiben jedoch nicht aus.

Bei der *Encephalomyelitis disseminata* sind am Optikus die gleichen Entmarkungsherde anzutreffen wie bei der multiplen Sklerose.

Neuritis nervi optici bei Meningoenzephalitis

Meningitis tuberculosa. Seit durch die intrathekale INH-Streptomyzinbehandlung die Mortalität abnimmt, kommen Sehnervenleiden häufiger zur Beobachtung. Die Häufigkeit der Optikuserkrankungen wird zwischen 35 und 50 % angegeben. Optikusbefall bei Miliartuberkulose spricht für eine sich entwickelnde Meningitis. Das papillomakulare Bündel ist in jedem Fall vorzeitig einer toxischen Schädigung ausgesetzt. Durch Fortleitung der Entzündung treten auch öfter Veränderungen an der Sehnervenscheibe im Sinne einer Papillitis auf. Tritt eine Stauungspapille hinzu, so ist sie entweder Ausdruck eines toxischen Hirnödems oder eines entzündlichen Hydrozephalus.

Meningitis luica. Bei der luischen Meningitis oder Meningoenzephalitis sind es die chronisch granulierenden Entzündungen der Meningen der Schädelbasis, die zu Augensymptomen (Papillitis, Stauungspapille, Sehnervenatrophie, Augenmuskelparesen) führen.

Bei der *Lues congenita* kann der Sehnerv auf dem gleichen Erkrankungswege in Mitleidenschaft gezogen sein. Häufig finden sich chorioretinitische Veränderungen am Augenhintergrund, was die Entscheidung, ob der Sehnerv primär oder sekundär beteiligt ist, erschwert.

Arachnoiditis opticochiasmatica. Diese stellt eine Sonderform der meningitischen Neuritis nervi optici dar. Zugrunde liegt eine zirkumskripte Meningitis serosa der vorderen Schädelgrube.

Ätiologisch kommen die verschiedensten Ursachen in Betracht (Trauma, Nebenhöhlen-, Mittelohr- und Warzenfortsatzentzündung, Enzephalitis, multiple Sklerose, Tuberkulose, Lues, Grippe, *Leber*sche Erkrankung).

Im Vordergrund steht die Sehnervenschädigung im Chiasmabereich durch Membran-, Schwarten- oder Strangbildung.

Erstes Augensymptom ist – je nach dem Schweregrad – die beidseitige Sehstörung mit Zentralskotom, unregelmäßigem oder konzentrischem Gesichtsfeldausfall. *Ophthalmoskopisch* kommen beiderseitig entzündliche Papillenschwellung (Papillitis), Papillenatrophie mit und ohne scharfe Grenzen vor.

Therapie. *Allgemein:* Prednisonbehandlung, zusätzlich Versuch mit Resochin. *Lokal:* Cortison.

Neuropathie des Sehnerven

Hierunter fallen die sogenannten **„Intoxikationsamblyopien"**. Es handelt sich um jene toxischen Sehnervenleiden, die klinisch zwar unter dem Erscheinungsbild der retrobulbären Neuritis verlaufen, ohne daß jedoch Enzündungserscheinungen vorhanden sind. Auch heute noch ist deshalb mitunter der Ausdruck „chronische doppelseitige Neuritis retrobulbaris" in Gebrauch. Daß *keine Entzündung* vorliegt, bestätigt auch das histologische Bild mit primär degenerativer Atrophie der Sehnervenfasern und kompensatorischen Gliawucherungen. Das Fehlen des entzündlichen Agens hat LINDNER veranlaßt, die Bezeichnung *„Neuropathia nervi optici"* vorzuschlagen. Auf diese Weise kommt zum Ausdruck, daß die Neuritis retrobulbaris zwar klinisch ein umschriebenes Krankheitsbild darstellt, ätiologisch aber proteusartigen Charakter haben kann.

Tabak-Alkohol-Vergiftung

Die Tabak-Alkohol-Neuritis ist eine seltene Erkrankung. Zum Auftreten gehören 2 Hauptfaktoren: hoher Nikotingehalt, schlecht fermentierte Tabaksorten (feuchter, selbstgebauter Tabak), der Konsum minderwertiger, hochkonzentrierter Alkoholsorten im Verein mit reduziertem Allgemeinzustand.

Funktionelle Störungen. Schleichender Verlauf. Zentrales Skotom für Rot und Grün, später auch absolut für Weiß: „zentrozäkales Skotom".

Ophthalmoskopisches Bild. Blässe der schläfenwärtigen Papillenhälfte. In ausgesprochenen Fällen besteht das klassische Bild der temporalen Abblassung. Im rotfreien Licht ist die papillomakulare Nervenfaserzeichnung verwaschen bis fehlend (VOGT).

Methylalkoholvergiftung

Akuter Verlauf, schwere Allgemeinstörungen, Bewußtlosigkeit, Latenzzeit: 2—3 Tage. Mehrtägige, oft bleibende Erblindung. Verbleibt ein zur Untersuchung ausreichender Funktionsrest, so läßt sich ein querovales Zentralskotom mit Einschluß des blinden Flecks ermitteln.

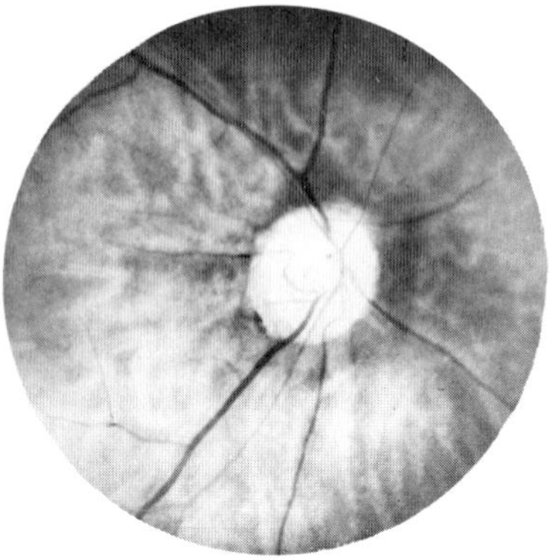

Abb. 13.11 Optikusatrophie bei Chininvergiftung. Papille hellweiß, durch Gewebsatrophie leicht eingesunken, unscharf begrenzt. Rarefiziertes Pigmentepithel, durchscheinende Aderhaut („Fundus tabulatus"). Netzhautarterien fadendünn, teilweise obliteriert. Aderhautgefäße mit breiten Wandnekrosen. Gesichtsfeld röhrenförmig eingeengt. Visus: 5/7,5. (31 J. ♀)

Ophthalmoskopisches Bild. Ödematöse Schwellung der Papille. Abhängig vom Intoxikationsgrad Übergang in Optikusatrophie mit meist unscharfen Grenzen. Bemerkenswert sind auffallende Wandveränderungen an den Zentralgefäßen.

Chininvergiftung

Das klinische Bild — vorwiegend nach Verwendung des Chinins als Abortivum — ist gekennzeichnet durch die vorübergehende Chininamaurose mit bleibender, hochgradiger konzentrischer Einengung des Gesichtsfeldes.

Die *ophthalmoskopische Untersuchung* ergibt krampfartige, extreme Engeinstellung der Netzhautarterien, ischämisches Ödem als Ausdruck der arteriellen Durchblutungsstörung, kirschroter Fleck in der Makula wie bei der Zentralarterienembolie. Nachfolgende Optikusatrophie mit extrem enggestellten Arterien (Abb. 13.11).

Gleiches Bild: Optochin-, Filix-mas-, Mutterkornvergiftung.

Therapie. Sofortige Magenspülung mit warmer aktiver Kohlelösung. Zur Gefäßerweiterung: Ronicol, Euphyllin oder Eupaverin forte i. v. Gegen das ischämische Ödem: Depot-ACTH i.m.

Autointoxikationen

Es genügt hier, die nur selten zur Beobachtung kommenden ätiologischen Faktoren aufzuzählen: Hautverbrennung, Diabetes, Gravidität, Laktation, Menstruationsstörungen.

Optikusatrophie

Die Atrophie des Sehnerven ist stets der Folge- und Endzustand von Krankheitsprozessen der peripheren Sehbahn. Jede Erkrankung im Sehnervenstamm, im Chiasma- oder Traktusbereich kann zur Atrophie führen. In jedem Falle stellt die Optikusatrophie eine sekundäre Erscheinung dar, gekennzeichnet durch Schwund der Sehnervenfasern und funktionellen Ausfall. Als vorgeschobene, isoliert verlaufende Bahn der weißen Hirnsubstanz kann der Fasciculus opticus aufsteigend *und* absteigend degenerieren. Mit seiner zerebralen Herkunft hängt die bedeutungsvolle, besondere Vulnerabilität des papillomakularen Bündels zusammen. Aber auch das nicht selten zu beobachtende Mißverhältnis zwischen Läsion und Folgezustand (Amsler) ist Ausdruck der geringen Regenerationsfähigkeit der Gehirnnerven.

Ophthalmoskopisches Bild. Weiße Papillenfarbe durch Schwund des Papillengewebes *und der Kapillaren*. Hervortreten und Verbreiterung der grauweiß getüpfelten Lamina cribrosa (nur bei blander Atrophie!). Ersatz der kapillarreichen *Nervenfaserschicht* durch Vermehrung des Zwischengewebes (undurchsichtiges, helles Glia- und Bindegewebe). Verödung und Rückbildung des papillaren Kapillarnetzes. Gelegentlich ist die atrophische Entfärbung auf die schläfenwärtige Papillenhälfte beschränkt. Handelt es sich um einen bleibend lokalisierten Farbenunterschied, dann liegt eine *temporale Abblassung* als Kennzeichen einer isolierten Atrophie des papillomakularen Bündels vor (vgl. Abb. 13.8).

Scharfe Papillengrenzen. Sicheres Zeichen für nichtentzündlichen Vorgang. Dies trifft zu für den Sehnervenschwund nach Kontinuitätstrennung, nach Druckatrophie, nach progressiver Atrophie bei Tabes dorsalis, bei hereditärer Optikusatrophie und auch nach papillenferner Neuritis retrobulbaris.

Netzhautgefäße. Regelrechtes Kaliber und Verlauf liegen bei der Querschnittstrennung vor. Überwiegend sind Verdünnung und Streckung der Blutsäule sowie Wandverdickungen. Die stärksten Grade arterieller Engstellung finden sich bei Chinin- und Optochinvergiftung; aber auch die retinitische Atrophie und die myope Dehnungsatrophie ist gekennzeichnet durch verdünnte und gestreckte Arterien.

Unscharfe Papillengrenzen. Entzündlicher Vorgang an der Papille oder Mitbeteiligung. Dies trifft in erster Linie für jede Form der Papillitis zu. Für die Stauungspapille dann, wenn eine rechtzeitige Druckentlastung nicht erfolgt und Atrophie eingetreten ist (vgl. Abb. 13.4).

Einfache Atrophie (mit scharfen Grenzen). Das gemeinsame Merkmal stellt die scharfe Begrenzung des Papillenrandes dar. Dabei ist die vollständige, die ganze Sehnervenscheibe betreffende Entfärbung oder *totale Atrophie* von der sektorenförmig oder teilweise entfärbten *partiellen Atrophie* zu unterscheiden. Ursächlich kommen in Frage:

Traumatische Optikusatrophie

Frakturen des Gesichtsschädels (Orbitalrand) oder Schädelbasis, selten Eindringen spitzer Gegenstände in die Orbita und Schußverletzungen. In den zuletzt genannten beiden Fällen kann es auch zum Abriß des Sehnerven vom Bulbus (Evulsio nervi optici) kommen. Sowohl die Totaldurchtrennung als auch die heftige Quetschung führen zur „ischämischen Nekrobiose".

Ophthalmoskopisch bietet sich nach 2—3 Wochen das Bild der deszendierenden totalen Atrophie des Sehnerven mit scharfen Papillengrenzen und normalem Gefäßverhalten (Abb. 13.12).

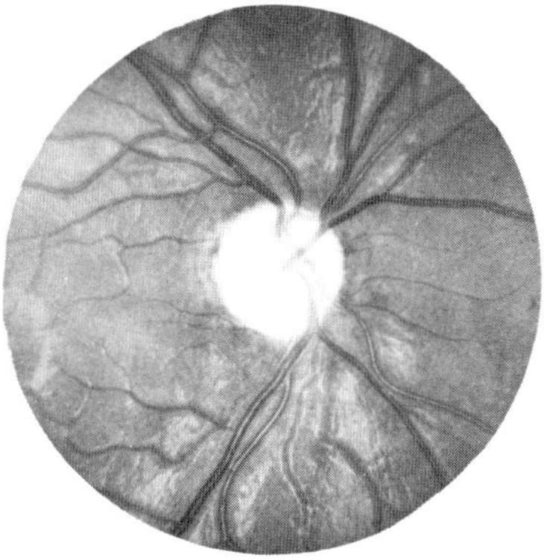

Abb. 13.12 Optikusatrophie nach Schädelbasisbruch (Fissur im Canalis opticus). Papille hellweiß, scharf begrenzt (blande Atrophie). Gefäße unauffällig. Unfall vor 3 Jahren. Visus: Amaurose (19 J. ♂)

Die Häufigkeit der Sehnervenschädigung nach Schädelverletzungen beträgt 1,5 %. In ¾ der Fälle beobachtet man bei Optikusläsion die unmittelbar eintretende amaurotische Pupillenstarre, die sich in den seltenen Fällen von Wiedergewinnung des Sehvermögens zurückbilden kann.

Therapie. Die Dekompression (operative Entlastung im knöchernen Sehnervenkanal) hat keine gesicherte Indikation. Der so früh wie möglich auszuführende Eingriff kann dann von Nutzen sein, wenn der Sehnerv durch Knochensplitter komprimiert ist, was sich der röntgenologischen Untersuchung entziehen kann. Aber auch beim einfachen Ödem des Sehnerven kann die Entlastung funktionsrettend sein.

Druckatrophie des Optikus

Zur blanden Atrophie des Sehnerven durch direkte Druckwirkung während seines intrakranialen Verlaufes führen in erster Linie Geschwülste, pathologische Gefäßprozesse und Wachstumsanomalien der Schädelknochen.

Geschwülste mit direkter Druckwirkung. In Betracht kommen Tumoren mit entsprechender Lagebeziehung zum Sehnerven im *Sellabereich* und der *Schädelbasis.* Bemerkenswert ist die Häufigkeit der primären Sehnervenatrophien bei raumfordernden Prozessen. Tönnis fand bei 3033 Hirntumoren in 60,2 % Stauungspapillen, in 14,8 % primäre Optikusatrophien. Bei blander Optikusatrophie ist daher stets auch differentialdiagnostisch eine primär absteigende Druckatrophie des Sehnerven in Erwägung zu ziehen.

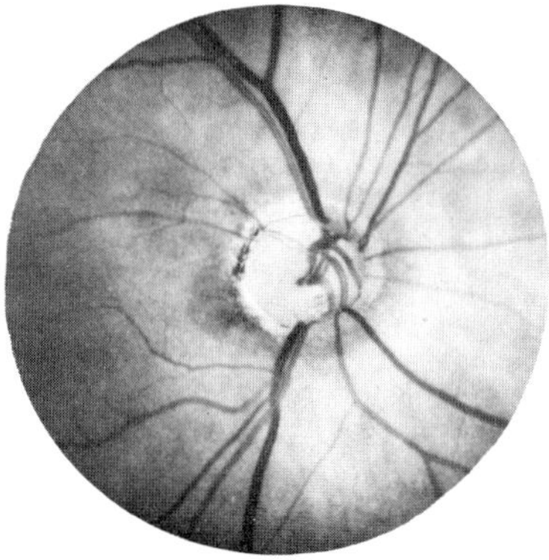

Abb. 13.13 Optikusatrophie beim Chiasmasyndrom. Papille scharf begrenzt, blaß. Tiefe, nach temporal randständige Exkavation. Durchscheinende Lamina cribrosa. Bitemporaler Gesichtsfeldausfall. Hypophysentumor. (48 J. ♀)

Subjektive Augensymptome. Die Klagen der Patienten betreffen zunächst die Sehverschlechterung an einem, oft viele Jahre später am zweiten Auge.

Objektive Augensymptome. Das klassische Chiasmasyndrom umfaßt die einseitig beginnende Abnahme der Sehfunktion, später den bitemporalen Gesichtsfeldausfall (vgl. Abb. 14.3) und die einseitig beginnende Sehnervenatrophie (Abb. 13.13). Gegenüber den extrasellären Geschwülsten ist von differentialdiagnostischer Bedeutung, daß die Gesichtsfeldausfälle der intrasellären Geschwülste vorwiegend symmetrisch temporal oben beginnen.

Ophthalmoskopisches Bild. Absteigende Atrophie zunächst der einen, oft Jahre später auch der anderen, scharf begrenzten Papille (Abb. 13.13). *Einseitige,* tiefe „physiologische" Exkavation kann daher erstes Frühzeichen sein. Eine der häufigsten augenärztlichen Fehldiagnosen ist die Deutung der einseitig beginnenden Papillenatrophie als einseitige (!) retrobulbäre Neuritis nervi optici. Seltenere Fehldiagnosen sind: chronisches Glaukom, Hypertonie im Übergang zur malignen Sklerose, Zustand nach Commotio cerebri, Asthenopie, Migräne.

Schädelanomalien mit direkter Druckwirkung: Am häufigsten findet sich Druckatrophie beider Optici beim *Turmschädel* (Turrizephalus). Die Augensymptome sind gekennzeichnet durch die Trias Exophthalmus, Schielstellung der Augen und Sehnervenatrophie. Sehnervenatrophie kommt weiter zur Beobachtung bei Dysostosis craniofacialis *(Crouzon)*, Akrozephalosyndaktylie *(Apert)*, Ostitis deformans *(Paget)*, Xanthomatose *(Schüller-Christian*sche Erkrankung).

Tabische Optikusatrophie

Das selten gewordene, progressiv in Form der primären Degeneration verlaufende Sehnervenleiden stellt ein Teilsymptom der Tabes dar. Gegenüber der prozentualen Wertigkeit der Kardinalsymptome: reflektorische Pupillenstörung (70 %), lanzinierende Schmerzen (85 %), *Romberg*sches Zeichen (88 %) und Fehlen der Sehnenreflexe (93 %), ist der Anteil der Optikusatrophie mit 15 % tatsächlich gering.

Funktionell ist bemerkenswert, daß sich die Papille schon kontrastreich in Form einer hellen, atrophischen Scheibe vom Rot des Augenhintergrundes abhebt, wenn der Patient über die ersten Sehstörungen klagt. Der Funktionsausfall setzt regelmäßig in der Peripherie ein. Es treten unregelmäßige periphere Ausfälle für Rot und Grün, später auch für Blau und Weiß auf. Der Ausfall wandert konzentrisch, manchmal sektorenförmig langsam zur Mitte hin. Dieser Vorgang erklärt, warum das zentrale Sehen über lange Zeit vom Verfall verschont bleibt.

Ophthalmoskopisches Bild. Die Papille zeigt bei der tabischen Optikusatrophie stets scharfe Grenzen, auffallend helle, weiße Farbe, die im Bereich der Tüpfelung der breit hervotretenden Lamina cribrosa zum Grauweiß hinwechselt. Die Gefäße sind zunächst unauffällig. Im Laufe der Zeit treten jedoch auch hier Wandveränderungen auf, und der Blutfaden verdünnt sich.

Vaskuläre Optikusatrophie

Bei der Arteriosklerose der großen Gefäße (A. carotis interna, A. ophthalmica) kann es zu einer allmählich verlaufenden, blanden Atrophie des Sehnerven kommen.

Eine weitere Manifestationsform der Arteriosklerose führt zum ophthalmoskopischen Bild der graugelblich-blassen Verfärbung der scharf begrenzten Sehnervenscheibe. Es handelt sich um die im höheren Alter vorkommende *„arteriosklerotische Optikusatrophie"*. Stets finden sich die Zeichen der Arteriolosklerose der Netzhautgefäße, z. T. mit und ohne Veränderungen der Netzhautmitte (dyshorische Herdchen, Makuladegeneration, Retinitis circinata) oder der Netzhautperipherie (lochförmige Depigmentierungen).

Ophthalmoskopisches Bild. Milchigtrübe, nur wenig prominente Schwellung des Papillengewebes. Es handelt sich um ein ischämisches Ödem, das zumeist über die Papillengrenzen tritt und das angrenzende Netzhautareal einbeziehen kann. Gleichzeitig können feinste papilläre und peripapilläre Blutungen bestehen. Stets bildet sich die ischämische Papillenschwellung in kurzer Zeit wieder zurück. Die Papille gewinnt ihre völlig scharfe Begrenzung wieder. Das Papillengewebe sinkt blaßatrophisch zurück. Die Papillengefäße sind ausgesprochen, oft dazu unregelmäßig verdünnt.

Funktionell ist das nichtentzündliche Sehnervenleiden, entsprechend dem Grad der Ischämie, begleitet von rasch sich entwickelnden, hochgradigen Sehstörungen. Der Prozeß kann in kurzen Zeitabständen beide Sehnerven betreffen. Der Funktionsverfall schreitet häufig, zumindest auf einem Auge, oft bis zur praktischen Erblindung fort.

Pathologisch-anatomisch liegt eine nutritive Störung des Sehnerven im Sinne arteriosklerotischer Entartung der pialen Gefäße des Optikus (RINTELEN) zugrunde.

Differentialdiagnostisch ist darauf zu achten, daß sich hinter der mehr oder minder akut einsetzenden Ischämie der Papille nicht eine *Optikomalazie* (KREIBIG) verbirgt, die unter dem klinischen Bild der *Arteriitis temporalis* (Riesenzellarteriitis) verläuft (vgl. S. 184).

Retinitische Optikusatrophie

Bei schweren Netzhaut-Aderhaut-Erkrankungen findet man nicht selten neben einer hochgradigen Verdünnung der Netzhautarterien eine „retinitische Optikusatrophie". Zwei Faktoren ergänzen das Krankheitsbild: die chronische Minderdurchblutung von Netz- und Aderhaut, gekennzeichnet durch das geringe Kaliber aller Gefäße und der allmähliche Untergang der großen Ganglienzellen der Netzhaut.

Ätiologisch kommen in erster Linie die Pigmentdegeneration (vgl. Abb. 12.37 der Netzhaut (Retinitis pigmentosa), die schweren Chorioretinitisfälle und die fortgeschrittenen Stadien der exzessiven Myopie in Betracht. Eine besondere hierher gehörende Gruppe bilden die toxischen Optikusatrophien nach Chinin-, Optochin- und Filix-mas-Vergiftung mit den extrem verengten Netzhautgefäßen (vgl. Abb. 13.11).

Glaukomatöse Optikusatrophie. Vgl. Glaukom, S. 155

Optikusatrophie nach Blutverlust

Bei schweren Blutverlusten, bevorzugt nach Magen-Darm-Blutungen, Blutungen bei Geburten und Aborten, jedoch kaum nach Verwundungen und Verletzungen, kann es in seltenen Fällen zu einer Atrophie des Sehnerven kommen.

Hereditäre Optikusatrophie

Ätiologie. Überwiegend rezessiver, aber auch dominanter Erbgang beobachtet.

Lebersche Optikusatrophie. Einfache virilhereditäre Erkrankung beider Sehnerven. Sie wird rezessiv-geschlechtsgebunden, möglicherweise auch dominant vererbt. Eintritt um das 20. Lebensjahr. Fast nur bei Männern.

Gegenüber der in den ersten Lebensjahren eintretenden, infantil-familiär komplizierten *Behr*schen Form ist bemerkenswert, daß keine weiteren Ausfälle im Zentralnervensystem hinzukommen („einfache" *Leber*sche Form).

Ophthalmoskopisch besteht das Bild der *retrobulbären Neuritis* bei nachfolgender Atrophie mit scharfen Grenzen. Funktionell führt ein Zentralskotom mit Gesichtsfeldeinschränkung innerhalb weniger Monate zu erheblicher Sehstörung, jedoch unter Erhaltung eines bleibenden Sehrestes. Beziehung zur Arachnoiditis opticochiasmatica wird vermutet.

Behrsche Optikusatrophie. Komplizierte infantil-hereditäre Erkrankung des Sehnerven. Manifestation im frühkindlichen Alter. Optikusatrophie beider Augen mit Absinken des Visus auf wechselnden, jedoch bleibenden Sehrest. Zentralskotom. *Funktionell* ist darüber hinaus eine vornehmliche Schädigung des Blaugesichtsfeldes (JAEGER) bemerkenswert. In leichten Fällen bestehen nasal gelegene, parazentrale Skotome oder eine Vergrößerung des blinden Flecks, in schweren Fällen Skotome mit Einbeziehung des Fixationspunktes. Das Elektroretinogramm ist regelrecht.

Komplikationen: *Friedreich*sche Ataxie, zerebrale Diplegie, amaurotische Idiotie, *Schilder*sche Hirnsklerose, *Pelizäus-Merzbacher*sche Erkrankung.

Postneuritische Atrophie (mit unscharfen Grenzen)

Im *ophthalmoskopischen Bild* sind die unscharfen Papillengrenzen das charakteristische Merkmal der postneuritischen Optikusatrophie.

Die Papille ist weißlich gefärbt; sie kann verschiedene Tönungen haben. Die Lamina cribrosa ist nicht sichtbar. Die Arterien sind verdünnt; es finden sich weiße Einscheidungen an den Zentralgefäßen (Abb. 13.14).

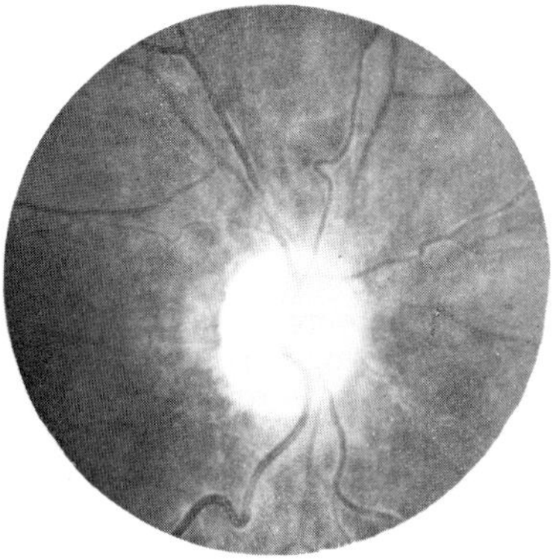

Abb. 13.14 Optikusatrophie bei Lues acquisita. Papille hellweiß, unscharf begrenzt. Wandverdickte Netzhautgefäße mit stellenweiser Einengung der Blutsäule. Infektion vor 21 Jahren. Visus: 1/25. (49 J. ♀)

Die postneuritische Optikusatrophie entwickelt sich anschließend an Prozesse, die sich durch Schwellung und unscharfe Begrenzung der Papille auszeichnen. Es kommen in erster Linie die *Papillitis* und die *Stauungspapille* in Frage.

Die *Prognose* der postneuritischen Optikusatrophie nach Papillitis ist günstiger als die der meisten einfachen Atrophien, da hier nur die Markscheiden degenerieren, die Achsenzylinder hingegen länger erhalten bleiben. Nach Abklingen des entzündlichen Prozesses bleibt in der Regel der atrophische Vorgang stationär, so daß ein weiterer Verfall der Funktion nicht mehr zu befürchten ist.

Mißbildungen und Anomalien der Papille

Markhaltige Nervenfasern. Vgl. S. 214

A. hyaloidea persistens, Canalis Cloqueti persistens

Als selten zu betrachten sind die verzögerte Rückbildung der Arterie oder das Erhaltenbleiben des fetalen Zustandes. Im ersten Fall handelt es sich um obliterierte Reste, die als *Mouches volantes* mitunter funktionell störend in Erscheinung treten. Im zweiten Fall ist die obliterierte A. hyaloidea mit ihren ebenfalls obliterierten Ästen erhalten.

Kolobome am Sehnerveneintritt

Im *ophthalmoskopischen Bild* ist im extremen Fall am Ort des Sehnerveneintritts eine große, weiße steilrandige Vertiefung erkennbar. Sind diese Veränderungen nur gering, so handelt es sich um die sogenannten Coni in heterotypischer Richtung.

Tumoren des Sehnerven

Die echten Tumoren der Papille sind ungewöhnlich selten; sie haben im allgemeinen 3 Entstehungsursachen:

Primäre Tumoren (Melanome, Sarkome, Angiosarkome, Karzinome, Fibrome, Peri-, Endotheliome, Neurozytome). — *Metastasen.* — *Phakomatosen* (Morbus *Bourneville* — tuberöse Hirnsklerose; Neurofibromatose *Recklinghausen; Hippel-Lindau*sche Krankheit; *Sturge-Weber*sche Krankheit).

Differentialdiagnostisch kommen in Betracht: Drusen, Reste der A. hyaloidea, Zystizerken, Tuberkulose, Gummen, entzündliche Pseudotumoren.

Die *Tumoren des Sehnerven* im engeren Sinne kommen im ganzen betrachtet ebenfalls ausgesprochen selten vor. Es handelt sich überwiegend um Gliome und Meningeome.

Das Gliom ist die weitaus häufigste Sehnervengeschwulst; es kommt ungefähr 5mal häufiger vor als das Meningeom. Durch seine Lokalisation bedroht es unmittelbar das Sehvermögen des betroffenen Auges, durch das gehirnwärts fortschreitende Wachstum das Leben des Patienten.

Hauptsymptom. *Protrusio bulbi in axialer Richtung.* Sie entwickelt sich langsam, allmählich, ohne Schmerzen. Motilitätsstörungen fehlen; denn die Geschwulst liegt im Muskeltrichter und zeigt keine Tendenz zur Infiltration von Muskeln oder Nerven der Orbita (Abb. 13.15).

Der *ophthalmoskopische Befund* zeichnet sich durch *Stauungspapille* oder *Optikusatrophie,* durch *Netzhautfältelung* oder auch durch vollkommen normale Verhältnisse aus.

Röntgenologische Untersuchung. Wichtige Hinweise ergibt die Spezialaufnahme des Foramen opticum nach *Rhese-Goalwin.* Bei den Sehnerventumoren findet sich meist eine *einseitige Erweiterung* des Foramen opticum.

Das *Gesichtsfeld* zeigt bei Optikustumoren regelmäßige konzentrische Einengungen. Für Beteiligung des Chiasmas bei einseitig nachgewiesenen Optikustumoren spricht beiderseitiger Gesichtsfeldausfall.

Die *Prognose* der Optikusgliome ist quoad vitam gut, die der Chiasmagliome naturgemäß weniger günstig.

Therapie. Transfrontale Freilegung der Sehnervengegend. Liegt ein Optikusgliom vor, kann dieses meist mit Erhaltung des Augapfels nach Wegnahme des Orbitaldaches reseziert werden.

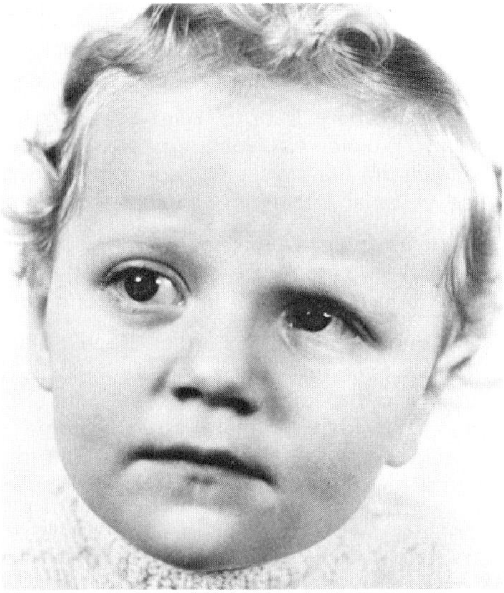

Abb. 13.15 Optikusgliom *rechts. Rechts*seitige Protrusio bulbi (4 mm). Fundus: Optikusatrophie. Rö-Schädel: Auftreibung des rechten Foramen opticum. Histologisch: Optikusgliom. (4 J. ♀)

Zusammenfassung

Bei zahlreichen Augen- und Allgemeinleiden kommt der Beurteilung der Papille entscheidende Bedeutung zu. Bei der Untersuchung sollte man daher streng auf die folgenden 5 Kriterien achten: *Größe* und *Form, Grenzen, Farbe, Gefäßtrichter, Niveau.*

Stauungspapille. Die ersten Zeichen, Hyperämie und glasige Schwellung durch Stauungsödem, zeigen sich zuerst in der nasalen Papillenhälfte. Erst später folgt die temporale Papillenhälfte nach. Im Vollbild klettern die prall gestauten Venen zum pilzförmig in den Glaskörper ragenden Papillenrand hoch und von da in den Gefäßtrichter hinab.

Der unscharf gewordene Papillenrand ist allseits ödematös verbreitert und überragt den Rand des Skleralloches wie ein Fluß, der über seine Ufer getreten ist. Der Gefäßtrichter verengt sich zwar, schließt sich jedoch erst spät. Die volle Funktion bleibt bemerkenswerterweise über viele Monate erhalten.

In $^{2}/_{3}$ der Fälle liegt die Ursache der Stauungspapille in einem raumfordernden Prozeß. Ausnahmen machen Sellatumoren, die ohne Stauungszeichen zur absteigenden Druckatrophie des Sehnerven führen.

Sehnervenentzündung. Die Sehnervenentzündung kann in Form der Papillitis oder der retrobulbären Neuritis auftreten.

Die *Papillitis* ist gekennzeichnet durch das peripapilläre Ödem, das Exsudat im Gefäßtrichter und die Stase im Kapillarnetz. Im Gegensatz zur Stauungspapille: sofortiger hochgradiger Verfall der Funktion, Verschluß des Gefäßtrichters durch Exsudat, geringere Prominenz.

Die *retrobulbäre Neuritis* zeigt bei raschem Verfall der Funktion in den ersten 3 Wochen ein völlig normales Papillenbild. Erst nach 3 Wochen setzt langsam die temporale Abblassung ein. Häufigste Ursache: multiple Sklerose, seltener Intoxikationen (Tabak, Alkohol, Chinin u.a.).

Optikusatrophie. Der N. opticus (Fasciculus opticus) kann auf- und absteigend degenerieren. Weiterhin ist bemerkenswert, daß die Optikusatrophie je nach ihrer Ätiologie scharfe oder unscharfe Grenzen zeigt.

Das Kennzeichen aller Formen der Optikusatrophie ist die weiße Papillenfarbe. *Scharfe Grenzen,* mit deutlichem Sichtbarwerden der Siebplatte (Lamina cribrosa), entstehen bei allen *nichtentzündlichen* Optikusatrophien, z. B. nach Trauma, Druckatrophie (Sellatumor!), Tabes dorsalis (absteigende Atrophie!), hereditäre Sehnervenleiden, papillenferne Neuritis retrobulbaris, Glaukom.

Unscharfe Grenzen entstehen z. B. nach allen *entzündlichen* Prozessen des Sehnerven (Papillitis, Begleitneuritis juxtapapillaris), aber auch nach lange bestehender Stauungspapille, ohne rechtzeitige Druckentlastung.

Tumoren des Sehnerven. Hauptsymptom ist die Vordrängung des Augapfels in axialer Richtung. Wichtige Hinweise gibt die röntgenologische Darstellung des Sehnervenkanals.

KAPITEL 14

Sehbahn

Allgemeines

Die „Sehbahn" setzt sich aus folgenden Gliedern zusammen: N. opticus (Fasciculus opticus), Chiasma, Tractus opticus, lateraler Kniehöcker (primäres Sehzentrum), Sehstrahlung, Sehrinde (kortikales Sehzentrum). Diese Bahn dient ausschließlich *optischen Zwecken.* Neuere Untersuchungen haben darüber hinaus ergeben, daß daneben eine zweite Bahn besteht, die vom Chiasma abzweigt und Lichtreize dem Zwischenhirn-Hypophysen-System vermittel. Ein stimulierender Einfluß von Lichtreizen auf vegetativ-endokrine Vorgänge ist im Tierversuch, auf Stoffwechselabläufe beim Menschen nachgewiesen. Zur Unterscheidung dieser beiden Bahnen erscheint es aus funktionellen Gründen zweckmäßig, von einem *„optischen Anteil"* (Abb. 14.1) und von einem *„energetischen Anteil"* (Hollwich, Abb. 14.2) der Sehbahn zu sprechen. In diesem Zusammenhang sei auf die Ausführungen auf S. 1 verwiesen.

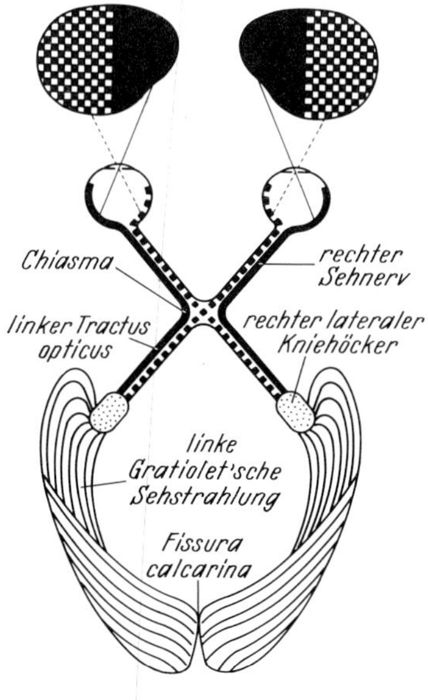

Abb. 14.1 Sehbahn mit zugehörigen Gesichtsfeldern (schematisch)

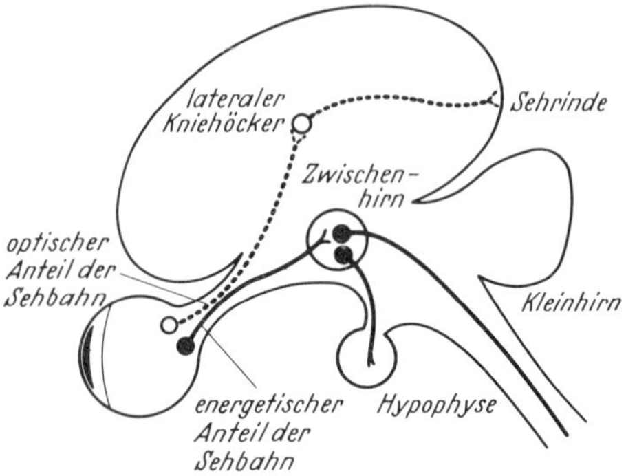

Abb. 14.2
„Energetischer Anteil" der Sehbahn (schematisch)

Erkrankungen der Chiasmagegend

Allgemeines. Hypophysentumoren führen wegen der engen Nachbarschaft des Türkensattels zur darüberliegenden Sehnervenkreuzung frühzeitig zur Druckschädigung der Sehnerven. Sehstörungen sind daher Frühsymptome, die erfahrungsgemäß viele Patienten zuerst zum Augenarzt führen. Bei 100 histologisch bestätigten Hypophysenadenomen fand Nover präoperativ 53mal eine totale Atrophie und 35mal eine partielle (temporale) Abblassung.

Ätiologie. Intra-, supra- und paraselläre Tumoren der Hypophyse (Hypophysenadenom, Kraniopharyngeom, Meningeome des Tuberculum sellae, Olfaktoriusmeningeome, Keilbeinflügelmeningeome, Chiasmagliome). Tumoren der mittleren Schädelbasis. Arachnoiditis optico-chiasmatica, Aneurysma der A. carotis interna.

Läsionen im Chiasmabereich unterscheiden sich von solchen des Sehnerven durch Ausfälle der Sehfunktion *beider* Augen. Erkrankungen der Sehnervenkreuzung sind gekennzeichnet durch das *Chiasmasyndrom.*

Symptomatologie. Diese wird bestimmt durch die Tatsache, daß jede Läsion im Chiasmabereich infolge der Sehnervenkreuzung zu Funktionsauställen führt, die in unterschiedlicher Ausprägung *beide* Sehnerven und *beide* Gesichtsfeldhälften betreffen. Das typische *Chiasmasyndrom* umfaßt die *Abnahme der Sehfunktion,* den *bitemporalen Gesichtsfeldausfall* (Abb. 14.3) und die *Sehnervenatrophie.* Hinzu kommen destruierende Veränderungen der Sella turcica (Abb. 14.4) sowie endokrine Funktionsstörungen. Gegenüber den extrasellären Geschwülsten ist von differentialdiagnostischer Bedeutung, daß die Gesichtsfeldausfälle der intrasellären Geschwülste vorwiegend symmetrisch temporal oben beginnen.

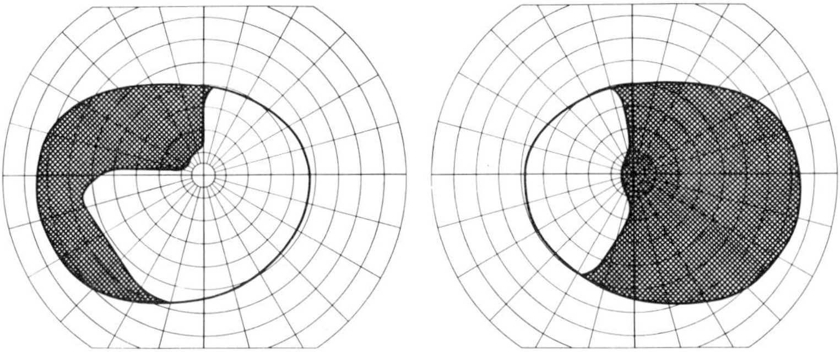

a b

Abb. 14.3 Bitemporale Hemianopsie beim Hypophysentumor. a) *Linkes* Gesichtsfeld: Vollständiger Ausfall des temporal-oberen, teilweiser des temporal-unteren Quadranten. Visus: R = 1/10 p, L = 5/7,5 p. Operationsbefund: walnußgroßer Sellatumor. Histologisch: chromophobes Adenom der Hypophyse. (53 J. ♂). b) *Rechtes* Gesichtsfeld: Temporale Hemianopsie mit Einbeziehung des Fixierpunktes

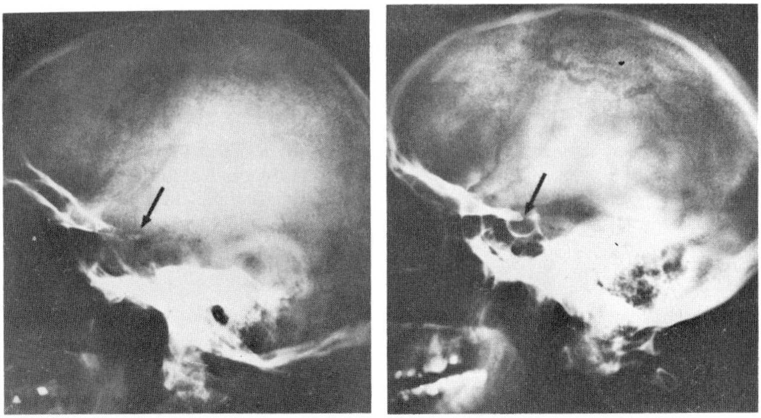

a b

Abb. 14.4 Gleicher Paient wie Abb. 14.3. a) Röntgenbild: Völlig destruierte Sella turcica (Pfeil), mit fehlender Kontur. b) Zum Vergleich. Normal große Sella turcica (Pfeil), mit scharfer Kontur

Bei der zuerst einseitig einsetzenden absteigenden Atrophie der scharf begrenzten Papillen (Abb. 14.5) kann eine tiefe „physiologische" Exkavation über Jahre hindurch das erste Frühzeichen sein.

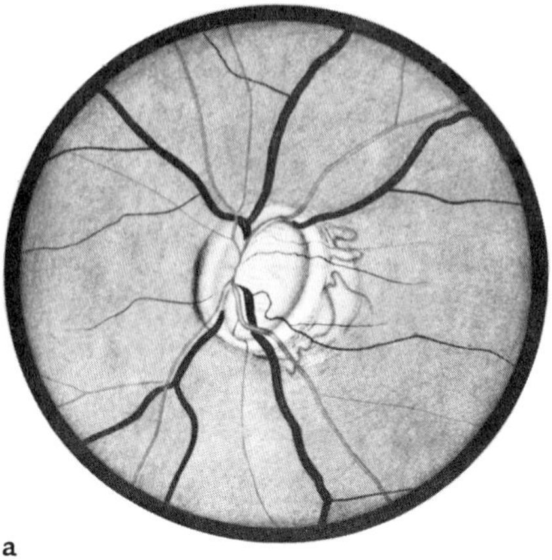

a

Weiter ist wichtig zu beachten, daß Papillenblässe und Ausmaß der Herabsetzung der zentralen Sehschärfe nicht immer übereinstimmen. Eine der häufigsten Fehldiagnosen ist die Deutung der einseitig beginnenden Papillenatrophie als „retrobulbäre Neuritis".

Therapie. Operation. Bei Inoperabilität: Röntgenbestrahlung.

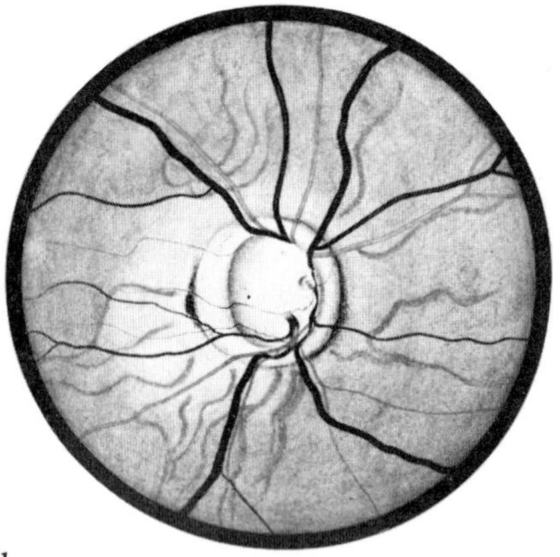

b

Abb. 14.5 Gleicher Patient wie Abb. 14.3.

a) *Linker* Fundus: Scharf begrenzte, blasse Papille. Nach temporal exkaviert, nasal noch erhaltenes Papillengewebe. (Umgekehrtes Bild).

b) *Rechter* Fundus: Papille in toto blaß-atrophisch, tief exkaviert

Erkrankungen der Sehbahn zentral vom Chiasma

Ätiologie und Symptomatologie. Erkrankungen des Traktus durch Tumoren (Stirnhirn, Schläfenlappen, Thalamus, Vierhügelgegend, Hirnbasis). Basale Meningitis, Aneurysmen u. a. führen zu homonymer Hemianopsie oder hemianopischen Quadrantendefekten, hemianopischer Pupillenstarre und Monate später folgender beidseitiger unterschiedlicher Papillenabblassung. Erkrankungen des äußeren Kniehöckers sind selten.

Erkrankungen der *intrazerebralen Sehbahn* durch Tumoren des Parietal- und Okzipitallappens (Stauungspapille!), Abszesse, Blutungen, Erweichungen führen zu homonymer Hemianopsie.

Erkrankungen der *Sehrinde* durch Blutungen, Erweichungen, Verletzungen führen ebenfalls zu homonymer Hemianopsie mit Aussparung des makularen Sehens (Abb. 13.5 a). Bei Erblindung durch Ausfall des Sehzentrums tritt *Rindenblindheit* unter Erhaltung der Pupillenreaktion bei normalem Papillenbefund ein. *Seelenblindheit* (optische Agnosie) oder die Unfähigkeit, gesehene Gegenstände bzw. Personen zu bezeichnen, tritt ein bei kombinierter Läsion von Okzipital- und Parietallappen.

Augenmigräne (Migraine ophtalmique)

Diese beruht auf einer temporären spastisch-atonischen Durchblutungsstörung der Sehrinde mit einseitig parazentral beginnendem Flimmerskotom. Unter Zunahme der Größe des bogenförmigen Skotoms schließen sich zackenartig aneinandergereihte Lichtblitze zu einem Halbkreis, der sich allmählich immer weiter vom Fixierpunkt entfernt. Die Lichtfigur ändert bei Lidschluß zwar die Farbe, bleibt aber unverändert undulierend bestehen.

Therapie. Vermeidung von Blendung, Streß. Medikamentöse Dauerbehandlung im Intervall mit gefäßerweiternden Mitteln (Moloid, Hydergin, Depotpadutin, Ronicol). Bei beginnendem Anfall versuchsweise koffeinhaltige analgetische Mischpulver.

Zusammenfassung

Im Verlaufe der Sehbahn, welche die ganze Schädelbasis durchzieht, können mannigfache Störungen auftreten. Der Nachweis geschieht mit Hilfe der Gesichtsfelduntersuchung (Perimetrie, z. B. nach *Goldmann).* In der Tumordiagnostik spielt die Gesichtsfelduntersuchung eine wichtige lokalisatorische Rolle. Tumoren im Chiasmabereich führen zur absteigenden Atrophie des Sehnerven, jedoch im Parietal-, Okzipital- und Kleinhirn zur Stauungspapille.

KAPITEL 15

Pupille

Allgemeines

Die Pupillenbewegungen erfolgen unwillkürlich durch zwei vegetativ innervierte glatte Muskeln. Der M. *sphincter pupillae* ist der stärkere von beiden. Seine parasympathischen Faserzüge gelangen mit dem N. oculomotorius zum Augapfel. Dort zweigen sie als Radix brevis des Ganglion ciliare ab und gelangen mit den hinteren kurzen Ziliarnerven zum Schließmuskel der Pupille. Der M. *dilatator pupillae* erhält seine sympathischen Faserzüge vom Centrum ciliospinale *Budge,* das am Übergang vom Hals- zum Brustmark liegt. Über die Halssympathikuskette und die Carotis interna gelangen sie in die Orbita. Dort zweigen sie als Radix media (sympathica) des Ganglion ciliare ab und gelangen mit den hinteren kurzen Ziliarnerven zum Erweiterungsmuskel der Pupille.

M. sphincter und M. dilatator pupillae stehen überdies in Abhängigkeit von sympathischen und parasympathischen Arealen des Hypothalamus (Karplus und Kreidl, Hess). Darüber hinaus ist die Pupillenbeeinflussung durch supranukleare und zentrale Bahnen gegeben: Experimentelle Reizung der Hirnrinde führt zur Pupillenerweiterung.

Physiologisches Pupillenverhalten

Hier ist zu beachten: Pupillenweite. Direkte und indirekte (konsensuelle) Lichtreaktion. Naheinstellungs- oder Konvergenzreaktion. Am zweckmäßigsten prüft man diese Reaktion bei Tageslicht. Deckt man beide Augen ab, so erweitern sich die Pupillen unter der deckenden Hand. Deckt man erst ein Auge ab, so erfolgt prompt die direkte Verengung der Pupille auf Licht. Den gleichen Vorgang kann man an der zweiten Pupille wiederholen. Bei der Prüfung der indirekten oder konsensuellen Reaktion setzt man den Patienten am besten halb vom Fenster abgewendet. Deckt man das dem Fenster näherliegende Auge ab und wartet eine halbe Minute, so erweitert sich die nicht abgedeckte Pupille etwas. Deckt man das verdunkelte Auge auf, dann löst der Lichteinfall auch am offen belassenen zweiten Auge eine deutlich wahrnehmbare Verengung, die sogenannte indirekte oder konsensuelle Reaktion aus.

Lichtreaktionen

Die *direkte Lichtreaktion,* d. h. die Pupillenverengung auf *beiden* Augen, kommt durch Belichtung der Netzhaut zustande. Die pupillomotorische Erregbarkeit nimmt von der Fovea zur Netzhautperipherie rasch ab. Entsprechend der vegetativen Innervation verläuft die Pupillenverengung relativ langsam. Sie setzt nach einer Latenzzeit von etwa 0,2 Sek. ein und erreicht nach rund 1 Sek. ihr Maximum in Form der konzentrisch erfolgenden Miosis.

Die *indirekte Reaktion* kommt „konsensuell", d. h. durch Übertragung des Lichtreizes vom belichteten auf das nichtbelichtete Auge zustande. Die gegenseitige Auslösung erfolgt durch Verbindung jedes einzelnen Auges mit *beiden* Sphinkterkernen (Abb. 15.1). Bei Erblindung eines Auges ist die indirekte Reaktion am anderen sehtüchtigen Auge nicht mehr auslösbar.

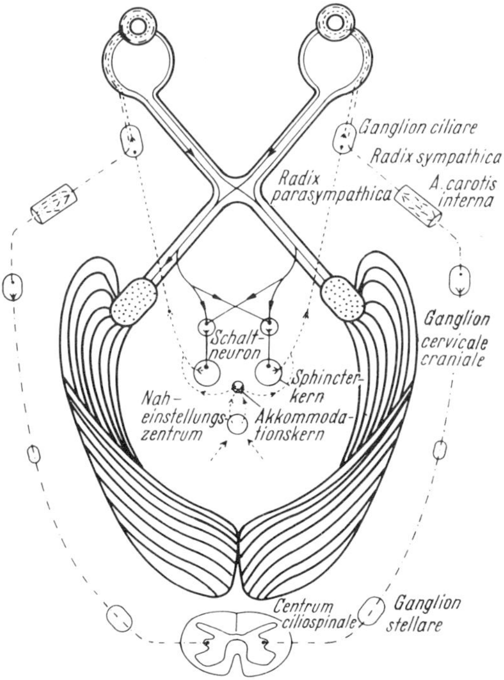

Abb. 15.1 Schematische Darstellung der Pupillenbahn

Naheinstellungsreaktion

Die Naheinstellungs- oder Konvergenzreaktion erfolgt durch binokulare Fixation eines nahegelegenen Gegenstandes. Sie tritt in Form einer gleichmäßigen konzentrischen Miosis beider Augen ein. Bei Wiederaufnahme des Fernblickes erweitern sich die Pupillen beider Augen. Es handelt sich bei der Naheinstellungsreaktion um eine „Mitbewegung", d. h., die Miosis ist an die gleichzeitig erfolgende Konvergenz und Akkommodation gekoppelt.

Erweiterungsreaktion

Die Pupille kann sich *passiv* oder *aktiv* erweitern. Die passive Erweiterung erfolgt als Dunkelerweiterung, wenn der Sphinktertonus nachläßt. Die aktive tritt ein durch sensible (z. B. Schmerz), sensorische (z. B Geräusche) und psychische Reize (z. B. Schreck). Diese Reize sind es auch, die neben den Lichtreizen und dem wechselnden vegetativen Tonus ein dauerndes Pupillenspiel unterhalten.

Pharmakologie

Mydriasis lösen aus: Kokain, Adrenalin, Mydriatikum „Roche", Veritol „Knoll", Mydrial „Winzer" durch Sympathikusreizung (Sympathikomimetika), Atropin, Homatropin, Scopolamin durch Parasympathikuslähmung (Parasympathikolytika).

Miosis lösen aus: Pilocarpin, Eserin, Prostigmin, Mintacol, Tosmilen, Acetylcholin, Histamin durch Parasympathikusreizung, Ergotamin, Yohimbin durch Sympathikuslähmung.

Pathologisches Pupillenverhalten

Amaurotische Pupillenstarre

Bei Erblindung eines Auges fallen gleichzeitig mit den visuell-sensorischen auch die gemeinsam verlaufenden pupillomotorischen Fasern aus (Tab. 9).

Absolute Pupillenstarre

Es ist neben der direkten und indirekten auch die Naheinstellungsreaktion vermindert. Liegt eine „totale Starre" vor, so sind alle Reaktionen aufgehoben. Die Pupillenstörung entwickelt sich allmählich.

Tabelle 9 **Pathologisches Verhalten der Pupillen**

Pupillenstörung	Seh-funktion	Pupillenweite	Pupillenreaktion direkt	Pupillenreaktion indirekt	Pupillenreaktion Naheinstellung
1. amaurotische Starre	–	mittelweit	–	+	+
2. reflektorische Starre					
a) *Argyll-Robertson*-Zeichen	+	untermittelweit bis eng (< 3 mm)	–	–	+++ (extreme Miosis)
b) Vierhügelstarre	+	übermittelweit bis weit	–	–	+
3. absolute Starre	+	übermittelweit entrundet	–	–	–
4. sympathische Miosis	+	eng	(+)	(+)	+

Die Schädigung kann in allen Abschnitten der absteigenden Pupillenbahnen liegen.

Ätiologie. Lues (Lues cerebrospinalis, juvenile Paralyse, progressive Paralyse, Tabes dorsalis). Entzündungs- oder Gefäßerkrankungen im Okulomotoriuskerngebiet oder Leitungsunterbrechung im Verlaufe des N. oculomotorius. Schädelbasisbruch (prognostisch ungünstig). Intoxikation. Botulismus.

Reflektorische Pupillenstarre

Beim *Argyll-Robertson*schen Phänomen liegt eine bis zur Aufhebung gehende Herabsetzung der direkten *und* indirekten Lichtreaktion vor. Bemerkenswert ist die überschießende Naheinstellungsreaktion, die bis zur extremen Miosis der meist leicht entrundeten Pupillen gehen kann. Bei einseitigem Befall entwickelt sich durch „Reizmiosis" der kranken Seite eine Anisokorie (Abb. 15.2). Aufgehoben sind die Erweiterungsreaktionen auf sensible, sensorische und psychische Reize sowie auf Dunkelheit, erhalten das Lidschlußphänomen. Ansprechbarkeit der Miosis auf Kokain, weniger auf Atropin.

Ätiologie. Reflektorische Starre *mit* Miosis: Tabes dorsalis, seltener progressive Paralyse. Reflektorische Starre *ohne* Miosis: Tumoren der Vierhügelgegend.

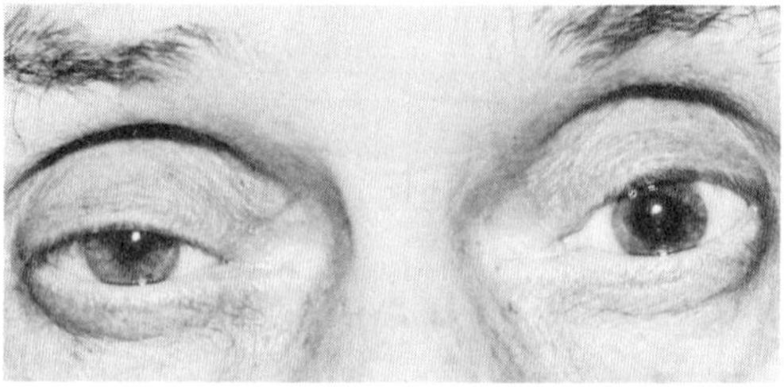

a

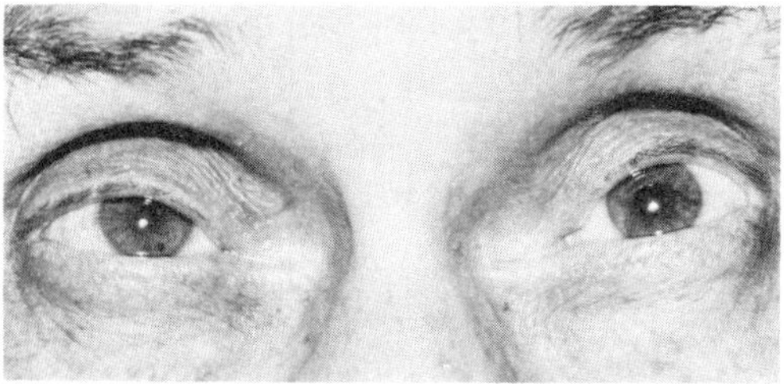

Abb. 15.2
Einseitige reflektorische Pupillenstarre mit Anisokorie.
a) *Rechte* Pupille untermittelweit („Reizmiosis"), entrundet, lichtstarr. *Linke* Pupille rund, mittelweit, erhaltene Lichtreaktion. Tabes, Infektion vor 32 Jahren.
b) Bei Naheinstellung (Blick auf den eigenen, leicht erhobenen Zeigefinger): *Rechts* überschießende, *links* normale Konvergenzmiosis (63 J. ♂)

Pupillotonie

Ätiologie. Meist angeboren oder in der Jugend zutage tretende, ungeklärte Störung, deren Ansprechbarkeit sich durch Strychnin vorübergehend bessern läßt.

Überwiegend einseitige tonische Verzögerung aller Reaktionen: Die mydriatische Pupille reagiert primär weder auf Licht noch auf Naheinstellung. Das Eintreten der genannten Reaktionen erfolgt wurmförmig. Der Endwert der Pupillenverengung wird oft erst nach Minuten erreicht. Ebenso verzögert ist die Rückkehr zur Ausgangsweite. Gleichzeitig kann auch die Akkommodation tonisch verzögert verlaufen. Die tonische Pupille ist darüber hinaus durch erhöhte Ansprechbarkeit auf Kokain und Pilocarpin und Mecholyl gekennzeichnet. Fehlen die Patellar-Sehnenreflexe, so liegt ein *Adie*-Syndrom vor.

Anisokorie

Ungleiche Pupillenweite bei intaktem Reaktionsverhalten ist eine seltene angeborene Anomalie. Auf jeden Fall ist durch sorgfältige Prüfung einschließlich des pharmakodynamischen Verhaltens eine pathologische Anisokorie durch Augen-, neurologische oder interne Erkrankung auszuschließen.

Zusammenfassung

Die Pupillenbewegung erfolgt unwillkürlich. Die parasympathischen Faserzüge des M. sphincter pupillae gelangen mit dem N. oculomotorius, die sympathischen des M. dilatator pupillae mit dem Grenzstrang des N. sympathicus zum Augapfel. Beim pathologischen Pupillenverhalten (vgl. Tab. 9) unterscheiden wir *amaurotische, reflektorische, absolute* Starre und die *sympathische* Miosis (*Horner*-Syndrom!).

KAPITEL 16

Augenhöhle (Orbita)

Allgemeines

Die Augenhöhle ist ein nach vorn offener Trichter mit nach außen divergierender Achse. Vom Rauminhalt der Orbita (30 mm^3) beansprucht der Augapfel lediglich einen Bruchteil: nämlich etwa ein Viertel. Der übrige Raum wird vom orbitalen Teil der Tränendrüse, dem Sehnerven, den Augenmuskeln, dem M. orbitalis, den Nerven und Gefäßen und — zum größten Teil — vom fetthaltigen Bindegewebe ausgefüllt.

Die Orbita ist so gleichmäßig ausgefüllt, daß jede Verengung ihrer knöchernen Wand oder Zunahme ihres Inhaltes den Augapfel unter Erweiterung der Lidspalte nach vorn (Protrusio bulbi, Exophthalmus) drängt. Verringerung des Inhaltes durch Schwund des orbitalen Fettgewebes. Bruch des Orbitalbodens oder Lähmung des glatten Orbitalmuskels (*Horner*-Syndrom) lassen ihn unter Verengerung der Lidspalte zurücksinken (Enophthalmus).

Das überwiegende *Leitsymptom* der Erkrankung der Orbita ist der *Exophthalmus* mit oder ohne Störung der Beweglichkeit des Augapfels. Hier kommen neben den angeborenen Schädelfehlbildungen vor allem entzündliche Affektionen, endokrine Störungen *(Basedow)* sowie Tumoren des Orbitalinhaltes in Betracht. — Demgegenüber tritt der *Enophthalmus* zahlenmäßig weit zurück.

Exophthalmus

Schädelfehlbildungen

Im wesentlichen handelt es sich um Ossifikationsstörungen, die das Lumen der Orbita verkleinern. So bewirkt die vorzeitige Synostose der Kranz- und Pfeilnaht beim *Turmschädel* (Akrozephalus, Turrizephalus) Verflachung der Orbita mit Exophthalmus (Abb. 16.1), Divergenzstellung der Bulbi, Stauungspapille oder Optikusatrophie. Beidseitiger Exophthalmus besteht auch bei der *Dysostosis craniofacialis (Crouzon)* mit hohem Schädel, Papageiennase, Hypertelorismus, d. h. weitem Orbitaabstand (Abb. 16.2). Auch die *Dysostosis mandibulofacialis (Franceschetti)* kann neben weitem Augenabstand,

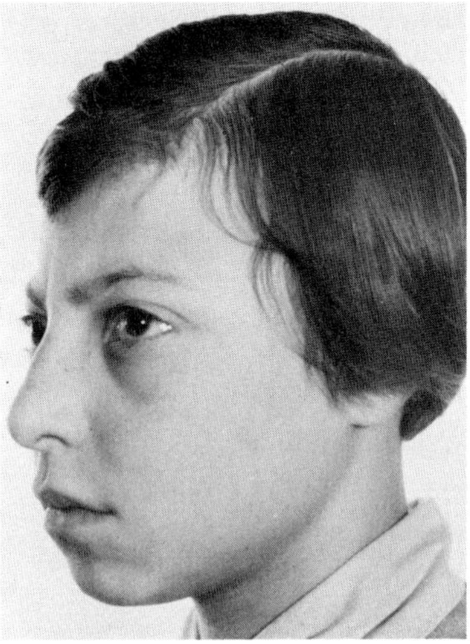

Abb. 16.1

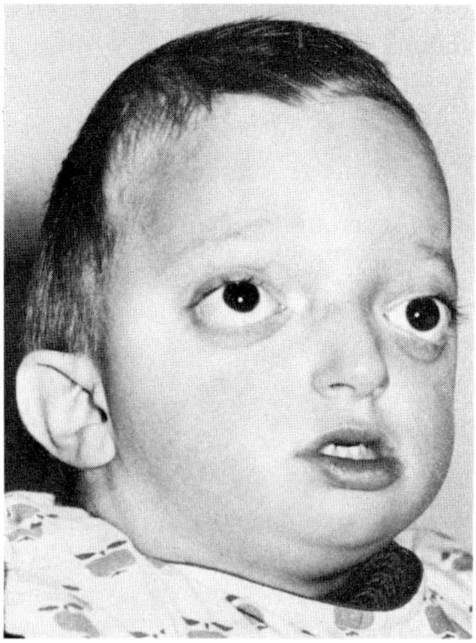

Abb. 16.2

Abb. 16.1 Exophthalmus beim Turmschädel. Strabismus divergens. Fundus: Optikusatrophie mäßigen Grades bei erhaltenem Visus. (11 J.)

Abb. 16.2 Dysostosis craniofacialis *Crouzon*. Hoher Schädel mit Exophthalmus und Strabismus bei Kraniostenose. Hypertelorismus. „Papageiennase", Progenie des Unterkiefers (Mundatmung). Fundus: Optikusatrophie nach Stauungspapille. (3 J. ♂)

antimongoloider Schrägstellung der Lidspalten, Hypoplasie der Backenknochen und des Unterkiefers eine Verkleinerung der Orbita zeigen. Beim *Gargoylismus* (Dysostosis multiplex *Hurler)* täuschen mitunter Hypertelorismus und Megalokornea einen Exophthalmus vor.

Zirkulationsstörungen und Blutungen

Intermittierender Exophthalmus

Ätiologie. Varizenbildung in der Orbita nach Trauma. Morbus *Osler* mit Teleangiektasien von Lidern, Bindehaut und übrigen Hautstellen.

Beim Bücken, Pressen sowie bei jeder stärkeren körperlichen Anstrengung kommt es unter Rötung des Augapfels durch stärkere Füllung der Episkleral- und Konjunktivalgefäße mit geringgradiger Stauungschemose der Bindehaut zu meist einseitigem vorübergehendem Vortreten des Augapfels.

Pulsierender Exophthalmus

Ätiologie. Läsion der A. carotis interna im Sinus cavernosus mit Ausbildung eines arteriovenösen Aneurysma, wodurch rückläufig arterielles Blut in die Orbitalvenen gelangt. Auslösend kommen in Frage: Traumen, Arteriosklerose, Lues, postinfektiöse Embolie, Partus u. a.

Der nach vorn verdrängte Augapfel zeigt tast- und hörbare Pulsation, Augenmuskelparesen, venöse Stase der Lid-, Bindehaut- und Netzhautgefäße mit Optikusatrophie und Sekundärglaukom im Gefolge.

Differentialdiagnose. Enzephalozele.

Therapie. Karotisligatur.

Sinus-cavernosus-Thrombose

Ätiologie. Gefäßerkrankung (blande Form); Felsenbeineiterungen, Gesichtsfurunkel (purulente Form).

Ein- oder doppelseitige Vortreibung des Augapfels. Lidödem, Chemosis, Stauung der extra- und intraokularen Gefäße, Trigeminusneuralgie, Ophthalmoplegie mit Sympathikusparese. Keine Pulsation.

Intraorbitale Blutungen

Ätiologie. Traumen (Gewalteinwirkung auf den Orbitabereich, Brustquetschung), Hämophilie, Skorbut, Gefäßwanderkrankungen (Arteriosklerose, Alkoholabusus). Selten: vikariierend bei Menstruation.

Von Unterblutung der Bindehaut und Lider begleitet, tritt eine Protrusio bulbi mit fallweiser Bewegungseinschränkung auf. Entzündliche Erscheinungen (Chemosis, Repulsationsschmerz) fehlen!

Entzündliche Erkrankungen der Orbita

Orbitalphlegmone

Ätiologie. Sinusitis (70 %). Thrombophlebitis beim Gesichtsfurunkel (Oberlippe, Naseneingang!) durch Fortleitung über Anastomosen der klappenlosen Gesichtsvenen in die Orbita. Siebbeinzelleneiterung im frühen Kindesalter. Sequestrierende Zahnkeimeiterung durch Infektion über die

Mundschleimhaut beim Säugling. Eitrige Metastase bei Pyämie, Puerperalsepsis.

Klinisches Bild. Pralle Schwellung der Lider einschließlich ihrer Umgebung. Beim passiven Öffnen des Lidspaltes durch *Desmarres*sche Lidhalter quillt die chemotische Bindehaut vor. Der vorgedrängte Augapfel ist abgewichen und unbeweglich. Vorläufer ist in der Regel ein durch Fortleitung aus der Nachbarschaft entstandener subperiostaler Abszeß (Abb. 16.3 a). Begleitsymptom: Schmerzen, Fieber, Leukozytose, erhöhte Blutsenkungsgeschwindigkeit.

Komplikationen. Sinus-cavernosus-Thrombose, Meningitis.

Therapie. Rhinogene Behandlung. Bei septischer Thrombophlebitis: Sulfonamide, Penicillin. Bei infiziertem Zahnkeim: kieferchirurgischer Eingriff.

Subperiostaler Abszeß

Durch Entzündung der Zahnkeimanlage (Abb. 16.3).

Therapie. Spaltung. Drainage. Wenn sequestrierend: kieferchirurgische Behandlung.

Tenonitis

Ätiologie. *Seröse* Tenonitis bei Infektionskrankheiten, besonders Grippe und rheumatischen Affektionen. *Eitrige* Tenonitis (mit Durchbruchsgefahr an den Augenmuskelansätzen) bei Sepsis (Puerperalfieber), Angina, Abszessen, Furunkulose, Dakryozystitis, Schieloperationen.

Klinisches Bild. Die Entzündung befällt die *Tenon*sche Kapsel in seröser oder eitriger Form. In der Regel bleibt sie auf den *Tenon*schen Raum beschränkt. Akute Lidschwellung, mäßige Chemosis. Schmerzhafte, jedoch geringe Verdrängung des kaum gereizten Bulbus. Meist liegt eine sich der Untersuchung entziehende Scleritis posterior zugrunde, die als hämatogen-metastatische, nicht selten doppelseitige Komplikation auftritt. Selten hingegen ist das Übergreifen eines sichtbaren eitrigen okularen oder tiefen orbitalen Prozesses.

Therapie. Antirheumatische Behandlung. Wärme, Verband. Lokale, wenn nötig allgemeine Sulfonamid-Penicillin-Behandlung. Inzision. Drainage.

Pseudotumor

Ätiologie. Unspezifischer, allergisch-hyperergischer Entzündungsprozeß. Ähnlichkeit mit progressiver Skleritis. — Diffuse Myositis bei Trichinose!

Klinisches Bild. Begleitet von geringer Lid- und Bindehautschwellung tritt der Augapfel — meist einseitig — unter dem Bilde eines rasch

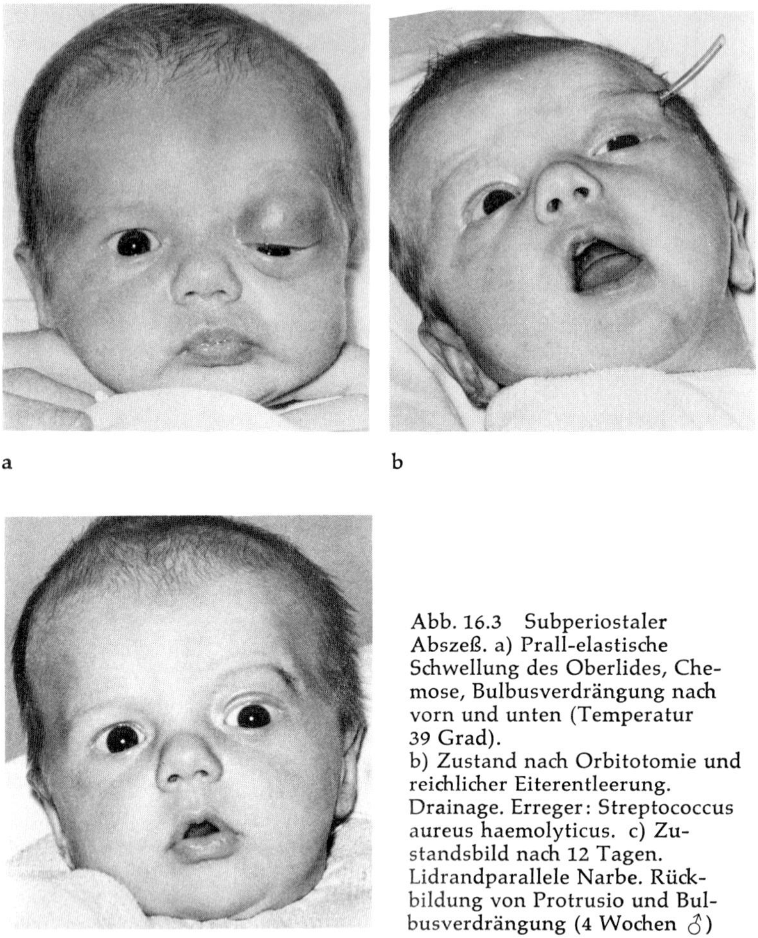

a b

c

Abb. 16.3 Subperiostaler Abszeß. a) Prall-elastische Schwellung des Oberlides, Chemose, Bulbusverdrängung nach vorn und unten (Temperatur 39 Grad).
b) Zustand nach Orbitotomie und reichlicher Eiterentleerung. Drainage. Erreger: Streptococcus aureus haemolyticus. c) Zustandsbild nach 12 Tagen. Lidrandparallele Narbe. Rückbildung von Protrusio und Bulbusverdrängung (4 Wochen ♂)

wachsenden Tumors vor (*Pseudotumor* der Orbita). Gleichzeitig besteht Verdrängung und Beweglichkeitseinschränkung (orbitale Myositis!) mit spontanen oder durch farbige Differenzierung nachweisbaren Doppelbildern. Histologisch findet sich bei diesem ätiologisch unklaren, schwubweise verlaufenden Entzündungsprozeß eine bindegewebige Umwandlung des Fettgewebes, Verdichtung des Bindegewebes der Muskeln, Rundzelleninfiltrate an den Gefäßen sowie zahlreiche kleine Lymphozytenherde (Kreibig).

Differentialdiagnose. Doppelseitige leukämische oder pseudoleukämische Infiltrate bei den Lymphadenomen. Chlorome (bei Kindern und Jugendlichen), Blutbildveränderungen!

Therapie. Keine Antibiotika. Allgemeine Cortison-(Prednison-)Behandlung. Röntgenbestrahlung.

Periostitis

Ätiologie. Infektionskrankheiten, Tuberkulose, Lues.

Schmerzhafte, mit und ohne Protrusio einhergehende Entzündung der Knochenwände.

Therapie. Spezifische Behandlung.

Endokriner Exophthalmus

Ätiologie. Im thyreotropen Hormon liegt die entscheidende Ursache für die Entwicklung des Exophthalmus. Es enthält eine exophthalmuserzeugende Substanz, die normalerweise durch das Thyroxin der Schilddrüse gebremst wird. Bei Störungen des Gleichgewichtes Hypophyse — Schilddrüse kann sie zur verhängnisvollen Wirkung gelangen. In diesem Sinne sprechen auch klinische Beobachtungen: Bedrohliche Zunahme des endokrinen Exophthalmus kann eintreten, wenn bei euthyreoter Stoffwechsellage mit fehlender oder geringer Grundumsatzsteigerung die Hormonbildung in der Schilddrüse durch Strumektomie (Abb. 16.4), Radioresektion oder Thyreostatika weiter reduziert wird. Es fehlt dann der hemmende Einfluß der Schilddrüsenhormone auf das thyreotrope Hypophysenhormon mit seinem ophthalmotropen, exophthalmuserzeugenden Faktor.

Klinisches Bild. Vortreibung des Augapfels.

Zurückbleiben des Oberlides bei Blicksenkung (v. GRAEFE).

Seltener Lidschlag (STELLWAG).

Insuffizienz der Konvergenz (MÖBIUS).

Sichtbarwerden der Lederhaut am oberen Hornhautrand (DALRYMPLE). Erschwertes Ektropionieren des Oberlides durch Levatorspasmus (GIFFORD).

Hinzu kommen: Glanzauge, erzeugt durch klaffenden Lidspalt und vermehrte Flüssigkeitsdurchtränkung der verdünnten Bindehaut. Bewegungseinschränkung, vor allem beim Blick nach oben. Lidflattern und fibrilläres Zucken beim zwanglosen Lidschluß.

Die genannten Lid- und Augenmuskelsymptome kommen in besonders ausgeprägtem Maße bei einer Spielform des endokrinen Exophthalmus, beim Morbus *Basedow* (Merseburger Trias: *Glotzauge, Struma, Tachykardie*) vor.

Differentialdiagnostisch ist zu beachten, daß der Exophthalmus in etwa 10 % der Fälle auch einseitig auftreten kann.

Maligner Exophthalmus

Ätiologie. s. oben. Der maligne Exophthalmus entsteht durch Entgleisung der Stoffwechsellage des endokrinen Exophthalmus.

Klinisches Bild. Das maligne Vollbild ist durch folgende Steigerung der Symptome gekennzeichnet: Protusio bulbi mit Lidödem, Chemose der Bindehaut und Stauung der Konjunktivalgefäße. Motilitätsstörung, Herabsetzung der Hornhautsensibilität. Unvollständiger bis aufgehobener Lidschluß. Progredienter Verlauf bis zur Einschmelzung der Hornhaut.

Komplikationen. Keratitis e lagophthalmo, Ulcus corneae, Spontanperforation der Hornhaut.

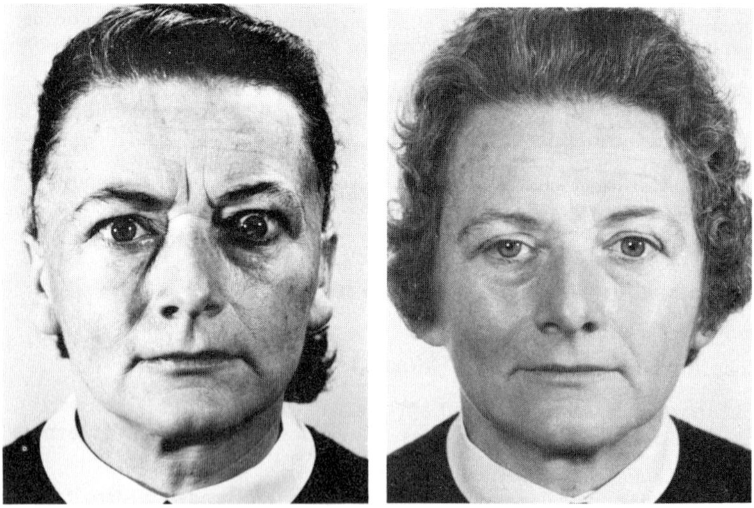

a b

Abb. 16.4 Endokriner Exophthalmus bei Euthyreose nach Behandlung mit Thyreostatika. a) Starrer Blick, klaffende Lidspalte mit Retraktion des Oberlides *(Dalrymple)* und linksbetonter Vortreibung des Augapfels. *Hertel:* 21/100/22, Heberlähmung R > L. b) Gleiche Patientin $1^1/_2$ J. nach Röntgenbestrahlung der Hypophyse (6000 R Tiefenbestrahlung in 13 Sitzungen). Exophthalmometerwerte nach *Hertel:* 19/98/20. (50 J.)

Therapie. *Bei Schilddrüsenüberfunktion:* Kombinierte ACTH-Bestrahlungstherapie oder Radioresektion (J^{131}-Therapie) kombiniert mit Bestrahlung des Hypophysen- und hinteren Orbitabereiches. Fraktionierte Röntgenbestrahlung. Gesamtdosis: 1200—1500 R.

Bei Euthyreose. Bestrahlung von Hypophyse und Orbitaspitze nach *Horst* und *Ullerich* (wie oben).

Enophthalmus

Bulbär bedingt durch Mikrophthalmus oder Phthisis bulbi mit gleichzeitigem Zurückbleiben der orbitalen Entwicklung beim Auftreten in den Wachstumsperioden. *Sympathikusparese* (*Horner*-Syndrom) *Traumatisch* durch Fraktur der Orbitalwand mit Lageverdrängung des Augapfels. Schwund des orbitalen Fettgewebes nach Blutungen, Entzündung oder im Alter.

Geschwülste der Orbita

Ätiologie. Eine Analyse der Ursachen von Orbitaerkrankungen ergibt bei mehr als zwei Drittel der Fälle primäre Tumoren. Der Rest verteilt sich auf Endokrinopathien, Entzündungen des Orbitalgewebes, Gefäßprozesse und Verletzungen. Bemerkenswert häufig sind Geschwülste der Augenhöhle bei Kindern; sie machen nach NOVER etwa 25 % aller Tumoren aus, die bei Kindern am Sehorgan vorkommen.

Klinisches Bild. Leitsymptom ist der Exophthalmus mit Verlagerung des Bulbus, Bewegungseinschränkung und Lidschwellung.

Primäre Orbitalgeschwülste. Dermoidzysten (angeborene Anomalie), Hämangiome, Fibrome, Neurofibrome und Rankenneurome, Sarkome, Gliome, Mischtumoren der Tränendrüse, Meningeome u. a.

Sekundäre, in die Orbita eingebrochene Geschwülste. Karzinome und Osteome der Nebenhöhlen. Keilbeinmeningeome (Abb. 16.5) oder Glioblastome des Stirnhirns. Periostale Sarkome der Orbitalwand. Karzinome und Melanome der Lider, der Bindehaut und der Uvea. Netzhautgliome.

Metastatische Geschwülste. Knochenmetastasen beim Bronchial-, Prostata-, Nierenkarzinom, Plasmozytom (Myelom).

Differentialdiagnose. Mukozele, Pneumatozele der Nebenhöhlen. Lymphatische Leukämie. *Hodgkin*sche Erkrankung, Morbus *Hand-Schüller-Christian*.

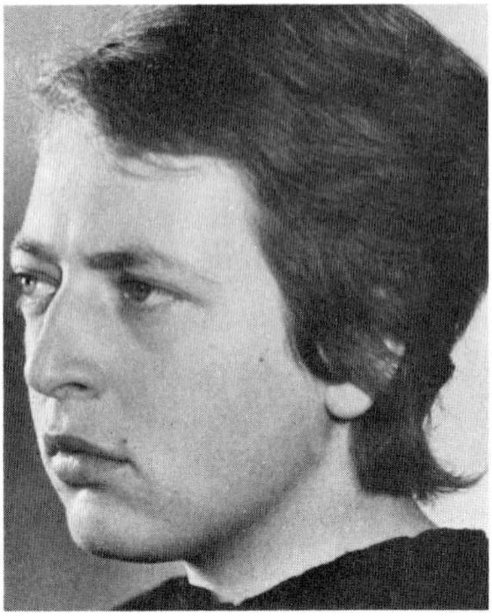

Abb. 16.5 Keilbeinflügelmeningeom. Rechtsseitiger Exophthalmus mit umschriebener Knochenauftreibung des oberen Orbitalrandes. (18 J.)

Therapie. Je nach dem Einzelfall: Exstirpation durch einfache Orbitotomie (Schnitt am Orbitalrand). Knöcherne *Krönlein*sche Orbitotomie (temporäre Resektion der lateralen Orbitalwand). Exenteration (Ausräumung) des Orbitalinhaltes. Kombiniertes rhinologisch-orbitales oder neurochirurgisches Vorgehen. Strahlentherapie.

Zusammenfassung

Leitsymptom der orbitalen Prozesse einschließlich zahlreicher Schädelfehlbildungen (Turmschädel, Dysostosis craniofacialis und mandibulofacialis) ist der *Exophthalmus.*

Vaskulär bedingter Exophthalmus (intermittierender, pulsierender Exophthalmus): Auftreten bei Varizen der Orbita, Morbus *Osler*, arteriovenösem Aneurysma, Sinuscavernosus-Thrombose, intraorbitale Blutungen.

Entzündungsbedingter Exophthalmus: bei Orbitalphlegmone, Tenonitis (Entzündung der *Tenon*schen Kapsel), Zellulitis (diffuse Zellgewebsentzündung), Pseudotumor (unspezifischer, allergisch-hyperergischer Krankheitsprozeß).

Endokriner Exophthalmus (ein- oder beidseitig): Störung des endokrinen Gleichgewichtes von Hypophyse und Thyreoidea. Okulare Zeichen: klaffende Lidspalte, Bindehautödem, Lidflattern und fibrilläres Zucken beim Lidschluß. Weiter: Zeichen von *Graefe, Stellwag, Moebius, Dalrymple* und *Gifford.*

Basedow-Exophthalmus: eine besondere Spielart, mit der Merseburger Trias: Glotzauge, Struma, Tachykardie.

Maligner Exophthalmus: Protrusio bulbi mit Lidödem, Chemose der Bindehaut, Stauung der Konjunktivalgefäße, Motilitätsstörung, mangelnder Lidschluß mit Austrocknungsgefahr der Hornhaut (Keratitis e lagophthalmo).

Enophthalmus:

1. Teilsymptom des *Horner*-Syndroms: Miosis, Ptosis, Enophthalmus.
2. Traumatisch durch *Orbitabodenfraktur* (Blow-out-Fraktur) vgl. S. 23 und S. 337.

Geschwülste. Leitsymptom: Exophthalmus mit Augapfelverlagerung, Bewegungseinschränkung und Lidschwellung (primäre Orbitageschwülste, sekundäre durch Einbruch in die Orbita, z. B. Karzinom, Osteom der Nebenhöhlen, Keilbeinmeningiom, Glioblastom u. a.; Metastasen).

KAPITEL 17

Funktionsprüfungen des Sehorgans

Prüfung der zentralen Sehschärfe

Die zentrale Sehschärfe ist abhängig vom Auflösungsvermögen der zapfenhaltigen Fovea. Damit 2 dicht nebeneinanderliegende Punkte eben noch getrennt wahrgenommen werden können, müssen die von ihnen ausgehenden Lichtstrahlen — die sich im Knotenpunkt des Auges kreuzen — in einem Abstand von einer Zapfenbreite auf die Fovea der Netzhaut auftreffen. Getrennte, d. h. punktförmige Abbildung erfolgt, wenn zwischen den beiden gereizten Zapfen mindestens noch ein ungereizter liegt. Liegen die Punkte zu eng beieinander, so werden zwei benachbarte Zapfen gereizt, und das Bild der beiden Punkte auf der Netzhaut verschmilzt zu einem Strich. Unter Auflösungsvermögen der Netzhaut oder „Minimum separabile" versteht man daher jenen kleinsten Abstand zwischen 2 Punkten, der erforderlich ist, damit dieselben noch für das Auge getrennt wahrnehmbar sind. Dieser kleinste Abstand oder Sehwinkel entspricht einer Bogenminute ($^1/_{60}$ Winkelgrad). Umgerechnet entspricht das Minimum separabile des regelrechten Auges einem Netzhautabstand von etwa 0,004 mm, was gerade eine Zapfenbreite ausmacht.

Die Bestimmung der Sehschärfe erfolgt mit *Sehproben,* deren Sehzeichen nach Bogenminuten berechnet sind (Prinzip von *Snellen*). In 5 m Prüfentfernung erscheinen die Einzelheiten (Balkenabstand, Ringöffnung des Prüfzeichens unter dem Winkel einer Bogenminute, d. h., Balken oder Ringöffnung werden vom normalsichtigen Auge eben noch als solche getrennt wahrgenommen bzw. erkannt. Die einfachsten Sehzeichen sind der „*Pflüger*-Haken" und der „*Landolt*-Ring". Sie werden in unterschiedlicher Größe abgebildet und können auch von Zahlen- oder Buchstabenunkundigen gelesen werden. Der Prüfling hat lediglich anzugeben, nach welcher Seite das Sehzeichen geöffnet ist. Jedes Sehzeichen, z. B. der *Pflüger*sche Haken oder der *Landolt*sche Ring, ist in ein Quadrat, das dem Fünffachen der Strichstärke des Zeichens entspricht, eingezeichnet. Beim „E" sind Breite der Balken (Strichdicke) und Entfernung der Balken gleich und entsprechen je einer Bogenminute oder Zapfenbreite. Beim „C" wiederum ist die Breite der Öffnung genau einer Bogenminute oder Zapfenbreite angeglichen (Abb. 17.1).

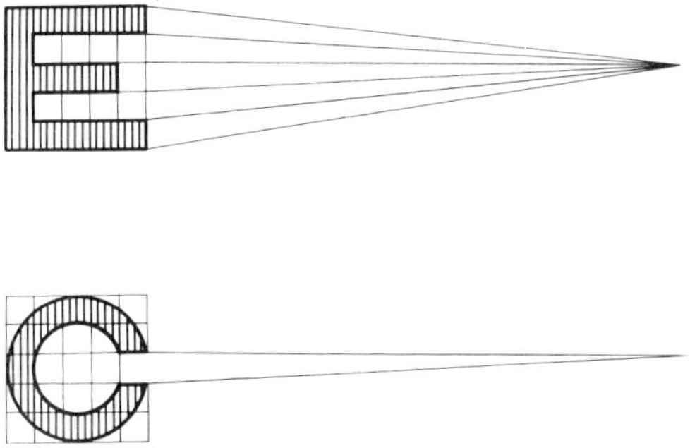

Abb. 17.1 *Snellen*-Prinzip der Leseprobentafeln. Der Abstand zwischen den Balken des *Pflüger*schen E-Hakens beträgt ebenso wie die Öffnung des optisch gleichwertigen *Landoldt*-Ringes eine Bogenminute, was der Breite eines Zapfens entspricht. Die Länge und Breite der Sehproben entspricht 5 Bogenminuten, d. h., sie sind in ein Quadrat eingezeichnet, das dem 5fachen der Strichdicke des Prüfzeichens entspricht

Fernsehschärfe

Die Prüfung erfolgt – für jedes Auge getrennt – mit Hilfe berechneter Sehproben (Optotypen) aus räumlichen Gründen in einer Entfernung von 5 m. Diese kann durch Spiegelproben auf die Hälfte verkürzt werden. Das vollsichtige Auge ist entsprechend der errechneten Größe der Buchstaben bzw. Zahlen in der Lage, auf der Sehprobentafel nach *Schweigger, v. Hess* oder *Löhlein* (Abb. 17.3) das an der Spitze stehende Sehzeichen, z. B. das „T", noch in einer Entfernung von 50 m zu erkennen. Aus diesem Grunde ist seitlich die kleine *Kennzahl* „50" angebracht. Die ermittelte Sehleistung wird in Form eines Bruches angegeben. Im Zähler steht die Prüfentfernung oder Istentfernung (5 m), im Nenner jene Entfernung, in der die zu erkennende Zahl vom Auge noch hätte gelesen werden müssen (Sollentfernung). Die Sehschärfe ist somit bestimmt durch das Verhältnis der Istentfernung zur Sollentfernung, d. h.

$$\text{Sehschärfe} = \frac{\text{Istentfernung}}{\text{Sollentfernung}}.$$

Beispiel: Liest jemand das Prüfzeichen „T" in 5 m Entfernung, so lautet die Niederschrift: 5/50, d. h., der Prüfling hat in 5 m ein Prüfzeichen („T") wahrgenommen, das ein normales Auge noch in 50 m zu erkennen vermag. Die ermittelte Sehleistung beträgt daher 5/50 oder umgerechnet 1/10 (= 0,1) der Norm. Wird das große „T" erst

	a		b
50	T	50	5
35	E P	35	2 7
25	L H V	25	9 4 8
20	O S T A	20	7 3 4 6
15	L C V E	15	6 2 5 8 3
10	F Z T H P	10	2 8 3 4 5 9
7,5	N L O S V H	7,5	6 1 7 3 2 5
5	O Z U F K L	5	7 5 6 4 2 3
4	T E P C L V O	4	3 1 5 2 7 9 4

Abb. 17.2 a und b Leseprobetafeln (Abstand 5 m) nach Schweiger. Am Rande der Tafeln ist der Abstand (in Metern) angegeben, in welchem das normalsichtige Auge die verschieden großen Prüfzeichen (Optotypen) erkennt. Personen, welche die unter 4 angegebenen Prüfzeichen erkennen, haben überdurchschnittliche Sehschärfe, ihre Zapfenbreite ist kleiner als 1 Bogenminute

in 1 m Entfernung erkannt, so beträgt das Sehvermögen: 1/50. Liegt die Sehleistung darunter, so prüft man auf Fingerzählen, Erkennen von Handbewegungen oder Wahrnehmung von Lichtschein aus verschiedenen Richtungen (Lichtlokalisation). Volle Sehleistung besteht, wenn die mit der Kennzahl 5 bezeichnete Buchstaben- oder Zahlenreihe in 5 m Entfernung gelesen wird. Die Niederschrift lautet dann 5/5, was 1/1 (= 1,0; vgl. Abb. 17.2 u. 17.3) entspricht. Erreichen Prüflinge eine bessere Sehleistung, dann ist ihre Zapfenbreite kleiner als 1 Bogenminute.

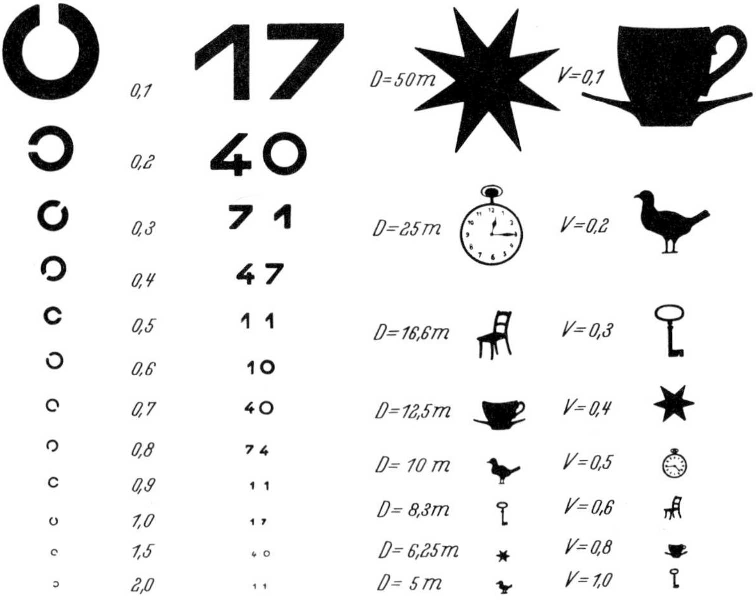

a b

Abb. 17.3 Leseprobetafeln (Abstand 5 m). a) Internationale Sehproben nach *v. Hess* (links: *Landoldt*-Ringe, rechts: Zahlen). b) Kinderbildtafel nach *Löhlein*. Links: Sollentfernung (D = 50 m), rechts: Sehschärfe (Visus). Beispiel: Visus = Quotient aus Istentfernung (5 m Prüfentfernung) und Sollentfernung (50 m) = 5/50 = 0,1

Nahsehschärfe

Die Prüfung erfolgt mit Lesetafeln nach *Nieden* oder *Jäger. Beispiel:* Wird mit dem *rechten Auge* die feinste, mit Nr. 1 bezeichnete Schrift, mit dem *linken Auge* Nr. 2 in 30 cm gelesen, so lautet die Niederschrift: *R.* = *Nieden* 1 in 30 cm; *L.* = *Nieden* 2 in 30 cm.

Fachbezeichnungen

Folgende Bezeichnungen haben sich als zweckmäßig erwiesen:

Sehleistung = Sehwert *ohne* korrigierendes Glas (sine correctione). Andere Bezeichnungen sind: Visus naturalis oder Rohvisus.

Sehschärfe = Sehwert *mit* korrigierendem Glas (cum correctione).

Sehvermögen = Gesamtleistung des Sehorgans (Visus, Gesichtsfeld, Farben-, Dunkelsehen).

Amblyopie = Anlagebedingte, durch optische Hilfsmittel nicht zu behebende Herabsetzung der Sehschärfe ohne pathologischen Befund.

Amaurose = Erlöschen des Sehvermögens, d. h. Ausfall sämtlicher optischer Funktionen. Objektives Kennzeichen: amaurotische Pupillenstarre.

Beispiel der Niederschrift der Sehschärfe (Visus):

R. = 5/50 s. c., mit –4,0 sph(ärisch) = 1,0 (c. c.)
L. = 5/35 s. c., mit –3,5 sph(ärisch) = 1,0 (c. c.)

Refraktion

Allgemeines

Die Refraktion des Auges oder sein Brechungszustand wird bestimmt durch das Verhältnis von Brechkraft der Medien und Achsenlänge. Die Medien Hornhaut, Vorderkammer, Linse und Glaskörper bezeichnet man als dioptrischen Apparat. Die Achsenlänge schwankt normalerweise um einen Normalwert von 24 mm. Nimmt die Achsenlänge um 1 mm auf 25 mm zu, z. B. bei Myopie, so bewirkt das eine Änderung der Refraktion um –3 Dioptrien. Die Gesamtbrechkraft des emmetropen Auges beträgt etwa 58 Dioptrien. Davon entfallen 43 Dioptrien auf die Hornhaut, 15 Dioptrien auf die Linse, der Rest auf Kammerwasser und Glaskörper. Die Brechkraft eines optischen Systems wird in Dioptrien ausgedrückt. 1 Dioptrie entspricht der Brechkraft einer Sammellinse, die parallel einfallende Strahlen in 1 m hinter der Linse, d. h. im Brennpunkt (f) vereinigt. Wenn eine Sammellinse parallele Lichtstrahlen in einer Entfernung von 0,5 m vereinigt, so besitzt sie daher nach der Formel Dioptrie $= \frac{1}{f}$ eine Brechkraft von 2 Dioptrien.

Refraktionsbestimmung: Subjektiv erfolgt sie durch Vorsetzen von Brillengläsern, zunächst monokular, sodann binokular; objektiv durch die Schattenprobe (Skiaskopie) oder das Refraktometer. Beim jugendlichen Auge ist die vorausgehende Lähmung der Akkommodation (Zykloplegie) durch Atropin (s. Therapie, S. 275) erforderlich.

Emmetropie

Beim rechtsichtigen oder emmetropen Auge befinden sich Achsenlänge und Brechkraft im richtigen Verhältnis, d. h., Brennpunkt des optischen Systems und Netzhautebene fallen zusammen. Infolgedessen werden beim Blick in die Ferne parallele Lichtstrahlen aus dem Unendlichen (praktisch schon von 5 m ab) vom akkommodationslosen Auge im Brennpunkt, d. h. in der Fovea der Netzhaut, zu einem scharfen, umgekehrten Bild vereinigt (Abb. 17.4). Man bezeichnet deshalb jenen Punkt, von dem die Strahlen ausgehen müssen, damit sie sich in der Netzhautmitte zu einem scharfen Bild vereinigen, als Fernpunkt.

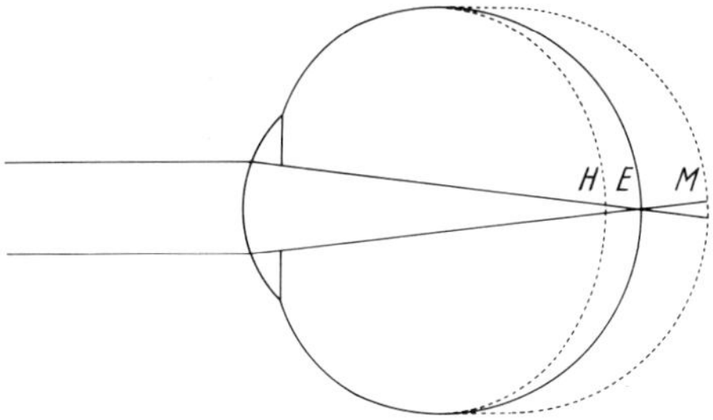

Abb. 17.4 Strahlengang im emmetropen (E) Auge. Der Brennpunkt liegt in der Netzhautebene. Zum Vergleich der Bulbusgröße wurden ein hyperopes (H) und ein myopes (M) Auge gestrichelt gezeichnet

Besteht ein Mißverhältnis zwischen Brechkraft und Achsenlänge, so liegt eine Fehlsichtigkeit (Ametropie) vor: Parallel auftreffende Strahlen vereinigen sich im hyperopen Auge (Abb. 17.5) erst hinter der Netzhaut, im myopen Auge (Abb. 17.6) bereits *vor* der Netzhaut oder liefern überhaupt keinen Schnittpunkt (Astigmatismus). Augen mit den genannten Brechungsfehlern (ametrope Augen) erhalten von entfernten Gegenständen ein unscharfes, mehr oder minder verzerrtes Bild.

Beim *Neugeborenen* ist in der Regel der Augapfel noch zu kurz gebaut: Säuglinge und Kleinkinder besitzen zu 90 % eine physiologische, sinnvolle „Säuglingshyperopie". Diesen Kurzbau gleicht der kindliche Augapfel durch vermehrtes Längenwachstum (physiologische „Myopisierung") in den ersten Lebensjahren aus. Im 6.–8. Lebensjahr erreicht seine Achsenlänge den für das emmetrope Auge erforderlichen Normwert um 24 mm. Deshalb werden Kinder, die schon bei Geburt emmetrop sind, in der Regel bereits im Schulalter höhergradig myop.

Hyperopie

Der Brennpunkt des optischen Systems des übersichtigen Auges liegt *hinter* der Netzhaut (Abb. 17.5). Das kann 2 Gründe haben: Entweder besteht ein Mißverhältnis in der Brechkraft seines optischen Systems oder in der Achsenlänge. Bei zu geringer Brechkraft spricht man von Brechungshyperopie, bei zu geringer Achsenlänge von Achsenhyperopie. Am häufigsten ist die Achsenhyperopie oder der Kurzbau des Auges. Im höheren Alter ist das zu kurz gebaute Auge zum akuten Glaukom disponiert (vgl. S. 140 ff). Die Disposition beruht auf der abgeflachten Vorderkammer, dem engen Kammerwinkel, der relativ zu großen Linse und dem hypertrophen Ziliarmuskel. Überdies bedingt der Kurzbau des Auges nicht selten eine vermehrte Rötung und geringe Prominenz der nasalen Hälfte der Papille mit Unschärfe ihrer Grenzen (Pseudoneuritis hypermetropica).

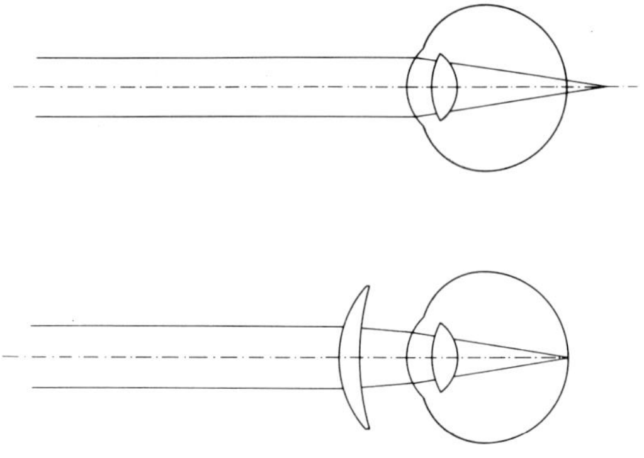

Abb. 17.5 Strahlengang im hyperopen Auge. Ohne korrigierendes Glas: der Brennpunkt liegt hinter der Netzhautebene. Mit korrigierendem Glas: der Brennpunkt liegt in der Netzhautebene

Im Gegensatz zur Myopie sind hohe Fehlsichtigkeitsgrade selten. In der Regel bewegt sich die Hyperopie zwischen 2 und 5 Dioptrien. Hyperopiegrade von 6–8 Dioptrien gehören zu den Ausnahmen. Bei Werten von 10 Dioptrien aufwärts liegt bereits ein Mikrophthalmus vor.

Der jugendliche Hyperope ist in der Lage, durch zusätzliche Einschaltung seiner Akkommodation beim Fernblick und in entsprechender Relation auch beim Nahblick (vgl. Abschnitt „Schielen“) ein scharfes Bild zu erhalten. Durch die dauernde Anpassung seiner Akkommodation sowohl beim Nah- als auch beim Fernblick hypertrophiert der Ziliarmuskel. Mit der physiologischen Altersabnahme der Akkommodationsbreite gelingt ihm dies immer weniger (vgl. Abb. 17.11) Ermüdungserscheinungen in Form der „akkommodativen oder muskulären Asthenopie" und auch „akkommodatives Schielen" können auftreten.

Ein hyperopes Auge befindet sich daher in ständiger Kompensation. Man bezeichnet jenen Teil der Hyperopie, der durch die akkommodative Daueranspannung ausgeglichen wird, als *latente* Hyperopie. Als *manifeste* Hyperopie bezeichnet man den nicht mehr vom Auge selbst kompensierbaren Teil. Je jünger der Patient, desto größer ist seine latente Hyperopie, je älter, desto mehr nimmt seine manifeste zu.

Die Hyperopie bei *Linsenlosigkeit* oder Aphakie beruht auf dem Fehlen der Kristallinse des Auges, die *im* Auge eine Brechkraft von etwa 15 Dioptrien hat. Sie kann durch ein Sammel- oder Plusglas von etwa 11 Dioptrien *vor* dem Auge korrigiert werden. Der Unterschied in der Dioptrienzahl erklärt sich durch den verschiedenen Abstand von der Netzhaut. Hinzu kommt die unterschiedliche Lage der Linse bzw. des Korrektionsglases zum Gesamtsystem sowie durch die verschiedenen Brechungsindizes des Auges und der Luft.

Therapie. Ausgleich durch das stärkste korrigierende Konvex- oder Plusglas. Objektive Bestimmung der hyperopen Refraktion im jugendlichen Alter unter Atropin (3mal täglich 1 Tropfen 0,5 %ig, 4 Tage gegeben) durch Schattenprobe oder Skiaskopie.

Myopie

Ätiologie. Der Einfluß der Vererbung (Steiger, Badtke), insbesondere des rezessiven Erbganges bei der progressiven malignen Myopie, steht außer Zweifel. Es wäre jedoch verfehlt, darüber die Umwelteinflüsse (Naharbeit, ungünstige Arbeitsbedingungen usw.) zu vernachlässigen. Beim Auftreten der sog. Schulmyopie spielen Entwicklungsstörungen im Kindes- und Schulalter eine nicht unwesentliche Rolle. Konstitutionell überwiegen Astheniker!

Der Brennpunkt des optischen Systems des kurzsichtigen Auges liegt *vor* der Netzhaut: Parallel einfallende Strahlen schneiden sich zu früh, d. h. bereits im Glaskörperraum (Abb. 17.6). Beim unkorrigierten, in die Ferne blickenden Auge gelangen divergierende Strahlen auf die Netzhaut, die ein unscharfes Bild entwerfen. Das kann 2 Gründe haben: Mißverhältnis der Brechkraft oder der Achsenlänge. *Brechungsmyopie* ist selten, *Achsenmyopie* nahezu die Regel.

Man unterscheidet verschiedene Grade der Myopie. Von *Schulmyopie* spricht man, wenn sie im Schulalter auftritt, nach Abschluß der körperlichen Entwicklung um das 20. Lebensjahr stationär bleibt und

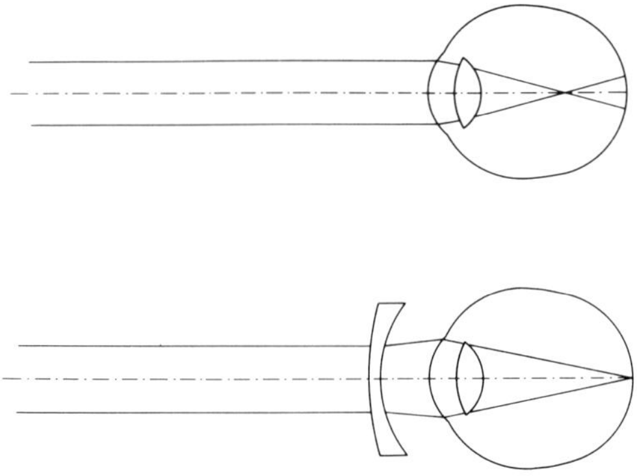

Abb. 17.6 Strahlengang im myopen Auge: Ohne korrigierendes Glas: der Brennpunkt liegt vor der Netzhautebene. Mit korrigierendem Glas: der Brennpunkt liegt in der Netzhautebene

bis zu –5 Dioptrien nicht wesentlich übersteigt. Bei der Myopie mittleren Grades erreicht die Fehlsichtigkeit bis zu –10 Dioptrien, bei der höhergradigen bis zu –15 Dioptrien und darüber. Die progressiv-exzessive bzw. maligne Myopie kann Werte bis zu –30 Dioptrien erreichen.

Klinisches Bild. *Sehvermögen des Myopen:* Der Myope ist in der Regel in der Lage, ohne Glas feinste Druckschrift bis ins hohe Alter zu lesen. *Beispiele:* Bei einer Myopie von –3 Dioptrien verlagert sich sein „Fernpunkt“ ins Endliche, d. h. 33 cm vor das Auge. Bei einer Myopie von –10 Dioptrien liegt er 10 cm vor dem Auge. In beiden Fällen sieht der Myope in einer Entfernung von 33 cm bzw. 10 cm feinste Schrift, ohne daß er zu akkommodieren braucht. Hinzu kommt, daß das myope Auge entsprechend dem Grad seiner Myopie leicht vergrößert sieht.

Im Gegensatz zum hyperopen Auge besitzt das myope Auge jedoch nicht die Möglichkeit der akkommodativen Selbstkorrektur. Lediglich durch Zukneifen der Lider (Myopie = Blinzelsucht) verkleinern sich die auf die Netzhaut fallenden Zerstreuungskreise, wodurch sich die Sehleistung des myopen Auges für die Ferne bessert.

Organische Veränderungen. Beim *hochmyopen* Auge sind *Muskulatur* und *Hüllen* durch den Langbau verändert. Die überwiegend anzutreffende schwache Ausbildung der äußeren Augenmuskeln trägt mit bei zur Bewegungseinschränkung des vorstehenden Augapfels. Die Schwäche des Ziliarmuskels bewirkt vorzeitige Ermüdung bei Naharbeit. Aber auch Lederhaut, Aderhaut und Netzhaut sind – vor allem am hinteren Augenpol – hochgradig verdünnt. Auch der bei der Schulmyopie nur schmale Conus myopicus, d. h. die schläfenwärtige Sichel, entwickelt sich beim hochmyopen Auge durch Zurückweichen der atrophischen Aderhaut von der Sehnervenscheibe zu einem Ring (zirkulärer Konus), der die freiliegende Lederhaut erkennen läßt. Weitere Dehnungsherde liegen im Bereich der Netzhautmitte (vgl. Abb. 12.3). Rezidivierende Blutungen aus der Aderhaut, begünstigt durch Einrisse der *Bruch*schen Membran, führen zur Bildung des *Fuchs*schen Fleckes (vgl. Abb. 12.4). Dies bedeutet den Ausfall des zentralen Sehens. Weiter ist oft die Lederhaut am hinteren Pol ausgebuchtet (Staphyloma posticum). Das Aderhautpolster ist ebenso wie die gestreckt verlaufenden Netzhautgefäße verdünnt. Weitere myope Begleiterscheinungen sind Glaskörpertrübung, -verflüssigung und -abhebung. Bemerkenswert ist jedoch, daß vom Einriß und der Ablösung der Netzhaut erfahrungsgemäß weniger die hohen, sondern zahlenmäßig mehr die mittleren Myopiegrade betroffen sind.

Gewisse myopische Veränderungen wirken sich auch nachteilig für die *Differentialdiagnose* aus. So ist die myope Papille weniger schwellfähig, so daß eine Stauungspapille oft zu spät erkannt wird. Auch die Messung des intraokularen Druckes führt nicht selten zu Fehlschlüssen, da die Eichwerte des Tonometers von *Schiötz* nicht für myope Augen zutreffen. Einen Ausweg bietet hier die Applanationstonometrie nach *Goldmann* (vgl. Abb. 10.16). Ebenso ist die Beurteilung einer glaukomatösen Exkavation durch den schiefen Sehnerveneintritt erschwert. Auch die Ermittlung glaukombedingter Gesichtsfeldausfälle (parazentrale Skotominseln, *Bjerrum*-Skotom) stößt durch konusbedingte Ausfälle am myopen Auge auf Schwierigkeiten.

Therapie. Ausgleich durch das schwächste Konkav- oder Minusglas. Dauerndes Tragen, auch zum Lesen, zur physiologischen Betätigung der Akkommodation. Hygiene der Arbeitsbedingungen. Vermeidung von Nachtarbeit oder von Arbeiten in nur künstlich beleuchtbaren Räumen. *Lokal:* Verordnung des digitalishaltigen „Augentonicum Stulln", das den Ziliarmuskel tonisiert, bei asthenopischen Beschwerden bzw. angestrengter Naharbeit.

Transitorische Refraktionsanomalie

Vorübergehende Refraktionsänderungen entstehen meist durch Änderung des Brechungsindex der Linse: Vermehrte Wasserbindung der Linse bewirkt mäßige Myopie, verminderte geringe Hyperopie. Auch das Trauma kann myopisierend wirken.

Ursachen der transistorischen Myopie

1. Kontusion mit Krümmungszunahme der Linse durch Ödem bzw. Spasmus des Ziliarkörpers sowie Einriß von Zonulafasern.

2. Medikamentös durch Sulfonamide und Acetazolamid (Diamox, Nephramid).
3. Alterstrübung der Linse (Cataracta nuclearis) mit Erhöhung der Brechkraft des Linsenkerns.
4. Diabetes mellitus mit plötzlich ansteigenden Blutzuckerwerten.

Ursachen der transistorischen Hyperopie

1. Diabetes mellitus mit plötzlich abfallenden Blutzuckerwerten.
2. Alterstrübung der Linse (Cataracta senilis) mit Abnahme der Brechkraft durch Trübung der Rinde.
3. Retinitis centralis serosa (vgl. S. 195 u. Abb. 12.24).

Astigmatismus

Beim Astigmatismus oder der Stabsichtigkeit kommt durch Deformation des Lichtstrahlenbündels keine punktförmige Vereinigung parallel einfallender Strahlen zustande. Dadurch wird das Netzhautbild unscharf, nach Höhe oder Breite zu auseinandergezogen (vgl. astigmatisch geschliffene Spiegel zu Belustigungszwecken!).

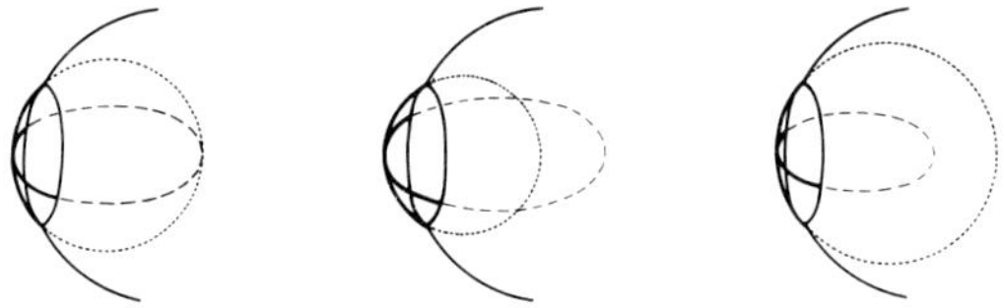

Abb. 17.7 Schematische Darstellung der Hornhautwölbung beim Astigmatismus. a) Regelrechte Hornhautwölbung, d. h. die Hornhautwölbung ist in beiden Hauptschnitten (Meridianen) gleich (beide Kreise bzw. Radien gleich groß). b) Astigmatismus nach der Regel: der vertikale Meridian ist stärker gekrümmt (vertikaler Kreis bzw. Radius kleiner). c) Astigmatismus gegen die Regel: der horizontale Meridian ist stärker gekrümmt (horizontaler Kreis bzw. Radius kleiner)

Regulärer Astigmatismus. Die Kugelform des Auges weicht in den sogenannten Hauptschnittebenen ab. Das besagt, daß die horizontale Achse der Hornhaut nicht die gleiche Krümmung aufweist wie ihre vertikale (Abb. 17.7). Zur Messung der Krümmungsverhältnisse der Hornhaut in den beiden Hauptschnittebenen (horizontaler, vertikaler Meridian) benützt man das *Ophthalmometer* nach *Javal.* Dieses arbeitet mit 2 Testfiguren, die sich durch Abstandsänderung und Drehung in jeder erforderlichen Achse zur Berührung bringen lassen. Werden die Figuren z. B. in der Achse 0 Grad zur Berührung gebracht, so verändern sie bei Drehung um 90 Grad ihre Stellung (Abb. 17.8). Beim *Astigmatismus nach der Regel* überschreiten sie ihre bei 0 Grad eingestellte Berührungslinie, beim wesentlich selteneren *Astigmatismus gegen die Regel* entfernen sie sich.

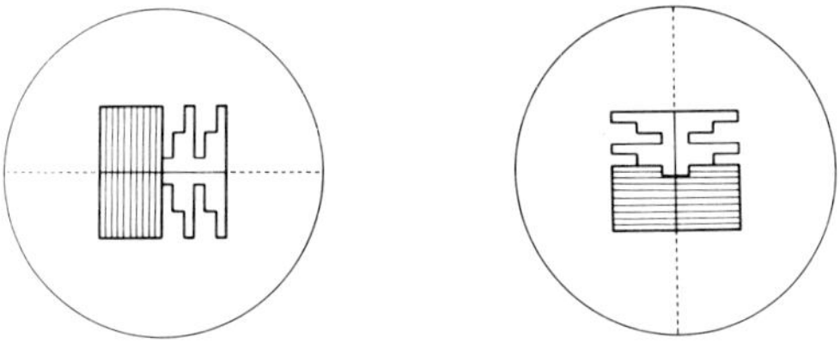

Abb. 17.8 Prinzip des *Javal*-Ophthalmometers. *Links:* Lage der Hornhautreflexbildchen des Ophthalmometers im horizontalen Hauptschnitt. (Beide Bildchen sind zur „Berührung" gebracht.) *Rechts:* Lage der Hornhautreflexbildchen im senkrechten Meridian, nach Drehung um 90 Grad. Die Bildchen können ineinanderrücken (regulärer Astigmatismus) oder voneinander abweichen (inverser Astigmatismus). In der Abbildung besteht regulärer Astigmatismus mit Verschiebung der Bildchen um 1 Stufe (1 Dioptrie)

Vom *regulären Astigmatismus* (nach oder gegen die Regel) spricht man, wenn die Achsen mit unterschiedlicher Hornhautkrümmung aufeinander senkrecht stehen und ihre Abweichung in den Meridianen 0 Grad und 90 Grad liegt. Geringe Abweichung in der Achse, z. B. 5 Grad und 95 Grad oder 170 Grad und 80 Grad zählen noch zum regulären Astigmatismus. Von Astigmatismus mit *schiefen* Achsen spricht man, wenn die Achsenabweichung stärker ist, z. B. 30 Grad und 120 Grad oder 150 Grad und 60 Grad. Die am Ophthalmometer gefundenen Achsenwerte trägt man in ein sogenanntes TABO-Schema (*T*echnischer *A*usschuß *B*rillen *O*ptik) ein (Abb. 17.9).

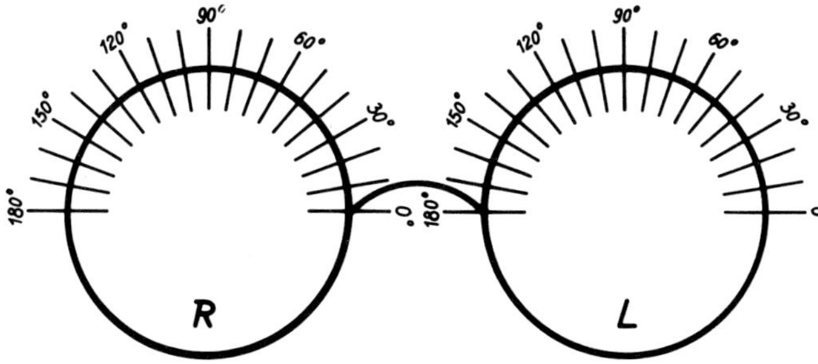

Abb. 17.9 TABO-Schema zur Eintragung der Achsenlage bei astigmatischen Gläsern

Kombinierter Brechungsfehler. Es handelt sich um eine Fehlsichtigkeit, z. B. Kurz- oder Übersichtigkeit, die in beiden Hauptschnitten (Meridianen) gleich ist, mit zusätzlichem Astigmatismus (Astigmatismus simplex).

Ist der Brechungsfehler in den beiden Hauptschnitten unterschiedlich (myop bzw. hyperop) und besteht gleichzeitig in beiden Hauptschnitten eine unterschiedliche Hornhautkrümmung, so spricht man von Astigmatismus mixtus.

Irregulärer Astigmatismus. Dieser wird in der Regel durch Hornhautnarben verursacht (vgl. Abb. 5.4 b). Die Testfiguren bilden sich unscharf ab. Sie können nicht exakt zur Berührung gebracht und der Astigmatismus daher nicht exakt bestimmt werden.

Therapie. Korrektion mit Zylindergläsern, d. h. Gläsern, die so geschliffen sind, daß sie nur in einer Achse optisch sammelnde (Pluszylinder) oder zerstreuende (Minuszylinder) Wirkung haben. In der dazu senkrecht stehenden Achse sind Zylindergläser optisch wirkungslos. Sie korrigieren die Brechkraft des Auges nur in der Hauptschnittebene (Meridian), der die Abweichung der Krümmung zeigt. Beim kombinierten Brechungsfehler ist zusätzlich zum sphärischen Ausgleich jenes Zylinderglas zu verordnen, das notwendig ist, um die Brechungsdifferenz sowohl im horizontalen als auch im vertikalen Meridian auszugleichen, d. h. durch ein kombiniertes sphärozylindrisches Glas. Irregulärer Astigmatismus läßt sich annähernd nur durch Kontaktschalen korrigieren (vgl. S. 284).

Anisometropie

Damit bezeichnet man Unterschiede der Refraktion zwischen beiden Augen. Sind Fehlsichtigkeitsgrad und Unterschied sehr groß, dann besteht nicht selten einseitige Amblyopie. Übersteigt der Refraktionsunterschied ein gewisses Ausmaß — dies kann in Abhängigkeit von der Fusionskraft schon bei 3 Dioptrien der Fall sein —, so wird die erforderliche Korrektion des fehlsichtigen Auges nicht mehr vertragen. Der Grund liegt in der entstehenden Aniseikonie, d. h. in der unterschiedlichen Größe der Netzhautbilder beider Augen, die nicht mehr zu einer Bildeinheit verschmolzen werden können.

Am häufigsten begegnet man dieser Bildstörung bei einseitiger Aphakie dann, wenn korrigiertes linsenloses Auge und linsenhaltiges über gute Sehschärfe verfügen: Der Bildgrößenunterschied mit Starbrille ist zu hoch, er beträgt $^1/_4$—$^1/_3$. Hier helfen Kontaktschalen, am besten in Form der sogenannten „schwimmenden Hornhautlinse" (vgl. S. 284). Die Bildgrößenunterschiede können so weit ausgeglichen werden, daß das Auge wieder zum Sehakt herangezogen und räumliches Sehen wiederhergestellt wird (vgl. Abb. 7.10 a).

Akkommodation

Die Akkommodation ist die Fähigkeit des Auges, sein optisches System auf Gegenstände beliebiger Entfernung so einzustellen, daß eine scharfe Abbildung entsteht (Abb. 17.10). Die Leistung der Akkommodation für Ferne und Nähe ist an die Verformbarkeit der Linse gebunden. Die Besprechung dieses Vorganges erfolgte deshalb im Kapitel „Linse".

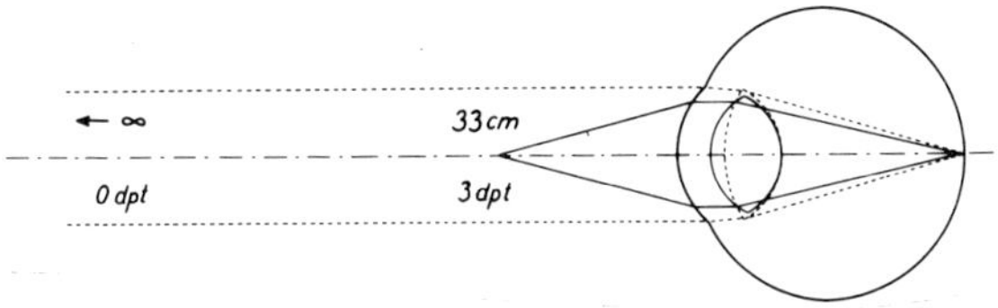

Abb. 17.10 Strahlengang und Linsenveränderungen beim Fern- und Nahblick. Gestrichelte Linie: Fernblick = Akkommodationslosigkeit des emmetropen, auf unendlich, d. h. über 5 m gerichteten Auges (schwache Linsenwölbung). Ausgezogene Linie: Nahblick = Akkommodation des emmetropen, auf 30 cm gerichteten Auges (starke Linsenwölbung)

Störungen der Akkommodation

Ursachen. Ophthalmoplegia interna durch Schädelbasisbruch, Tumoren im Vierhügelbereich, basale Meningitis, Mydriatika (Homatropin, Atropin, Scopolamin). Bei der postdiphtherischen Akkommodationslähmung (isolierte Ophthalmolplegie) ist die Pupille nicht betroffen. Ophthalmoplegia totalis durch Botulismus, Okulomotoriusparese.

Klinisches Bild. Subjektiv bemerkt der Patient bei Akkommodationslähmung scheinbare Vergrößerung der Gegenstände (Makropsie), bei Krämpfen scheinbare Verkleinerung (Mikropsie).

Akkommodationslähmung. Darunter versteht man die Lähmung des parasympathisch innervierten M. ciliaris. Ist der ebenfalls parasympathisch innervierte M. sphincter pupillae mitgelähmt, so entsteht die Ophthalmoplegie interna. Bei totaler Ophthalmoplegie sind auch die äußeren Augenmuskeln mitgelähmt.

Akkommodationskrampf. Nicht korrigierte Hyperopie und Presbyopie. Hochdosierte Miotika (Pilocarpin, Eserin). Stark wirkende Miotika (irreversible Cholinesterasehemmer, z. B. Tosmilen).

Therapie. Häufig spontane Rückbildung. Bei längerem Bestehen Ersatz der fehlenden Akkomodation durch Plusgläser.

Presbyopie

Unter Presbyopie oder Alterssichtigkeit versteht man die Abnahme der Fähigkeit des Auges, von Nahgegenständen ein scharfes Bild auf der Netzhaut zu entwerfen.

Ursache. Der Grund liegt in der gesetzmäßig physiologischen Abnahme der Fähigkeit der Linse, sich bei Naheinstellung entsprechend der erforderlichen Kugelform anzupassen (vgl. Kapitel „Linse").

Bemerkenswert ist die hohe Akkommodationsbreite der jugendlichen Linse. Sie beträgt mit 5 Jahren 14, mit 15 Jahren 12 Dioptrien; mit 35 Jahren sinkt sie bereits nahezu auf die Hälfte (7,5 Dioptrien). Mit 45 Jahren sind noch 4 Dioptrien, mit 50 Jahren nur noch 2 Dioptrien vorhanden. Mit 60 Jahren (individuell verschieden!) nähert sie sich dem Nullwert (Abb. 17.11).

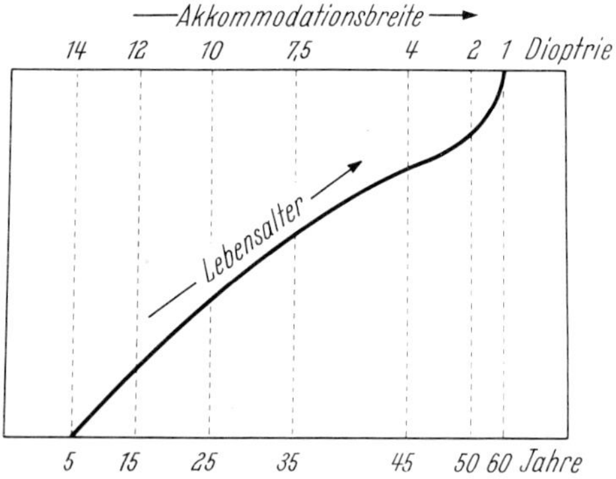

Abb. 17.11 Akkommodationsbreite und Lebensalter. Entsprechend dem Anstieg des Lebensalters sinkt die Akkommodationsbreite ab

Klinisches Bild. Die Alterssichtigkeit oder Presbyopie führt zum Abrücken des Nahpunktes vom Auge: Der Leser muß die Zeitung weiter entfernt halten! Während beim 45jährigen (vgl. Abb. 17.11) die Akkommodationsleistung noch 4 Dioptrien beträgt und zum Lesen eben noch ausreicht, ist dies beim 50jährigen Emmetropen nicht mehr der Fall. Er braucht für die Leseentfernung von 30 cm bereits ein Plusglas von +1,0, um diese Akkommodationsleistung aufzubringen. Ein gleichaltriger Hyperoper mit einer Hyperopie von +1,0 benötigt als Lesezusatz bereits +2,0 sphärisch.

Therapie. Bei Hyperopie, Myopie und Astigmatismus wird zum korrigierenden Fernglas der erforderliche Nahzusatz hinzugefügt. Beim Emmetropen genügt der Nahzusatz allein. – Bei Verodnung des Nahausgleiches ist auf den Zweck der Brille zu achten: Lesebrille für Leseentfernung von 30–40 cm (Armlänge beachten!) oder Arbeitsbrille für größeren Abstand.

Brillengläser, Fernrohrbrille, Fernsehlesegerät und Haftschalen

Bei den im Gebrauch befindlichen Gläsern unterscheidet man *sphärische Gläser* mit gleicher Lichtbrechung in allen Ebenen, *Zylindergläser* mit ungleicher Lichtbrechung und *Prismen* mit ablenkender Wirkung (Abb. 17.12). Die wesentlichsten in Gebrauch befindlichen Gläserarten haben entsprechend dem heutigen Stand der Technik sowohl in ihrer konkaven als auch in ihrer konvexen Form stets eine kosmetisch ansprechende, muschelähnliche Gestalt. Die verschiedenen Formen von Bi- und Trifokalgläsern sind schematisch in Abb. 17.13 aufgeführt. Eine moderne Sehhilfe für den Presbyopen stellen die Mehrstärkengläser (Bifokal-, Trifokalgläser) dar, die das herabgesetzte Akkommodationsvermögen für verschiedene Entfernungen ausgleichen!

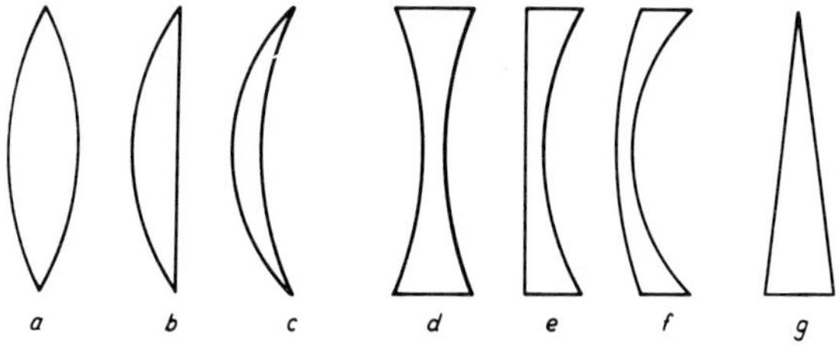

Abb. 17.12 Formen der Brillengläser im Querschnitt. a) bi-konvex, b) plan-konvex, c) konkav-konvex, d) bi-konkav, e) plan-konkav, f) konvex-konkav, g) Prismenglas

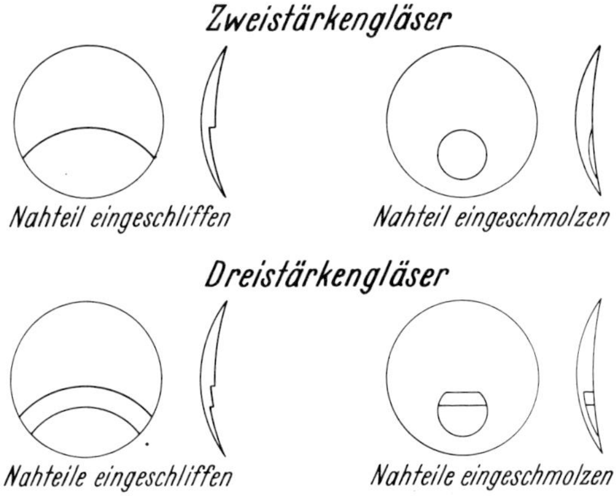

Abb. 17.13 Zwei- und Dreistärkengläser der Brille

Beim *Bifokalglas* ist der sog. Nahteil mit erhöhter Brechkraft im unteren Glasabschnitt eingeschliffen oder eingeschmolzen (Abb. 17.13). Beim *Trifokalglas* befindet sich zwischen der Fernkorrektur im oberen Teil und der Nahkorrektur im unteren Teil des Glases ein Mittelteil mit Nahkorrektur für mittlere Entfernung, zumeist für 50 cm. Neuerdings stehen auch Mehrstärkengläser mit kontinuierlichem Übergang vom Fern- zum Nahteil zur Verfügung. Bei diesen noch unterschiedlich beurteilten Gläsern (Beispiel: Variluxglas) entfallen die manchmal störenden Trennungslinien des Bi- oder Trifokalglases.

Brillenglasbestimmung

Eine einfache orientierende Bestimmung erhält man auf folgende Weise: Wird ein Brillenglas vor dem eigenen Auge hin- und herbewegt, so weist die gleichsinnige Bewegung der Gegenstände auf ein Konkav- oder Minusglas, die gegensinnige auf ein Konvex- oder Plusglas hin. Noch einfacher: Vor das Auge gehaltene Minusgläser verkleinern, Plusgläser vergrößern. Astigmatische- oder Zylindergläser verzerren bei Rotation die Gegenstände. Prismengläser verschieben das ganze Bild. Die exakte Brechkraft des sphärischen Brillenglases wird durch scharfe Einstellung der Testfigur im sogenannten Scheitelbrechwertmesser ermittelt. Bei Zylindergläsern ist die Einstellung in den beiden aufeinander senkrecht stehenden Hauptschnitten des Glases erforderlich. Auf diese Weise können Brechkraft und Achsenlage des astigmatischen Glases auch dann abgelesen werden, wenn es kombiniert mit einem sphärischen Glas vorliegt.

Lupen- und Fernrohrbrillen

Mit dem Lupensystem wird eine 4fache Vergrößerung erreicht. Fernrohrbrillen, die nach dem Fernrohrsystem arbeiten, ergeben 8fache Vergrößerung bei gleichzeitiger röhrenförmiger Einengung des Gesichtsfeldes. Durch Nahzusatz eignet sich die Fernrohrbrille auch zum Lesen. Einen wesentlichen Fortschritt für hochgradig Sehbehinderte stellt das an der Heidelberger Universitäts-Augenklinik (Jaeger) erprobte „Randsight-Lesegerät" (Kabelfernsehgerät nach Genensky) dar. Das elektronisch gesteuerte Lesegerät ermöglicht eine 25fache Vergrößerung.

Haftschalen

Die ersten Haft- oder Kontaktschalen waren aus Glas geblasen, geschliffen oder im Abgußverfahren hergestellt. Sie waren der Form des Augapfels angepaßt und hatten einen optischen, die Hornhaut nicht berührenden, und einen skleralen, der Lederhaut aufsitzenden Teil.

Die neueste Entwicklung stellen die kornealen Kunststofflinsen dar. Ihr Durchmesser ist kleiner als jener der Hornhaut, der sie beweglich aufsitzen (Abb. 17.14 u. 17.15). Ihr Haften erfolgt durch die Tränenflüssigkeit, die einen Flüssigkeitsfilm zwischen Korneallinse und Hornhaut bildet. Die Kunststofflinsen sitzen dadurch beweglich, aber ausreichend haftend, der Hornhaut auf und verschieben sich leicht bei Bewegungen des Auges, wodurch sich der Flüssigkeitsfilm ständig erneuert. Diese Eigenschaft sichert die hohe Verträglichkeit und hat zur Bezeichnung *„schwimmende Hornhautlinse"* geführt. Das Gewicht ist außerordentlich gering ($^1/_{10}$–$^2/_{10}$ g).

Indikationen. Monokulare Aphakie, Anisometropie, Astigmatismus, Keratokonus, irregulärer Astigmatismus durch Hornhautnarben, Myopie, Hyperopie.

Bei Myopien unter 5 Dioptrien bessert sich die Sehschärfe nicht, weshalb die Indikation nur kosmetisch ist. Hingegen bewirkt bei höhergradiger Myopie der Wegfall des Glasabstandes vom Auge bereits eine wesentliche Besserung der Sehschärfe durch die Haftschale. Bei höhergradiger Hyperopie ist die Verbesserung nicht so groß.

a

b

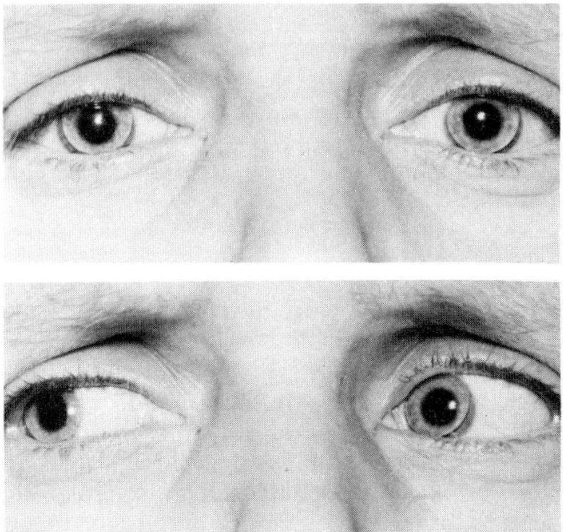

Abb. 17.14 Korneale Haftschalen bei Keratokonus bds.
Visus mit Brille: R = –2,0 sph = 5/25, L = –2,0 sph = 5/35. Visus mit kornealer Haftschale: R = 5/4 p, L = 5/5 p.

a) *Blick geradeaus:* Die Haftschalen sind praktisch unsichtbar. Sie bedekken bis auf einen kleinen Saum, der Verschieblichkeit und Erneuerung des Flüssigkeitsfilmes sichert, symmetrisch die Hornhaut (32 J. ♀). b) *Blick zur Seite:* Geringe Verschiebung der Haftschale durch die Berührung mit dem Lidrand

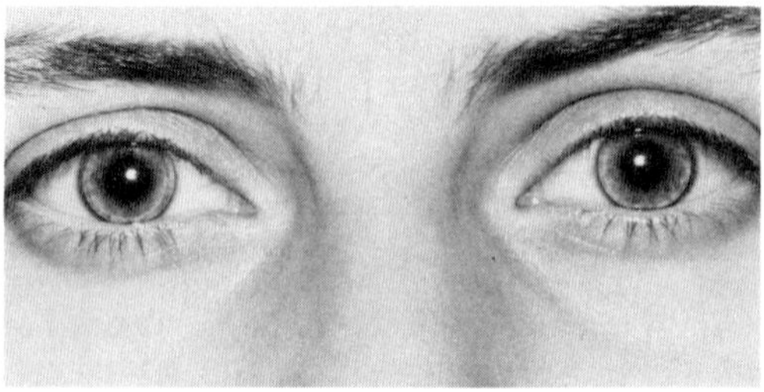

a

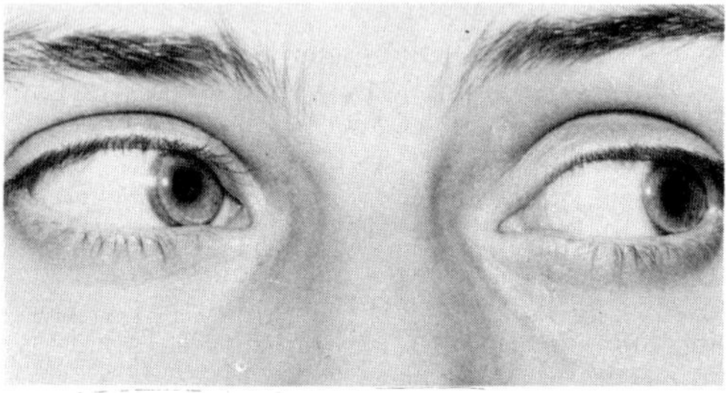

b

Abb. 17.15 Korneale Haftschalen beim myopen Astigmatismus bds. Visus mit Brille: R = —3,0 cyl. A 170° = 5/10 p, L = —3,5 cyl. A 10° = 5/10. Visus mit kornealer Haftschale: R = 5/5, L = 5/4 p.

a) *Blick geradeaus:* Die praktisch unsichtbaren Haftschalen bedecken bis auf einen kleinen Saum symmetrisch die Hornhaut. b) *Blick zur Seite:* Geringe Verschiebung der Haftschale durch die Berührung mit dem Lidrand

Für die monokulare Aphakie ist die korneale Kunststofflinse das Mittel der Wahl. Gegenüber der Vorderkammerlinse bzw. Pupillarlinse besitzt sie den Vorteil, daß der operative Eingriff und entzündliche Reaktionen wegfallen. Die Verträglichkeit ist nahezu 100 %ig. Überdies ermöglicht sie die Fusion des linsenlosen mit dem linsenhaltigen Auge: Der Bildgrößenunterschied beträgt nur $^1/_{15}$ gegenüber $^1/_4$—$^1/_3$ bei Korrektion des operierten Auges mit Starbrille (vgl. S. 130). Die Korrektion des Astigmatismus erfolgt bei der Kornealllinse durch Ausschaltung der fehlgekrümmten Hornhautoberfläche, da die „Tränenflüssigkeitslinse" die optische Einebnung bewirkt.

Eine Neuerung stellen die sog. weichen „Kornealschalen" aus organischem, sauerstoffdiffusiblem Material dar. Die Grundsubstanz ist ein Gel mit 40 % Trockensubstanz und 60 % Wassergehalt.

Sie sind optisch wegen der Weichheit ihres Materials weniger exakt, von geringerer Haltbarkeit, jedoch für empfindliche Augen verträglicher als die Plexiglashaftschalen. Auch in Fällen von hohem irregulärem Astigmatismus und großer Unebenkeit der Hornhautoberfläche besitzen sie bereits eine bewährte Indikation. — Haftschalen sollten auch bei optimaler Verträglichkeit am Tage nicht länger als 8, höchstens 12 Std. getragen werden. Zu langes Tragen oder zu fester Sitz beeinträchtigen die Atmung der vom Tränenfilm ernährten Hornhautoberfläche. Schmerzhaftes Epithelödem mit Verschleiertsehen ist die Folge.

Gesichtsfeld

Unter „Gesichtsfeld" verstehen wir das Wahrnehmungsfeld des Auges beim unbewegten Geradeausblick. Es umfaßt jeweils die Gesamtheit aller Punkte im Raum, die bei Fixation eines Punktes gleichzeitig vom Auge gesehen werden. Das monokulare Gesichtsfeld reicht schläfenwärts bis 90 Grad, nasal und oben bis 60 Grad, nach unten bis 70 Grad. Die unterschiedliche Ausdehnung ist durch die geschützte Lage des Auges in der Augenhöhle gegeben: Nach nasal behindert der Nasenrücken, nach oben und unten der Orbitalrand den Eintritt von Lichtstrahlen in die peripheren Netzhautabschnitte, während die temporale Seite völlig frei ist (Abb. 17.16). Im binokularen Gesichtsfeld werden die mittleren Teile mit den Netzhäuten *beider* Augen gesehen. Hingegen wird die schläfenwärtige, etwa 30 Grad breite Randzone („temporaler Halbmond") von jeder Seite nur einäugig wahrgenommen (vgl. Abb. 10.10 a).

Nur der schmale foveale „Zapfenbereich" der Netzhaut vermittelt die volle „zentrale Sehleistung". Im steilen Gefälle zur Peripherie

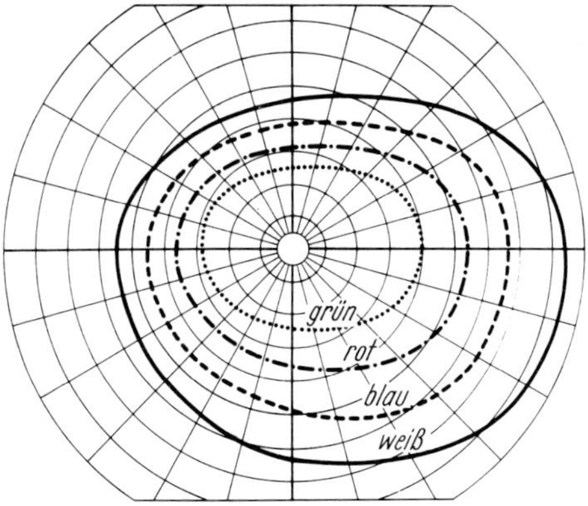

Abb. 17.16 Normale Gesichtsfeldaußengrenzen für Weiß und Farben. (Perimeter nach *Goldmann*)

sinken Sehleistung, Farben- und Formensehen ab. Dies liegt an der Verteilung der Zapfen, die von der Netzhautmitte an steil abnehmen und in der Peripherie fehlen (vgl. S. 6). Das periphere Sehen ist ein farblos-graues Bewegungs- oder Stäbchensehen, das vor allem in der Dämmerung an Bedeutung gewinnt (vgl. Abb. 12.35).

Untersuchung des Gesichtsfeldes (Perimetrie)

Man unterscheidet ein zentrales und ein peripheres Gesichtsfeld. Das zentrale Gesichtsfeld ist eine ausschließliche Funktion der Zapfen, die in der Netzhautmitte am dichtesten liegen. Das periphere Gesichtsfeld ist überwiegend eine Funktion der Stäbchen (vgl. S. 6).

Qualitative Perimetrie

Die *einfachste Prüfmethode* zur Feststellung der Wahrnehmungsgrenzen für weiße oder farbige Objekte ist der Parallelversuch. Der Arzt benutzt sein Auge zur Kontrolle der Wahrnehmungsschwelle des gegengleichen Patientenauges. Testobjekt: Wattebausch (Abb. 17.17).

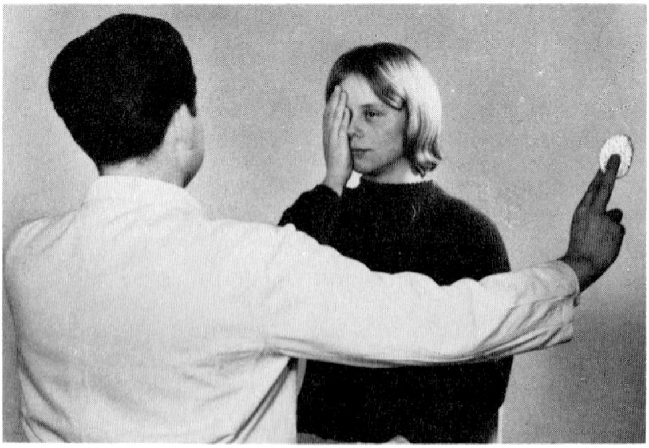

Abb. 17.17 Gesichtsfeld-„Parallelversuch". Der Patient fixiert mit einem Auge (unter Abdecken des anderen mit der Hand) das gegenüberliegende des Untersuchers. Der Untersucher bewegt eine weiße Marke mit der Hand in der Ebene zwischen sich und dem Patienten. Bei uneingeschränkten Gesichtsfeldaußengrenzen muß der Patient die von außen nach innen zu bewegte Marke zur gleichen Zeit wie der Untersucher wahrnehmen

Das *einfachste Perimeter* ist jenes nach *Förster*. An einem beweglichen, mit Gradeinteilung versehenen Halbkreis, der in die verschiedenen Meridiane gedreht werden kann, werden bei Tageslicht Testobjekte verschiedener Größen und Farbe von der Peripherie zur Mitte geführt (Abb. 17.18). Eine Weiterentwicklung stellt das Perimeter nach *Maggiore* dar: Der Perimeterbogen ist beleuchtet. Die Objekte verschiedener Größe, Helligkeit und Farbe werden mit Scheinwerfern projiziert. Registrierung halbautomatisch.

Geräte mit Hohlkugelform. Die modernen Geräte haben Hohlkugelform und sind selbstregistrierend (Perimeter nach *Goldmann,* nach *Etienne,* Tübinger Perimeter nach *Harms*). Diese erlauben gleichmäßige Ausleuchtung und Fixationskontrolle des Patientenauges. Darüber hinaus verhindern sie die Ablenkung.

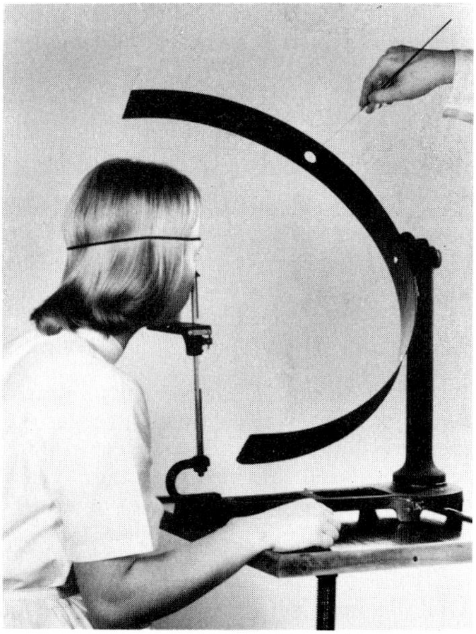

Abb. 17.18 Perimetrie am Gerät nach *Förster*

Quantitative Perimetrie

Prinzip ist nicht nur die Feststellung der Wahrnehmungsgrenzen weißer oder farbiger Objekte bei gleichbleibender Helligkeit, sondern die Abstufung der Helligkeit der Objekte durch Graufilter. Dies erlaubt eine exakt abgestufte Schwellenwertsprüfung der Empfindlichkeit punktförmiger Netzhautareale. Entsprechende Untersuchungen lassen sich mit dem Perimeter von *Goldmann,* den Spezialapparaten von *Harms* sowie von *Jayle* durchführen.

Kampimetrie der Gesichtsfeldmitte

Dieses Verfahren dient der Untersuchung der mittleren Gesichtsfeldanteile. Man bedient sich dazu des Kampimeters (z. B. Auto-Plot-Gerät) oder des *Bjerrum*-Schirmes. Er besteht aus einer schwarzen Tuchfläche mit weiß gekennzeichnetem Fixierpunkt und konzentrischen Ringen aus schwarzer Seide (vgl. Abb. 10.6). Der Patient sitzt mit Kinnstütze in 1 oder 2 m Entfernung. Die Untersuchung erfolgt mit 1—5 mm großen Objekten verschiedener Farbe. Die Methode erweist sich besonders wertvoll zum Nachweis von parazentralen Ausfällen oder solchen, die vom blinden Fleck ausgehen (*Bjerrum*-Skotom!). Das Auto-Plot-Gerät arbeitet in ähnlicher Weise. Die einzelnen Prüfmarken werden hier automatisch auf einen schwarzen, in Kreise eingeteilten Prüfschirm geworfen und auf einem zugehörigen Formular registriert. Ein modernes Gerät stellt das Kampimeter von *Jayle* dar (homogenes Licht, verschiedene Leuchtdichten).

Skotometrie der Gesichtsfeldmitte (Prüfung des zentralen Sehens)

Amsler-Netz. Zum Nachweis feinster Störungen (Metamorphopsien) erweist sich das *Amsler*-Netz als nützlich (vgl. Abb. 12.23). Die Prüfung erfolgt in Lesedistanz. In einem Abstand von 30 cm entspricht jede Quadratseite 1 Bogenminute (Winkelgrad).

Haitz-Stereoskop. Das Stereokampimeter nach *Haitz* erlaubt die Sicherung der Fixation durch das gesunde Auge. Auf einer Raster- oder Kreisfigurtafel prüft man auf einfache Weise das zentrale Sehen des erkrankten Auges mit feinen Weiß- und Farbobjekten (Abb. 17.19). — Kompliziertere Spezialgeräte sind jene von *Goldmann*, *Jayle* u. a.

Ausfälle im Gesichtsfeld

Diese können in Form von „Skotomen" (Dunkelfelder), d. h. umschriebenen Ausfällen, im zentralen Gesichtsfeldbereich auftreten. Beispiele: Zentralskotom bei Neuritis retrobulbaris (vgl. Abb. 13.7) oder *Bjerrum*-Skotom beim Glaucoma simplex (vgl. Abb. 10.8). Handelt es sich um Ausfälle im Bereich der Außengrenzen, so spricht man von Einschränkung: konzentrische Gesichtsfeldeinschränkung bei „Retinitis pigmentosa" (vgl. Abb. 12.36), sektorenförmige Einschränkung bzw. kometenschweifartiger Ausfall bei Retinochorioiditis juxtapapillaris (vgl. Abb. 12.26 b) oder Hemianopsie, d. h. Halb-

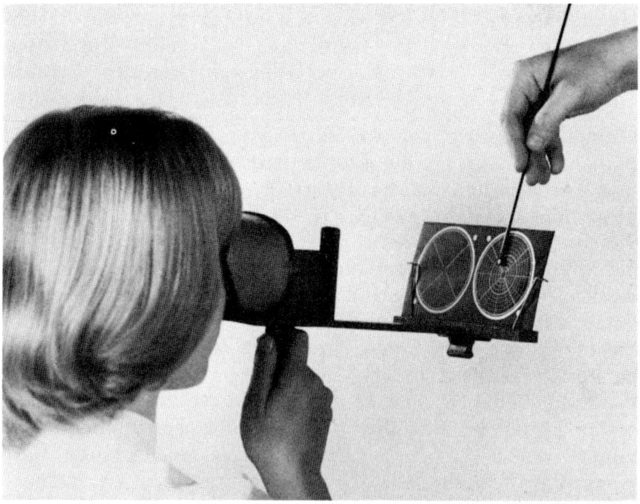

Abb. 17.19 Binokulare Prüfung des zentralen Gesichtsfeldes nach *Haitz*. Der Patient betrachtet die durch ein Stereoskop vereinten, in Wirklichkeit jedem Auge getrennt dargebotenen, kreisförmigen Gesichtsfeldschemata. Der Untersucher bewegt die Testmarke entlang des Gesichtsfeldschemas für jedes Auge getrennt. Bei einem relativen Zentralskotom wird ein geringerer Farbkontrast der Testmarke auf der Seite des geschädigten Auges angegeben; bei absolutem Zentralskotom wird die Testmarke entsprechend der Größe des Skotoms für das betroffene Auge unsichtbar

seitenausfall, z. B. bei Apoplexie oder Hirntumor (vgl. Abb. 13.5 a u. 14.3 a).

Skotome entgehen sehr häufig dem Patienten, z. B. Gesichtsfeldausfälle beim Glaukom (vgl. Abb. 10.10). Erst durch die Skotometrie werden sie aufgedeckt (*objektive* Skotome). *Subjektive* (positive) Skotome werden hingegen bereits vom Patienten bemerkt. Ein *relatives* Skotom liegt vor, wenn der Patient bei der Skotometrie das Prüfobjekt undeutlich, grau oder verwaschen sieht. Beim *absoluten* Skotom werden weder weiße noch farbige Prüfobjekte erkannt.

Lichtsinn

Zu den optischen Leistungen des Sehorgans gehört die Fähigkeit, sich an verschiedene Helligkeiten anzupassen. Dieser als Adaptation bezeichnete Vorgang kann sowohl für große Lichtintensitäten (Helladaptation) als auch für herabgesetzte (Dunkeladaptation) erfolgen.

Hellanpassung. Sie hat den Charakter einer Schutzfunktion: Bei Blendung erfolgt die sofortige maximale Pupillenverengerung (Miosis) zur Verschmälerung des einfallenden Strahlenbüschels. Gleichzeitig setzt die Netzhaut ihre Lichtempfindlichkeit herab.

Dunkelanpassung. Wesentlich langsamer geht die praktisch so wichtige Anpassung an die Dunkelheit vor sich. Während das Tages- und Farbensehen an die Tätigkeit der Zapfen gebunden ist, treten diese um so mehr zurück, je dunkler es wird. Die Fähigkeit des Sehens in der Dämmerung ist schließlich allein eine Funktion der Stäbchen, die sich in der Netzhaut lichtwärts strecken, während sich die Zapfen in Richtung auf das Pigmentblatt zurückziehen. Der Dunkelanpassungsvorgang verläuft naturgemäß wesentlich langsamer als die Helladaptation. Der Grund liegt in der hohen photochemischen Leistung, die diese völlige Umstellung auf das Stäbchensehen für die Netzhaut bedeutet. Die Anpassungskurve zeigt einen kurzen, steilen ersten Anstieg (primäre Sofort- oder Zapfenadaptation), dessen Gipfel nach 8—10 Min. erreicht ist. Der zweite lange, flache Anstieg (sekundäre Dauer- oder Stäbchenadaptation) ist bogenförmig und erreicht erst nach 60 Min. seinen höchsten Punkt (vgl. Abb. 12.35). Nach vollzogener Anpassung wird eine Empfindlichkeitssteigerung erreicht, die etwa das 500fache des Ausgangswertes beträgt. Das nunmehr eintretende reine Stäbchensehen beschränkt sich auf Schwarz-Weiß-Kontraste wie die photographische Platte: „In der Nacht sind alle Katzen grau!" — Zur Prüfung sind zahlreiche Adaptometer in Gebrauch (Registrieradaptometer nach *Hartinger, Goldmann-Weekers,* Nyktometer nach *Comberg,* Sofortadaptometer nach *Schober*).

Störungen der Dunkelanpassung (Nachtblindheit, Hemeralopie) kommen als erbliche Nachtblindheit bei den tapetoretinalen Degenerationen (vgl. Abb. 12.37), bei hoher Myopie (vgl. Abb. 12.3), bei dichteren Trübungen der brechenden Medien und Vitamin-A-Mangelkrankheiten vor.

Farbensinn

Der Bereich des sichtbaren Lichtes umfaßt die Wellenlängen von 670 mμ bis 420 mμ. Durch ein Prisma läßt sich das aus einer Farbmischung bestehende Tageslicht in seine einzelnen Wellenlängen zerlegen. Es entsteht eine Skala, die vom langwelligen Rot (670 mμ) über Orange, Gelb, Grün, Blau, Indigo bis zum kurzwelligen Violett (420 mμ) reicht. Unsichtbar für das menschliche Auge bleiben die jenseits dieser Grenzen liegenden infraroten und ultravioletten Strahlen.

Das menschliche Auge vermag etwa 160 durch Mischung aus den 3 voneinander unabhängigen *„Grundfarben"* (Rot, Grün, Blau) hergestellte Farbempfindungen zu unterscheiden. Diese Beobachtung führte zur Theorie des *trichromatischen Sehens (Young-Helmholtz)*, wonach es in der Netzhaut 3 verschiedene Zapfenarten gibt, die rot-, grün- und violettempfindliche Sehpigmente enthalten. Gleichzeitige und gleich starke Erregung aller 3 Teilapparate führt zur Empfindung „weiß". Diese Arbeitshypothese bildet auch heute noch die Grundlage der Einteilung der Farbensinnstörungen.

Nach *Hering* (Vierfarben- oder Gegenfarbentheorie) gibt es ebenfalls 3 verschiedene Sehsubstanzen, in denen jedoch durch den Reiz verschiedener Wellenlängen 4 Farbenempfindungen entstehen. Je nachdem die Assimilierung oder Dissimilierung im Netzhautstoffwechsel überwiegt, erzeugt der eine Sehstoff die Rot- oder die Grünempfindung (Rot-Grün = Gegenfarben), der andere die Blau- oder Gelbempfindung (Blau-Gelb = Gegenfarben), der dritte schließlich durch Dissimilierung nur Weiß- und bei Fehlen eines Reizes Schwarzempfindung.

Erfolgt rein foveales oder Zapfensehen bei mittlerer Lichtintensität, so trifft diese Feststellung durchaus zu. Neuere Untersuchungen haben jedoch darüber hinaus ergeben, daß sich im Wellenbereich der 3 Farbmodulatoren (Rot, Grün, Blau) noch 4 weitere mit engerem Spektralbereich unterscheiden lassen.

Diese tragen zur Farbempfindlichkeitssteigerung bei. Die trichromatische Theorie mußte daher durch die Theorie des *polychromatischen Sehens* ergänzt und durch Einbeziehung des Dominatorsystems erweitert werden. Dies besagt nichts anderes, als daß 2 *Systeme von Zapfen* existieren müssen: das Modulatorsystem und das Dominatorsystem. Funktionell vermitteln die farbentüchtigen Zapfen des Modulatorsystems die unterschiedliche Empfindlichkeit für die einzelnen Wellenbereiche. Hingegen vermitteln die farbenblinden Zapfen des Donatorsystems durch Summierung der Erregungen der Modulatoren die Helligkeitsempfindung. Die Bezeichnung „Dominatorsystem" stammt von GRANIT, der das Dominieren dieser Reaktionsform im Tierreich zum Ausdruck bringen wollte. Das Modulatorsystem wiederum „moduliert" farbig die vom Dominatorsystem vermittelte farblose Helligkeitsempfindung. — Eine weitere Theorie des Farbensehens stellt die Mehrfarbentheorie von *Hartridge* dar. Ihr liegt die Annahme zugrunde, daß die verschiedenen Rezeptorenarten nicht gleichmäßig in der Netzhaut verteilt, sondern in Haufen angeordnet sind (Haufentheorie).

Angeborene Farbensinnstörungen

Die praktische Bedeutung dieser Störungen wird aus Reihenuntersuchungen ersichtlich: 8 % der Männer und 1 % der Frauen (Konduktorinnen) zeigen Farbensinnstörungen.

Der nachfolgenden Einteilung liegt die Beobachtung zugrunde, daß der *Farbtüchtige* alle sich aus den 3 Grundfarben (Rot, Grün, Violett) ergebenden Farbenmischungen durch 3 farbenempfindliche Sehsubstanzen seiner Netzhaut zu unterscheiden vermag. Die normale Farbentüchtigkeit wird daher als *Trichromasie* bezeichnet. Fehlt eine der 3 Farbempfindungen, so spricht man von *Dichromasie,* fehlen 2, von *Monochromasie.* Die Dichromaten werden unterschieden in Protanope (Rotblinde), Deuteranope (Grünblinde) und Tritanope (Blau-Gelb-Blinde).

Symptomatologie des Farbensinnes

Normale Trichromasie (Farbentüchtigkeit).

Anomale Trichromasie (Farbenschwäche): Protanomalie (Rotschwäche), Deuteranomalie (Grünschwäche), Tritanomalie (Blauschwäche: Blau und Grün = Verwechslungsfarben).

Dichromasie: Protanopie (Rot-Grün-Blindheit 1. Form), Deuteranopie (Rot-Grün-Blindheit 2. Form), Tritanopie (Blau-Gelb-Blindheit).

Achromasie (totale Farbenblindheit).

Bei Farbensinngestörten ist die Farbton-Unterscheidungsempfindlichkeit erhöht und abhängig von der Sättigung und Intensität der zu erkennenden Farben. In Übereinstimmung mit dem Farbentüchtigen können auch sie – übungsmäßig beeinflußbar – Farben unterscheiden. Im Gegensatz dazu können sie jedoch Farben verwechseln („Verwechslungsfarben"), was dem Farbtüchtigen nicht unterläuft.

Prozentual aufgeteilt, überwiegen die Farbschwachen (anomale Trichromaten). Nach JAEGER beträgt die Grünschwäche (Deuteranomalie) 50 %, die Grünblindheit (Deuteranopie) 25 %; die Rotschwäche (Protanomalie) und Rotblindheit (Protanopie) 25 %.

Erworbene Farbensinnstörungen

Die pathologischen Ausfälle im Rot-Grün-Bereich (z. B. Zentralskotom) überwiegen bei Erkrankungen des Sehnerven, jene des Blau-Gelb-Bereiches bei solchen der Netzhaut.

Untersuchung des Farbensinns

Die Feststellung der Farbenuntüchtigkeit erfolgt über Proben, die sich der „Verwechslungsfarben" bedienen: Wollproben *(Holmgreen),* pseudoisochromatische Farbtafeln von *Ishihara,* pseudoisochromatische Tafeln mit Kontrast- und Florkontrastproben von *Velhagen.* Anomaloskop *(Nagel-Vierling):*

Dieses Farbmischungsgerät zerlegt das Licht in Spektralfarben. Eine Prüfscheibe ist in 2 Hälften getrennt. Die obere Hälfte zeigt als Testprobe spektrales Gelb. Für die untere Hälfte stehen Rot und Grün zur Verfügung. Der Prüfling versucht mit Schraubeneinstellung das Rot und Grün zu Gelb zu mischen, bis er glaubt, daß seine Mischung der Testfarbe gleicht. Der Norm- oder Sollwert der Farbmischung entspricht der sogenannten *Rayleigh*-Gleichung, einem bestimmten Mischungsverhältnis von Rot (Lithiumrot) und Grün (Thalliumgrün) zu Gelb (Natriumgelb).

Zusammenfassung

Die Prüfung der *Zentralen Sehschärfe* erfolgt durch Ermittlung des „Minimum separabile", d. h. des kleinsten Abstandes zwischen 2 Punkten, der erforderlich ist, damit dieselben noch getrennt wahrnehmbar sind. Dieser kleinste Abstand entspricht einer Bogenminute oder einer Zapfenbreite. Sämtliche Sehzeichen (Haken, Ringe, Buchstaben, Zahlen) sind nach diesem Prinzip berechnet.

Fernsehschärfe. Die Prüfung erfolgt in der Regel in 5 m oder in kleineren Räumen mit Spiegelprobe in $2^1/_2$ m. Auf der Leseprobentafel sieht z. B. das vollsichtige Auge die größte Zahl „T" in 50 m. Liest jemand nun das „T" in 5 m, so lautet die Niederschrift:

$$\frac{\text{Istentfernung}}{\text{Sollentfernung}} = \frac{5}{50}$$

Nahsehschärfe. Die Prüfung erfolgt in der Regel in 30 cm nach speziellen Lesetafeln, *Nieden* und *Jäger*, mit unterschiedlicher Buchstabengröße.

Refraktion. Die Refraktion des Auges oder sein Brechungszustand wird bestimmt durch die Brechkraft seiner Medien (Hornhaut, Vorderkammer, Linse, Glaskörper) und seine Achsenlänge. Wir unterscheiden folgende Refraktionen:

Emmetropie: Achsenlänge und Brechkraft befinden sich im richtigen Verhältnis, d. h., Brennpunkt des optischen Systems (Medien) und Netzhautebene fallen zusammen.

Hyperopie: Der Brennpunkt des optischen Systems liegt *hinter* der Netzhaut. Durch ein Sammelglas werden die Lichtstrahlen wieder auf der Netzhaut vereinigt. Auch mit Hilfe der zusätzlich eingeschalteten Akkommodation kann das hyperope Auge, jedoch nur das jugendliche mit hoher Akkommodationsbreite, ein scharfes Bild erhalten.

Myopie: Der Brennpunkt des optischen Systems liegt *vor* der Netzhaut. Durch ein Zerstreuungsglas werden die Lichtstrahlen auf der Netzhaut vereinigt.

Anmerkung: Beide Refraktionen weisen organische Veränderungen auf. Das zu kurz gebaute hyperope Auge mit engem Vorderabschnitt ist in höherem Alter zum akuten Glaukom, das zu lang gebaute myope Auge schon im mittleren bis höheren Alter zur Ablatio disponiert.

Astigmatismus (Stabsichtigkeit). Durch Fehlkrümmung der Hornhaut kommt keine punktförmige Vereinigung parallel einfallender Strahlen zustande. Das Netzhautbild wird „stabförmig“ auseinandergezogen.

Anisometropie. Ist der Refraktionsunterschied zwischen beiden Augen sehr groß, d. h. über 3 Dioptrien, so ist mit optischen Hilfsmitteln (Brille, Haftschale) kein Ausgleich mehr möglich. Oft werden die stärker fehlsichtigen Augen amblyop und gehen in Schielstellung.

Akkommodation. Diese ist an die Verformbarkeit der Linse gebunden, weshalb sie mit dem Alter abnimmt und in der Regel vom 60. Lebensjahr an erlischt. Störungen: Lähmung durch Schädelbasisbruch, Meningitis, Tumoren, Botulismus, komplette Okulomotoriusparese, postdiphterische Parese, Mydriatika und Akkommodationskrampf.

Presbyopie. Die alternde Linse verliert ihre Verformbarkeit. Akkommodationsbreite: mit 5 Jahren 14 Dioptrien, mit 60 Jahren 1 Dioptrie.

Gesichtsfeld. Das Wahrnehmungsfeld des Auges beim Blick geradeaus sieht schläfenwärts bis 90 Grad, nasal (Einengung durch die Nase) bis 60 Grad, oben (Augenhöhlenrand) bis 60 Grad, unten (Wange) bis 70 Grad.

Perimetrie. Die einfachste Prüfung ist der Parallelversuch Arzt : Patient. Die klinische Prüfung wird mit dem Goldmann-Perimeter, in Spezialfällen mit dem Tübinger Perimeter durchgeführt.

Kampimetrie. Zur Erfassung der mittleren – im Bereich des blinden Flekkes gelegenen – Gesichtsfeldausfälle (Glaukom!) bedient man sich des Kampimeters.

KAPITEL 18

Schielen

Begleitschielen (Strabismus concomitans)

Das Kind sieht bei Geburt weder scharf noch binokular. Beide Fähigkeiten erwirbt es ebenso wie den koordinierten Gebrauch seiner Gliedmaßen durch Wachstum und Übung. Erst im Alter von 5 Jahren sind jene Bahnen, die das Binokularsehen im Zentralnervensystem koordinieren, hinreichend stabilisiert. Bis dahin befinden sich diese Funktionen in einem labilen Stadium: Jedes Kind wird als potentieller Schieler“ geboren! Mancherlei sensorische, motorische und zentrale Hindernisse sind in der Lage, die funktionelle Assoziation beider Augen zu verhindern und Schielen auszulösen. Hauptursachen des Schielens im frühen Kindesalter:

Unkorrigierte Refraktionsfehler (Hyperopie, Anisometropie).

Angeborene oder durch Infektionskrankheiten (Masern, Keuchhusten, Scharlach) erworbene Fusionsschwäche, was die Verschmelzung der Netzhautbilder beeinträchtigt.

Muskelanomalien (verschobener Ansatz, fibröse Beschaffenheit des Muskels).

Toxische Ziliarmuskelschwäche (Infektionskrankheiten).

Ungeklärte Ätiologie (z. B. neurogene supranukleare Fehlsteuerung u. a. m.).

Jeder dieser Faktoren kann einzeln oder kombiniert zur Abweichung der Augen aus der Parallelstellung, d. h. zum Schielen führen. Über 90 % der Kinder werden hyperop geboren. Tritt eine angeborene oder durch Infektionskrankheiten erworbene Fusionsschwäche hinzu, so kann dies zum Schielen führen. Auch unterschiedliche Refraktion beider Augen bei noch nicht voll entwickelter Fusion wirkt begünstigend. Familiäres Auftreten weist darüber hinaus auf die Bedeutung des Erbfaktors hin (Abb. 18.1). Schon bei *Hippokrates* heißt es: „Schielende werden von Schielenden gezeugt“. Der Verlust der binokularen Zusammenarbeit der Augen führt zu Doppelbildern. Das schielende Kind ist — im Gegensatz zum Erwachsenen — durch die fehlende Stabilität der koordinierten Bahnen im Zentralnervensystem noch in der Lage, die Doppelbilder durch kompensatorische Vorgänge auszuschalten. Es handelt sich dabei um „zerebrale Hemmungsvorgänge“ zur Unterdrückung des Netzhautbildes des schielenden Auges.

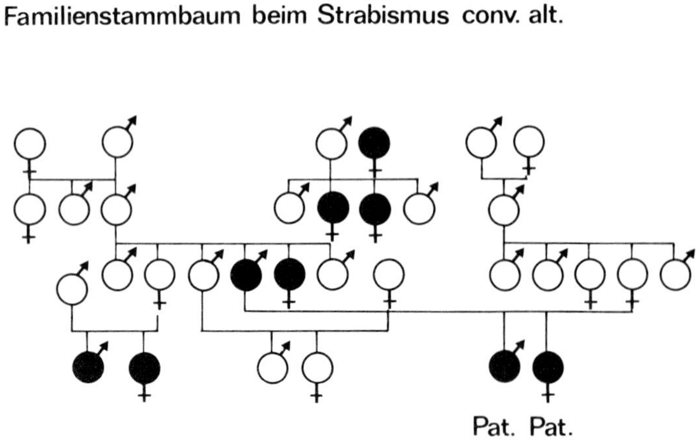

Abb. 18.1 Der Stammbaum dieser Familie weist auf die Bedeutung des Erbfaktors beim Schielen hin: In allen 4 Generationen kommen schielende Kinder vor

In Übereinstimmung mit den Hauptursachen steht der frühe Zeitpunkt des Schielbeginns: In 80 % der Fälle entwickelt sich Schielen bereits vor Abschluß des 2. Lebensjahres. Je früher Schielen auftritt, desto ungünstiger ist seine Prognose. Der Schielwinkel ist nur das äußere Zeichen dafür, daß das Muskelgleichgewicht verlorengegangen ist. Wesentlich schwerwiegender ist der Verlust des sensorischen Gleichgewichtes. Es entwickeln sich innere Hemmungsvorgänge zur Ausschaltung der Doppelbilder, z. B. Amblyopie, d. h. bleibende oder manifeste Ausschaltung des Seheindruckes oder Suppression, d. h. temporäre Ausschaltung des Seheindruckes, eine Fähigkeit, die auch der Erwachsene noch entwickeln kann, wie das Beispiel des monokularen Mikroskopierens zeigt. Die letzte Stufe stellt die Entwicklung einer anomalen Netzhautkorrespondenz dar (s. S. 310). Diese sensorischen Anomalien beobachtet man in 85 %; sie belasten die funktionelle Prognose der Schielbehandlung.

Soziale Bedeutung des Schielproblems. Für Europa sind 20 Millionen Schielende, d. h. 4 % der Bevölkerung, errechnet worden. Mehr als ein Drittel dieser Schieler (8 Millionen) ist von bleibender einseitiger Schwachsichtigkeit bedroht.

Scheinschielen (Pseudostrabismus)

Weicht die optische Achse von der anatomischen ab, so entsteht der Eindruck des Schielens: Das Reflexbild einer fixierten Lichtquelle liegt nicht mehr in der Hornhautmitte, sondern — um den Winkel Gamma verschoben — seitlich davon. Liegt es nasal vom Hornhautzentrum, so spricht man vom häufiger vorkommenden „positiven", liegt es temporal, vom „negativen Winkel Gamma" (Abb. 18.2 u. 18.3).

Abb. 18.2

Abb. 18.3

Abb. 18.2 „Positiver" Winkel Gamma

Abb. 18.3 „Negativer" Winkel Gamma

Latentes Schielen (Heterophorie)

Jeder Vorgang, der die Fusion ausschaltet (vgl. S. 306) führt zur Heterophorie, d. h. zur vorübergehenden Abweichung der Augen von der Normalstellung. Auslösende Ursachen: Geringe Fusionsbreite, Schwächung der Fusion durch Ermüdung, fieberhafte Erkrankungen, Nervosität oder völliges Ausschalten derselben durch Abdecken eines Auges u. a. m. Die vorher bestandene *Orthophorie*, d. h. die Vereinigung der Gesichtslinien beider Augen in einem gemeinsamen Fixierpunkt, ist — für die Dauer des Anlasses — verlorengegangen. Es ist Heterophorie eingetreten. Diese kann in Abweichung nach außen (Exophorie) oder nach innen (Esophorie) bestehen. Entsprechend der verschiedenen Ursachen bezeichnet man die vom Patienten empfundenen Beschwerden als *Asthenopie* (muskuläre, nervöse oder akkommodative). — Unter Zyklophorie versteht man eine seltene Form der Heterophorie, die sich bei Abdecken eines Auges durch Verrollung zeigt.

Manifestes Schielen (Strabismus concomitans)

Zwischen latentem und manifestem Schielen bestehen fließende Übergänge: Jeder der vorgenannten Anlässe kann im frühkindlichen Alter aus der vorübergehenden Abweichung zur *periodischen* und schließlich zur *manifesten* Schielabweichung führen. In der Mehrzahl der Fälle bildet darüber hinaus die *hyperope Refraktion* die integrierende Voraussetzung für die Entwicklung des Schielens. Dies hängt mit der engen Koppelung von Akkommodation und Konvergenz zusammen. Das Ausmaß der Akkommodationsleistung wird ausschließlich vom Abstand des Nahobjektes bestimmt. Am emmetropen Auge sind Akkommodation und Konvergenz eng gekoppelt. Sie sind ge-

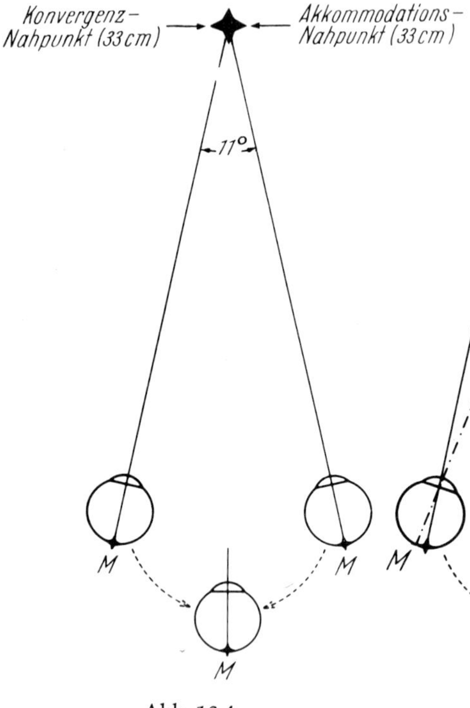

Abb. 18.4

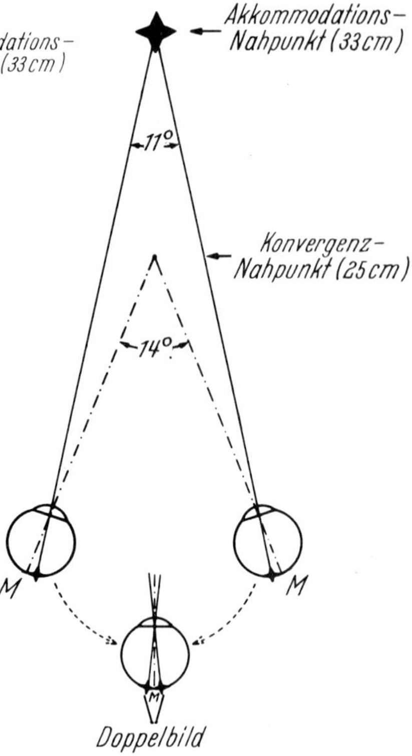

Abb. 18.5

Abb. 18.4 Naheinstellungsvorgang beim emmetropen Auge (schematische Darstellung). Die Akkommodation ist an die Konvergenzbewegung der Augen gekoppelt: Akkommodationsnahpunkt und Konvergenznahpunkt fallen zusammen. (Die eingezeichneten Winkelgrade entsprechen den wirklichen Verhältnissen, nicht der Skizze.)

Abb. 18.5 Naheinstellungsvorgang beim unkorrigierten hyperopen Auge. Akkommodationsnahpunkt und Konvergenznahpunkt fallen nur bei Emmetropie zusammen (ausgezogene Linie). Schon bei einer Hyperopie von 1 Dioptrie differieren sie bereits um 8 cm oder um 3 Grad (gestrichelte Linie): Das unkorrigierte hyperope Auge erhält durch erhöhte Akkommodationsleistung einen verstärkten Konvergenzimpuls setzmäßig so aufeinander abgestimmt, daß die Fixation eines 25 cm entfernten Nahobjektes eine Akkommodation von 4 Dioptrien und eine Konvergenzbewegung von 14 Grad, eines 33 cm entfernten Nahobjektes eine Akkommodation von 3 Dioptrien und eine Konvergenzbewegung von 11 Grad auslöst. Dadurch werden die Foveae beider Augen exakt so auf den fixierten Gegenstand ausgerichtet, daß er binokular einfach und scharf gesehen wird (Abb. 18.4).

Auch beim *hyperopen Auge* besteht die gleiche gesetzmäßige Abhängigkeit der Konvergenz von der Akkommodation wie beim emmetropen Auge. Beispiel: Bei einer Hyperopie von 1 Dioptrie könnte ein in 33 cm befindliches Nahobjekt trotz der Hyperopie durch eine verstärkte Akkommodationsleistung von 4 Dioptrien (statt 3 Dioptrien wie beim emmetropen Auge) scharf gesehen werden. Ein Akkommodationsaufwand von 4 Dioptrien entspricht jedoch infolge der engen Koppelung einer Konvergenzbewegung von 14 Grad. Die Gesichtslinien schneiden sich nicht im Abstand des Nahobjektes von 33 cm, sondern bereits in einem Abstand von 25 cm (Abb. 18.5). Diese überschießende Konvergenz kann das kindliche Auge in der Regel nicht mehr durch die Fusion ausgleichen: Es kommt zum Einwärtsschielen. Aus diesem Grunde hat die Korrektion der Hyperopie einen günstigen Einfluß auf den Schielwinkel. Beim allerdings seltenen *akkommodativen* Schielen erzielt sie sogar Orthostellung (Abb. 18.6 u. 18.7).

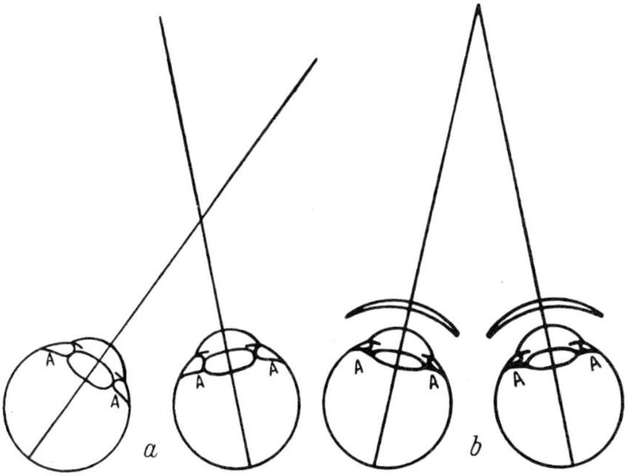

Abb. 18.6 Akkommodativ dynamisches Einwärtsschielen bei Hyperopie. a) Die Gesichtslinien schneiden sich infolge gesetzmäßiger Abhängigkeit der Konvergenz von der Akkommodation vorzeitig. b) Nach Ausgleich der Hyperopie, Wegfall der überschießenden Konvergenz. Die Gesichtslinien schneiden sich rechtzeitig, d. h. wie beim emmetropen Auge im Abstand des Nahobjektes (33 cm)

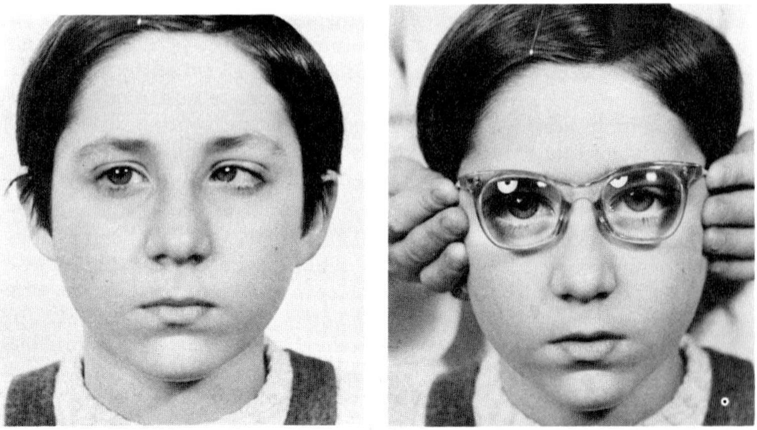

a b

Abb. 18.7 Akkommodativ-dynamisches Einwärtsschielen bei Hyperopie. a) Hyperopie von +9,0 sph. bds.; Visus: R. = c. c. 5/5, L = c. c. 5/5 p. *Ohne* Brille: Schielwinkel +28 Grad. b) *mit* Brille: Orthostellung, normale Korrespondenz mit Fusionsbreite von –2 Grad bis +40 Grad. (10 J. ♀)

Beim *manifesten* Schielen unterscheidet man das *unilaterale* und das *alternierende* Begleitschielen.*

Unilaterales Schielen

Nur ein Auge schielt (Abb. 18.8 u. 18.9) auf diese Weise konstant. Es bewegt sich jedoch in allen Blickrichtungen „begleitend" mit. Der Schielwinkel bleibt auf diese Weise konstant. Bemerkenswert ist, daß beim Abdecken des sehtüchtigen Auges das kleine Kind unruhig wird und Abwehrbewegungen macht. Zur Vermeidung der Doppelbilder unterdrückt das schielende Auge dauernd sein Bild (manifeste, unilaterale Suppression!). Die Unterdrückung des makularen Netzhautbildes geschieht durch zentrale innere Hemmungsvorgänge (Suppression). Bei einseitigem Schielen wird das betroffene Auge auf diese Weise bleibend sehschwach (amblyop). Die Prüfung des zentralen Gesichtsfeldes ergibt einen absoluten Ausfall (Zentralskotom). Neben starker Fixationsunruhe zeigt das amblyope Auge ein exzentrisches

* Das sehr seltene Höhenschielen (Strabismus sursum vergens, Strabismus deorsum vergens) soll hier außer Betracht bleiben.

Fixationsareal, das sich mit dem Visuskoptest nach *Cüppers* (vgl. S. 310) bestimmen und mit der Fixationsfotografie nach *Mackensen* auch bildhaft festhalten läßt. Darüber hinaus können sich am amblyopen Auge u. a. noch Trenn-, Lese- und Lokalisationsschwierigkeiten einstellen. Bezüglich der Korrespondenz begeht man nach *Doden* keinen Fehler, wenn man bei allen einseitig Amblyopen ohne foveolare Fixation das Vorliegen einer anomalen Korrespondenz annimmt.

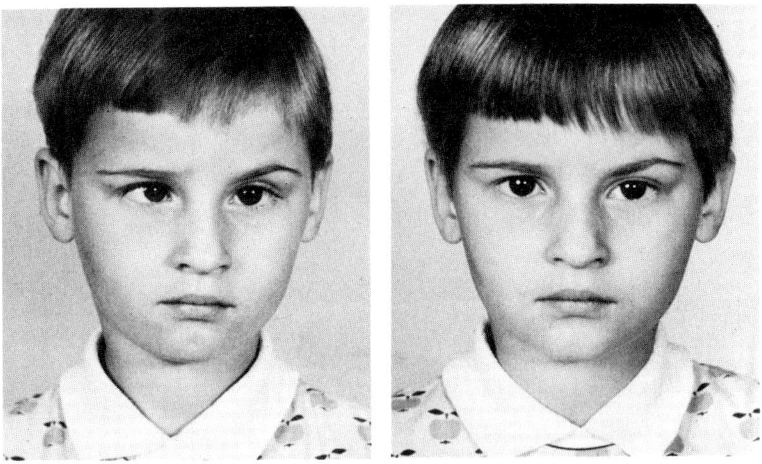

a b

Abb. 18.8 Monolaterales Einwärtsschielen *rechts.* a) *Rechts*seitige Schielamblyopie bei exzentrischer Fixation. Visus: 0,1. Schielbeginn: im 3. Lebensjahr (nach Keuchhusten). *Präoperativ:* Schielwinkel +26 Grad. b) *Postoperativ:* Orthostellung (Schwächung des Internus durch Sehnenverlängerung nach *Gonin/Hollwich).* Durch anschließende pleoptische und orthoptische Übungsbehandlung Visusanstieg *rechts* auf 0,6. Zentrale Fixation. Normale Korrespondenz. Kosmetische *und* funktionelle Heilung. ($4^1/_2$ J. ♀)

Alternierendes Schielen

Beide Augen schielen abwechselnd (Abb. 18.10). Beide Makulae behalten daher ihre volle Sehtüchtigkeit. Die „innere Hemmung" ist hier nicht einseitig manifest wie beim unilateralen Schielen, sondern alternierend. Immer dann, wenn die Makula des einen Auges fixiert, bildet sich für diese Zeitspanne am zweiten in Schielstellung abge-

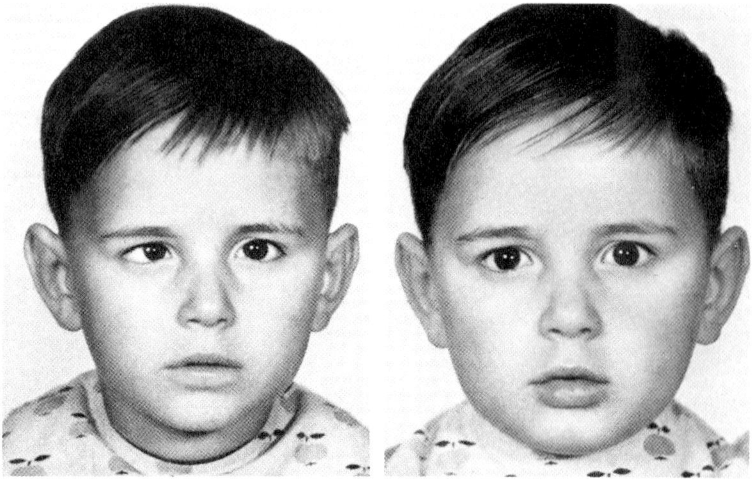

a b

Abb. 18.9 Monolaterales Einwärtsschielen *rechts* mit geringem Höherstand des Schielauges. a) Visus: R = 0,1 (Schielamblyopie bei exzentrischer Fixation), L = 1,0 (Kinderbilder). Schielbeginn: im 2. Lebensjahr (nach Masern). *Präoperativ:* Schielwinkel +24 Grad. b) *Postoperativ:* Orthostellung (Schwächung beider Interni durch Sehnenverlängerung nach *Gonin/Hollwich).* Kosmetische Heilung des Schielens. Fortsetzung der Amblyopiebehandlung. (4 J. ♂)

wichenen Auge ein zentrales Hemmungsskotom aus (latente temporäre alternierende Suppression!). Wechselt die Fixation auf das andere Auge, so geht wiederum das nichtfixierende in Schielstellung unter gleichzeitiger Suppression seines makularen Netzhautbildes. Das Kennzeichen der alternierend einwärts schielenden Kinder ist daher, daß sie beide Augen in ständigem Wechsel zur Fixation benützen. Sie fixieren z. B. alle *links* im Raum befindlichen Gegenstände mit der *rechten* Makula, währenddessen die *linke* Makula durch ein Hemmungsskotom ausgeschaltet ist. Alle *rechts* im Raum befindlichen Gegenstände werden mit der *linken* Makula fixiert und scharf gesehen, während die *rechte* Makula durch Hemmungsskotom ausgeschaltet ist. – Im Gegensatz zum unilateralen Schielen mit Dauerhemmung und Verfall der Sehschärfe des Schielauges bleibt beim alternierenden Schielen durch den ständigen Wechsel der Fixation die zentrale Sehschärfe auf beiden Augen erhalten. Den höchsten Grad der sensorischen Fehlsteuerung stellt der Verlust der normalen und die Ausbildung einer anomalen Korrespondenz dar.

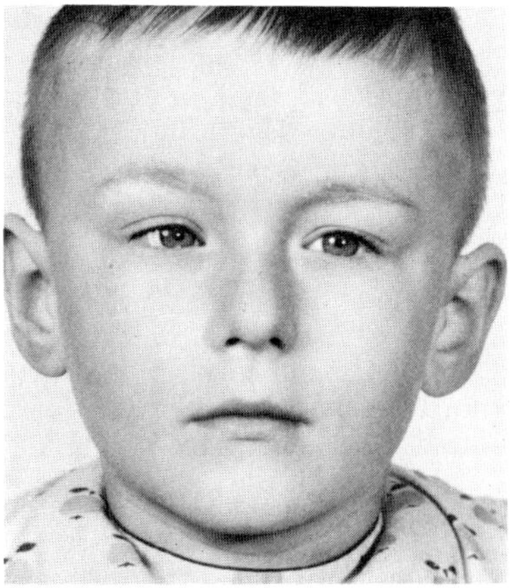

a

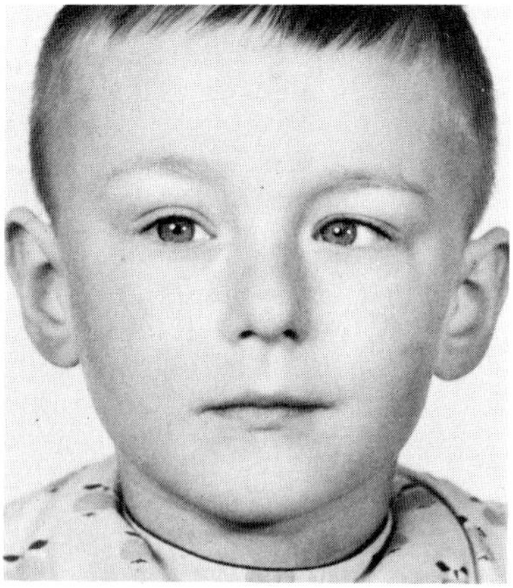

b

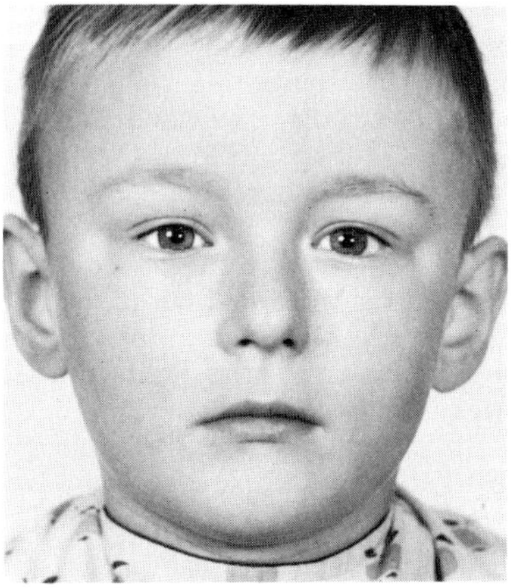

c

Abb. 18.10 Alternierendes Einwärtsschielen.
a) Visus: R = 1,0 p, L = 1,0. Schielbeginn: im 2. Lebensjahr. Sensorik: anomale Korrespondenz. *Präoperativ:* Fixation mit dem *linken* Auge, Schielwinkel +16 Grad.
b) Fixation mit dem *rechten* Auge, Schielwinkel +16 Grad.
c) *Postoperativ:* Orthostellung (Schwächung beider Interni durch Sehnenverlängerung). Nach Übungsbehandlung: Korrespondenzwandel. Kosmetische *und* funktionelle Heilung. (6 J. ♂)

Normale Netzhautkorrespondenz

Voraussetzung für das Verständnis der „Netzhautkorrespondenz" ist die Tatsache, daß beide Augen in motorischer und sensorischer Hinsicht funktionell zu einem „Doppelauge" (HERING) zusammengefaßt sind.

In *motorischer* Hinsicht: Wird ein Gegenstand fixiert, so erfolgen durch den die Wahrnehmung von Doppelbildern verhindernden Fusionszwang reflektorische Bewegungen beider Augen. Die Blick- oder Gesichtslinien werden so exakt auf das Objekt ausgerichtet, daß der Gegenstand gleichzeitig in beiden Foveae zur Abbildung gelangt. Die Latenzzeit, in der die Fixation erfolgt, ist so kurz, daß sie im allgemeinen nicht wahrgenommen wird.

Versuch 1: Man kann sich durch folgenden *1. Versuch* Einblick in diesen Vorgang verschaffen: Fixiert man einen Bleistift, den man in der ausgestreckten linken Hand hält, so wird ein zweiter Bleistift, der mit der rechten Hand in 30 cm Entfernung in die Blickrichtung geführt wird, sofort doppelt gesehen und umgekehrt. Der zweite, als Doppelbild erscheinende Bleistift wird sofort einfach gesehen, wenn man ihn fixiert: Die Augen vollführen zwangsläufig in Sekundenbruchteilen eine durch den Fusionsvorgang ausgelöste reflektorische Einstellbewegung. Diese ist Voraussetzung dafür, daß der Bleistift auf beiden Foveae abgebildet und — durch die Koppelung mit der Akkommodation — gleichzeitig scharf und binokular einfach gesehen wird.

In *sensorischer* Hinsicht: Legen wir die Netzhaut des linken Auges auf jene des rechten Auges, so decken sich die Foveae. Gleichzeitig kommt die temporale Hälfte der linken Netzhaut auf die nasale der rechten und die nasale Hälfte der linken auf die temporale des rechten Auges zu liegen (Abb. 18.11). Alle auf diese Weise zur Deckung gelangten Netzhautstellen heißen korrespondierende, deck- oder sehrichtungsgleiche Stellen. Die Bezeichnung drückt aus, daß jeder Gegenstand, der sich auf einer dieser Stellen abbildet, sich gleichzeitig auch auf der korrespondierenden Deckstelle des anderen Auges abbildet. Die Einstellung der Deckstellen beider Augen auf jeweils den gleichen Gegenstand geht reflektorisch vor sich. Sie wird durch die *Fusion* bewirkt. Als Fusion bezeichnet man die Fähigkeit, Gegenstände der Außenwelt, die ein gleiches Bild auf der Fovea bzw. auf Deckstellen der Netzhaut des rechten und des linken Auges entwerfen, zu einem einzigen Bild in der Sehrinde (Fissura calcarina) zu verschmelzen (Abb. 18.11 u. 18.12). Jeder mit beiden Augen fixierte Gegenstand entwirft somit 2 Bilder auf gleichsinnig korrespondierende Deckstellen der Netzhaut des rechten und des linken Auges. Diese *beiden* Bilder werden durch die Fusion zu einem *einzigen Bild* in der Sehrinde verschmolzen (Abb. 18.12). Dadurch entsteht auch *subjektiv* der Eindruck, als ob der Gegenstand nur mit einem einzigen Auge gesehen werde.

Dem binokularen Sehvorgang sind jedoch Grenzen gesetzt. Nur jene, nichtfixierten, d. h. in der Umgebung des fixierten Gegenstandes liegenden Objekte bilden sich auf Deckstellen der Netzhaut beider

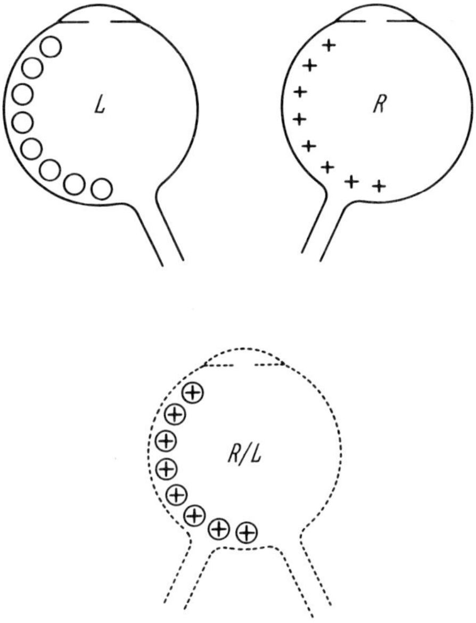

Abb. 18.11

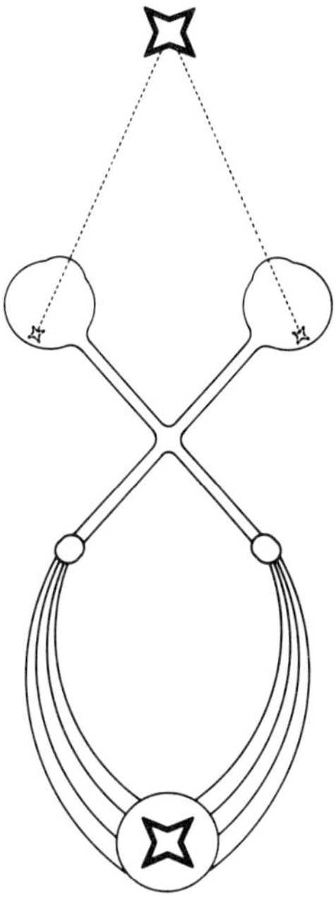

Abb. 18.12

Abb. 18.11 Sensorisches Verhalten der Netzhaut *beider* Augen. Beim regelrechten binokularen Sehvorgang decken sich die Seheindrücke der temporalen Netzhauthälfte des linken Auges (Kreise) mit jenen der nasalen (Kreuze) des rechten Auges und umgekehrt

Abb. 18.12 Wirkung der Fusion. Jeder mit beiden Foveae fixierte Gegenstand (Stern) entwickelt ein umgekehrtes verkleinertes Bild auf der Netzhautmitte beider Augen. Durch die Fusion werden beide Netzhautbilder in der Sehrinde zu einem einzigen aufrechten, die volle Größe des Gegenstandes wiedergebenden Bild verschmolzen

Augen ab, die innerhalb einer bestimmten Sehgrenze liegen. Diese Grenze wird als *Horopter* oder Sehkreis bezeichnet. Es handelt sich dabei um einen Kreis, der durch den von beiden Foveae fixierten Gegenstand F (Fixierpunkt) und die Knoten- oder Krümmungspunkte (K) der beiden Augen geht (Abb. 18.13). Dieser Kreis wechselt ständig: er ist groß bei großer Entfernung des fixierten Gegenstandes, er ist klein bei geringer Distanz. Alle außerhalb dieses Kreises liegenden Gegenstände fallen nicht mehr auf korrespondierende oder sich deckende, sondern auf disparate Netzhautstellen und werden daher doppelt gesehen.

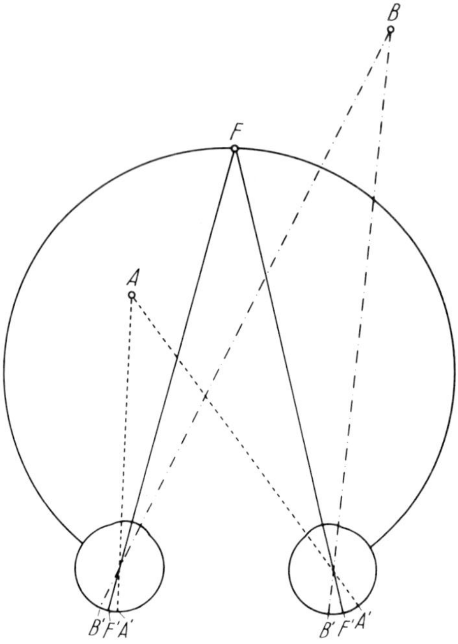

Abb. 18.13 Horopter oder Sehkreis. Bei beidäugiger fovealer Fixation des Punktes F (fixierter Gegenstand) gelangen alle auf dem Horopter gelegenen Punkte auf Deckstellen der Netzhaut. Innerhalb (A) oder außerhalb (B) gelegene Punkte kommen nicht auf Deckstellen zu liegen und werden daher doppelt gesehen.

Versuch 2 (vgl. Abb. 18.13): Fixiert man mit beiden Augen in einer Entfernung von 30 cm seinen linken Zeigefinger (Fixierpunkt F), so wird ein mit der rechten Hand in das Blickfeld geführter Bleistift nur dann einfach gesehen, wenn er mit dem Fixierpunkt (Zeigefinger) zusammenfällt. Der Bleistift wird sofort doppelt gesehen, wenn er vom fixierten Zeigefinger wegbewegt wird. Dabei ist es gleichgültig, ob er in Richtung augenwärts (A) oder vom Auge weg (B) bewegt wird. Der Versuch kann auch mit einem Fixationsobjekt (F) und zwei nichtfixierten Gegenständen (A und B) gemacht werden. Nur ist hier die Beobachtung des Doppeltsehens wesentlich schwieriger. Erklärung: Der Bleistift liegt sowohl bei A als auch bei B außerhalb des Horopterkreises (vgl. Abb. 18.13), der durch den Fixierpunkt und die beiden Knotenpunkte (K) der Augen zieht, weshalb er doppelt gesehen wird. Der Vorgang der Fusion, d. h. der Verschmelzung der beiden Bilder, die in der Netzhaut des rechten und des linken Auges entstehen, ist somit begrenzt auf Gegenstände, die auf dem Horopterkreis liegen. Außerhalb liegende Dinge können – abgesehen von einer schmalen Übergangszone, dem *Panum*schen Raum – nicht fusioniert werden. Sie werden doppelt gesehen. Diese Doppelbilder treten im täglichen Leben jedoch nicht störend in Erscheinung, da sie von parafovealen sehschwachen Netzhautstellen stammen, deren Sehleistung z. B. schon in 10 Grad Entfernung von der Fovea auf $^1/_5$ der Norm und in 30 Grad auf $^1/_{20}$ absinken (Abb. 18.14).

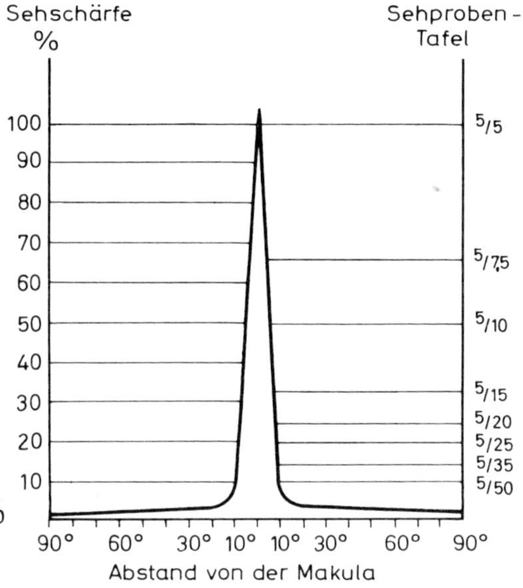

Abb. 18.14 Abfall der Sehschärfe von der Fovea zur Peripherie hin. In der fovealen Netzhautstelle (O) ist die Sehschärfe am größten (100 % = 5/5). Schon in 10 Grad Entfernung von der Fovea sinkt sie auf 20 % = 1/5 der Norm und in 30 Grad auf 5 % = 1/20 ab. Zur Peripherie hin weiterer langsamer Abfall

Mit *normaler Korrespondenz* bezeichnet man daher die sensorische Fähigkeit, einen von beiden Foveae fixierten Gegenstand – und ebenso solche, die sich auf dem Horopterkreis befinden – auf Deckstellen *beider* Augen abzubilden. Damit ist die Voraussetzung für die Fusion, d. h. Verschmelzung der Seheindrücke zu einem einzigen „binokularen Sehakt", im Gehirn gegeben. Vereinfacht ausgedrückt: normale Netzhautkorrespondenz besteht dann, wenn nur Netzhautstellen zusammenarbeiten, die die gleiche Sehrichtungsgemeinschaft haben und sich infolgedessen decken. Voraussetzung für die einwandfreie binokulare Zusammenarbeit ist, daß die funktionell hochwertisten Deckstellen, die Foveae beider Augen, den gleichen Gegenstand zugleich fixieren und ein in Größe, Form, Farbe und Intensität gleiches oder zumindest annähernd gleiches Bild dieses Gegenstandes abbilden. In diesem Falle arbeiten auch die weniger sehtüchtigen, paramakularen und peripheren Deckstellen beider Netzhäute regelrecht zusammen. Verschmelzen die beiden scharf gesehenen fovealen Bilder – ebenso wie die der anderen Deckstellen der Netzhaut – in der Sehrinde zu einem einzigen Seheindruck, dann spricht man von „normaler oder regelrechter Korrespondenz" (Abb. 18.15).

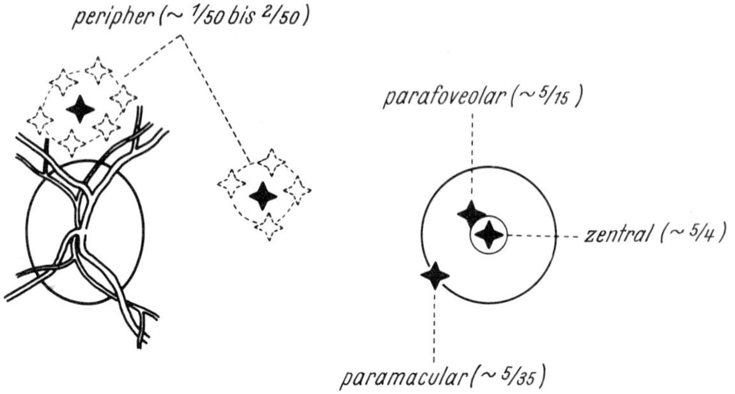

Abb. 18.15 Fixationsbestimmung mit dem Visuskopsterntest nach *Cüppers*. Der Patient fixiert die sternförmige Testmarke, die in einen Augenspiegel eingebaut ist. Der Schatten der Testmarke zeigt den Fixationsort an. Verschiedene Fixationsorte (nach *Thomas*) sind mit ihrem Sehvermögen eingezeichnet. Je größer die Amblyopie, desto weiter ist der Fixationsort von der Fovea centralis entfernt. Bei „peripherer Fixation" in Papillennähe ist die Fixation unstet, d. h., abwechselnd fixieren mehrere Netzhautstellen (helle Sternchen)

Anomale Netzhautkorrespondenz

Die anomale Korrespondenz oder anomale Sehrichtungsgemeinschaft ist ein kompensatorischer Vorgang. Sie entwickelt sich als Anpassung an die gestörte Motorik, d. h. an die Schielstellung der Augen. In einer Übergangsphase werden zunächst durch sensorische Hemmung (Harms) die Doppelbilder ausgeschaltet. Diese Fähigkeit ist latent auch noch beim normalsichtigen Erwachsenen vorhanden, wie der Vorgang des monokularen Mikroskopierens oder Ophthalmoskopierens zeigt. Durch Übung gelingt es bei beidseits offenen Augen, das Bild des zweiten, nicht mikroskopierenden oder ophthalmoskopierenden Auges zu unterdrücken. Sodann wird ein neuer, jedoch primitver binokularer Sehakt aufgebaut. Voraussetzung dafür ist:

Die vom papillomakularen Bündel versorgte Makula des Schielauges wird beim *alternierenden* Schielen durch zentrale Suppression jeweils *vorübergehend*, beim *monolateralen* Schielen hingegen durch Amblyopie *dauernd* ausgeschaltet. Es bildet sich eine neue Sehrichtungsgemeinschaft aus, die in ihrer Richtung durch den Anomaliewinkel (vgl. Abb. 18.20 u. 18.22) verschoben ist. Im Schielauge entsteht eine parafoveal, d. h. infolge der Schielabweichung außerhalb der Netzhautmitte gelegene, neue „Pseudomakula". Diese ist entsprechend ihrer exzentrischen Lage funktionell unterwertig und übernimmt unstet die Aufgabe der durch Suppression oder Amblyopie ausgeschalteten „echten Makula". Trotz ihrer unterwertigen Sehleistung paßt sie sich – je nach der Schielform dauernd oder alternierend – der fixierenden Makula des zweiten Auges an, wodurch wieder ein unterwertiger „binokularer Seheindruck" entsteht.

Es kommt im Schielauge darüber hinaus zur völligen Neuorientierung der übrigen Netzhautstellen um die neue, nicht mehr punktförmig, sondern unscharf abbildende „Sehmitte". Nicht nur die Netzhaut orientiert sich neu, sondern auch die koordinierten Schaltstellen in den äußeren Kniehöckern und das „Sehzentrum" in der Fissura calcarina.

Mit *anomaler Korrespondenz* bezeichnet man daher die sensorische Umstellung des Schielauges durch Ausbildung eines unterwertig-pri-

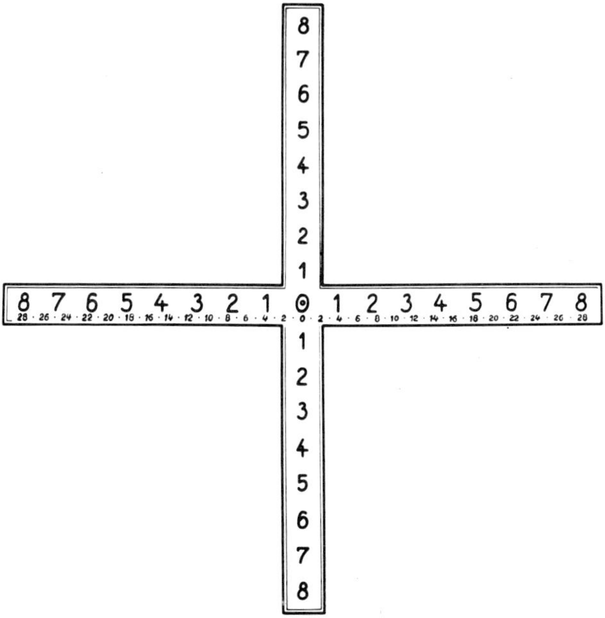

Abb. 18.16 *Maddox*-Kreuz: „Meßkreuz" zur Bestimmung des Schielwinkels. Die großen Zahlen entsprechen Winkelgraden bei einem Prüfabstand von 6 m, die kleinen Zahlen bei 1 m. Fixationslämpchen im Zentrum des Kreuzes. Der Untersucher beobachtet die Lage des Reflexbildchens auf der Hornhaut

mitiven, binokularen Sehaktes. Dieser ist koordinierend und korrespondierend zum sehtüchtigen Auge ausgerichtet und erlaubt ein Simultansehen mit geringem Tiefensehen. Diese kompensatorisch entstandene Neuordnung stellt eine echte Anpassung dar, wie sie nur in früher Kindheit, d. h. bei noch plastischen, nicht ausdifferenzierten nervalen Verhältnissen, möglich ist.

Prognose der Schielbehandlung

Diese ist durch die Tatsache belastet, daß die funktionelle Heilung des Schielens, d. h. die Wiederherstellung des vollwertigen Binokularsehens, nur in einer kurzen Lebensspanne möglich ist. Der Anfang derselben ist gekennzeichnet durch eine in der Regel nicht vor dem 4. Lebensjahr erreichte Intelligenzstufe: Diese benötigt das Kind zur aktiven Mitarbeit bei der prä- und postoperativen Übungstherapie. Das Ende derselben ist durch eine physiologische, erfahrungsgemäß um das 8. Lebensjahr erreichte Grenze gegeben. Nur in dieser kurzen Zeitspanne sind in maximal $^1/_4$ der Fälle die kindlichen opto- und sensomotorischen Zentren noch zu einem Funktionswandel, d. h. zur Wiederherstellung normaler Korrespondenzverhältnisse, fähig.

Untersuchungsgang

Beim Kleinkind (bis zum 3. Lebensjahr): Nur gewisse *orientierende* Untersuchungen sind möglich. Zu diesen gehören: Die Prüfung der Sehschärfe mit Sehproben für Kinder (vgl. Abb. 17.3 b) oder mit Pflügerschen Haken (vgl. Abb. 18.21). Die Prüfung der Motilität mit Hilfe von Führungsbewegungen. Die Kontrolle der Einstellbewegung beim wechselseitigen Verdecken eines Auges. Das jeweilige Halten der Fixation. Die orientierende Messung des Schielwinkels an der Tangentenskala von *Maddox* (Abb. 18.16) oder am Perimeter unter Beobachtung des Hornhautreflexbildchens. Die objektive Refraktionsbestimmung geschieht unter Atropin mit Hilfe der Schattenprobe (Skiaskopie). Die subjektive Prüfung der zentralen Fixation erfolgt durch Beobachtung der Hornhautreflexbildchen *(Hirschberg)* mit dem Augenspiegel *(Brückner)*. Der Examenskandidat halte sich bei der Prüfung der Schielform (unilateral = einseitiges Schielen mit ungleich sehtüchtigen Augen oder alternierend = wechselseitiges Schielen mit gleichsehtüchtigen Augen) an folgenden Untersuchungsgang:

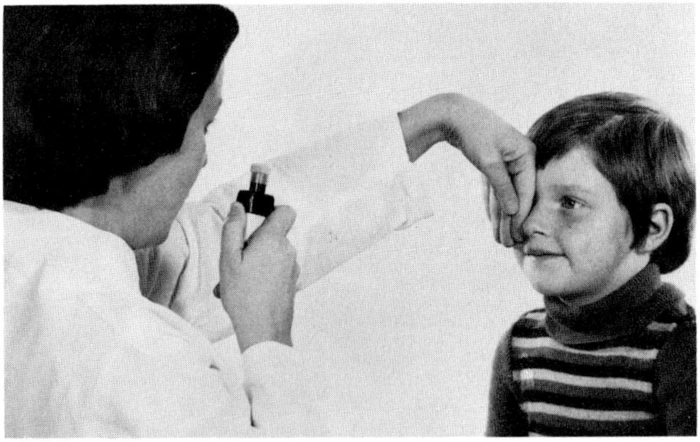

Abb. 18.17 Abdeck- oder Covertest. Abdecken des rechten Auges mit der Dorsalseite der ausgestreckten linken Hand bei gleichzeitiger Beobachtung des Lichtreflexes, der mit der Visitenlampe im linken Auge erzeugt wird. Bei fovealer Fixation wird der Lichtreflex in der Hornhautmitte abgebildet

Abdeck- oder Covertest (Abb. 18.17): Abdecken des rechten Auges mit der Dorsalseite der ausgestreckten linken Hand und Beobachten der Bewegung des linken Auges. Gleichzeitiges Vorhalten eines Lämpchens vor das linke Auge im Abstand einer Armlänge erleichtert die Beobachtung beim Covertest. Fixiert das linke Auge das Lämpchen und bildet sich der Lichtreflex in der Hornhautmitte ab, dann besteht auf diesem Auge keine Amblyopie. Sodann deckt man mit der rechten Hand das linke Auge ab. Nimmt das rechte Auge die Fixation des Lämpchens auf, liegt sein Hornhautreflexbild schläfenwärts der Pupillenmitte und verharrt es in Schielstellung, so ist dieses Auge amblyop: Es liegt *unilaterales Einwärtsschielen* vor.

Gleichzeitig beobachtet man, daß unilateralschielende Kleinkinder unruhig werden, wenn man ihr sehtüchtiges Auge abdeckt, und ruhig bleiben, wenn man das gleiche am amblyopen Auge tut. –

Beim *alternierenden Einwärtsschielen* nehmen beim wechselseitigen Abdecken beide Augen die Fixation auf, d. h., sie zeigen sowohl eine gleich große als auch gleich rasche Einstellbewegung, wenn wechselseitiges Abdecken erfolgt. Zum anderen bildet sich beim wechselseitigen Abdecktest das Reflexbild des Lämpchens in beiden Augen auf der Hornhautmitte bzw. Pupillarmitte ab.

Beim Kind (ab 4. Lebensjahr): Ist die Intelligenzstufe des Kindes so weit, daß aktive Mitarbeit möglich ist, so sind die wichtigsten weiteren Untersuchungen: Objektive Prüfung der zentralen Fixation

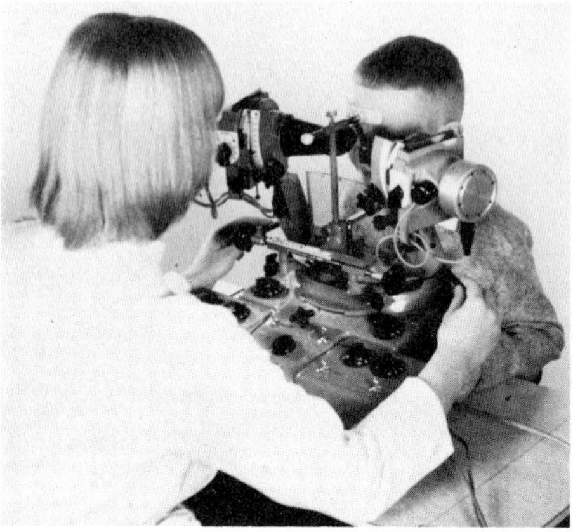

a

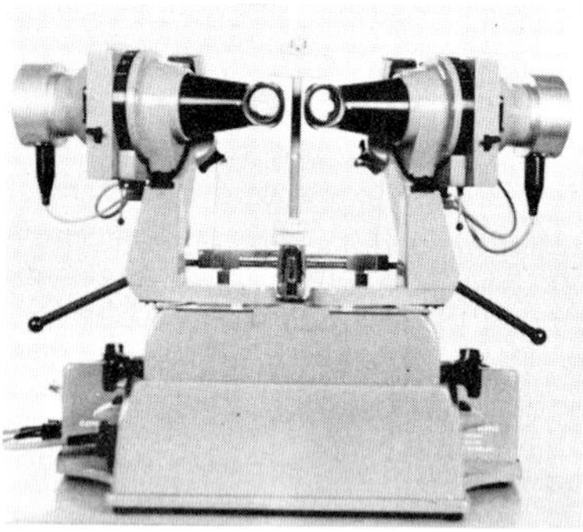

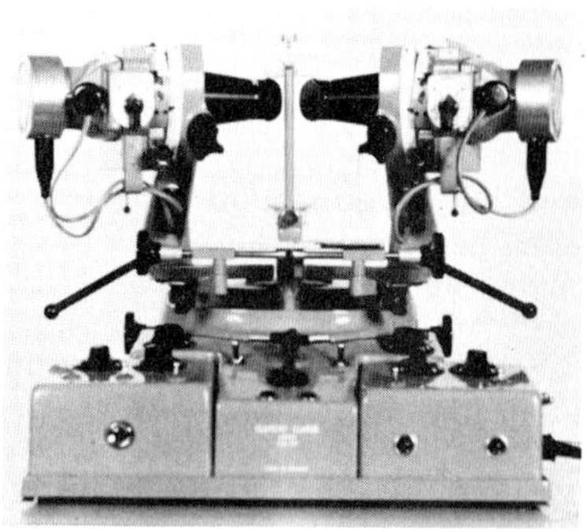

b c

Abb. 18.18 Synoptophorgerät. a) Die Orthoptistin bedient die Schwenkarme zum Ausgleich der Schielstellung. Der Patient fixiert die jedem Auge — durch das Okular der beiden Schwenkarme — einzeln dargebotenen Bildchen. b) Von der Seite des Patienten: Die 2 Okulare vermitteln dem Patienten über die beiden beweglichen Bildgehäuseträger (= „Schwenkarme") die jedem Auge einzeln dargebotenen Bildchen. c) Von der Seite des Untersuchers: Zahlreiche Schalthebel vermitteln die Variation der Darbietung der Bildchen (z. B. gleichzeitig, wechselseitig, bei abgestufter Helligkeit usw.)

mit dem Visuskop-Sterntest nach *Cüppers* (Abb. 18.15) sowie die Untersuchungen am Synoptophor (Abb. 18.18): Bestimmung des subjektiven und objektiven Schielwinkels (Abb. 18.19 u. 18.20); Prüfung

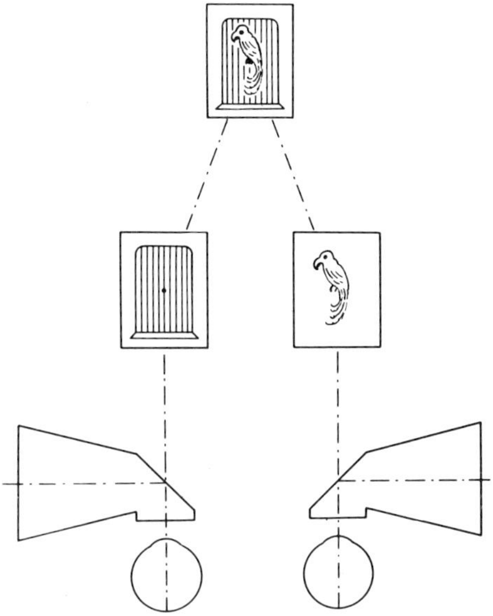

Abb. 18.19 Prinzip des Synoptophors bei Orthostellung und normaler Korrespondenz. Die Schwenkarme entsprechen der geraden Augenstellung. Der objektive Schielwinkel beträgt daher 0 Grad. In dieser Stellung kann der Patient beide Einzelbilder vereinigen (subjektiver Winkel). Somit sind objektiver und subjektiver Winkel gleich groß; es besteht normale Korrespondenz

mit dem *Pflüger*schen E-Haken (Abb. 18.21); Messung der Fusionsbreite; Nachweis der Korrespondenzverhältnisse mit dem Synoptophor oder mit der Nachbildmethode nach *Hering* (Abb. 18.22) oder dem *Worth*-Test (Abb. 18.23); Ermittlung des vorhandenen Tiefensehens.

Therapie des Begleitschielens

Das Ziel der Schielbehandlung ist ein kosmetisches (Beseitigung des Schielwinkels) *und* ein funktionelles (Beseitigung von Schwachsichtigkeit, Suppression oder anomaler Korrespondenz sowie Ausbildung der Fusion). Je nach der vorliegenden Schielform sind folgende Verfahren zweckmäßig:

Brille

Die Korrektur der beim Einwärtsschielen bestehenden Hyperopie (beim Auswärtsschielen: Myopie) hat zumeist einen günstigen Effekt auf die Schielstellung im Sinne einer Verringerung des Schielwinkels. Beim *akkommodativ-dynamischen* Schielen kann die Korrektion durch die Brille die akkommodativ überschießende Konvergenzstellung beseitigen (Abb. 18.7). Voraussetzung ist: ausreichende Fusionskraft bei normaler Korrespondenz.

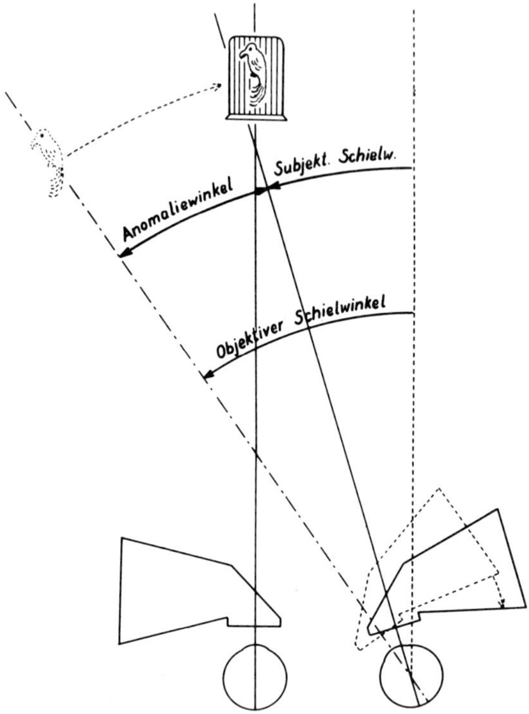

Abb. 18.20 Prinzip des Synoptophors bei unilateralem Einwärtsschielen *rechts* und anomaler Korrespondenz. Die Schielstellung des rechten Auges ist durch den Schwenkarm des Synoptophors ausgeglichen (objektiver Winkel = Schwenkarm gestrichelt): Die beiden Bildchen werden nicht vereinigt gesehen. Der Schwenkarm des rechten Auges wird nun so weit zurückgedreht, bis das Bild des rechten Auges sich mit dem des linken Auges vereinigt (subjektiver Winkel = Schwenkarm ausgezogen). Die Strecke, um die der Schwenkarm zurückbewegt wurde, entspricht der Differenz zwischen dem objektiven und dem subjektiven Winkel (= „Anomaliewinkel")

Okklusion

Beim *monolateralen Einwärtsschielen mit Amblyopie* des Schielauges: Die Okklusion zur Besserung des Sehvermögens des amblyopen Schielauges richtet sich nach dem Alter des Kindes zu Behandlungsbeginn und der Fixationsart (vgl. Abb. 18.15). Bei Kindern vor dem 4. Lebensjahr bessert sich das Sehvermögen innerhalb weniger Wochen, wenn das *funktionstüchtige führende Auge* konsequent durch

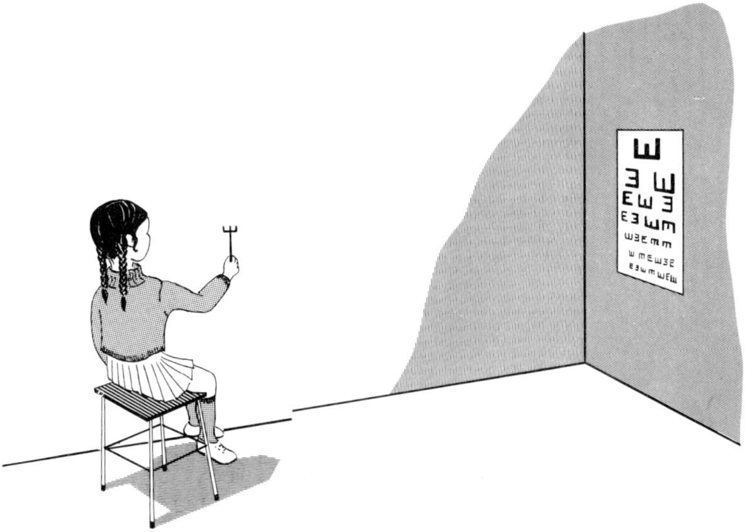

Abb. 18.21 Prüfung der Sehschärfe bei Kindern und Analphabeten. Mit dem in der Hand gehaltenen E-Haken vermag das noch nicht schulpflichtige Kind die Richtung der Öffnung des Pflügerschen E-Hakens auf der im Abstand von 5 m dargebotenen Tafel nachzuahmen

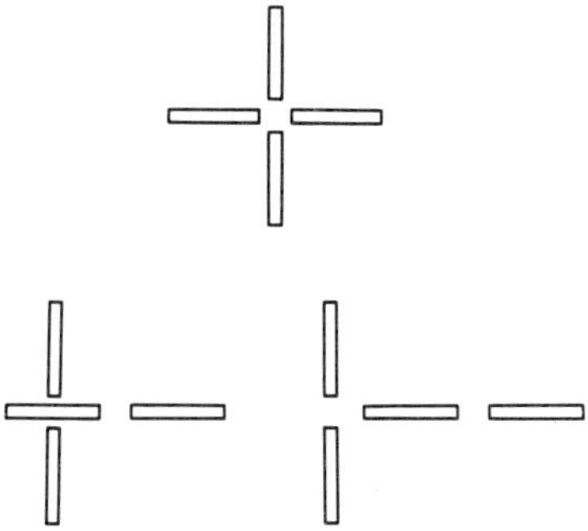

Abb. 18.22 Nachbildprobe nach *Hering*. Durch Fixation des vertikalen Lichtspaltes eines Kreuzes (mit dem rechten Auge) und anschließend des horizontalen (mit dem linken Auge) entsteht im abgedunkelten Raum ein Nachbild. *Normale* Korrespondenz: Die Nachbilder beider Augen ergeben ein symmetrisches Kreuz. *Anomale* Korrespondenz: Die Balken des Kreuzes liegen getrennt

eine Schielkapsel, z. B. dichtschließende (!) Plastikokklusion (Abb. 18.25), vom Sehvorgang ausgeschlossen wird (Totalokklusion nach *Sattler, Doden* u. a.). Um dabei einen Sehverfall des okkludierten funktionstüchtigen Auges zu vermeiden, gibt man dieses Auge jeden 7. Tag (z. B. sonntags) einen halben Tag frei. – Mit höherem Alter der Kinder, schon vom 4. Lebensjahr ab ansteigend, wird die Ambly-

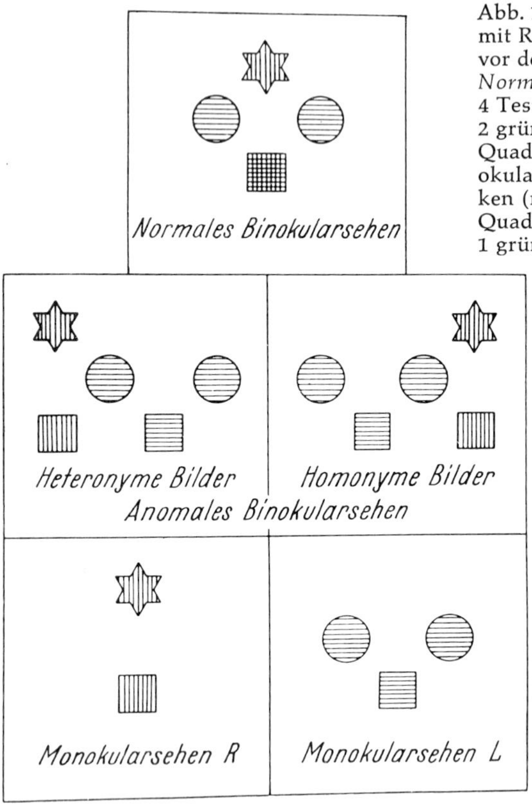

Abb. 18.23 *Worth*-Test mit Rot-Grün-Brille (Rot vor dem rechten Auge). *Normales* Binokularsehen: 4 Testmarken (roter Stern, 2 grüne Kreise, helles Quadrat). *Anomales* Binokularsehen: 5 Testmarken (roter Stern, 1 rotes Quadrat, 2 grüne Kreise, 1 grünes Quadrat)

opiebehandlung durch Okklusion zunehmend zeitraubender; sie beansprucht statt einiger Wochen viele Monate. Darüber hinaus verschlechtern sich die Heilungsaussichten: Die Prognose der Behandlung des amblyopen Auges durch Okklusion ist somit streng *altersgebunden*. Hinzu kommt, daß bei Kindern nach dem 4. Lebensjahr auch der Prozentsatz der exzentrischen Fixation mit dem Alter zunimmt. Die exzentrische Fixation stellt somit die *Endstufe* eines pathologischen Funktionswechsels dar (Cüppers).

Beachte: Bleibt der Visusanstieg des amblyopen Auges etwa bei halber Sehschärfe „hängen", so ist entweder die Okklusion nicht dicht genug abschließend, oder die Fixation hat sich meist parafoveolar fixiert. Hier ist die „inverse Okklusion" d. h. der Abschluß des amblyopen Auges, angezeigt, um zunächst diese unerwünscht außerhalb der Fovea liegende therapieresistente Fixation zu durchbrechen.

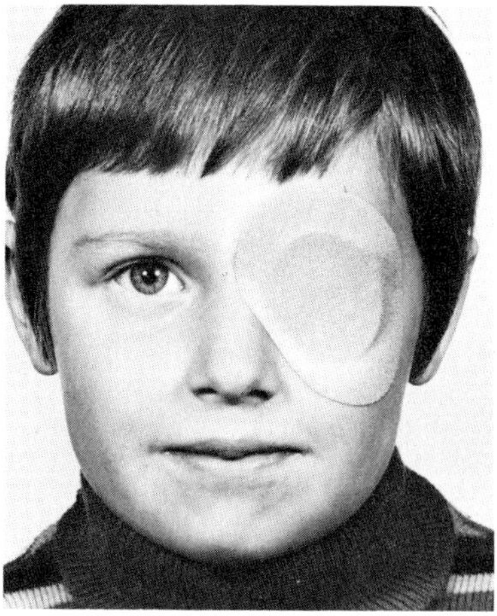

a

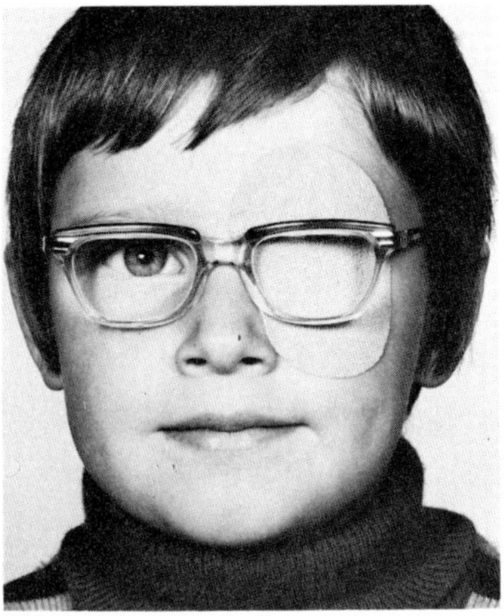

b

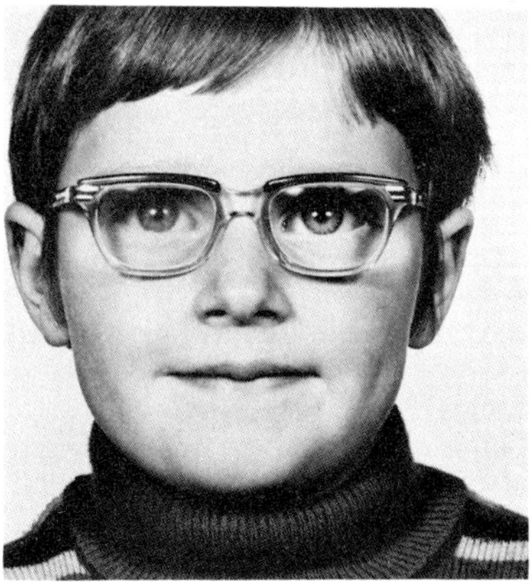

c

Abb. 18.24 a) Vollständige faziale Okklusion zur Ausschaltung des linken sehtüchtigen Auges, um das rechte sehschwache Auge zur Übung anzuregen. b) Faziale Totalokklusion mit korrigierender Brille. c) Partielle Okklusion des rechten Auges mit Sichtokklusiv nach *Bangerter.* Die Kunststoffolie wird auf der Rückfläche des Brillenglases angepaßt. Durch 7 verschiedene Stärken kann, je nach Durchsichtigkeit, das Sehvermögen von 1,0 auf weniger als 0,1 abgestuft herabgesetzt werden. Bei der Einschleichokklusion wird zunehmend ein durchsichtigeres Okklusiv verwandt

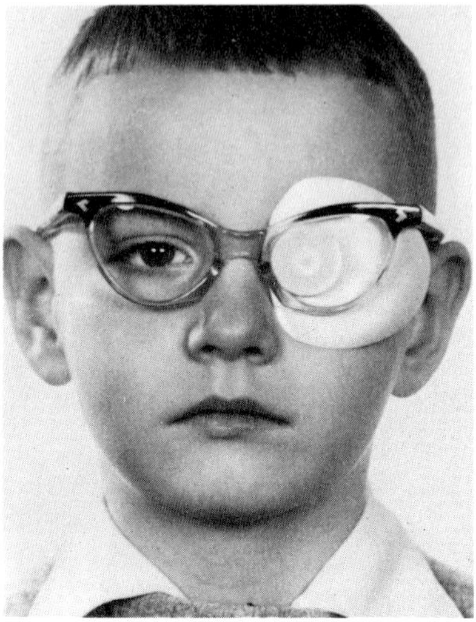

Abb. 18.25 Okklusion eines Auges durch Brillenglas-„Plastikschale". *Sehtüchtiges Auge:* zur Übung des amblyopen Auges, wenn hier zentrale Fixation besteht. *Amblyopes Auge* („inverse Okklusion"): wenn sich eine durch Übung nicht beeinflußbare exzentrische Fixation an diesem Auge entwickelt hat

Beim *alternierenden Einwärtsschielen* mit guter Sehleistung beider Augen und anomaler Korrespondenz: Zur Durchbrechung der anomalen Korrespondenz wechselseitige Okklusion mit anschließenden orthoptischen Übungen.

Penalisation (poena = Strafe)

Es handelt sich um ein Verfahren, bei dem das führende *sehtüchtige* Auge insovern „bestraft" wird, als durch Atropinisierung sein Nahsehvermögen ausgeschaltet wird. Dem schielenden *sehschwachen* (amblyopen) Auge hingegen wird durch einseitige Brillenüberkorrektion – *zusätzlich* +3,0 sph. – eine vergrößernde Sehhilfe für die Nähe gegeben, die es in die Lage versetzt, in der Nähe besser als das atropinisierte Auge zu sehen.

Ziel dieser kombinierten medikamentösen und optischen Amblyopie-Therapie ist es, eine alternierende Nah-Fern-Fixation, d. h. den Gebrauch des *amblyopen* Auges für die Nähe und des führenden *sehtüchtigen* Auges für die Ferne zu beschränken.

Pleoptik

(spezielle Übungsbehandlung des amblyopen Auges)

In Frage kommen neben der schon erwähnten Okklusion die paramakulare Netzhautblendung unter Einbeziehung der zur Fixation benutzten Netzhautstelle („Pseudomakula"). Die Makula wird nicht mitgeblendet, sondern anschließend aktiv gereizt zur Anregung fovealer Fixation. Diese Übungen werden an besonderen Geräten (z. B. Euthyskop nach *Cüppers*, Pleoptophor nach *Bangerter*, Koordinator u. a. m.) durchgeführt. Die Aussichten der Amblyopiebehandlung sind somit abhängig vom Alter, Fixationstyp und der Netzhautkorrespondenz. Prognostisch günstig sind alle Fälle mit erhaltener foveolarer Fixation und normaler Korrespondenz. Ungünstig sind jene Fälle mit exzentrischer Fixation. Ist der Visus auf 5/10 (0,5) oder mehr angestiegen, so ist der Zeitpunkt der Operation gegeben. Postoperativ folgen Übungen zum Aufbau des beidäugigen Sehens, um das erfolgreich amblyopiebehandelte Auge wieder in den beidäugigen Sehvorgang einzubeziehen. Bei exzentrischer Fixation sind auch hier die Ergebnisse am schlechtesten (vgl. Orthoptik).

Orthoptik

(spezielle Übungsbehandlung des beidäugigen Sehens)

Das Ziel dieser Behandlung besteht in dem Versuch, beim alternierenden Schielen mit beiderseits gutem Sehvermögen die überwiegend vorhandene anomale Korrespondenz zu durchbrechen und normales beidäugiges Sehen mit Stereopsie herzustellen. Diese Übungsbehandlung ist je nach Lage des Falles vor und nach der Schieloperation angezeigt, um einen Wandel der Korrespondenz von der anomalen zur normalen zu erzielen. – Als Geräte für die Schulung des Binokularsehens finden u. a. der Synoptophor zu „Korrespondenz"- bzw. „Fusions"-Übungen und das Stereoskop Verwendung.

Beim *unilateralen* Schielen mit exzentrischer Fixation (vgl. Abb. 18.15) läßt sich auch nach erfolgreicher Amblyopiebehandlung zumeist keine Binokularfunktion erzielen. Die hier stets vorhandene anomale Korrespondenz läßt sich mit den heutigen Methoden in der Regel noch nicht durchbrechen. Das wiedergewonnene Sehvermögen des amblyopen Auges verfällt daher, wenn es im Kindesalter nicht konsequent, z. B. halbtägig durch Okklusion des führenden Auges, laufend weiter geschult wird. Vom Schulalter ab genügt täglich 1/2 Stunde monolaterale Übung. Es bleibt jedoch trotz Fehlens der Binokularfunktion und weiter bestehender anomaler Korrespondenz erhalten, wenn es nach Beseitigung der Amblyopie gelingt, das ursprünglich monolaterale Schielen in das frei alternierende überzuführen. Mit anderen Worten: wenn es durch konsequente Übung gelingt, die *unilaterale Suppression* in die *frei alternierende Suppression* überzuführen (Witmer). Hierzu eignen sich u. a. spezielle Übungen (z. B. mit Rot-Grün-Brille – vgl. Abb. 18.23).

Die pleoptische und orthoptische Übungsbehandlung findet in „Sehschulabteilungen" von Augenkliniken durch besonders ausgebildetes Personal („Orthoptistin") unter ärztlicher Anleitung statt. Die Schulung soll mit dem 4. Lebensjahr einsetzen. Ein entscheidender Faktor ist dabei die Intelligenzstufe des Kindes.

Operation

Ist durch konservative Behandlungsmaßnahmen der Schielwinkel nicht zu beeinflussen, so ist die Operation angezeigt. Die Schieloperationen gliedern sich in 2 Hauptgruppen:

Operationen, die die Muskelwirkung schwächen,

Operationen, die die Muskelwirkung stärken.

Beim *Einwärtsschielen,* der häufigsten Schielart, wird als muskelschwächender Eingriff die Sehnenverlängerung oder die Rücklagerung des M. rectus internus, als muskelstärkender Eingriff die Vorlagerung bzw. Verkürzung des M. rectus externus angewendet. Je nach der Größe des Schielwinkels wird die Operation ein- oder beidseitig am M. rectus internus oder in Kombination mit dem Eingriff am antagonistischen M. rectus externus vorgenommen.

Beim *Divergenzschielen* werden die muskelstärkenden und -schwächenden Methoden umgekehrt wie beim Konvergenzschielen durchgeführt.

Ein gutes kosmetisches Ergebnis, d. h. Orthostellung bis unauffälliges Schielen mit Restwinkel bis zu 7 Grad, wird in etwa 95 % der Fälle erreicht. Weniger günstig ist das funktionelle Resultat: Bei Auswertung aller Altersstufen wird optimal nur in etwa 30 % der Fälle nach Schieloperation ein funktionell gutes Resultat, d. h. normale Korrespondenz mit regelrechtem beidäugigen Sehen, erzielt. Die übrigen 70 % verteilen sich überwiegend auf die alternierende Schielform, der Rest auf das unilaterale Schielen. Erfreulicherweise nimmt dieser Rest durch frühzeitige Amblyopiebehandlung in den letzten Jahren immer mehr ab. Mitentscheidend für die funktionelle Heilung ist der richtige Zeitpunkt der Schieloperation.

Frühoperation. Tritt Schielen schon kurze Zeit nach der Geburt oder im Laufe des 1. Lebensjahres auf, so ist vielfach nicht nur mit anatomischen Veränderungen, sondern auch mit der primären Ausbildung einer späterhin kaum beeinflußbaren anomalen Korrespondenz zu rechnen. In diesen Fällen erscheint die Frühoperation am Ende des 2. Lebensjahres angezeigt.

Tritt Schielen im Laufe des 2. Lebensjahres (zu 80 %!) oder später auf, so ist beim alternierenden oder nach erfolgreich amblyopiebehandeltem unilateralen Schielen die Operation zwischen dem 2. und 4. Lebensjahr angezeigt. Während dieses Zeitabschnittes bestehen relativ günstige Voraussetzungen, so daß die normale Korrespondenz in optimal 30 % wiedergewonnen bzw. erhalten werden kann. Auch in Fällen mit konservativ nicht beeinflußbarer anomaler Korrespondenz stellt die operativ erzielte annähernde Parallelstellung der Augen den wichtigsten Faktor in der Durchbrechung übungsresistenter, sensorischer Anomalien dar (Lyle).

Bei *Schieloperierten nach dem 10. Lebensjahr* ist lediglich ein kosmetisches Ergebnis zu erwarten. Eine günstigere funktionelle Prognose haben erfahrungsgemäß die Divergenzschieler wegen ihrer zumeist besseren sensorischen Ausgangslage.

In Verbindung mit orthoptischen und pleoptischen Übungen ist die wohldosierte, technisch einwandfreie und schonend ausgeführte Operation das wertvollste Hilfsmittel sowohl in der Beseitigung der Schielstellung als auch im Hinblick auf das funktionelle Ergebnis.

Lähmungsschielen (Strabismus paralyticus)

Ätiologie. Bei *kongenitalen* Paresen kommen Geburtstraumen, Aplasie des Kerngebietes des N. oculomotorius oder solche des N. abducens, N. facialis (bulbäre Form des Status dysraphicus nach *Passow*) in Frage. Bei *erworbenen* Paresen spielen neben Traumen (Schädelbasisfraktur) die Enzephalitis, Meningitis, Poliomyelitis anterior, die multiple Sklerose, der Herpes zoster, Tumoren, Blutungen bei Diabetes, Arteriosklerose und Hypertonie sowie rheumatische Affektionen und Intoxikationen, seltener die Lues eine Rolle.

Klinisches Bild. Das alarmierende Zeichen bei vollständiger (Paralyse) oder unvollständiger Lähmung (Parese) ist das Auftreten der Doppelbilder. Im einzelnen beobachtet man folgende Symptome:

kompensatorische Zwangshaltung des Kopfes zur Ausschaltung der Doppelbilder,

Bewegungseinschränkung des paretischen Muskels,

Bewegungsüberschuß des gleichseitigen Antagonisten,

Kleiner Schielwinkel bei Fixation mit dem gesunden Auge (primärer Schielwinkel),

großer Schielwinkel bei Fixation mit dem gelähmten Auge (sekundärer Schielwinkel),

Inkonstanz des Schielwinkels in den verschiedenen Blickrichtungen, *Lokalisation des Doppelbildes* in jene Richtung, in die der gelähmte Muskel das Auge ziehen sollte.

Besteht eine Lähmung längere Zeit, so treten zur Überfunktion des gleichseitigen Antagonisten noch weitere Veränderungen auch an den Muskeln des nichtgelähmten Auges auf: Es kommt zur kompensatorischen Überfunktion des kontralateralen Synergisten und zur Unterfunktion (inhibitorische Parese) des kontralateralen Antagonisten.

Untersuchungsgang

Objektive Methode

Beobachtung der Augenbewegungen in den 9 Hauptblickrichtungen (Abb. 18.26 u. 18.27),

Messung des primären und sekundären Schielwinkels am *Maddox-Kreuz* (vgl. Abb. 18.16),

Beurteilung der kompensatorischen Kopfhaltung (vgl. Abb. 18.27), *Kopfneigetest nach Bielschowsky* (vgl. Abb. 18.29).

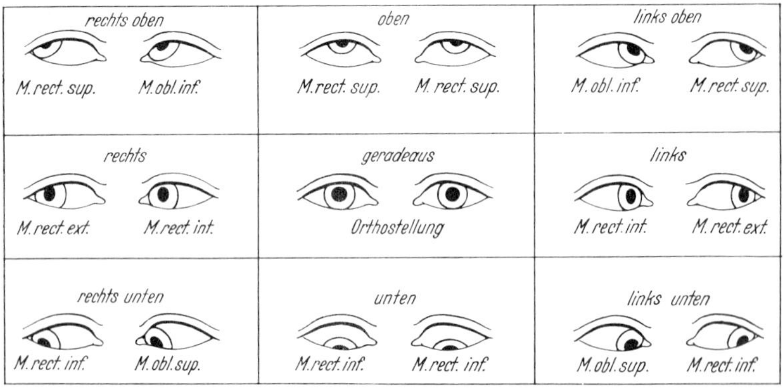

Abb. 18.26 Schematische Darstellung der *regelrechten* Augenbewegungen in den 9 Hauptblickrichtungen mit Angabe der in Aktion befindlichen Muskeln

Subjektive Methode

Vorbeizeigetest: Ein mit dem gelähmten Auge fixierter Gegenstand wird nach Lidschluß in Richtung der Zugwirkung des gelähmten Muskels lokalisiert;

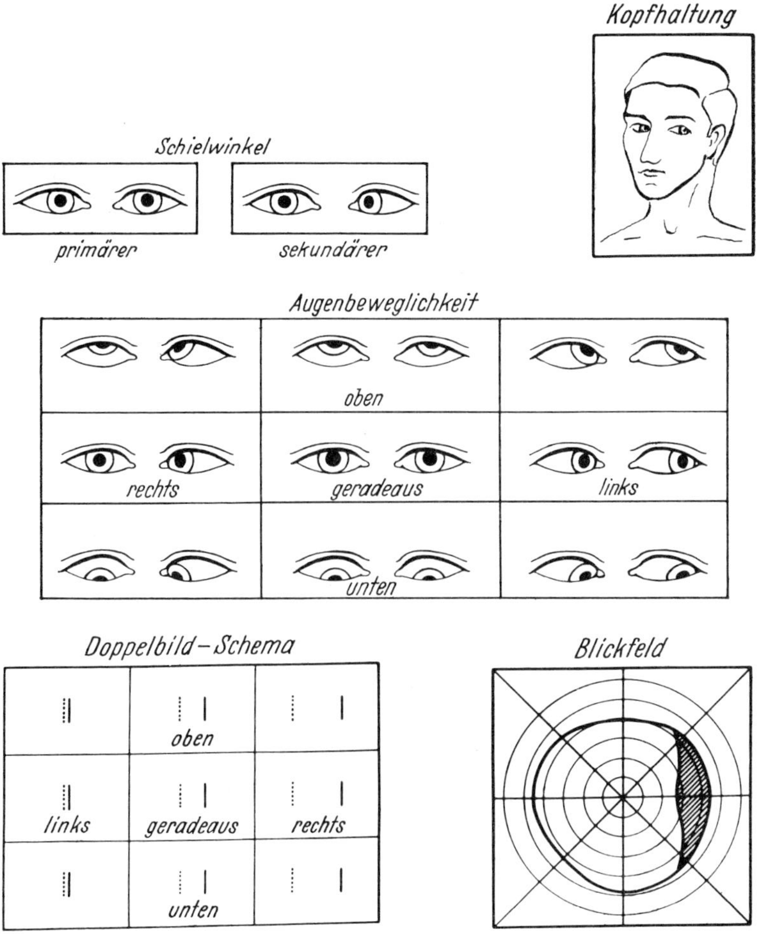

Abb. 18.27 Abduzensparese (Parese des M. rectus externus *rechts*). *Schielwinkel:* Primär, geringe Adduktion bei Fixation des nichtparetischen linken Auges. Sekundär, starke Adduktion bei Fixation des paretischen rechten Auges. *Augenbewegungen:* Das rechte Auge kann nicht über die Mittellinie nach außen bewegt werden. *Kompensatorische Kopfhaltung:* Zur Ausschaltung der Doppelbilder erfolgt Blickwendung nach links (vom paretischen Muskel weg!) und Kopfdrehung nach rechts (in Richtung des paretischen Muskels!). *Doppelbildschema* (Rotglas vor rechtem Auge; Bild des linken Auges gestrichelt): Zunahme der horizontalen Deviation der ungekreuzten Doppelbilder beim Blick nach rechts. *Blickfeld:* Einschränkung beim Blick nach rechts (nach Duke-Elder)

Bestimmung der Doppelbilder mit farbiger Differenzierung (Rotglas vor rechtes Auge) (vgl. Doppelbildschema in Abb. 18.27) oder Heß-Schirm (Lees screen),

Blickfeldprüfung (Ausmaß der Einschränkung in Richtung der Zugwirkung des gelähmten Muskels) (vgl. Blickfeld in Abb. 18.27),

Tangentenskala nach *Harms.*

Häufige Augenmuskellähmungen

Abduzensparese

Neben der *kongenitalen* Abduzensparese (Abb. 18.28) kommen sehr häufig *erworbene* Paresen vor. Durch die Länge seines Verlaufsweges an der Schädelbasis ist der N. abducens im besonderen Maße Schädigungen (Trauma, Entzündung) zugänglich. Einzelheiten der Lähmung sind in Abb. 18.27 aufgeführt.

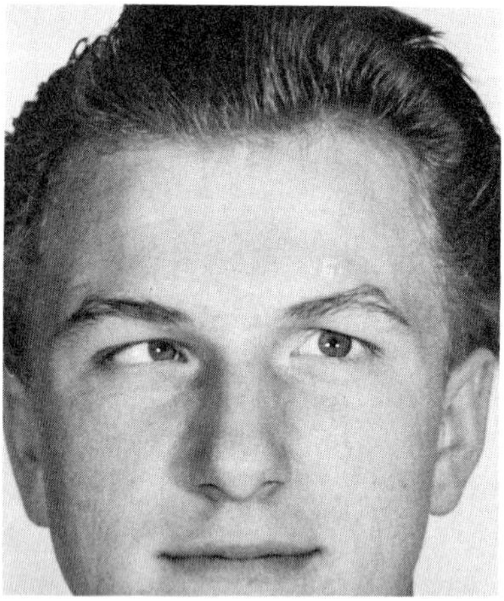

Abb. 18.28 Kongenitale Abduzensparese *links.* Visus: bds. 5/4. Seit 6. Lebensjahr Doppelbilder beim *Links*blick. Das *linke* Auge kann nicht über die Mittellinie nach außen bewegt werden. Sensorik: normale Korrespondenz. Fusionsbreite von —4 bis +10 Grad. (18 J.)

Trochlearisparese

In der kongenitalen Form führt sie zum okularen Schiefhals. Differentialdiagnostisch ist wichtig, daß der okulare Schiefhals erst gegen Ende des 2. Lebensjahres kompensatorisch einsetzt, um Doppelbilder auszuschalten, die mit voller Entwicklung des Binokularsehens auftreten. Charakteristisch ist das *Bielschowsky*sche Zeichen (Abb. 18.29).

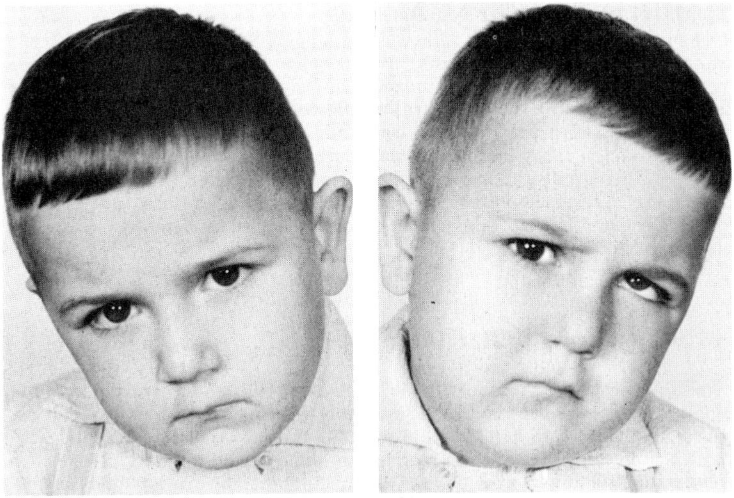

a b

Abb. 18.29 Kongenitale Parese des M. obliquus superior *links* mit Torticollis ocularis. a) Visus: bds. 5/5. Seit 2. Lebensjahr *kompensatorische Kopfhaltung* (= okulärer Schiefhals): Kopf nach *rechts* zur Gegenseite geneigt und gedreht, Kinn gesenkt. Augen: Orthostellung. Sensorisch: normale Korrespondenz mit Fusion und Tiefensehen. b) *Kopfneigetest nach Bielschowsky*. Bei Kopfneigung zur Seite des paretischen Muskels: Höhenabweichung mit Einwärtswendung des *linken* Auges bei Fixation mit dem *rechten* nicht gelähmten Auge. (4 J.)

Okulomotoriusparese

Auffallendste Zeichen sind die *Ptosis* (Parese des M. levator palpebrae) sowie die *Abweichung des Auges* nach außen unten (Parese des M. internus, Überfunktion des M. rectus externus, vgl. Abb. 2.12. Sind bei *kompletter* Okulomotoriusparese auch die inneren Augenmuskeln (M. sphincter, M. ciliaris) beteiligt, so ist die *Pupille* weit und lichtstarr, die *Akkommodation* gelähmt.

Therapie. Behandlung des Grundleidens. Mattglas zur Ausschaltung der Doppelbilder. Ist nach Jahresfrist keine Rückbildung eingetreten: operative Geradestellung durch dosierte muskelschwächende Eingriffe zur Beseitigung der Überfunktion (Kontraktur) des gleichseitigen Antagonisten sowie des gegenseitigen Synergisten und muskelstärkende Eingriffe am paretischen Muskel sowie am Antagonisten (inhibitorische Parese!) der Gegenseite.

Assoziierte oder Blicklähmung

Es handelt sich um eine zentrale Störung jenseits des Kerngebietes der Augenmuskeln. Diese kann supranuklear oder kortikal liegen. Wie der Name „Blicklähmung" besagt, fallen Bewegungen für eine bestimmte Seite, z. B. nach rechts oder links, oben oder unten, aus. Das Übergewicht des Antagonisten führt zur Ablenkung nach der gesunden Seite (Déviation conjugée). Infolge des supranuklearen Sitzes sind reflektorische (Vestibularisreizung) oder Führungsbewegungen auslösbar. — Selten sind Störungen der gegensinnigen oder dissoziierten Augenbewegungen (Konvergenz-, Divergenzparesen).

Nystagmus (Augenzittern)

Es handelt sich dabei um unwillkürliche, dem Willen nicht unterworfene Augenbewegungen, die rhythmisch ablaufen. Je nach der Richtung unterscheidet man horizontalen, vertikalen oder rotatorischen Nystagmus. Die Hauptformen sind der Pendelnystagmus mit seinen gleichmäßig undulierenden Bewegungen sowie der Rucknystagmus mit ruckartiger Betätigung einer Seite. Beide nicht selten mit rotatorischer Komponente.

Physiologischer Nystagmus. Am bekanntesten sind der optokinetische Nystagmus („Eisenbahnnystagmus") und der vom Labyrinth auslösbare kalorische sowie der Drehnystagmus.

Pathologischer Nystagmus. Kongenital-hereditärer Nystagmus (meist bei gleichzeitiger Schwachsichtigkeit); Bergarbeiternystagmus (Berufskrankheit); Nystagmus bei Erkrankungen des Zentralnervensystems als Herdsymptom bei Hirnblutung; Hirntumor (Kleinhirn, Hirnstamm); Enzephalitis.

Zusammenfassung

Jedes Kind wird als „potentieller Schieler" geboren. In 80 % tritt Schielen vor dem 2. Lebensjahr auf. Ursachen: Refraktionsfehler (Hyperopie, Anisometropie), Kinderkrankheiten, die durch Toxine die Fusion schwächen, u. a.

Strabismus convergens. Wir unterscheiden unilaterales und alternierendes Schielen.

Unilaterales Schielen: Nur 1 Auge schielt. Bei der Hornhautreflexbildprüfung fixiert nur das sehtüchtige, nicht schielende Auge. Das Bild der Prüflampe erscheint in der Hornhaut- bzw. Pupillenmitte. Das schielende, schwachsichtige Auge fixiert nicht zentral, sondern unstet außerhalb der Pupillenmitte und damit der Fovea (vgl. Abb. 18.15).

Alternierendes Schielen: Beim Abdecktest fixieren beide Augen wechselseitig. Der Lichtpunkt der Prüflampe erscheint in der Hornhaut- bzw.

Pupillenmitte und – bei Kontrolle mit dem Augenspiegel – in der Fovea. Es besteht alternierende Suppression, d. h., beim Blick mit beiden Augen wird jeweils das Bild des nicht fixierenden, schielenden Auges aktiv ausgeschaltet bzw. „unterdrückt".

Netzhautkorrespondenz. Durch den Fusionszwang fixieren beide Augen reflektorisch den Gegenstand der Aufmerksamkeit foveal. In diesem Falle liegen alle auf dem Horopter oder Sehkreis befindlichen Punkt bzw. Gegenstände auf sich deckenden oder, anders ausgedrückt, korrespondierenden Netzhautstellen: Es besteht normale Korrespondenz. Ist dies beim schielenden Augenpaar nicht der Fall, – in 80 % der Fälle –, so liegt anomale Korrespondenz vor.

Therapie des Begleitschielens:

1. Brille zur Korrektion der Fehlsichtigkeit (Hyperopie, Anisometropie).
2. Bei unilateralem Schielen: Amblyopiebehandlung des schwachsichtigen Auges durch Okklusion, z. B. sehtüchtiges Auge 6 Tage zugebunden. Am 7. Tag ½ Tag frei. Darüber hinaus evtl. pleoptische Apparatemaßnahmen.
3. Beim alternierenden Schielen: wechselseitige Okklusion zur Verhütung der Ausbildung einer anomalen Korrespondenz oder zur Durchbrechung der anomalen, wenn sie bereits vorhanden ist.
4. Schulung des Binokularsehens präoperativ, zumeist jedoch postoperativ.

Schieloperation. Über den Operationstermin bestehen unterschiedliche Auffassungen. Sind die Voraussetzungen (Narkose, operative Technik) gegeben, so sollte die Frühoperation vom 2. Lebensjahr an durchgeführt werden.

Lähmungsschielen. In jedem Falle bestehen Doppelbilder. Am häufigsten sind *Abduzensparese* und *Trochlearisparese* (okulärer Schiefhals!). Ungleich seltener ist die *Okulomotoriusparese,* deren auffallendstes Zeichen die Ptosis ist. Die operative Behandlung erreicht in geübter Hand bei ausreichender Fusion Binokularsehen in einem kleineren Gesichtsfeldbereich, wodurch Kopf und Augen weitgehend wieder geradeausgehalten werden können.

KAPITEL 19

Verletzungen des Auges

Allgemeines

Durch die fortschreitende Technisierung und Motorisierung ist der in Lider und Orbita eingebettete Augapfel weit häufiger Verletzungen ausgesetzt, als man dies bei der Kleinheit des Organs vermuten sollte. In Frage kommen in erster Linie *Prellungs- und Perforationsverletzungen.* Die geringe Reaktion der bradytrophen Organe verdient dabei besondere Beachtung. So kann sich eine durchgehende Hornhautwunde unbemerkt wieder schließen, eine Lederhautwunde durch die verschiebliche Bindehaut spontan gedeckt werden. Auf diese Weise werden nicht selten Perforationen übersehen. Auch die verletzte Linse kann am Verletzungstag noch klar erscheinen und einige Tage später bereits zunehmende Trübungen aufweisen.

Die wichtigste Entscheidung des Erstuntersuchers ist daher, ob und wie der Augapfel selbst verletzt wurde. Vor allem bei Lidverletzungen ist durch die starke Ödembereitschaft der lockeren Lidhaut der Lidspalt oft geschlossen, so daß eine spontane Lidöffnung nicht möglich ist. Hier hilft das Einlegen der *Desmarres*schen Lidhalter (vgl. Abb. 4.1). Auf diese Weise können der Vorderabschnitt des Auges eingesehen, der Zustand der Hornhaut und das Pupillenspiel beobachtet werden.

Kontusionsverletzungen

Die einfache Prellung des Augapfels führt stets zur gemischten Injektion mit Zellvermehrung in der Vorderkammer. Gleichzeitig besteht die sogenannte Abwehrtrias: Lichtscheu, Tränen, Blepharospasmus. Bei Prellungen muß berücksichtigt werden, daß der durch das Irisdiaphragma unterteilte, flüssigkeitsgefüllte Augapfel der Coup-und-contre-coup-Wirkung unterliegt.

Komplikationen. Lidödem, Lidemphysem (vgl. Abb. 2.8). *Blutung in die Vorderkammer* (Hyphäma). *Sphinktereinriß, Iridodialyse* (Abb. 19.1). In der Regel reißt der Sphinkter ein, wenn im Augenblick des Traumas die Pupille weit und der Muskel ausgezogen, d. h. verdünnt ist (Abb. 19.2). Die Regenbogenhaut wiederum reißt an der Wurzel ab, wenn die Pupille verengt, der Sphinkter kontrahiert und die Regenbogenhaut flächenhaft ausgezogen ist (Abb. 19.3). –

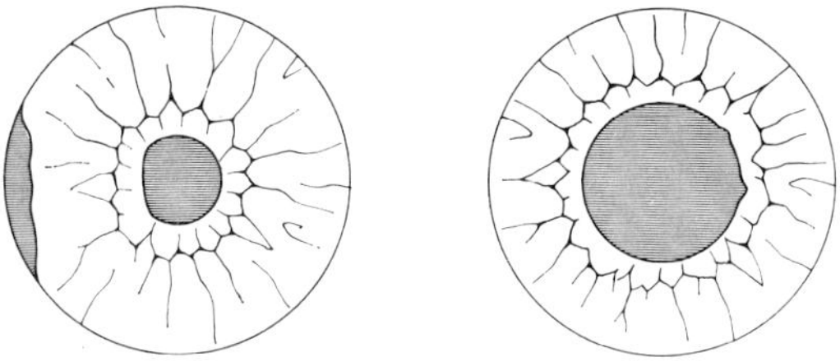

Abb. 19.1 Kontusionsverletzung der Iris. Iridodialyse: Pupille eng, Irismembran dünn ausgezogen. Sphinkterrisse: Pupille weit, Schließmuskel erschlafft

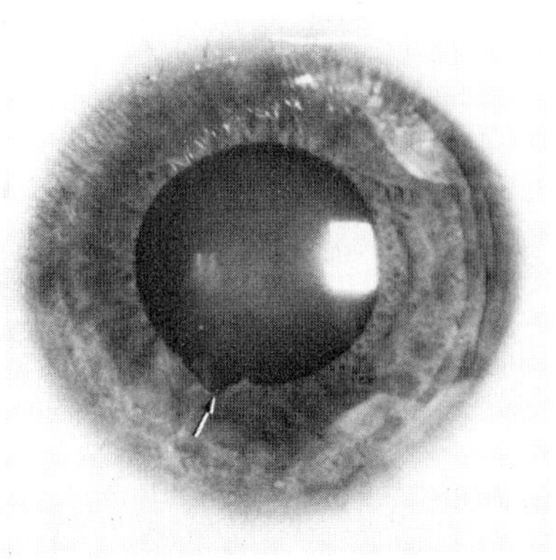

Abb. 19.2

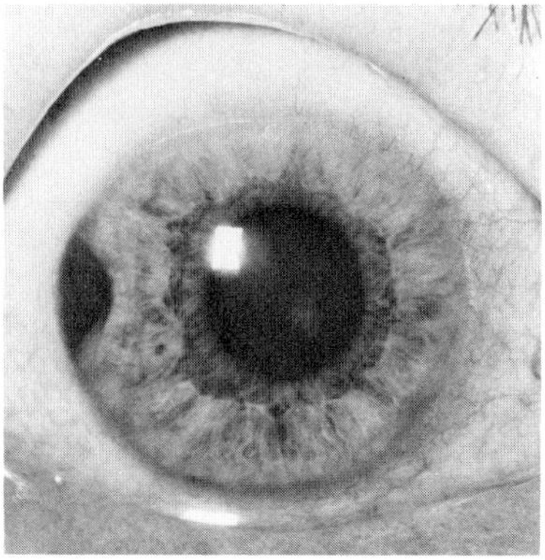

Abb. 19.3

Abb. 19.2 Sphinkterriß nach Contusio bulbi. Einriß des Schließmuskels der Pupille bei $^1/_2$7 Uhr. (21 J. ♂)

Abb. 19.3 Iridodialyse nach Contusio bulbi. Abriß der Iris bei 9 Uhr an der Wurzel. Pupille entrundet (75 J. ♂)

Vorübergehende Schädigungen sind die traumatische Iridoplegie und der seltenere Sphinkterkrampf. – *Verlagerung und Trübung der Linse.* Je nach der Anzahl der Zonulafasern, die zum Einriß kommen, tritt *Subluxation* (Abb. 19.4) oder *Luxation* der Linse ein. Die Subluxation erkennt man an der ungleich tiefen Vorderkammer und dem Vordrängen des Glaskörpers in die Zonulalücke (vgl. Abb. 7.1). Bei Luxation in den Glaskörper ist die Vorderkammer tief, das Pupillargebiet schwarz, die Regenbogenhaut schlottert. Selten ist die Luxation der Linse in die Vorderkammer oder, durch Berstung der Lederhaut, Austritt unter die Bindehaut. – Die *Kontusionskatarakt* ohne

Einriß der Linsenkapsel zeigt das charakteristische Bild der subkapsulär gelegenen traumatischen Spätrosette. Selten ist die pigmentierte Ringtrübung der Linse durch Abklatsch des Pigmentblattes der Regenbogenhaut im Sphinkterbereich (Contre-coup-Wirkung).

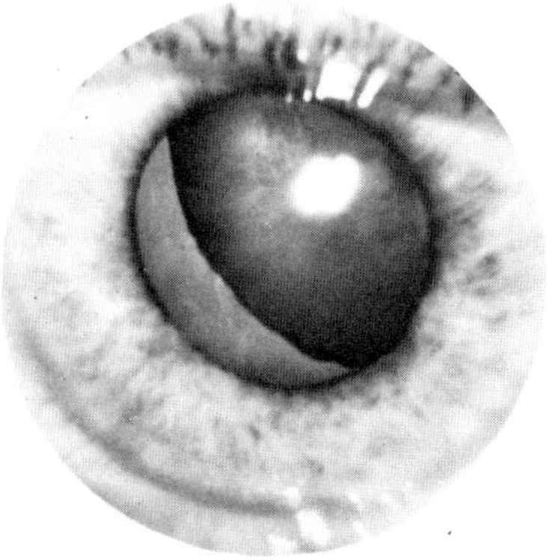

Abb. 19.4

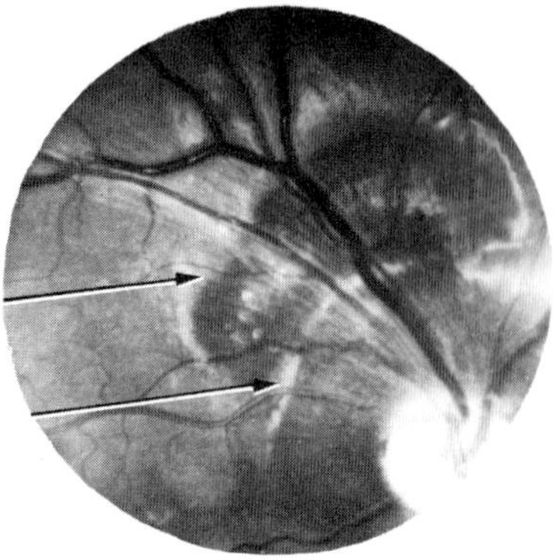

Abb. 19.5

Abb. 19.4 Subluxatio lentis nach Contusio bulbi. Linsenverlagerung nach temporal oben durch Abriß der Zonulafasern nasal unten (durchfallendes Licht). (52 J. ♀)

Abb. 19.5 Frische Aderhautverletzung. Konzentrisch zur Papille verlaufende Einrisse (Pfeile) mit Unterblutung des Verletzungsbereiches. (25 J. ♀)

Commotio retinae

Es handelt sich um die Ischämie umschriebener Netzhautbezirke als Folge einer prellungsbedingten spastischen Kontraktur der Netzhautarterien. Die Netzhaut trübt sich und nimmt vorübergehend weißgraue Farbe (*Berlin*sches Ödem) an.

Aderhautruptur, Makulaloch

Unter der Wucht des Traumas kann die Aderhaut konzentrisch zur Papille einreißen (Abb. 19.5). Bleibt die Makula dabei unverletzt, so entsteht kein funktioneller Ausfall. – Die Schädigung der Netzhautmitte kann weiter als scharf ausgestanztes *Makulaloch* in Erscheinung treten (vgl. Abb. 12.29).

Glaskörperblutungen

Jeder Einblutung des Glaskörpers liegt eine Schädigung der Netzhautgefäße zugrunde. Die stärksten Einblutungen rufen Schneeballwürfe durch das kurzdauernde Haften der verformbaren Schneemassen hervor. Die Resorption ist verzögert; die Prognose „quoad visum" durch Glaskörperstrangbildung ungünstig.

Netzhauteinriß

Der Einriß jugendlicher nichtmyoper Augen liegt bevorzugt an der Anheftungsstelle der Ora serrata (Orariß). Das ältere myope oder senile Auge kann an jeder Stelle, bevorzugt temporal oben einreißen.

Skleraruptur

Der Locus minoris resistentiae liegt an der Stelle des ringförmig verlaufenden *Schlemm*schen Kanals. Die Lederhauteinrisse liegen deshalb in geringem Abstand vom Hornhautrand und verlaufen limbusparallel.

Therapie. Je nach dem Grad der Verletzung ist Monokulus, Binokulus und Bettruhe erforderlich. Einrisse von Netz- und Lederhaut erfordern operatives Vorgehen.

Lidverletzungen

Besondere Bedeutung besitzen die *Lidabrisse* im inneren Lidwinkel (Abb. 19.6). Das mitabgerissene untere Tränenröhrchen muß sorgfältig über der Sonde vernäht werden zur Erhaltung des Tränenab-

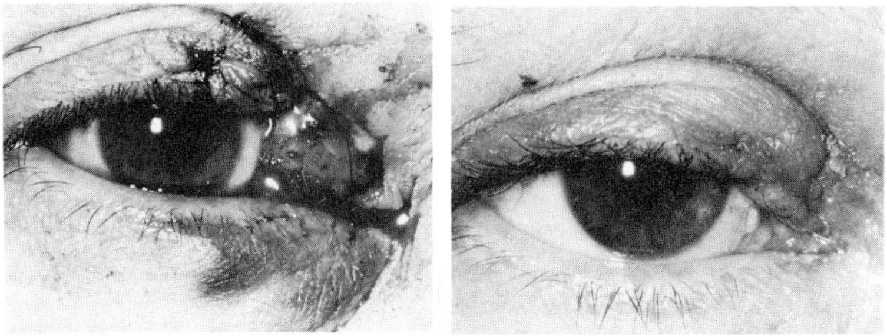

a b

Abb. 19.6 Oberlidplatzwunde. a) Durchtrennung aller Schichten: „traumatisches Lidkolobom". b) Gleiches Auge 4 Wochen später. Nach schichtweiser Naht von Bindehaut, Tarsus, Muskelschicht und Lidhaut Wiederherstellung von Form und Funktion. (40 J. ♂)

flusses (Abb. 19.7). Bei Lideinrissen ist fachgerechte schichtweise Naht auch dann anzustreben, wenn die Überweisung zum Augenarzt die Versorgung um viele Stunden verzögern sollte. Die chirurgische Erstversorgung durch einfache Naht hinterläßt bei dem komplizierten Lidapparat erfahrungsgemäß nicht selten bleibende Motilitäts- und kosmetische Störungen.

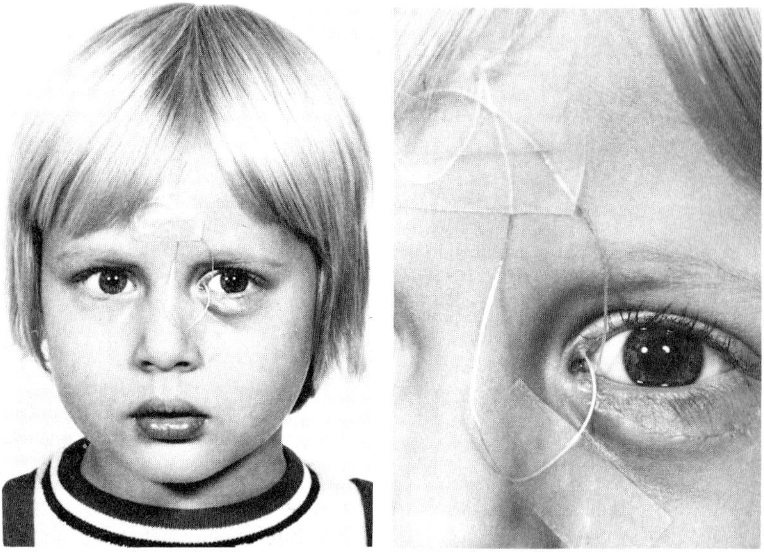

a b

Abb. 19.7 Abriß des Unterlides einschließlich des unteren Tränenröhrchens durch Hundebiß. a) Die Naht des Tränenröhrchens erfolgt über der Kellnar-Sonde. Durch das obere Tränenpünktchen wird die mit einem Faden versehene Sonde ein- und durch das untere Tränenpünktchen ausgeführt. Zur Verhütung der Verklebung und Verwachsung wird der Faden 6 Wochen lang belassen. b) Ausschnitt aus a), Unterlidwunde bereits reizlos vernarbt. Faden im Tränenröhrchen bleibt 6 Wochen liegen, um die Vernarbung zu verhindern

Windschutzscheibenverletzungen

Der Kraftfahrzeugverkehr hat allein in der BRD neben den jährlich rund 18 000 Toten eine neue Art der perforierenden Verletzung des Augapfels mit sich gebracht: die Windschutzscheibenverletzung.

Nach unserer Berechnung erleiden jährlich im Bundesgebiet etwa 1000 Kraftfahrer oder Beifahrer eine Windschutzscheibenverletzung.

Davon erblinden rund 100 an einem und 80 an beiden Augen. Kein Verletzter trug einen Sicherheitsgurt!

Unfallhergang: Schon bei einem Aufprall von 20 km/h (75 % aller Kraftfahrunfälle ereignen sich im Stadt- und Ortsverkehr bei einer Geschwindigkeit unter 60 km/h) wird der Körper in die Fahrtrichtung geschleudert. Der Kopf durchstößt dabei die Windschutzscheibe. Anschließend sinkt er der Schwere nach ab und fällt mit der Stirn-Nasen-Augen-Region in den unteren Bruchrand der Sekuritscheibe. Auf diese Weise entstehen die typischen Schnittverletzungen (Abb. 19.8), die ein, aber auch beide Augen mitbetreffen können. Von den 137 Windschutzscheibenverletzten, die 1970 und 1971 in unsere Klinik eingeliefert wurden, waren 120mal ein Auge, 17mal beide Augen perforierend verletzt (Abb. 19.9). Kein einziger trug einen Sicherheitsgurt!

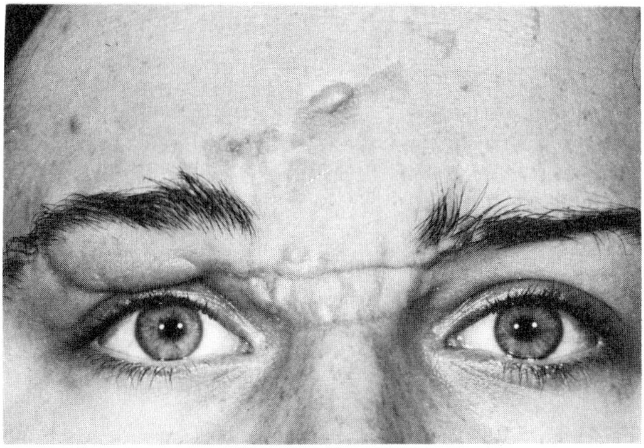

Abb. 19.8 Windschutzscheibenverletzung. Typische kelloidartige Narbenbildung querverlaufend über Nasenrücken, rechtes Oberlid, Augenbrauenregion und Stirn. Beifahrerin ohne Sicherheitsgurt!

Therapie. 1. Prophylaxe: Sicherheitsgurt *und* Verbundscheibe! 2. Jede Lidverletzung gehört in eine mikrochirurgisch ausgestattete Augenklinik oder -abteilung. Bei Lidverletzungen im Straßenverkehr beobachteten wir in 10 % der Fälle ein mehrere Tage zu spätes Erkennen oder gar Übersehen der perforierenden Augenverletzung (Abb. 19.10). 3. Der längste Transport mit beidseitigem sterilem Verband schadet dem perforierend verletzten Auge weniger als die ungenügend ausgerüstete Hand des Operateurs! Nur unter dem binokularen Mikroskop lassen sich mit Tübinger Faden (*Harms* u. *Mackensen*) Hornhautwunden sorgfältig adaptieren und wasserdicht verschließen. 4. Hinweis für den Rettungsdienst: Lidverlet-

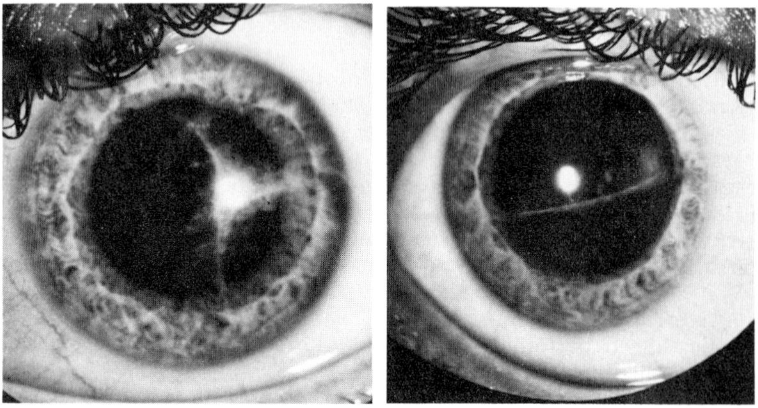

a b

Abb. 19.9 Bds. perforierende Hornhautwunde nach Windschutzscheibenverletzung. a) Rechtes Auge: Dreieckige zipflige Hornhautnarbe mit zum Hornhautzentrum hin gelegener Basis und sternförmig auslaufenden Spitzen. b) Linkes Auge: knapp unterhalb des Hornhautzentrums quer verlaufende Narbe durch splitterndes Windschutzscheibenglas. Fahrer ohne Sicherheitsgurt!

zungen gehören nicht in chirurgische, sondern in augenärztliche Abteilungen. Erfahrungsgemäß verbirgt sich hinter der Schnittverletzung des Lides in der Regel eine Schnittverletzung des Augapfels.

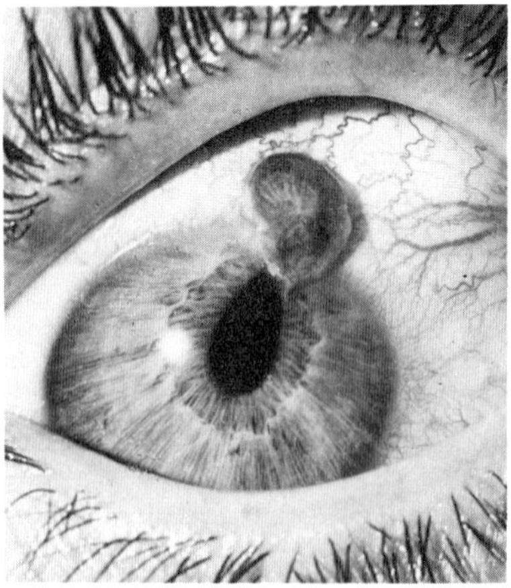

Abb. 19.10 Irisprolaps bei 12 Uhr mit Hornhaut-Lederhaut-Wunde durch Windschutzscheibenverletzung (Beifahrerin ohne Sicherheitsgurte). Diese perforierende Verletzung wurde im Unfallkrankenhaus erst 7 Tage nach dem Unfall erkannt. Gefahr der Infektion mit Verlust des Auges!

Orbitaverletzungen

Sind die Nebenhöhlen beteiligt, so ist die Versorgung in die halsnasen-ohrenärztliche Hand zu geben. Dies trifft auch bei Gefäßverletzungen (A. ophthalmica, A. carotis) zu. Einfache Orbitalblutungen mit Protrusio bulbi resorbieren sich komplikationslos durch Bettruhe und Binokulus. Bei Fremdkörpern ist operatives Vorgehen angezeigt, wenn Infektionsgefahr (Holzsplitter!), Bedrohung des Sehvermögens oder Beeinträchtigung der Motilität besteht. Bei Orbitabodenverletzungen (Blow-out-Fraktur) ist auf Doppelbilder zu prüfen (incarcerierter M. rectus inferior, seltener kombiniert mit M. obliquus inferior).

Nichtperforierende Fremdkörperverletzungen

Diese gehören zu den häufigsten Augenverletzungen des täglichen Lebens.

Bindehautverletzungen

Sie führen oft zu subkonjunktivalen Blutungen (Hyposphagma), die keiner besonderen Therapie bedürfen. Risse der Bindehaut, die häufig durch zurückprallende Äste verursacht werden, erfordern eine Naht, wenn sie in größerer Ausdehnung vorliegen. Besonders wichtig ist es, sich davon zu überzeugen, daß die darunterliegende Sklera intakt ist.

Hornhautverletzungen

Als *Erosio corneae* bezeichnet man einen Epitheldefekt der Hornhaut nach stumpfen oder Fremdkörperverletzungen (vgl. Abb. 6, Tafel 4). Die Patienten empfinden meist starke Schmerzen, die Abwehrtrias ist sehr ausgeprägt. Eine genaue Inspektion des Bulbus ist mitunter erst nach Einträufeln eines Anästhetikums (Cornecain, Pantocain) möglich. Kleine und oberflächliche Defekte können dabei leicht übersehen werden. Durch Einträufeln einer 2 %igen Fluoresceinlösung färbt sich der Defekt deutlich grün, was die Auffindung erleichtert. Verletzungen durch splitterndes Brillenglas sind *sehr* selten. Brille schützt das Auge vor Verletzungen.

Therapie. Einstreichen von 5 %iger Noviform- oder 3 %iger Borsalbe, bei großen Defekten stets Pupillenerweiterung, bei Infektionsgefahr (Tränenwegstenose!) antibiotische Salben. Verband. Wärme.

Hornhautfremdkörper

Fremdkörper aus der Luft, insbesondere aber kleine Metallsplitter von der Schmirgelscheibe, setzen sich oft auf der Hornhaut fest

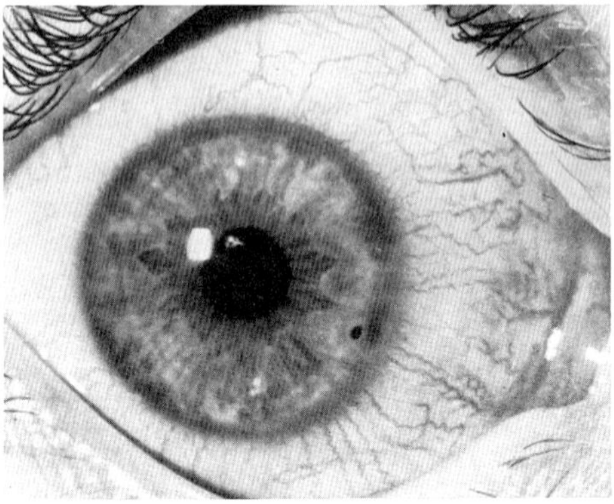

Abb. 19.11 Hornhautfremdkörper. In die Hornhautoberfläche bei 4 Uhr eingebrannter Eisensplitter mit hellem Rosthof. (16 J. ♂)

(Abb. 19.11). Nach Anästhesie der Hornhaut mit Cornecain 3%ig müssen sie entfernt werden. Bei oberflächlichem Sitz genügt dazu ein angefeuchteter Watteträger. Eingebrannte Fremdkörper werden mit Fremdkörpernadel oder Hohlmeißel entfernt. Eisenhaltige Splitter, die länger auf der Hornhaut verbleiben, führen zur Bildung eines Rostringes, der sich oft nur mit Hilfe eines Hornhautbohrers entfernen läßt. Infizierte Fremdkörper hinterlassen nicht selten dichte leukomartige Narben (Abb. 19.12).

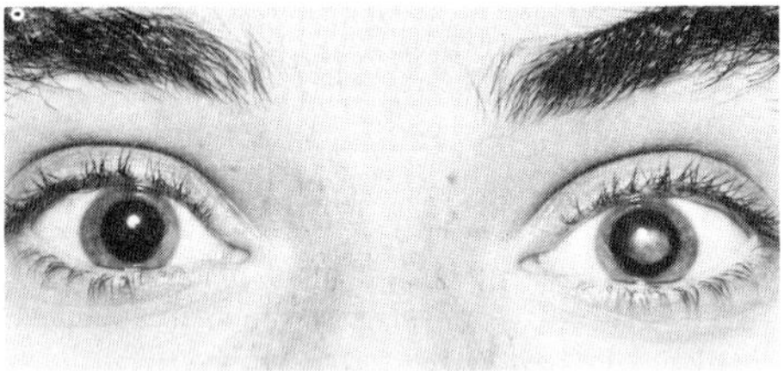

a

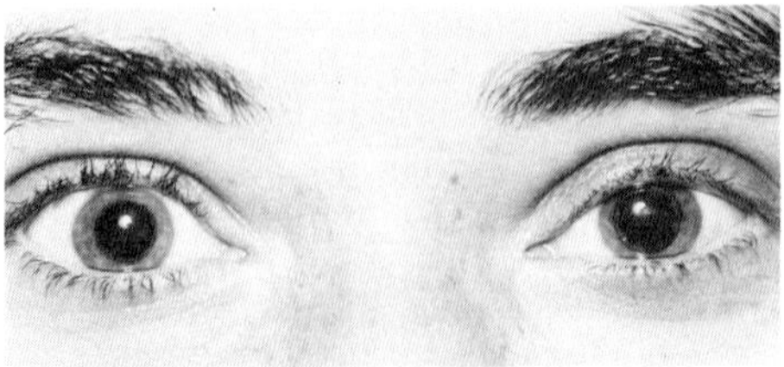

b

Abb. 19.12
a) Dichte leukomartige Narbentrübung der Hornhautmitte des linken Auges. b) Gleiches Auge nach lamellierender Keratoplastik. (25 J. ♀)

Therapie. Erweiterung der Pupille bei tiefsitzenden Fremdkörpern. Sonst — nach Entfernung — wie bei Erosio corneae.

Perforierende Verletzungen

Die Beurteilung, ob ein Auge perforierend verletzt ist, kann bei kleinen Wunden überaus schwierig sein. Einen sehr wichtigen Hinweis ergibt die genaue Befragung des Patienten nach dem Unfallhergang. *Unfallzeit, Unfallort* und *Unfallhergang* sind für spätere Begutachtung von Wichtigkeit.

Kleine Hornhaut- oder glatte Lederhautwunden können sich der fokalen Beleuchtung entziehen, so daß Spaltlampe und Augenspiegel herangezogen werden müssen. Besteht der geringste Verdacht auf intraokulares Eindringen eines Fremdkörpers, so ist Röntgenuntersuchung angezeigt.

Ist das Auge perforierend verletzt (aufgehobene Vorderkammer, Irisvorfall, Lederhautwunde, quellende Linse), so ist steriler beidseitiger Verband und Überweisung zur klinischen Versorgung notwendig. Auch ein längerer Transport ist jeder örtlichen, aber nicht fachgerechten Hilfe (Operationsmikroskop!) unter allen Umständen vorzuziehen.

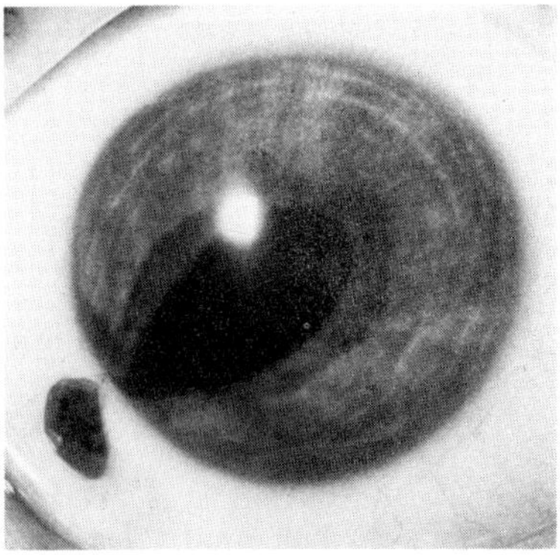

Abb. 19.13 Irisvorfall nach perforierender Verletzung.
Die Pupille ist birnenförmig zur Lederhautwunde verzogen, die Iris eingeklemmt. Unfall vor 2 Std. Irisgewebe noch nicht entfärbt. (11 J. ♂)

Therapie. Wundnaht *und* Bindehautdeckung nach *Kuhnt.* Bei Prolaps (Abb. 19.13): Reposition oder Abtragung. Tetanusprophylaxe. Subkonjunktival 100 000 E Penicillin (schmerzhaft!). Bei hochgradigen Verletzungen mit falscher Lokalisation von Lichtschein oder bei Übergang in Phthise: frühzeitige Enukleation mit Plombeneinpflanzung (Abb. 19.14). Bei Panophthalmie: Exenteratio bulbi (Ausweidung des Augapfels).

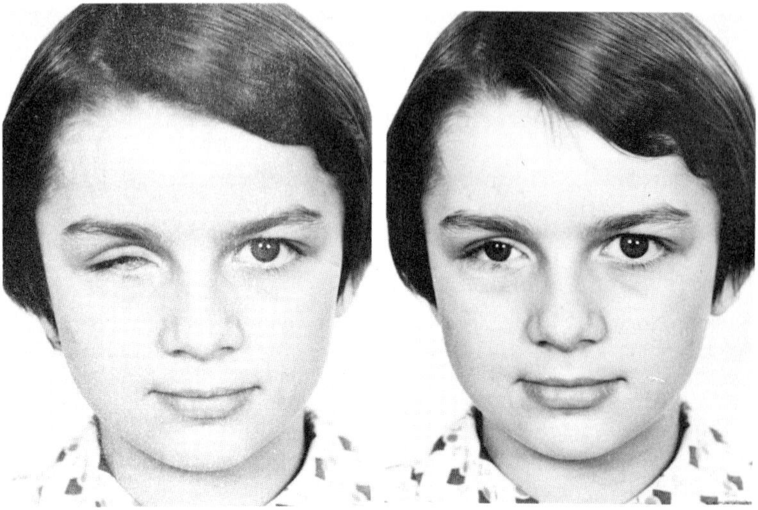

a b

Abb. 19.14 a) Zustand nach Enucleatio bulbi mit Plombeneinpflanzung (perforierende Verletzung). (10 J.). b) Gleiche Patientin mit Augenprothese

Intraokulare Splitterverletzungen

Röntgenaufnahme mit Haftglas nach *Comberg* (Abb. 19.15) zur Lokalisation (Abb. 19.16).

Der Ausgang intraokularer Splitterverletzungen hängt, abgesehen von dem Grad der Zerstörung, der Infektionsgefahr, der Größe des Splitters, auch von der *Art* des Splitters ab. Kleine Fremdkörper aus Glas, Stein, bestimmten Leichtmetallen können reizlos einheilen. Eisen- und Stahlsplitter führen nach Wochen zur Verrostung des Bulbus (Siderosis), die besonders an der Iris eine bräunliche Verfärbung hervorruft (sekundäre Heterochromie). Daneben können auch Hornhaut und Linse betroffen sein. Verrostung der nervösen Elemente der Netzhaut führt schließlich zum Funktionsverlust. Analoge Veränderungen können durch kupferhaltige Splitter auftreten, die eine mehr gelbrote Verfärbung hervorrufen (Chalkosis). — Noch nach Jahren kann „Langzeitamotio" *(vom Hofe)* eintreten.

Therapie. Je nach Größe und Sitz des Splitters erfolgt unter Anwendung des Riesenmagneten Zug des Splitters nach vorn und Entfernung mit Handmagneten aus der eröffneten Vorderkammer oder diasklerale Entfernung. Bei *nichtmagnetischen* Fremdkörpern im hinteren Bulbusanteil

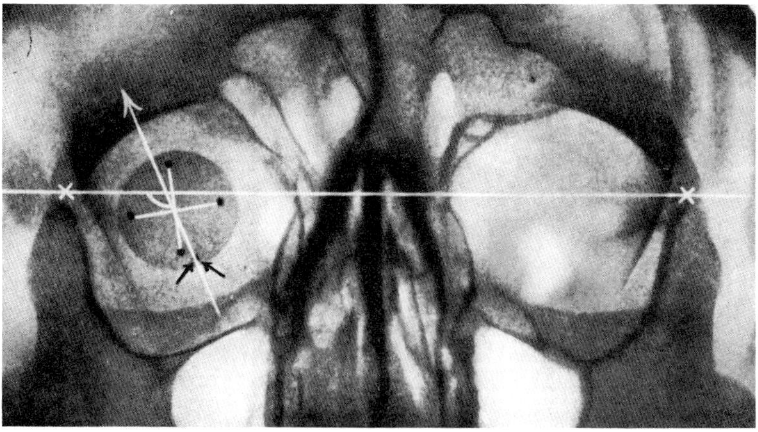

a

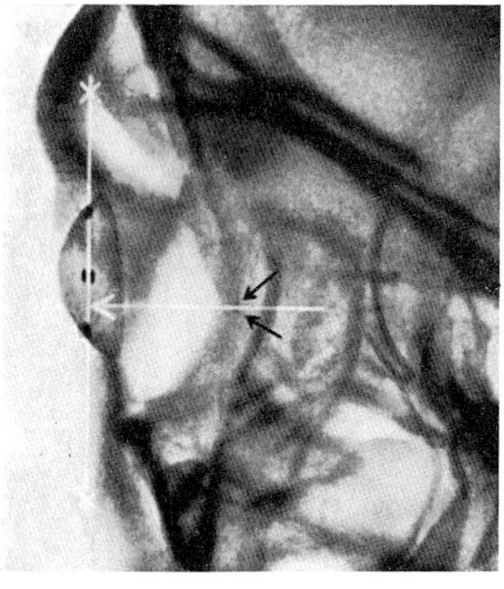

b

Abb. 19.15 Fremdkörperlokalisation nach *Comberg*. a) Die mit 4 Bleipunkten versehene Plexiglasschale ist in den Bindehautsack eingelegt. Zur Auswertung werden die dem Hornhautrand entsprechenden Punkte durch diagonale Linien verbunden. Eine Linie verbindet den schattengebenden Fremdkörper (schwarze Pfeile) und den Mittelpunkt der Bleimarken. Eine weitere ist durch die beiden schläfenwärtigen Knochennähte der Orbita beider Augen gezogen. b) Seitliche Aufnahme mit *Comberg*-Schale. Durch die 4 Markierungspunkte geht eine Vertikale, auf der im rechten Winkel eine Horizontale zum Fremdkörper auftrifft

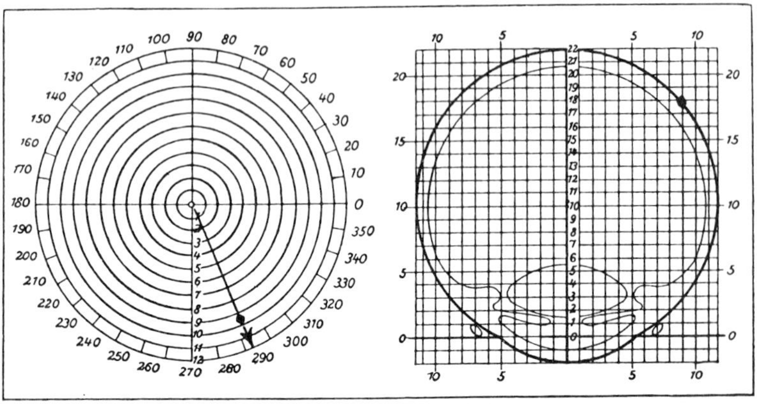

Abb. 19.16 Die in Abb. 19.15 gefundenen Werte sind in die beiden Schemata eingetragen und erlauben die Feststellung der Entfernung des Fremdkörpers von der Bulbuswand sowie seine exakte Lage zur Augenachse

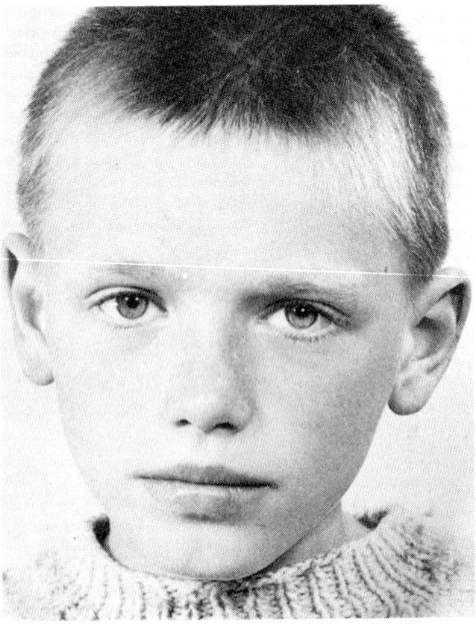

a

Abb. 19.17 a) Zustand nach perforierender Verletzung mit Verlust der Linse. Korrektion des aphaken linken Auges durch eine Haftschale. b) Ausschnitt aus a). Die reizlos vertragene Korneallinse schwimmt, von Tränenflüssigkeit benetzt, auf der Hornhautoberfläche des linsenlosen linken Auges

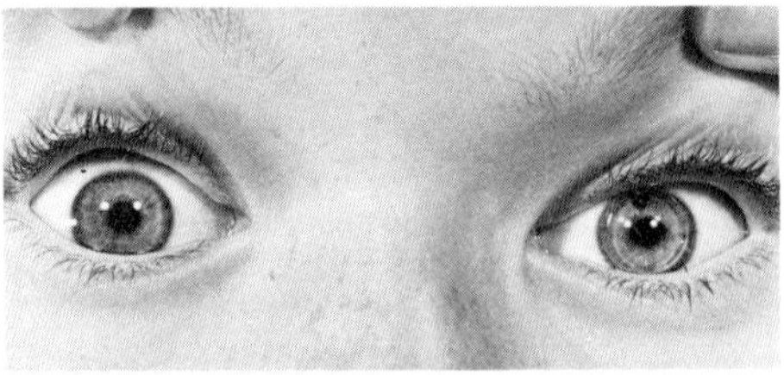

b

kommt nur das letzte Verfahren *(Neubauer)* in Frage. Bei Linsenverletzung besteht die Möglichkeit, nach Absaugung der Linsenmassen mit *Fuchs*scher Spritze die einseitige Aphakie durch ein Haftglas (vgl. Abb. 7.10 b), bezüglich Vorderkammerlinse und Pupillarlinse s. S. 130.

Sympathische Ophthalmie (Ophthalmia sympathica)

Es handelt sich um die Miterkrankung des zweiten unverletzten Auges nach perforierender Verletzung, seltener nach operativen Eingriffen am Auge. Bevorzugt werden solche Augen, bei denen auch der Ziliarkörper mitverletzt wurde. Die sympathisierende, d. h. auf das zweite Auge übergehende, Entzündung entwickelt sich frühestens nach 14 Tagen, häufiger nach 4–6 Wochen, im Extremfall auch erst nach Jahren.

Das *verletzte* Auge kommt nicht zur Ruhe. Es zeigt die Zeichen einer *schleichend*-chronischen Iridozyklitis mit wechselnder Lichtscheu, Tränen, gemischter Injektion, Präzipitaten, auffallend schmutzig-grünlichem Farbton der Iris, hinteren Synechien und Glaskörpertrübungen. In dem obengenannten zeitlichen Abstand tritt eine völlig gleichartige „sympathisierende" Entzündung, d. h. schleichendchronische Iridozyklitis, am nichtverletzten zweiten Auge auf. *Frühsymptome* sind Blendungsgefühl, Einschränkung der Akkommodation, Druckschmerz im Ziliarkörperbereich.

Endausgang. Cataracta complicata, Skundärglaukom, Phthisis bulbi.

Anmerkung. Die sympathische Ophthalmie verläuft erfahrungsgemäß um so ungünstiger, je jünger der Patient ist. Maligne verläuft sie besonders im Kindesalter.

Differentialdiagnose. Phakogene Reaktion bei perforierenden Verletzungen mit Eröffnung der Linsenkapsel. Austretendes Linseneiweiß kann zu entzündlichen Erscheinungen mit Präzipitatbildung führen, ohne daß eine Infektion vorliegt.

Therapie. Seit antibiotische Mittel und Kortikosteroide zur Verfügung stehen, ist die sympathische Ophthalmie extrem selten geworden. Trotzdem ist bei perforierenden Verletzungen das zweite Auge sorgfältig zu untersuchen (*Tyndall!,* Akkommodationseinschränkung). *Prophylaxe:* Sinkt die Funktion an dem verletzten Auge auf unsichere Lichtscheinwahrnehmung, so ist es zu entfernen, auch wenn das zweite Auge noch völlig unbeteiligt erscheint.

Zusammenfassung

Prellungsverletzung: Sphinktereinriß erfolgt bei weiter Pupille, wenn der Muskel dünn ist, Abriß der Iris an der Wurzel bei enger Pupille. Die Subluxation der Linse führt zum Irisschlottern! Am Augenhintergrund ist auf Ödem (Berlinsches Ödem), Blutung und Aderhauteinriß zu achten.

Bei **Orbitaverletzungen** (Blow-out-Fraktur) bestehen Enophthalmus und Doppelbilder. Das im Orbitaboden eingeklemmte Muskelgewebe ist möglichst umgehend zu befreien, ehe fibrotische Vernarbung eintritt.

Perforierende Verletzungen: Jede perforierende Verletzung des Augapfels, einschließlich der Windschutzscheibenverletzungen, ebenso wie die Lidverletzungen, gehören in augenärztliche Hand. Die Wundversorgung, Reposition der prolabierten Iris, Naht von Lidhaut, Hornhaut oder Lederhaut, bedarf mikrochirurgischer Erfahrung und Versorgung.

Intraokulare Splitterverletzung: Bei geringstem anamnestischen Hinweis: Röntgenaufnahme. Stets springt der härtere Gegenstand ab! Lokalisation nach Comberg bei schattengebenden Fremdkörpern. Kleinere Splitter lassen sich mit Magnetzug durch die Vorderkammer, größere am schonendsten diaskleral entfernen.

Sympathische Ophthalmie. Diese autoimmunologische Reaktion des nicht betroffenen Auges ist durch die frühzeitige Infektionsprophylaxe mit Antibiotika und anschließender Bekämpfung der überschießenden Entzündungsreaktion des Auges mit Cortison außergewöhnlich selten geworden.

KAPITEL 20

Verätzungen und Verbrennungen

Verätzungen des Auges sind häufige Berufsverletzungen. Das Wesen ihrer schädigenden Wirkung liegt in der chemischen Veränderung der betroffenen Gewebe. Die Säureverätzung führt zur Gerinnung, die Alkaliverätzung zur Verflüssigung des Zelleiweißes. Die Säuren bilden oberflächliche Schorfe, die Alkalilaugen dringen in die Tiefe. Laugenverätzungen haben daher die schlechtere Prognose.

Allen ätzenden Substanzen ist gemeinsam, daß sie — wie die Verbrennungen — je nach dem Schweregrad 3 Stadien der Gewebsveränderung erkennen lassen:

das Stadium der Rötung oder einfachen Entzündung (1. Grad, Abb. 20.1);

das Stadium der Blasenbildung mit Flüssigkeitserguß (2. Grad, Abb. 20.2);

das Stadium der Nekrose (3. Grad, Abb. 20.3).

Mit Nachdruck muß darauf aufmerksam gemacht werden, daß frische Verätzungen oft einen relativ benignen Eindruck machen. Die schädi-

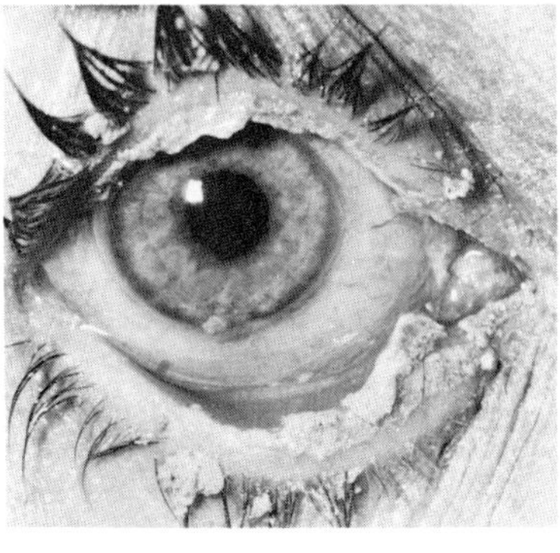

Abb. 20.1

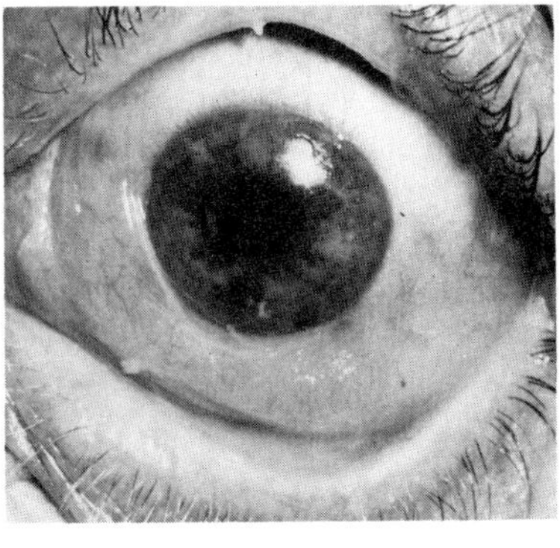

Abb. 20.2

Abb. 20.1 Kalkverätzung 1. Grades. Lider und Conjunctiva tarsi mit haftenden Kalkmassen. Stadium der frischen Rötung. (36 J. ♂)

Abb. 20.2 Kalkverätzung 2. Grades. Stadium der blasigen Chemose der Konjunktiva. Hornhaut glanzlos. (61 J. ♀)

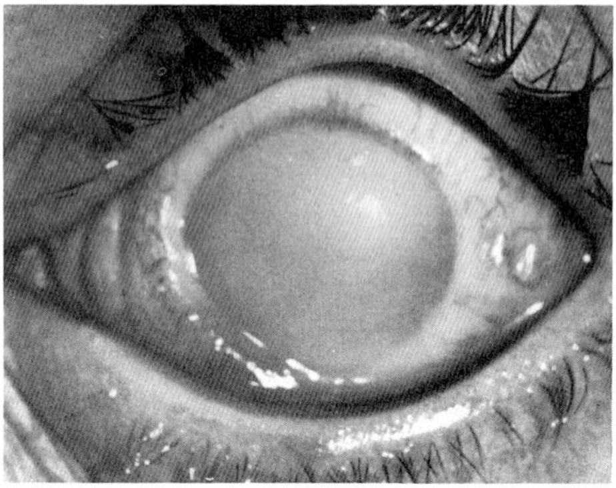

Abb. 20.3 Kalkverätzung 3. Grades. Stadium der Nekrose. Bindehaut anämisch. Hornhaut porzellanweiß getrübt. „Gekochtes Fischauge". (20 J. ♂)

gende Wirkung der ins Gewebe eingedrungenen Ätzstoffe wird naturgemäß verzögert sichtbar, so daß sich erst am nächsten oder übernächsten Tag das so gefährliche Stadium der Blasenbildung und nachfolgend das Stadium der Nekrose entwickeln kann.

Besondere Aufmerksamkeit verdient daher das *2. Stadium*, dessen Vollbild folgende *sekundäre reaktive Trias* zeigt:

Wallartige *Chemose* der Bindehaut durch ein toxisch wirkendes, subkonjunktivales Transsudat (*Passow*).

Ischämische Bezirke der Bindehaut mit abschnittsweiser Unterbrechung der Zirkulation des Randschlingennetzes.

Trübung und *Unterempfindlichkeit* der Hornhaut bis zur völligen Anästhesie.

Komplikationen. Hornhauttrübungen, Symblepharonbildung (Abb. 20.4), Perforation, Phthisis bulbi.

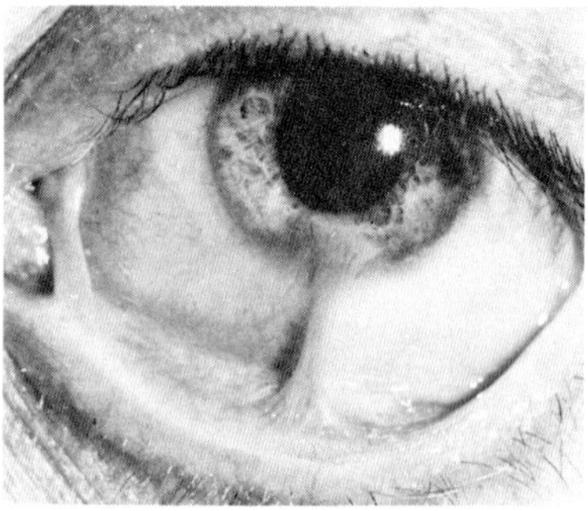

Abb. 20.4 Symblepharon nach Kalkverätzung. 2 strangartige Verwachsungen zwischen Lidern und Bulbus. Beweglichkeitseinschränkung. Doppelbilder beim Blick nach oben. (27 J. ♂)

Therapie. *Erste Hilfe.* Bei jeder Verätzung muß *sofort* Erste Hilfe am Unfallort geleistet werden. Diese besteht in mechanischer Reinigung. Mittels Tupfer oder Pinzette sind Kalkbröckelchen aus dem Bindehautsack und nach Umstülpen der Lider auch aus den Übergangsfalten zu entfernen. Nachfolgende Spülung mit Wasser (Abb. 20.5) und Einstreichen von Borsalbe. Verband. — Spezifisch wirkt Titriplex III in 1 %iger Lösung. Es führt Kalk in eine wasserlösliche, auswaschbare Komplexverbindung über.

Frühoperation nach Passow. Bestehen die geringsten Anzeichen von Chemose oder Ischämie, so ist die Bindehaut in der Ausdehnung des unteren Hornhautumfanges dicht am Hornhautrand abzulösen und zu unterminieren (Abb. 20.6). Dies bezweckt die Ablassung des toxisch wirkenden subkonjunktivalen Flüssigkeitsergusses. Die Durchblutung der Bindehaut setzt bereits am Operationstisch sichtbar wieder ein. Auch die Durchblutung des Randschlingennetzes kommt wieder in Gang, so daß die häufig sekundäre Ernährungsstörung des Hornhautgewebes vermieden wird. Mit dem Einsetzen der Durchblutung gewinnt die Bindehaut ihren Schleimhautcharakter wieder, so daß Verwachsungen der beiden Bindehautblätter (Symblepharon) unterbleiben. — Besteht eine Abschwächung oder Aufhebung der Berührungsempfindlichkeit der Hornhaut, so ist eine Abrasio des Epithels angezeigt. Pupillenerweiterung. Bepanthenaugensalbe. Verband.

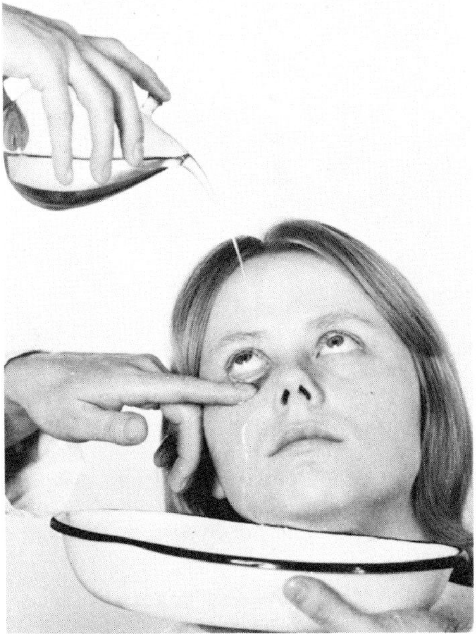

Abb. 20.5 Spülen des Bindehautsackes mit Undine.

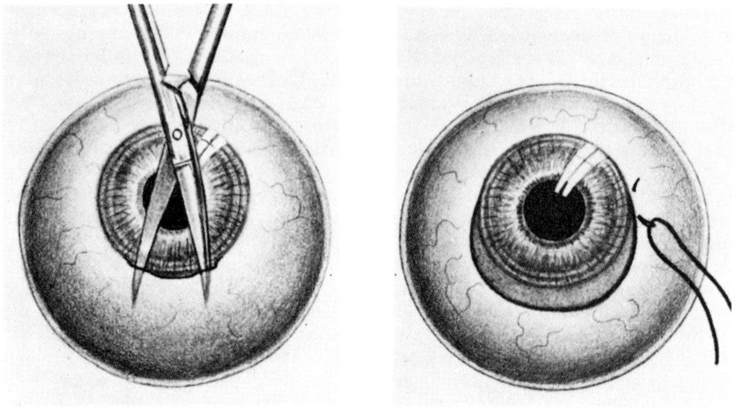

a b

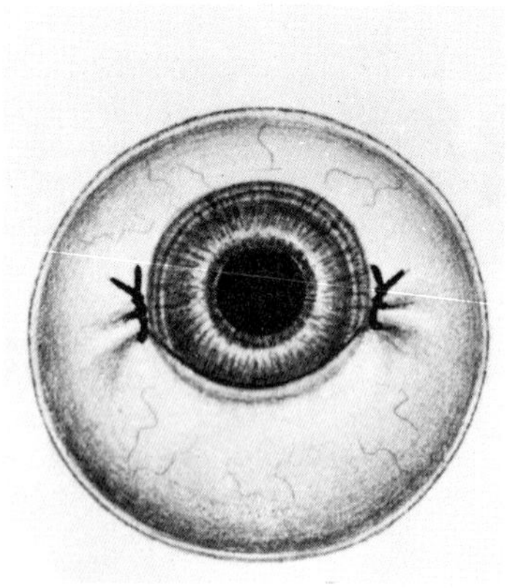

c

Abb. 20.6 *Passow*sche Schlitzung bei Kalkverätzung.
a) Eröffnung des Bindehautsackes bei 6 Uhr. b) Limbäre Umschneidung der Bindehaut zur Ablassung des toxischen Transsudates. c) Fixation der geschlitzten Bindehaut durch 2 Perlonknopfnähte

Zusammenfassung

Säure läßt das Zelleiweiß gerinnen, *Alkali* (Lauge) verflüssigen. Die Kalkverätzungen besitzen deshalb die schlechtere Prognose. 3 Grade der Verätzung: 1. Stadium der *Rötung*, 2. Stadium der *Blasenbildung*, 3. Stadium der *Nekrose*.

Sofortige Maßnahme: Spülung am Unfallort, *Passow*sche Schlitzung durch Facharzt.

KAPITEL 21

Augenärztliche Begutachtung

Ziel der Begutachtung ist die Festsetzung der durch Augenleiden verusachten Erwerbsminderung (E.M.). Kommt ein Unfall in Betracht, so ist die mitunter schwierige Frage der Beurteilung des Zusammenhanges zwischen Unfallereignis und Augenschaden zu klären. Liegt ein entsprechender Hinweis vor, so sind vom erstbehandelnden Arzt Unfallort, Unfallzeit und Unfallgeschehen zu notieren.

Bei Unfall- oder Invalidisierungsgutachten ist neben der Klärung der Natur des Leidens die Prüfung der Funktion des Sehorgans (Sehschärfe, zentrales und peripheres Gesichtsfeld, räumliches Sehen, Farbensinn und Dunkelanpassung) wesentlich. Stehen objektiver Befund und subjektive Angaben in Widerspruch, so sind Simulationsproben erforderlich. Die gleichen Untersuchungen sind zur Bestimmung der Tauglichkeit eines Kfz.-Lenkers erforderlich.

Für die Festsetzung der Erwerbsminderung sind von der Deutschen Opththalmologischen Gesellschaft Richtlinien in Form von Rententabellen ausgearbeitet. Die wichtigsten Eckpfeiler für die Begutachtung sind nach GASTEIGER die Einschätzung des einseitigen Augenverlustes bzw. der einseitigen Erblindung mit 25 % und der doppelseitigen Erblindung mit 100 %. Zu berücksichtigen ist weiter, ob die verbliebene Sehschärfe den Unterhaltserwerb noch erlaubt, ob praktische Erblindung (Sehschärfe am besseren Auge $^1/_{25}$ bis $^1/_{200}$) oder Pflegebedürftigkeit (unter $^1/_{60}$) besteht (Blindengeldstufen I bis III). Absolute Erblindung liegt vor, wenn auf beiden Augen Lichtschein nicht oder mit falscher Angabe der Richtung erkannt wird. Beispiele für die Bewertung: einseitige Linsenlosigkeit 20 %; beidseitige Linsenlosigkeit 30 %; homonyme rechtsseitige Hemianopsie 50 %, linksseitige 40 %, binasale 10 %.

Besondere Schwierigkeiten bereitet die Beurteilung des Zusammenhanges zwischen Netzhautablösung und indirektem Trauma (Überanstrengung, Kopfprellung, Körpererschütterung). Hier ist die Kenntnis der Latenzzeit (obere Grenze: Überanstrengung 14 Tage, Kopfprellung 6 Wochen, Körpererschütterung 6 Wochen) von besonderer Wichtigkeit. – Bei Ablatio nach direktem Trauma (Kontusion, Perforation) sind je nach Verletzungsausmaß und Disposition (Alter, Refraktion) kurze, aber über Jahre gehende Latenzzeiten (Langzeitablatio) möglich.

Fragensammlung zur Vorbereitung auf das Examen

(Die Antworten sind den in Klammern angegebenen Seiten zu entnehmen.)

Augapfel (S. 2–19)

1. Aus wieviel Hüllen und Räumen besteht der Augapfel? (S. 2)
2. Welches sind die Hüllen des Augapfels? (S. 2)
3. Welches sind die Räume des Augapfels? (S. 2)
4. Welche Abschnitte bilden die Uvea? (S. 4)
5. Welche Arterie versorgt den Augapfel? (S. 7)
6. Wie wird das venöse Blut abgeführt? (S. 11/12)
7. Welches ist der sensible Nerv des Augapfels? (S. 12)
8. Welches ist der motorische Nerv des Augapfels? (S. 12)
9. Welche Trias liegt dem Hornerschen Symptomenkomplex zugrunde? (S. 13)
10. Grenzen der vorderen Augenkammer, nach vorn, zu den Seiten und nach rückwärts? (S. 14/15)
11. Wo liegt der Abflußweg des Kammerwassers? (S. 15)
12. Definition des Schlemmschen Kanals? (S. 15)
13. Welches sind die Grenzen der hinteren Augenkammer? (S. 15)
14. Wo liegt die Bildungsstätte des Kammerwassers? (S. 14/15)
15. Welches sind die Adnexe des Augapfels? (S. 16 ff.)
16. Welches sind die Bestandteile des äußeren Lidblattes? (S. 16)
17. Welches sind die Bestandteile des inneren Lidblattes? (S. 16)
18. Woraus besteht der Inhalt der Orbita? (S. 19)

Lider (S. 20–39)

19. Wie erfolgt die nervale Versorgung der Lidmuskulatur? (S. 16)
20. Worin besteht die Schutzfunktion des Lides? (S. 20 ff.)
21. Welcher Ausschnitt des Augapfels ist bei geöffnetem Lid sichtbar? (S. 20)
22. Was kennzeichnet die Deckfalte des Oberlides? (S. 20)
23. Wie untersucht man die Lider? (S. 21)

24. Wie ektropioniert man das Unterlid, wie das Oberlid? (S. 21 ff.)
25. Wie ist das Vorgehen beim doppelten Ektropionieren? (S. 21 ff.)
26. Wie heißen die quergestreiften Muskeln der Lider? (S. 22)
27. Nennen Sie pathologische Veränderungen der Lidspalte in Form und Weite! (S. 23)
28. An welchen Erkrankungen der Haut ist das Lid beteiligt? (S. 23 ff.)
29. Welches sind allergische Prozesse am Lid? (S. 23)
30. Welches sind die angeborenen Fehlbildungen des Lides? (S. 25 ff.)
31. Welches sind die verschiedenen Formen und Ursachen der Ptose? (S. 25 ff.)
32. Was verstehen Sie unter Blepharochalase? (S. 25 ff.)
33. Was verstehen Sie unter Lidemphysem? (S. 25 ff.)
34. Was verstehen Sie unter „Tränensäcke"? (S. 25 ff.)
35. Welches sind die Kennzeichen der kompletten Okulomotoriusparese? (S. 27 ff.)
36. Was ist ein Ektropium? (S. 29 ff.)
37. Wie ist das klinische Bild des Ektropium senile? (S. 29 ff.)
38. Was verstehen Sie unter Epikanthus? (S. 29)
39. Welches sind die Kennzeichen der Fazialisparese am Auge? (S. 30 ff.)
40. Welches ist die Ursache des Ektropium paralyticum? (S. 30 ff.)
41. Wodurch ist das Auge beim Ektropium paralyticum gefährdet? (S. 30 ff.)
42. Wie entsteht ein Narbenektropium? (S. 31)
43. Worin besteht die Gefahr der Trichiasis? (S. 30 ff.)
44. Was ist ein Entropium? (S. 32 ff.)
45. Was ist ein Hordeolum? (S. 33 ff.)
46. Welches sind die beiden Formen des Hordeolums? (S. 33 ff.)
47. Nennen Sie Erkrankungen des Lidrandes! (S. 33)
48. Worin besteht die Therapie beim Hordeolum? (S. 35)
49. Was ist ein Chalazion? (S. 35)
50. Welches ist die Ursache des Chalazions? (S. 35)
51. Worin besteht die Therapie beim Chalazion? (S. 35)
52. Beispiele für gutartige Lidtumoren! (S. 36 ff.)

53. Was verstehen Sie unter einem Xanthelasma? (S. 36)
54. Welches sind die bösartigen Lidtumoren? (S. 38 ff.)
55. Wie ist das Basaliom gekennzeichnet? (S. 38 ff.)
56. Welche Form des Lidkarzinoms metastasiert? (S. 38/39)
57. Nennen Sie die Ursache einer Pseudoptose! (S. 97)
58. Was ist ein Blepharospasmus? (S. 330)

Tränenorgane (S. 40–47)

59. Beschreiben Sie die Einteilung der Tränenorgane! (S. 40)
60. Welches ist der bakteriostatische Anteil der Tränenflüssigkeit? (S. 40)
61. Beschreiben Sie die Lage der Tränendrüse! (S. 40)
62. Beschreiben Sie die Funktion der Tränenflüssigkeit! (S. 40)
63. Welchen Abflußweg nimmt die Tränenflüssigkeit? (S. 40)
64. Nennen Sie Ursachen für verminderte Tränenbildung! (S. 40 ff.)
65. Beschreiben Sie die Symptome des Sjögren-Syndroms am Auge! (S. 40 ff.)
66. Nennen Sie Ursachen für vermehrte Tränenbildung! (S. 41)
67. Wie erfolgt die Messung der Tränensekretion? (S. 41)
68. Was verstehen Sie unter dem Mikuliczschen Syndrom? (S. 41)
69. Wie erfolgt die Untersuchung beim gestörten Tränenabfluß? (S. 42 ff.)
70. Wie erfolgt die Sondierung des Tränennasenganges? (S. 43)
71. Welches ist die Indikation zur Tränengangssondierung? (S. 43)
72. Wie entsteht die Dakryozystitis? (S. 44 ff.)
73. Wie entsteht die Dakryophlegmone? (S. 45 ff.)
74. Was verstehen Sie unter einer Dacryocystitis neonatorum? (S. 45)
75. Beschreiben Sie das Krankheitsbild der akuten Dakryoadenitis! (S. 46)

Bindehaut (S. 49–66)

76. Wie heißen die einzelnen Abschnitte der Bindehaut? (S. 48 ff.)
77. Was verstehen Sie unter Hyposphagma? (S. 49)

78. Wie entsteht ein Hyposphagma? (S. 49)
79. Was verstehen Sie unter Pinguecula? (S. 50)
80. Was verstehen Sie unter Pterygium? (S. 50 ff.)
81. Was verstehen Sie unter Chemose der Bindehaut? (S. 52)
82. Nennen Sie die Kennzeichen der Konjunktivitis! (S. 52 ff.)
83. Worin besteht die konjunktivale, worin die ciliare Injektion? (Abb. 4, Tafel 3)
84. Welches sind die Ursachen der Konjunktivitis? (S. 53 ff.)
85. Welches sind die Kennzeichen der akuten infektiösen Bindehautentzündung? (S. 53 ff.)
86. Welches sind die wichtigsten akuten infektiösen Entzündungen der Bindehaut? (S. 54)
87. Welche Bindehautentzündung beginnt als einzige Ausnahme mit einseitigem Befall? (S. 58)
88. Welches sind die wichtigsten chronisch-infektiösen Entzündungen der Bindehaut (S. 61)
89. Welches sind die wichtigsten akuten nicht-infektiösen Entzündungen der Bindehaut? (S. 65)
90. Welches sind die wichtigsten chronischen nicht-infektiösen Entzündungen der Bindehaut? (S. 65)

Hornhaut (S. 56–90)

91. Wie viele Schichten besitzt die Hornhaut? (S. 67)
92. Wieviel Millimeter beträgt der normale Horizontaldurchmesser der Hornhaut? (S. 68 ff.)
93. Wie erfolgt die Ernährung der Hornhaut? (S. 68)
94. Welches sind die Untersuchungsmethoden der Hornhaut am Patienten? (S. 68)
95. Welches sind die Größenanomalien der Hornhaut? (S. 68 ff.)
96. Was verstehen Sie unter Hornhauterosion? (S. 69)
97. Wodurch wird die Diagnose „Hornhauterosion“ gesichert? (S. 69)
98. Wie stellen Sie Wölbungsanomalien der Hornhaut fest? (S. 69)
99. Was verstehen Sie unter einem Ulcus serpens? (S. 72 ff.)
100. Wie ist das klinische Bild des Ulcus serpens? (S. 72 ff.)
101. Welches ist die Ätiologie des Ulcus serpens? (S. 72)
102. Nennen Sie virusbedingte Hornhauterkrankungen! (S. 75 ff.)

103. Wie ist das klinische Bild des Herpes corneae? (S. 75)
104. Nennen Sie die Symptome der Keratitis disciformis! (S. 76 ff.)
105. Was verstehen Sie unter rezidivierender Erosion? (S. 77)
106. Für welche Erkrankung spricht eine streng halbseitige Bläschenbildung in Kopfhaut, Stirn, Oberlid und Nasenwurzel? (S. 77)
107. Nennen Sie Augenkomplikationen beim Zoster ophthalmicus! (S. 77)
108. Nennen Sie neurogenbedingte Hornhauterkrankungen! (S. 78)
109. Nennen Sie mögliche Augenkomplikationen bei Lähmung des 1. Trigeminusastes! (S. 78 ff.)
110. Was verstehen Sie unter Hutchinsonscher Trias? (S. 80)
111. Klinisches Bild der Keratitis parenchymatosa? (S. 80)
112. Klinisches Bild der Keratitis scrophulosa? (S. 81)
113. Ätiologie der Keratitis superficialis punctata? (S. 85)
114. Ursache und klinisches Bild der Keratitis sicca? (S. 85)
115. Wie behandeln Sie die Keratitis sicca? (S. 86)
116. Was verstehen Sie unter dem Arcus senilis corneae? (S. 87)
117. Welche Behandlung ist beim Keratokonus erfolgreich? (S. 89)

Regenbogenhaut (S. 91–115)

118. Anordnung des M. sphincter pupillae im Irisgewebe und seine Funktion? (S. 91)
119. Anordnung des M. dilatator pupillae im Irisgewebe und seine Funktion? (S. 91)
120. Beschreibe die parasympathische und sympathische Innervation der Pupille! (S. 91)
121. Die funktionelle Bedeutung der Regenbogenhaut? (S. 92)
122. Worauf ist bei der Untersuchung der Regenbogenhaut zu achten? (S. 92 ff.)
123. Wann finden sich auf der Iris Gefäßneubildungen? (S. 92)
124. Aussehen und Lage der verschiedenen Kolobome der Regenbogenhaut? (Aufzeichnen!) (S. 93)
125. Wann finden Sie eine Vertiefung, wann eine Abflachung der Vorderkammer? (S. 93)

126. Einteilung und Ätiologie der Iridozyklitis? (S. 93 ff.)
127. Welche Synechieformen kennen Sie? (S. 94)
128. Kennzeichen der akuten Iritis? (S. 97)
129. Kennzeichen der Iridozyklitis? (S. 97 ff.)
130. Kennzeichen der Oberflächeniritis? (S. 98)
131. Kennzeichen der herdförmigen Iritis? (S. 98 ff.)
132. Differentialdiagnose der akuten Iritis? (S. 100 ff.)
133. Komplikationen und Behandlung der Iritis und Iridozyklitis? (S. 100)
134. Nennen Sie die differentialdiagnostischen Einzelheiten bei akuter Iritis, akutem Glaukom und akuter Konjunktivitis! (S. 101)
135. Klinisches Bild der Iridocyclitis tuberculosa? (S. 102)
136. Klinisches Bild der Boeckschen Sarkoidose? (S. 104 ff.)
137. Differentialdiagnose der Iridocyclitis syphilitica? (S. 105)
138. Welche Form der Iritis findet sich bevorzugt bei den sogenannten rheumatoiden Erkrankungen? (S. 105 ff.)
139. Welche Allgemeinerkrankungen disponieren zur Iritis bzw. Iridozyklitis? (S. 106)
140. Nennen Sie die okularen und somatischen Merkmale der „Heterochromia complicata"! (S. 108 ff.)
141. Worin unterscheiden sich die okularen Merkmale der Heterochromia complicata von anderen Iridozyklitisformen? (S. 109 ff.)

Linse (S. 116–131)

142. Nennen Sie Nerven und Gefäße der Linse! (S. 116 u. 118)
143. Aus welchem embryonalen Gewebe stammt die Linse und in welchem Fötalmonat entsteht sie? (S. 116)
144. Wie ernährt sich die Linse und wie verläuft ihr Stoffwechsel? (S. 117 ff.)
145. Erklären Sie den Akkommodationsvorgang! (S. 118 ff.)
146. Nennen Sie die Methoden zur Untersuchung der Linse! (S. 118)
147. Welche Trübungsformen der Linse kennen Sie? (S. 119 ff.)
148. Wie heißen die Formen der Linsentrübung bei angeborenem Star? (S. 119 ff.)
149. Wie heißt die Trias beim Gregg-Syndrom? (S. 120)
150. Worauf beruht das Gregg-Syndrom? (S. 120)
151. Welche Syndrome gehen mit einer Linsenverlagerung einher? (S. 122)

152. Nennen Sie Trübungen der Linse durch schädliche exogene Einflüsse! (S. 123 ff.)
153. Bei welchen Allgemeinleiden kommt es zur Trübung der Linse? (S. 124 ff.)
154. Wodurch unterscheidet sich der Altersstar von anderen Trübungsformen der Linse? (S. 126 ff.)
155. Schildern Sie den klinischen Verlauf, die subjektiven Symptome und die Behandlung des Altersstares! (S. 126 ff.)
156. Ursachen der Cataracta complicata? (S. 126)
157. Worin unterscheidet sich das operative Vorgehen bei der Linsentrübung des Kindes von jener des Erwachsenen? (S. 127/128)
158. Welches sind die Zeichen der Linsenlosigkeit? (S. 129)
159. Wie ist die optische Korrektur beim einseitig, wie beim doppelseitig aphaken Auge? (S. 130)

Glaskörper (S. 132–133)

160. Beschreiben Sie Bau und Funktion des Glaskörpers! (S. 132)
161. Welches sind die Nerven und Gefäße des Glaskörpers? (S. 132)
162. Beschreiben Sie die Rolle des Glaskörpers bei der Entstehung der Netzhautablösung! (S. 132 ff.)
163. Welchen Veränderungen unterliegt der Glaskörper
a) im Alter, b) bei Myopie? (S. 133)
164. Was sind „mouches volantes"? (S. 133)
165. Nennen Sie pathologische Einlagerungen in den Glaskörper! (S. 133)
166. Was kann die Ursache für eine „Glaskörperblutung" sein? (S. 133)

Lederhaut (S. 134–136)

167. Was wissen Sie über den Bau und die Funktion der Lederhaut? (S. 134)
168. Ätiologie und klinisches Bild der Skleritis? (S. 134 ff.)
169. Nennen Sie Anomalien und Degenerationen der Lederhaut! (S. 136)
170. Bei welchen Allgemeinerkrankungen kommen Skleraveränderungen vor? (S. 136)

Glaukom (S. 137–167)

171. Innerhalb welcher Grenzen bewegt sich der normale Augeninnendruck? (S. 137)
172. Welches Organ ist die Bildungsstätte des Kammerwassers? (S. 137)
173. Beschreiben Sie den Weg des Kammerwassers! (S. 137)
174. Wie unterscheiden sich primäres und sekundäres Glaukom? (S. 137)
175. Wie stellen Sie ein Glaukom fest? Welche Untersuchungen sind erforderlich? (S. 137 ff.)
176. Nennen Sie die Einteilung für das primäre Glaukom! (S. 139)
177. Beschreiben Sie die verschiedenen Verlaufsformen des primären Glaukoms! (S. 139 ff.)
178. Was verstehen Sie unter dem Begriff „Glaukom"? (S. 139 ff.)
179. Schildern Sie das Krankheitsbild des akuten Glaukomanfalles! (S. 139 ff.)
180. Nennen Sie Disposition und auslösende Faktoren für den akuten Glaukomanfall! (S. 140)
181. Welche Augentropfen können bei vorhandener Disposition einen Glaukomanfall auslösen? (S. 144)
182. Welche Allgemeinsymptome können beim akuten Anfall auftreten? (S. 145)
183. Welche Krankheitsbilder kommen differentialdiagnostisch in Betracht? (S. 146)
184. Wie sieht das klinische Bild des Weitwinkelglaukoms aus? (S. 147 ff.)
185. Wodurch wird die Frühdiagnose des Glaucoma chronicum simplex erschwert? (S. 147)
186. Welche Untersuchungen gehören neben der Gesichtsfeldprüfung noch zur Glaukomdiagnostik? (S. 148)
187. Welche Bedeutung hat die Perimetrie bzw. Kampimetrie in der Glaukomdiagnostik? (S. 150 ff.)
188. Beschreiben Sie das typische Glaukomgesichtsfeld in seinen verschiedenen Entwicklungsstadien! (S. 150 ff.)
189. Wie kommt es zu diesen Gesichtsfeldausfällen? (S. 150 ff.)
190. Beschreiben Sie die verschiedenen Stadien der Glaukompapille! (S. 155)

191. Differentialdiagnose zwischen Simplexglaukom und kongestivem Glaukom? (S. 157)
192. Worin unterscheidet sich das Glaucoma simplex vom Glaucoma chronicum congestivum? (S. 157)
193. Nennen Sie die Therapie der einzelnen Glaukomformen! (S. 158 ff.)
194. Welches ist die operative Therapie bei den verschiedenen Glaukomformen? (S. 161)
195. Was verstehen Sie unter einer Hydrophthalmie (Buphthalmus)? (S. 163 ff.)
196. Worauf beruht diese Erkrankung? (S. 163 ff.)
197. Beschreiben Sie das klinische Bild des Buphthalmus! (S. 164)
198. Worin besteht die Behandlung des Buphthalmus? (S. 165)
199. Was ist ein Sekundärglaukom? (S. 165 ff.)
200. Nennen Sie Grundkrankheiten, die zum Sekundärglaukom führen können! (S. 165 ff.)
201. Was verstehen Sie unter hämorrhagischem Glaukom? (S. 165)
202. Was verstehen Sie unter dem absoluten Glaukom? (S. 166)

Aderhaut (S. 168–175)

203. Bau und Funktion der Aderhaut? (S. 168)
204. Mögliche Ursachen der Chorioiditis (S. 168)
205. Das klinische Bild der Chorioiditis? (S. 168 ff.)
206. Nennen Sie maligne Geschwülste der Aderhaut! (S. 172)
207. Klinisches Bild, Therapie und Prognose der bösartigen Aderhauttumoren (S. 172 ff.)
208. Beschreiben Sie das angeborene Aderhautkolobom! (S. 174)

Netzhaut (S. 176–223)

209. Anatomischer Aufbau und Gefäßversorgung der Netzhaut? (S. 176 ff.)
210. Welches ist die Größenbeziehung der Zentralarterie der Netzhaut zu den Körperarterien? (S. 176)
211. Nennen Sie Normvarianten der Pigmentierung des Augenhintergrundes! (S. 177 ff.)
212. Worin unterscheidet sich der jugendliche Augenhintergrund vom senilen Augenhintergrund? (S. 178 ff.)

213. Beschreiben Sie den myopen Augenhintergrund! (S. 179)
214. Wie sieht das ophthalmoskopische Bild beim Verschluß der Zentralarterie aus? (S. 179 ff.)
215. Worin bestehen die Sofortmaßnahmen beim Verschluß der Zentralarterie? (S. 180)
216. Beschreiben Sie das ophthalmoskopische Bild der Zentralvenenthrombose! (S. 181 ff.)
217. Worin besteht die Komplikation des venösen Gefäßverschlusses? (S. 182)
218. Beschreiben Sie das Krankheitsbild der Arteriitis temporalis! (S. 184)
219. Beschreiben Sie die charakteristischen Augenhintergrundsveränderungen (Thiel I und II) im „Früh-" und „Spätstadium" beim roten Hochdruck (benigne Hypertonie)! (S. 185 ff.)
220. Wodurch unterscheidet sich das Augenhintergrundsbild des blassen Hochdrucks von jenem des roten Hochdrucks? (S. 185 ff.)
221. Beschreiben Sie das Früh- und Spätstadium (Thiel III und IV) der Retinopathia angiospastica! (S. 188 ff.)
222. Woran erkennen Sie am Augenhintergrund einen diabetischen Gefäßschaden? (S. 191 ff.)
223. Klinisches Bild, Verlauf und Therapie der Periphlebitis retinae? (S. 194 ff.)
224. Beschreiben Sie die verschiedenen Formen der Makuladegeneration! (S. 200)
225. Welche zwei Formen der Augentoxoplasmose unterscheiden Sie? (S. 204 ff.)
226. Beschreiben Sie das Krankheitsbild der Dystrophia retinae pigmentosa, einschließlich Prognose und Verlauf! (S. 209 ff.)
227. Ist das Retinoblastom eine ein- oder beidseitige Erkrankung? (S. 211)
228. Was verstehen Sie unter markhaltigen Nervenfasern? (S. 214)
229. Nennen Sie disponierende Faktoren für die Netzhautablösung! (S. 216 ff.)
230. Subjektive Symptome der Netzhautablösung? (S. 218)
231. Schildern Sie das ophthalmoskopische Bild der Netzhautablösung! (S. 219)
232. Welche verschiedenen Arten von Netzhautrissen kennen Sie? (S. 219)

233. Wodurch sichern Sie die Diagnose Netzhautablösung? (S. 219 ff.)
234. Worin besteht die Behandlung des Netzhautloches mit anliegender Netzhaut? (S. 221)
235. Worin besteht die Behandlung des Netzhautloches bei abgelöster Netzhaut? (S. 221)

Papille (S. 224–246)

236. Welches sind die fünf Kennzeichen des normalen ophthalmoskopischen Bildes der Sehnervenscheibe? (S. 224)
237. Ophthalmoskopisches Bild und diagnostische Bedeutung der Stauungspapille? (S. 224 ff.)
238. Wie ist das Verhältnis der Gefäßweite von Arterie zu Vene? (S. 225)
239. Nennen Sie Normvarianten der Gefäße auf der Papille! (S. 225)
240. Welche augenärztlichen Untersuchungsmethoden sind beim Vorliegen einer Stauungspapille durchzuführen? (S. 228 ff.)
241. Welche Ursachen können ein der Stauungspapille ähnliches, d. h. mit Papillenschwellung einhergehendes Bild hervorrufen? (S. 226 ff.)
242. Ursache, Symptomatik und Verlauf der Neuritis nervi optici? (S. 230 ff.)
243. Wie unterscheidet sich das klinische Bild der Papillitis nervi optici von dem der Stauungspapille? (S. 230)
244. Für welche neurologische Erkrankung ist die Sehnervenentzündung ein Frühsymptom? (S. 230)
245. Welches sind die Kennzeichen der Neuritis retrobulbaris? (S. 231 ff.)
246. Formen der Intoxikationsamblyopie? (S. 235)
247. Welche Ursachen führen zur Sehnervenatrophie? (S. 237)

Sehbahn (S. 247–251)

248. Beschreiben Sie den Verlauf der Sehbahn! (S. 247)
249. Welche zwei Anteile der Sehbahn sind zu unterscheiden? (S. 247)
250. Zeichnen Sie die Sehbahn in ihren Grundzügen! (S. 247)
251. Wie stellen Sie als Arzt für Allgemeinmedizin eine Hemianopsie in der Sprechstunde fest? (S. 248)

252. Welches sind die typischen Zeichen des Chiasmasyndroms? (S. 248)
253. Wie sieht der Gesichtsfelddefekt bei Erkrankungen der Sehrinde aus? (S. 248)
254. Bei welchen Erkrankungen finden Sie eine homonyme Hemianopsie? (S. 248 ff.)
255. Was verstehen Sie unter Seelenblindheit? (S. 251)

Pupille (S. 252–254)

256. Wie wirkt der Sympathikus, wie der Parasympathikus auf das Pupillenspiel? (S. 252)
257. Beschreiben Sie das physiologische und pathologische Pupillenverhalten! (S. 253 ff.)
258. Was verstehen Sie unter direkter und konsensueller Lichtreaktion und wie prüfen Sie diese? (S. 253)
259. Was verstehen Sie unter
    a) Mydriasis,
    b) Miosis,
    c) Anisokorie? (S. 255 ff.)
260. Nennen Sie Pupillenstörungen und beschreiben Sie die zugehörige Sehfunktion, Pupillenweite und Pupillenreaktion! (S. 255)
261. Was verstehen Sie unter dem Argyll-Robertson-Syndrom? (S. 255)
262. Nennen Sie pupillenwirksame Mittel, einschließlich ihrer Wirkung! (S. 254)
263. Nennen Sie Anwendungsbereiche der pupillenwirksamen Mittel! (S. 100, 160, 272)
264. Wie heißt das Kardinalsymptom der Neurolues? (S. 254 ff.)
265. Ätiologie und klinisches Bild der Pupillotonie? (S. 256)
266. Wann finden Sie eine Miosis kombiniert mit Enophthalmus und Ptosis? (S. 13)

Augenhöhle (S. 258–267)

267. Was verstehen Sie unter Exophthalmus, was unter Enophthalmus? (S. 258)
268. Wie können sich krankhafte Prozesse in der Orbita bemerkbar machen? (S. 258)
269. Nennen Sie Schädelfehlbildungen und Krankheiten, die einen Exophthalmus hervorrufen! (S. 258 ff.)
270. Welches sind die Ursachen eines Enophthalmus? (S. 265)

Funktionsprüfungen des Sehorgans (S. 268–296)

271. Wie prüfen Sie die zentrale Sehschärfe? (S. 268 ff.)
272. Was versteht man unter Amblyopie? (S. 272)
273. Was ist Amaurose? (S. 272)
274. Welche Refraktionsanomalien unterscheiden Sie? (S. 272 ff.)
275. Zeichnen Sie den Strahlengang im emmetropen, hyperopen und myopen Auge auf! (S. 273)
276. Mit welchem Brillenglas wird die Hyperopie, Myopie oder der Astigmatismus korrigiert? (S. 274 ff.)
277. Erklären Sie den Vorgang der Akkommodation! (S. 281)
278. Was verstehen Sie unter Presbyopie? (S. 282)
279. Wann würden Sie eine Haftschale verordnen? (S. 284)
280. Demonstrieren Sie den Gesichtsfeld-„Parallelversuch"! (S. 288)
281. Welches ist die hauptsächlichste Farbensinnstörung bei Männern? (S. 292 ff.)

Schielen (S. 297–329)

282. Nennen Sie Ursachen für die Auslösung des Schielens! (S. 297)
283. Wodurch unterscheiden sich Begleitschielen und Lähmungsschielen? (S. 297 ff.)
284. Was verstehen Sie unter Heterophorie? (S. 299)
285. Was verstehen Sie unter „akkommodativem Schielen"? (S. 301)
286. Wodurch unterscheidet sich unilaterales vom alternierenden Schielen? (S. 302 ff.)
287. Erklären Sie den Begriff „Fusion"! (S. 306)
288. Welche Untersuchungsmethoden sind beim Schielkind durchführbar? (S. 312 ff.)
289. Wie führen Sie die Abdeckprobe durch? (S. 313)
290. Worin besteht die Therapie des Begleitschielens? (S. 315 ff.)
291. Worin besteht der wesentliche Faktor bei der Frühbehandlung des unilateralen Schielens? (S. 315 ff.)
292. Welche Bedeutung hat die Brillenkorrektur in der Schielbehandlung? (S. 315 ff.)
293. Wie prüfen Sie beim Kind das Sehvermögen? (S. 317)
294. Welche Ursachen für das Auftreten eines Strabismus paralyticus kennen Sie? (S. 323)

295. Welche Symptome charakterisieren das Lähmungsschielen? (S. 323 ff.)
296. Nennen Sie die häufigsten Augenmuskellähmungen! (S. 326 ff.)
297. Worin besteht die wichtigste Maßnahme in der Therapie des Lähmungsschielens? (S. 327)
298. Was verstehen Sie unter Nystagmus und welche Formen kennen Sie? (S. 328)
299. Was verstehen Sie unter Amblyopie? (S. 302)
300. Worauf kann eine Zwangshaltung des Kopfes beruhen? (S. 323)

Verletzungen des Auges (S. 330–344)

301. Welche Augenuntersuchung ist sofort bei jedem Unfall durchzuführen? (S. 330)
302. Welches sind die Formen der Kontusionsverletzung am Auge? (S. 330 ff.)
303. Woran würden Sie ein Emphysem der Lider erkennen und welche diagnostischen Schlüsse ziehen Sie daraus? (S. 330)
304. Nennen Sie die möglichen Komplikationen der Augenkontusion! (S. 330 ff.)
305. Wie würden Sie einen subtarsalen Fremdkörper entfernen? (S. 21 u. 49)
306. Worin bestehen die Prinzipien der Wundversorgung der Lider? (S. 333 ff.)
307. Worauf ist bei einer Lidwunde im inneren Lidwinkel zu achten? (S. 333 ff.)
308. Erklären Sie den Unfallmechanismus der typischen „Windschutzscheibenverletzung"! (S. 334)
309. Welche fachärztlichen Behandlungsmaßnahmen sind bei der Windschutzscheibenverletzung erforderlich? (S. 335 ff.)
310. Nennen Sie die häufigsten Augenverletzungen des täglichen Lebens! (S. 337)
311. Beschreiben Sie das klinische Bild des Hornhautfremdkörpers und die Technik der Entfernung! (S. 337 ff.)
312. Worauf ist bei Verletzungen des Orbitabodens zu achten? (S. 337)
313. Beschreiben Sie das klinische Bild der perforierenden Verletzung! (S. 339 ff.)

314. Welche anamnestischen Angaben sind bei jedem Unfall unbedingt zu notieren? (S. 339)

315. Welche Maßnahmen treffen Sie als Nichtaugenarzt, sofern Sie eine perforierende Verletzung feststellen? (S. 339)

316. Woran denken Sie bei einer „Hammer-Meißel-Anamnese"? (S. 339)

317. Wie läßt sich der Verdacht auf einen intraokularen Splitter ausschließen? (S. 340 ff.)

318. Warum sollte ein eisenhaltiger Splitter möglichst umgehend entfernt werden? (S. 340)

319. Nennen Sie die schwerwiegendste Komplikation bei der Bulbusperforation! (S. 343)

320. Nennen Sie Strahlenschäden mit vorübergehender und bleibender Schädigung am Auge! (S. 85, 124)

321. Klinisches Bild und therapeutische Maßnahmen bei UV-Schädigung des Auges (Höhensonne, Schweißen)? (S. 85)

Verätzungen und Verbrennungen (S. 345–348)

322. Welche Arten der chemischen Verätzungen sind Ihnen bekannt? (S. 345)

323. Worin liegt die schädigende Wirkung der Säureverätzung und worin die der Alkaliverätzung? (S. 345)

324. Welche Stadien der Gewebsveränderung sind allen ätzenden Substanzen gemeinsam? (S. 345)

325. Worin liegt die Gefahr in der Beurteilung einer frischen Verätzung? (S. 346)

326. Welche *Sofortmaßnahmen* sind bei Verätzungen des Auges noch am Arbeitsplatz durchzuführen? (S. 347)

327. Welche Spätkomplikationen treten als Folge einer Verätzung auf? (S. 347)

328. Beschreiben Sie die Therapie der Verätzung! (S. 347)

Augenärztliche Begutachtung (S. 349)

329. Wie hoch ist die Minderung der Erwerbsfähigkeit bei der Erblindung eines Auges und bei Erblindung beider Augen? (S. 349)

330. Welche Untersuchungen der Sehfunktion sind erforderlich zur Bestimmung der Tauglichkeit eines Kfz.-Lenkers? (S. 349)

331. Bei welchen Tätigkeiten sind Schutzvorrichtungen der Augen dringend erforderlich? (S. 349)

Multiple-choice-Fragen

(Antworten S. 387 f.)

Augapfel

1. *Aus wieviel Hüllen bzw. Häuten und Räumen besteht der Augapfel?*
   a) 6 Hüllen, 3 Räume ( )
   b) 3 Hüllen, 3 Räume ( )
   c) 4 Hüllen, 4 Räume ( )

2. *Wie heißen die Hüllen?*
   a) äußere Haut, mittlere Haut, innere Haut ( )
   b) Tunica fibrosa, Tunica vasculosa, Tunica nervosa ( )
   c) Lederhaut, Aderhaut, Netzhaut, Tenonsche Kapsel ( )

3. *Woraus besteht die Uvea?*
   a) Sinnesepithelschicht ( )
   b) Sehpigment und Strahlenkörper ( )
   c) Aderhaut, Regenbogenhaut und Strahlenkörper ( )

4. *Das venöse Blut wird über*
   a) 4 Vortexvenen ( )
   b) 5 Vortexvenen ( )
   c) 7 Vortexvenen *vom Augapfel abgeführt* ( )

5. *Welches ist der sensible Nerv des Augapfels?*
   a) N. facialis ( )
   b) N. trigeminus ( )
   c) N. oculomotorius ( )

6. *Woraus besteht der Hornersche Symptomenkomplex?*
   a) Exophthalmus, Miosis, Keratitis sicca ( )
   b) Enophthalmus, Miosis, Ptosis ( )
   c) Hornhautentzündungen ( )

7. *Bedeutung des Schlemmschen Kanals?*
   a) Bildungsstätte des Kammerwassers ( )
   b) Kanal zur Blutversorgung des Augapfels ( )
   c) Abflußkanal des venösen Blutes aus dem Augapfel ( )
   d) Abflußring für Kammerwasser in der Lederhaut ( )
   e) Abflußkanal der Tränenflüssigkeit ( )

8. *Bestandteile des äußeren Lidblattes sind:*
   a) Lidhaut, M. orbicularis, M. levator palpebrae ( )
   b) Lidhaut, Knorpelplatte, Bindehaut ( )
   c) Liddrüsen, M. tarsalis, Bindehaut ( )

9. *Bestandteile des inneren Lidblattes sind:*
   a) Lidhaut, Tarsus ( )
   b) Tarsus, M. tarsalis, Bindehaut ( )
   c) M. tarsalis, M. orbicularis, M. levator palpebrae ( )

Lider

10. *Die nervale Versorgung der Lidmuskulatur geschieht durch:*
   a) N. oculomotorius ( )
   b) N. facialis ( )
   c) N. opticus ( )
   d) N. ophthalmicus ( )
   e) N. nasociliaris ( )

11. *Zu angeborenen Lidfehlbildungen gehören:*
   a) Lidkolobom ( )
   b) Hordeolum ( )
   c) Ptosis ( )
   d) Epikanthus ( )
   e) Ektropium cicatriceum ( )

12. *Was ist ein Entropium?*
   a) Auswärtskantung des Lidrandes ( )
   b) Einwärtsstülpung des Lidrandes ( )
   c) Tumor der Orbita ( )
   d) Hagelkorn ( )
   e) verlagertes am Lid sonst nicht vorhandenes Gewebe ( )

13. *Was ist ein Ektropium?*
   a) Lageveränderung des normalen Augapfels ( )
   b) Tumor der Orbita ( )
   c) durch senile Erschlaffung des M. orbicularis bedingte Auswärtskantung des Lides ( )
   d) unvollständiger Lidschluß ( )
   e) enge Lidspalte ( )

14. *Welche Nervenlähmung beeinträchtigt die Lidfunktionen?*
   a) Okulomotoriuslähmung ( )
   b) Abduzenslähmung ( )
   c) Fazialislähmung ( )
   d) Trochlearislähmung ( )
   e) Sympathikusunterfunktion ( )

15. *Welche zwei Arten des Hordeolums kennen Sie?*
   a) Hordeolum juvenile und senile ( )
   b) Hordeolum benigne und maligne ( )
   c) Hordeolum externum und internum ( )

16. *Gutartige Lidtumoren sind:*

a) Dermoide ( )
b) Verucca vulgaris ( )
c) Angiome ( )
d) Basaliome ( )
e) Melanome ( )

17. *Das klinische Bild des Lidkarzinoms:*

a) prallelastische kugelige Vorwölbung am Lidrand ( )
b) flächenhaft wachsende plattenartige Geschwulst mit wallartig aufgeworfenem Rand und geschwürig zerfallendem leicht blutendem Grund ( )
c) brombeerartige, blaurote Geschwulst mit höckeriger Oberfläche ( )

18. *Ein Ektropium paralyticum entsteht durch folgende Nervenlähmung:*

a) Fazialisparese ( )
b) Okulomotoriusparese ( )
c) Unterfunktion des Sympathikus ( )

19. *Unter einer Ptosis versteht man:*

a) einseitiges Herabhängen des Oberlides ( )
b) doppelseitiges Herabhängen des Oberlides ( )
c) erschlaffte Deckfalte des Oberlides ( )
d) Auswärtskantung des Unterlides ( )
e) Luftemphysem mit praller Schwellung der Lider ( )

Tränenorgane

20. *Die Tränenflüssigkeit reagiert:*

a) alkalisch ( )
b) sauer ( )
c) neutral ( )

21. *Wo liegt die Tränendrüse?*

a) in den Tränensäcken ( )
b) unter dem schläfenwärtigen oberen Orbitalrand ( )
c) im Fornix conjunctivae ( )

22. *Worin bestehen die Funktionen der Tränendrüse?*

a) Tränenbildung zum Weinen ( )
b) Befeuchtung der Hornhaut ( )
c) Reinigung des Bindehautsackes ( )
d) bakteriostatische Wirkung ( )
e) lichtbrechende Wirkung ( )

23. *Die Prüfung der Durchgängigkeit der ableitenden Tränenwege erfolgt durch:*

a) den Fluoreszeinversuch ( )
b) Spülung der Tränenwege ( )
c) Sondierung der Tränenwege ( )
d) röntgenologische Darstellung ( )

24. *Welche Komplikationen am Auge verursacht das Sjögren-Syndrom?*

a) Austrocknung von Bindehaut und Hornhaut durch verminderte Tränensekretion ( )
b) Anschwellung der Tränendrüse ( )
c) vermehrte Tränenabsonderung, dadurch ständiges Tränenträufeln ( )

25. *Zum Krankheitsbild der akuten Dakryoadenitis gehört:*

a) die hochrote entzündliche, schmerzhafte Anschwellung im inneren Lidwinkel ( )
b) die druckschmerzhafte Schwellung des Oberlides, das bogenförmig nach temporal unten hängt (Paragraphenform) ( )
c) der schläfenwärts am Tarsus gelegene Entzündungsherd mit schmerzhaftem Lidödem, Eiterkuppe am Ausführungsgang einer Meibomschen Drüse ( )

26. *Bei verminderter Tränensekretion finden sich als Komplikationen folgende Augenbefunde:*

a) Keratitis sicca ( )
b) Keratitis filiformis ( )
c) Keratitis superficialis punctata ( )
d) Ulcus corneae rodens ( )
e) Keratoconjunctivitis dendritica ( )

27. *Mögliche Komplikationen bei Verschluß der ableitenden Tränenwege sind:*

a) Keratitits superficialis ( )
b) Dakryozystitis ( )
c) Epiphora ( )
d) Dakryophlegmone ( )
e) Ulcus corneae, Ulcus serpens ( )

28. *Die Dacryocystitis neonatorum beruht auf:*

a) einer kongenitalen Atresie des Tränennasenganges ( )
b) einem nicht angelegten Tränenpünktchen ( )
c) einer Entzündung der Tränendrüse im Säuglingsalter ( )

29. *Die Sondierung des Tränennasenganges erfolgt durch:*
    a) den Hausarzt ( )
    b) den Augenarzt ( )
    c) den Kinderarzt ( )

Bindehaut

30. *Unter Chemose der Bindehaut versteht man:*
    a) vermehrte Füllung der Bindehautgefäße ( )
    b) blasenartige Abhebung der Bindehaut durch Flüssigkeitserguß ( )
    c) entzündliche Rötung der Bindehaut ( )

31. *Eine konjunktivale Injektion tritt auf bei:*
    a) Konjunktivitis ( )
    b) Keratitis ( )
    c) Iritis ( )

32. *Die ziliare Injektion bei:*
    a) Konjunktivitis ( )
    b) Keratitis ( )
    c) Iritis ( )

33. *Allgemeine Kennzeichen der Konjunktivitis sind:*
    a) stets beidseits auftretend ( )
    b) stets einseitig auftretend ( )
    c) Lichtscheu, Tränen, Lidkrampf ( )
    d) konjunktivale Injektion ( )
    e) wäßrig-schleimige bis schleimig-eitrige Sekretion ( )

34. *Mögliche Ursachen der Konjunktivitis sind:*
    a) bakterielle Infektion ( )
    b) virusbedingte Infektion ( )
    c) mechanisch oder physikalisch-chemische Schädigungen ( )
    d) Allergie ( )
    e) kongenitale Ursachen ( )

35. *Welche der folgenden Bindehautentzündungen sind infektiös?*
    a) Conjunctivitis epidemica ( )
    b) Trachom ( )
    c) Diplobazillenkonjunktivitis ( )
    d) Conjunctivitis diphtherica ( )
    e) Conjunctivitis photoelectrica ( )

36. *Welche der folgenden Bindehautentzündungen beginnt mit einseitigem Befall, hochroter Schwellung, Rötung der Karunkel und Plica semilunaris sowie Schwellung der Präaurikulardrüsen?*
    a) Schwimmbadkonjunktivitis ( )
    b) Trachom ( )
    c) akute Konjunktivitis ( )
    d) allergische Konjunktivitis ( )
    e) Conjunctivitis epidemica ( )

37. *Akute nichtinfektiöse Bindehautentzündungen sind die:*
    a) Conjunctivitis trachomatosa ( )
    b) akute Konjunktivitis (mechanische Reize) ( )
    c) Conjunctivitis photoelectrica ( )
    d) allergische Konjunktivitis ( )
    e) Conjunctivitis nodosa ( )

38. *Chronische nichtinfektiöse Bindehautentzündungen sind die:*
    a) Conjunctivitis catarrhalis chronica ( )
    b) Diplobazillenkonjunktivitis ( )
    c) Conjunctivitis sicca ( )
    d) Conjunctivitis follicularis ( )
    e) Conjunctivitis vernalis ( )

39. *Unter einem Hyposphagma versteht man eine:*
    a) Blutung in die Vorderkammer ( )
    b) Blutung unter die Bindehaut ( )
    c) dreieckförmige Bindehautfalte ( )

Hornhaut

40. *Die Ernährung der Hornhaut erfolgt:*
    a) durch Diffusion aus dem Randschlingennetz ( )
    b) aus der Tränenflüssigkeit ( )
    c) aus dem Kammerwasser ( )

41. *Sicherung der Diagnose „Hornhauterosion" durch:*
    a) die Sensibilitätsprüfung ( )
    b) fokale Beleuchtung ( )
    c) Anfärbung der Hornhautoberfläche mit Fluoreszein ( )

42. *Wölbungsanomalien der Hornhaut:*
    a) Buphthalmus ( )
    b) Keratokonus ( )
    c) Keratoglobus ( )
    d) Megalokornea ( )
    e) Astigmatismus ( )

43. *Ulcus serpens:*
  a) bakteriell bedingte Hornhauterkrankung ( )
  b) virusbedingte Hornhauterkrankung ( )
  c) tuberkulo-toxisch bedingte Hornhauterkrankung ( )

44. *Objektive Zeichen eines Ulcus serpens:*
  a) zentraler Sitz ( )
  b) peripherer Sitz ( )
  c) Scheibenform ( )
  d) Hypopyon ( )
  e) progressiver Rand ( )

45. *Ursache des Ulcus serpens:*
  a) Undurchgängigkeit der Tränenwege ( )
  b) Pneumokokkeninfektion ( )
  c) Virusinfektion ( )

46. *Symptome des Herpes corneae:*
  a) astförmig verzweigte Gänge im Hornhautepithel ( )
  b) Einsprossung von Gefäßen in die Hornhaut ( )
  c) herabgesetzte Hornhautsensibilität ( )

47. *Formen der Herpesinfektion der Hornhaut:*
  a) Keratitis dendritica ( )
  b) Keratitis superficialis punctata ( )
  c) Keratitis disciformis ( )
  d) Zoster ophthalmicus ( )

48. *Symptome der Keratitis disciformis:*
  a) herabgesetzte Hornhautsensibilität ( )
  b) Quellung und Infiltration des Hornhautparenchyms ( )
  c) peripherer Sitz ( )
  d) scheibenförmige Trübung ( )
  e) Falten der Membrana Descemeti ( )

49. *Für welche Erkrankung spricht eine streng halbseitige Bläschenbildung in Kopfhaut, Stirn, Oberlid und Nasenwurzel?*
  a) Rosazea ( )
  b) Akne vulgaris ( )
  c) Allergie gegen Kosmetika ( )
  d) Zoster ophthalmicus ( )
  e) Verbrennung ( )

50. *Neurogenbedingte Hornhauterkrankungen:*
  a) Keratitis parenchymatosa ( )
  b) Keratitis neuroparalytica ( )
  c) Keratitis e lagophthalmo ( )

51. *Mögliche Augenkomplikationen bei Lähmung des ersten Trigeminusastes:*

a) unvollständiger Lidschluß ( )
b) Exophthalmus ( )
c) scheibenförmiger Hornhautepitheldefekt im Lidspaltenbereich ( )
d) Einsprossung von oberflächlichen und tiefen Gefäßen ( )
e) verminderte Tränensekretion ( )

Regenbogenhaut

52. *Aus welchen Blättern besteht die Regenbogenhaut?*

a) vorderes und hinteres Stromablatt ( )
b) mesodermales Stromablatt und ektodermales Pigmentblatt ( )
c) einem Gefäßblatt und einem Muskelblatt ( )

53. *Der Sphincter pupillae wird innerviert vom:*

a) Trigeminus ( )
b) Parasympathikus ( )
c) Sympathikus ( )

54. *Der Dilatator pupillae wird innerviert vom:*

a) Parasympathikus ( )
b) Trigeminus ( )
c) Sympathikus ( )

55. *Wie ist das Stärkeverhältnis zwischen Dilatator und Sphincter pupillae?*

a) der Dilatator überwiegt ( )
b) der Sphinkter pupillae überwiegt ( )
c) beide Muskeln halten sich das Gleichgewicht ( )

56. *Wann finden Sie Irisschlottern?*

a) bei Aphakie ( )
b) bei Iridodialyse ( )
c) beim Iriskolobom ( )
d) bei Linsenluxation ( )
e) beim Sphinkterriß ( )

57. *Was verstehen Sie unter Synechien?*

a) neurologische Pupillenreaktion ( )
b) Abflachung der Vorderkammer ( )
c) Verklebung der Linsenkapsel mit der Iris ( )
d) Verklebung der Hornhautrückfläche mit der Regenbogenhaut ( )

58. *Welche Symptome gehören zur allgemeinen Symptomatologie der Iridozyklitis?*
    a) Glaskörpertrübungen ( )
    b) Pseudoptose ( )
    c) Mydriasis ( )
    d) Präzipitate an der Hornhautrückfläche ( )

59. *Pupillenverhalten bei der akuten unbehandelten Iritis:*
    a) eng ( )
    b) weit ( )
    c) unverändert ( )

60. *Injektion bei der akuten Iritis:*
    a) kongestiv ( )
    b) ciliar ( )
    c) konjunktival ( )

61. *Verhalten des Sehvermögens bei der akuten Iritis:*
    a) Sehverschlechterung ( )
    b) praktische Erblindung ( )
    c) regelrecht ( )

Linse

62. *Was verstehen Sie unter Akkommodation?*
    a) die Fähigkeit, die Linsengestalt zu verändern ( )
    b) die Fähigkeit, die Brechkraft zu steigern ( )
    c) die Fähigkeit, den Ziliarmuskel zu kontrahieren ( )

63. *Welche Akkommodationskraft besitzt der 60jährige Patient?*
    a) 4 Dioptrien ( )
    b) 2 Dioptrien ( )
    c) $<$ 1 Dioptrie (weniger als 1 Dioptrie) ( )

64. *Welche Viruserkrankung der Mutter in der Gravidität kann beim Kind eine angeborene Linsentrübung zur Folge haben?*
    a) Masern ( )
    b) Röteln ( )
    c) Windpocken ( )

65. *Wie untersuchen Sie die Linse?*
    a) im durchfallenden Licht ( )
    b) bei fokaler Beleuchtung ( )
    c) an der Spaltlampe ( )

66. *Welche der genannten Trübungsformen finden sich bei angeborenen Staren?*
    a) Kernstar ( )
    b) Pyramidalstar ( )
    c) vorderer und hinterer Polstar ( )
    d) Spindelstar ( )
    e) Schichtstar ( )

67. *Bei welchen Konstitutionsanomalien treten gehäuft Linsenluxationen auf?*
    a) Marfan-Syndrom ( )
    b) Marchesani-Syndrom ( )
    c) Morbus Recklinghausen ( )

68. *Welche intraokularen Erkrankungen können als Komplikation eine Katarakt aufweisen?*
    a) Heterochromiezyklitis ( )
    b) chronische Iridozyklitis ( )
    c) Retinitis pigmentosa ( )
    d) Ablatio retinae ( )
    e) Glaucoma absolutum ( )

69. *Worin besteht die Therapie des fortgeschrittenen Altersstars?*
    a) in der medikamentösen Behandlung ( )
    b) in der operativen Behandlung ( )
    c) in der Verordnung eines Starglases ( )

70. *Die optische Korrektur des emmetropen linsenlosen Auges beträgt etwa:*
    a) + 20 Dioptrien ( )
    b) + 3 Dioptrien ( )
    c) + 11 Dioptrien ( )

71. *Worin besteht die optische Korrektur eines einseitigen linsenlosen Auges?*
    a) in der Verordnung eines Starglases mit +20 Dioptrien ( )
    b) in der Verordnung einer Haftschale ( )
    c) in der Verordnung eines Mattglases vor dem weniger sehtüchtigen Auge und eines Starglases vor dem aphaken Auge ( )

72. *Bei welchen der genannten Allgemeinleiden kann eine Linsentrübung auftreten?*
    a) Diabetes ( )
    b) myotonische Dystrophie ( )
    c) Gicht ( )
    d) Tetanie ( )
    e) Hyperthyreose ( )

Lederhaut

73. *Für das Auftreten einer Lederhautentzündung kommen in Frage:*

a) Rheumatismus ( )
b) Tuberkulose ( )
c) Herderkrankungen ( )
d) Gicht ( )
e) Diabetes ( )

74. *Symptome der Skleritis sind:*

a) violette bis blaurote Injektion ( )
b) sektorenförmige Rötung und Schwellung ( )
c) Druckschmerz ( )

Glaukom

75. *Der normale Augeninnendruck liegt bei:*

a) 100–120 mm Hg ( )
b) 40– 60 mm Hg ( )
c) 15– 20 mm Hg ( )

76. *Der Abfluß des Kammerwassers erfolgt über:*

a) Iris und Ziliarkörper ( )
b) den Schlemmschen Kanal ( )
c) die Kammerwasservenen ( )

77. *Wie wird der Augapfel palpiert?*

a) durch Daumendruck auf den Augapfel ( )
b) mit beiden Zeigefingern bei abgestützter Hand ( )
c) durch Druck auf die Hornhaut ( )

78. *Welches sind die Hauptformen des primären Glaukoms?*

a) Glaucoma simplex ( )
b) Glaucoma acutum congestivum ( )
c) absolutes Glaukom ( )

79. *Durch welche Medikamente kann ein akuter Glaukomanfall ausgelöst werden?*

a) Miotika ( )
b) Mydriatika ( )
c) Kortikosteroide ( )

80. *Über welche allgemeine Beschwerden klagt ein Patient mit akutem Glaukomanfall?*

a) beschwerdefrei ( )
b) Kopfschmerzen, Übelkeit, Brechreiz ( )
c) Kopfschmerzen ( )

81. *Welche Lokalsymptome treten beim akuten Glaukom auf?*

a) kongestive Hyperämie ( )
b) Lid- und Epithelödem ( )
c) Pupille weit, ovalär entrundet, reaktionslos ( )
d) Augapfel steinhart ( )
e) herabgesetztes Sehvermögen ( )

82. *Welche differentialdiagnostischen Möglichkeiten erwägen Sie bei einseitig rotem Auge?*

a) Konjunktivitis ( )
b) Fremdkörperverletzung ( )
c) Iritis ( )
d) Glaukomanfall ( )
e) Netzhautablösung ( )

83. *Pupillenverhalten bei akutem Glaukomanfall:*

a) engere Pupille auf der befallenen Seite ( )
b) gleichseitiges, regelrechtes Pupillenspiel ( )
c) weite, reaktionslose Pupille ( )

84. *Welches sind die chronischen Verlaufsformen des Glaucoma chronicum?*

a) Glaucoma simplex ( )
b) Glaucoma chronicum congestivum ( )
d) Glaucoma acutum ( )

85. *Welche Glaukomform kann bei völlig reizfreien unveränderten Augen bestehen?*

a) Glaucoma simplex ( )
b) Glaucoma acutum ( )
c) Glaucoma chronicum congestivum ( )

86. *Über welche Beschwerden klagt ein Patient mit einem Glaucoma simplex?*

a) keine Beschwerden ( )
b) Gesichtsfeldausfall ( )
c) schlechtes Sehvermögen ( )
d) Kopfschmerzen ( )
e) Rötung des Auges ( )

87. *Welche Untersuchungsmethoden sind zur Feststellung eines Glaucoma simplex erforderlich?*

a) Kampimetrie ( )
b) Perimetrie ( )
c) Tonometrie ( )
d) Gonioskopie ( )
e) Spiegelung des Augenhintergrundes (der Papille) ( )

88. *Worin besteht die medikamentöse lokale Behandlung des akuten Glaukomanfalls?*
   a) Miotika ( )
   b) Mydriatika ( )
   c) Antibiotika ( )

89. *Welche Symptome gehören zum klinischen Bild des Hydrophthalmus (Buphthalmus)?*
   a) Exophthalmus ( )
   b) Vergrößerung des Hornhautdurchmessers ( )
   c) Trübung der Hornhaut ( )
   d) Vertiefung der Vorderkammer ( )
   e) geschwollene und gerötete Lider ( )

90. *Worauf beruht diese Erkrankung?*
   a) mesodermales Gewebe im Kammerwinkel verschließt den Zugang zum Schlemmschen Kanal ( )
   b) überschießende Kammerwasserproduktion ( )
   c) durch Entzündung bedingte Abflußbehinderung ( )

91. *Welche Augenerkrankungen sind Ursache für ein Sekundärglaukom?*
   a) intraokulare Entzündungen ( )
   b) perforierende Verletzungen ( )
   c) Gefäßerkrankungen ( )
   d) intraokulare Tumoren ( )
   e) retrolentale Fibroplasie ( )

92. *Was ist ein absolutes Glaukom?*
   a) ein akuter Glaukomanfall ( )
   b) Erblindung eines an Glaukom kranken Auges ( )
   c) Glaukom infolge Fehlanlage des Trabekelsystems bzw. Schlemmschen Kanals ( )

Aderhaut

93. *Welche Allgemeinleiden kommen ätiologisch für eine Chorioiditis disseminata in Betracht?*
   a) Tuberkulose ( )
   b) Rheumatismus ( )
   c) Fokalinfektion ( )

94. *Symptome der frischen Chorioiditis disseminata:*
   a) scharf begrenzte grauweiße Aderhautherde ( )
   b) sekundäres Netzhautödem ( )
   c) Rosettenherd der Makula ( )
   d) unscharf begrenzte prominente Aderhautherde ( )
   e) oberflächlich grau-weiße, runde bis ovale Herdchen ( )

95. *Bösartige Tumoren der Aderhaut:*
    a) Melanosarkom ( )
    b) Melanoblastom ( )
    c) Naevus choroideae ( )
    d) Aderhautangiom ( )
    e) Neurofibromatose ( )

Netzhaut

96. *Was spricht für das Aussehen eines Fundus bei exzessiver Myopie?*
    a) Arterien sinusartig geschlängelt ( )
    b) Netzhautgefäße verdünnt und ausgezogen ( )
    c) Papille mit zirkulärem Konus ( )
    d) Fuchsscher Fleck ( )
    e) peripapilläre Dehnungsherde ( )

97. *Symptome der Zentralarterienembolie:*
    a) milchigweißes Ödem der Netzhautmitte ( )
    b) „kirschroter Fleck" ( )
    c) Stauung und Schlängelung der tiefroten Netzhautvenen ( )
    d) peripapillär flächenhafte, in der Peripherie fleck- und punktförmige Blutungen ( )
    e) Hyperämie und Ödem der hämorrhagisch verfärbten Papille ( )

98. *Welche Sofortmaßnahmen sind bei der Zentralarterienembolie erforderlich?*
    a) gefäßerweiternde Mittel ( )
    b) Nitrolingualkapseln ( )
    c) Abdichtung der Gefäßwände ( )

99. *Netzhautveränderungen bei der benignen Hypertonie:*
    a) Bild der Stauungspapille ( )
    b) peitschenschnurartige Schlängelung der Arterien mit Kupferdrahtreflex ( )
    c) Omegateilung der Gefäße ( )
    d) Gunnsche Zeichen an den Kreuzungsstellen ( )
    e) „rindfleischartige Röte" ( )

100. *Netzhautveränderungen bei der malignen Hypertonie:*
    a) Papille regelrecht ( )
    b) Gunnsche Kreuzungszeichen ( )
    c) Silberdrahtreflex der Netzhautarterien ( )
    d) „Cotton-wool-Herde" ( )
    e) „kalbfleischartige Blässe" ( )

101. *Augenhintergrundsveränderungen im eklamptischen Anfall:*

a) tonische Engeinstellung der Netzhautarterien ( )
b) ischämische Netzhautveränderungen ( )
c) Blutungen und Cotton-wool-Herde ( )
d) Kreuzungsphänomene ( )
e) Papillen- und Netzhautödem ( )

102. *Netzhautveränderungen bei jugendlichem Diabetes:*

a) peripapilläres Ödem ( )
b) Wundernetzbildungen ( )
c) umschriebene helle anämische Bezirke ( )
d) sackartige Wandausweitungen von Venenästen und Kapillaraneurysmen ( )
e) Kaliberschwankungen der wandverdickten Gefäße ( )

103. *Netzhautveränderungen bei Altersdiabetes:*

a) Retinitis circinata am hinteren Pol ( )
b) punkt- und strichförmige Blutungen ( )
c) Kaliberschwankungen der wandverdickten Gefäße ( )

104. *An welche Erkrankung denken Sie, wenn Eltern mit ihrem Kleinkind wegen eines graugelben Reflexes in der Pupille den Arzt aufsuchen?*

a) Netzhautablösung ( )
b) Linsentrübung ( )
c) Glioma retinae ( )

105. *Disponierende Faktoren für eine Netzhautablösung sind:*

a) Myopie ( )
b) Alter ( )
c) Aphakie ( )
d) Trauma ( )
e) falsche Brille ( )

106. *Mit welchen Beschwerden sucht ein Patient mit Netzhautablösung den Arzt auf?*

a) starke Schmerzen ( )
b) dunkler Schatten vor dem Auge ( )
c) Zunahme der Sehverschlechterung am Tage, Besserung während der Nacht ( )
d) Lichtreizerscheinungen ( )
e) Rötung des Auges ( )

Papille

107. *Wie ist normalerweise das Verhältnis der Gefäßweiten von Arterien zu Venen?*
   a) 2:3 ( )
   b) 2:2 ( )
   c) 3:2 ( )

108. *Wann finden Sie eine Exkavation der Papille?*
   a) im Senium ( )
   b) beim Glaukom ( )
   c) bei absteigender Atrophie ( )

109. *Was gehört zum Vollbild der Stauungspapille?*
   a) ödematöse Verbreiterung der Papille ( )
   b) pilzförmige Vorwölbung in den Glaskörper ( )
   c) scharfe Papillengrenzen ( )

110. *Ursachen der einseitigen Stauungspapille:*
   a) intrakranielle Tumoren ( )
   b) Foster-Kennedy-Syndrom ( )
   c) einseitige Myopie ( )
   d) orbitale Prozesse ( )
   e) einseitige Hypotension ( )

111. *Ursachen der beidseitigen Stauungspapille:*
   a) orbitale Prozesse ( )
   b) intrakranielle Tumoren ( )
   c) Vermehrung des Liquorvolumens ( )
   d) Liquorabflußbehinderung ( )
   e) Mißverhältnis zwischen knöchernem Schädel und Schädelinhalt ( )

112. *Das klinische Bild der Neuritis n. optici:*
   a) Prominenz der Papille über 3 Dioptrien ( )
   b) Hyperämie und ödematöse Schwellung der unscharfen Papille ( )
   c) Gefäßtrichter verstrichen ( )
   d) sagokornartige Kügelchen in und auf dem Papillengewebe ( )
   e) fadendünne, kaum sichtbare Netzhautarterien ( )

113. *Charakteristische Kennzeichen der akuten Neuritis retrobulbaris:*
   a) regelrechtes Papillenverhalten ( )
   b) Schwellung des Sehnervenkopfes ( )
   c) Papillenblässe ( )
   d) Gefäßeinscheidungen der peripheren Netzhautvenen ( )
   e) Bild der Stauungspapille ( )

114. *Welche Krankheit stellt die häufigste Ursache für die Neuritis retrobulbaris dar?*
   - a) multiple Sklerose ( )
   - b) Meningitis tuberculosa ( )
   - c) Arachnoiditis optico-chiasmatica ( )

115. *Ursachen der Sehnervenatrophie:*
   - a) Trauma des Schädels ( )
   - b) Geschwülste im Sellabereich und der Schädelbasis ( )
   - c) Arteriosklerose ( )
   - d) Schädelanomalie ( )
   - e) Pigmentdegeneration der Netzhaut ( )

Sehbahn

116. *Worin besteht das typische Chiasmasyndrom?*
   - a) Abnahme der Sehfunktion ( )
   - b) bitemporaler Gesichtsfeldausfall ( )
   - c) Sehnervenatrophie ( )

Pupille

117. *Wie wirkt der Sympathikus auf das Pupillenspiel?*
   - a) pupillenerweiternd ( )
   - b) pupillenverengend ( )
   - c) beeinflußt die Pupille nicht ( )

118. *Wie wirkt der Parasympathikus auf das Pupillenspiel?*
   - a) pupillenerweiternd ( )
   - b) pupillenverengend ( )
   - c) beeinflußt die Pupille nicht ( )

119. *Was verstehen Sie unter Anisokorie?*
   - a) seitengleiche Pupillenweite ( )
   - b) beiderseits weite Pupille ( )
   - c) extrem enge Pupille ( )

120. *Was verstehen Sie unter absoluter Pupillenstarre?*
   - a) erloschene Pupillenreaktionen bei erhaltener Sehfunktion und übermittelweiter Pupille ( )
   - b) Pupillenstörung mit erloschener Lichtreaktion bei vorhandener Naheinstellungsreaktion ( )
   - c) Pupillenstörung mit erloschener Naheinstellungsreaktion bei erhaltener Lichtreaktion ( )

121. *Welche der nachfolgenden Medikamente lösen eine Mydriasis aus?*

a) Pilocarpin ( )
b) Kokain ( )
c) Adrenalin ( )
d) Mydrial ( )
e) Atropin ( )
f) Scopolamin ( )

Augenhöhle

122. *Wofür kann ein Exophthalmus ein Symptom sein?*

a) Schädelfehlbildung ( )
b) Blutung in der Orbita ( )
c) Horner-Syndrom ( )
d) Sinus-cavernosus-Thrombose ( )
e) Entzündungen der Orbita ( )
f) endokrine Störung ( )

123. *Was kann die Ursache für einen Enophthalmus sein?*

a) Trauma ( )
b) Sympathikusparese ( )
c) Schilddrüsenüberfunktion ( )

Funktionsprüfungen des Sehorgans

124. *Was verstehen Sie unter einer Amblyopie?*

a) einseitig fehlender Augapfel ( )
b) angeborene Herabsetzung der Sehschärfe ohne pathologischen Befund ( )
c) Sehwert ohne korrigierendes Glas ( )

125. *Was ist eine Amaurose?*

a) eine Erblindung ( )
b) angeborene Herabsetzung der Sehschärfe ( )
c) Sehwert ohne korrigierendes Glas ( )

126. *Wo liegt der Brennpunkt beim myopen Auge ohne korrigierendes Glas?*

a) vor der Netzhautebene ( )
b) in der Netzhautebene ( )
c) hinter der Netzhautebene ( )

127. *Wo liegt beim hyperopen Auge der Brennpunkt?*

a) vor der Netzhaut ( )
b) in der Netzhaut ( )
c) hinter der Netzhaut ( )

128. *Was verstehen Sie unter Presbyopie?*
   a) die Fähigkeit des Auges, sein optisches System auf Gegenstände beliebiger Entfernung einzustellen ( )
   b) die Abnahme der Fähigkeit des Auges, von Nahgegenständen ein scharfes Bild auf der Netzhaut zu entwerfen ( )
   c) unterschiedliche Refraktion zwischen beiden Augen ( )

129. *Mit welchem Brillenglas korrigieren Sie eine Myopie?*
   a) Konvex- oder Plusglas ( )
   b) Konkav- oder Minusglas ( )
   c) Prismenglas ( )

130. *Mit welchem Brillenglas korrigieren Sie eine Hyperopie?*
   a) Konvex- oder Plusglas ( )
   b) Konkav- oder Minusglas ( )
   c) Prismenglas ( )

131. *Wann würden Sie eine Haftschale verordnen?*
   a) bei Astigmatismus ( )
   b) bei Keratokonus ( )
   c) bei einseitiger Aphakie ( )

Schielen

132. *Hauptursachen des Schielens im Kindesalter sind:*
   a) unkorrigierte Refraktionsfehler ( )
   b) angeborene oder erworbene Fusionsschwäche ( )
   c) Muskelanomalien ( )
   d) Bindehautentzündungen ( )
   e) toxische Ziliarmuskelschwäche ( )

133. *Was ist eine Heterophorie?*
   a) periodisches Schielen ( )
   b) manifestes Schielen ( )
   c) latentes Schielen ( )

134. *Was verstehen Sie unter „akkommodativem Schielen"?*
   a) einseitiges Schielen ( )
   b) wechselseitiges Schielen ( )
   c) überschießende Konvergenz bei Hyperopie, die mit Brillenkorrektur in Orthostellung übergeht ( )

135. *Was verstehen Sie unter unilateralem Schielen?*
   a) nur ein Auge schielt ( )
   b) beide Augen schielen abwechselnd ( )
   c) beide Augen schielen gleichzeitig ( )
   d) beide Augen haben gleiche Sehschärfe ( )

136. Was versteht man unter „normaler Korrespondenz"?

a) die sensorische Hemmung von Doppelbildern
b) die sensorische Umstellung des Schielauges durch Ausbildung eines unterwertig-primitiven binokularen Sehaktes
c) die sensorische Fähigkeit, einen von beiden Foveae fixierten Gegenstand auf Deckstellen beider Augen abzubilden ( )

137. Was gehört zum Untersuchungsvorgang beim Schielkind?

a) Prüfung der Sehschärfe ( )
b) Prüfung der Motilität ( )
c) Refraktionsbestimmung ( )
d) Prüfung der Fixation ( )
e) Prüfung des Schielwinkels ( )

138. Worin besteht die Behandlung des Begleitschielens?

a) alleinige Operation ( )
b) Brille, Okklusion, Pleoptik bzw. Orthoptik, Operation ( )
c) Sehschulbehandlung (Pleoptik bzw. Orthoptik) ( )

139. Welche Symptome charakterisieren das Lähmungsschielen?

a) keine Doppelbilder ( )
b) Zwangshaltung des Kopfes ( )
c) Bewegungseinschränkung des paretischen Muskels ( )
d) kleiner Schielwinkel bei Fixation mit dem gesunden Auge, großer Schielwinkel bei Fixation mit dem gelähmten Auge ( )
e) der primäre Schielwinkel ist größer als der sekundäre ( )

140. Welche Augenmuskellähmung führt in der kongenitalen Form zum okularen Schiefhals?

a) Abduzensparese ( )
b) Okulomotoriusparese ( )
c) Trochlearisparese ( )

Verletzungen des Auges

141. Welche Augenuntersuchung ist bei jeder Unfalluntersuchung durchzuführen?

a) Prüfung der Motilität ( )
b) Schirmersche Probe ( )
c) Prüfung des Pupillenspiels ( )

142. Welches sind die Symptome einer Kontusionsverletzung?

a) Iridodialyse ( )
b) Sphincterriß ( )

c) Subluxatio lentis ( )
d) Commotio retinae ( )
e) Blutungen im Glaskörper ( )

143. *Woraus schließen Sie auf das Vorliegen einer perforierenden Augenverletzung?*

a) Rötung des Auges ( )
b) die Anamnese des Patienten ( )
c) nach dem Befund (aufgehobene Vorderkammer, Irisvorfall, Liderhautwunde, quellende Linse) ( )

144. *Welche Maßnahmen treffen Sie als Nichtaugenarzt, sofern Sie eine perforierende Augenverletzung feststellen?*

a) sofortige Operation ( )
b) am nächsten Tag Überweisung zum Facharzt ( )
c) steriler beidseitiger Verband und sofortige Überweisung zur klinischen augenärztlichen Versorgung ( )

145. *Woran denken Sie bei einer Hammer-Meißel-Anamnese?*

a) Splitterverletzung der Hornhaut ( )
b) perforierende Splitterverletzung ( )
c) Staub im Bindehautsack ( )

146. *Wodurch schließen Sie den Verdacht auf eine intraokulare Splitterverletzung aus?*

a) Spaltlampenuntersuchung ( )
b) Ophthalmoskopie ( )
c) Röntgenbild (Comberg-Aufnahme) ( )

147. *Was ist die schwerwiegendste Komplikation bei der Bulbusperforation?*

a) Glaskörperverlust ( )
b) Sklerawunde ( )
c) Linsenquellung ( )

148. *Woran würden Sie ein Lidemphysem erkennen?*

a) Lidschwellung ( )
b) Lidrötung ( )
c) „Schneeball"-Knistern bei Palpation ( )

149. *Welche Besonderheiten bestehen bei Lidabrissen im inneren Lidwinkel?*

a) Verletzung der Karunkel ( )
b) Abriß der Tränenröhrchen ( )
c) keine ( )

150. *Wie wird ein abgerissenes Tränenröhrchen versorgt?*

a) gar nicht ( )
b) steriler Verband ( )
c) sorgfältige Naht über der Sonde ( )

Verätzungen und Verbrennungen

151. *Welche Verätzung hat die schlechtere Prognose?*

a) Säure ( )
b) Alkali ( )
c) beide gleich ( )

152. *Welche Sofortmaßnahmen sind bei Verätzungen noch am Arbeitsplatz durchzuführen?*

a) steriler Verband ( )
b) Spülen des Bindehautsackes ( )
c) Erhebung der Anamnese ( )

153. *Welche Stadien der Gewebsveränderung nach ätzenden Substanzen gibt es?*

a) Stadium akutum, chronicum, congestivum ( )
b) Stadium der Rötung, der Blasenbildung, der Nekrose ( )
c) oberflächliche, mittlere, tiefe Verätzung ( )

154. *Welche Komplikationen treten nach Verätzungen auf?*

a) Hornhauttrübungen ( )
b) Symblepharonbildung ( )
c) Perforation ( )
d) Phthisis bulbi ( )
e) Netzhautblutungen ( )

155. *Worin besteht die Therapie der Verätzung?*

a) Spülung des Bindehautsackes ( )
b) alleinige Ruhigstellung der Augen ( )
c) Frühoperation nach Passow ( )

Augenärztliche Begutachtung

156. *Wie hoch ist die Minderung der Erwerbsfähigkeit bei der Erblindung eines Auges:*

a) 25 % ( )
b) 50 % ( )
c) 100 % ( )

Antworten zu den Multiple-choice-Fragen

Augapfel

1. b
2. a, b
3. c
4. a
5. b
6. b
7. d
8. a
9. b

Lider

10. a, b
11. a, c, d
12. b
13. c
14. a, c, e
15. c
16. a, b, c
17. b
18. a
19. a, b

Tränenorgane

20. a
21. b
22. a, b, c, d
23. a, b, d
24. a
25. b
26. a, b
27. b, c, d, e
28. a
29. b

Bindehaut

30. b
31. a
32. b, c
33. a, c, d, e
34. a, b, c, d
35. a, b, c, d
36. e
37. b, c, d, e
38. a, c, d, e
39. b

Hornhaut

40. a, b, c
41. c
42. b, c, e
43. a
44. a, c, d, e
45. a, b
46. a, c
47. a, c, d
48. a, b, d, e
49. d
50. b, c
51. c, d, e

Regenbogenhaut

52. a, b
53. b
54. c
55. b
56. a, d
57. c, d
58. a, b, d
59. a
60. b
61. a

Linse

62. a, b, c
63. c
64. b
65. a, b, c
66. a, b, c, d, e
67. a, b
68. a, b, c, d, e
69. b
70. c
71. b, c
72. a, b, d

Lederhaut

73. a, b, c, d
74. a, b, c

Glaukom

75. c
76. b, c
77. b
78. a, b
79. b
80. b, c
81. a, b, c, d, e
82. a, b, c, d
83. c
84. a, b
85. a
86. a
87. a, b, c, d, e
88. a
89. a, b, c, d
90. a
91. a, b, c, d, e
92. b

Aderhaut

93. a, b, c
94. b, d, e
95. a, b

Netzhaut

96. b, c, d, e
97. a, b
98. a
99. b, c, d, e
100. b, c, d, e
101. a, b, c, d, e

102. b, c, d, e
103. a, c
104. c
105. a, b, c, d
106. b, c, d

Papille

107. a
108. a, b, c
109. a, b
110. b, c, d, e
111. b, c, d, e
112. b, c
113. a, c, d
114. a
115. a, b, c, d, e

Sehbahn

116. a, b, c

Pupille

117. a
118. b
119. –
120. a
121. b, c, d, e, f

Augenhöhle

122. a, b, d, e, f
123. a, b

Funktionsprüfungen des Sehorgans

124. b
125. a
126. a
127. c
128. b
129. b
130. a
131. a, b, c

Schielen

132. a, b, c, e
133. c
134. c
135. a
136. c
137. a, b, c, d, e
138. b
139. b, c, d
140. c

Verletzungen des Auges

141. c
142. a, b, c, d, e
143. b, c
144. c
145. a, b
146. c
147. a
148. c
149. b
150. c

Verätzungen und Verbrennungen

151. b
152. b
153. b
154. a, b, c, d
155. a, c

Augenärztliche Begutachtung

156. a

Sachverzeichnis

C

D

E

F

H

I

M

Q

T

U

V